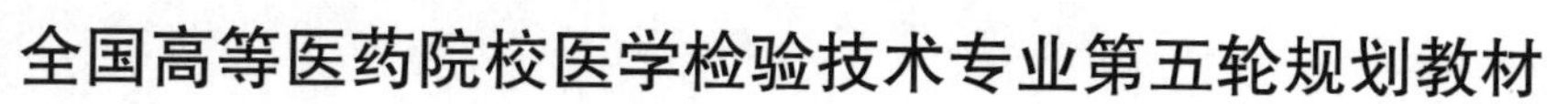

全国高等医药院校医学检验技术专业第五轮规划教材

临床寄生虫学检验

第 5 版

（供医学检验技术专业用）

主　编　吕志跃　梁韶晖

副主编　蒋立平　彭礼飞　秦元华　刘　森　许　静

编　者（以姓氏笔画为序）

王立富（广州医科大学）

全　芯（济宁医学院）

刘　毅（上海健康医学院）

刘俊琴（山西医科大学汾阳学院）

杨小迪（蚌埠医科大学）

张传山（新疆医科大学）

陈　琳（南京医科大学）

林冠峰（南方医科大学）

秦元华（大连医科大学）

梁韶晖（温州医科大学）

彭礼飞（广东医科大学）

程　洋（江南大学无锡医学院）

吕志跃（中山大学中山医学院）

刘　森（安徽医科大学）

刘文权（苏州大学苏州医学院）

许　静（苏州大学苏州医学院）

杨胜辉（湖南中医药大学）

张显志（天津医科大学）

陈盛霞（江苏大学医学院）

贺　平（西藏民族大学医学院）

黄　艳（中山大学中山医学院）

彭小红（桂林医学院）

蒋立平（中南大学湘雅医学院）

中国健康传媒集团
中国医药科技出版社

内容提要

本教材是“全国高等医药院校医学检验技术专业第五轮规划教材”之一，系根据临床寄生虫学检验课程标准的基本要求和课程特点编写而成，涵盖与人类健康相关的医学线虫、医学吸虫、医学绦虫、医学原虫和寄生人体的节肢动物的生物学特征、致病与临床、实验室诊断等内容。具有以实际应用为导向、注重思想性和启迪性、同时保持教材的时效性和知识前沿性等特点。本教材为书网融合教材，即纸质教材有机融合电子教材、教学配套资源（PPT、微课、视频、图片等）、题库系统、数字化教学服务（在线教学、在线作业、在线考试）。

本教材主要供全国高等医药院校医学检验技术专业师生作为教材使用，也可作为临床检验人员日常工作、继续教育和职称考试的参考书。

图书在版编目（CIP）数据

临床寄生虫学检验 / 吕志跃，梁韶晖主编. -- 5版.
北京：中国医药科技出版社，2024. 12. --（全国高等医药院校医学检验技术专业第五轮规划教材）. -- ISBN 978-7-5214-4834-4

Ⅰ. R530. 4

中国国家版本馆 CIP 数据核字第 2024H1T961 号

美术编辑 陈君杞
版式设计 友全图文

出版 **中国健康传媒集团** | 中国医药科技出版社
地址 北京市海淀区文慧园北路甲 22 号
邮编 100082
电话 发行：010 - 62227427 邮购：010 - 62236938
网址 www. cmstp. com
规格 889mm × 1194mm $^{1}/_{16}$
印张 16 $^{1}/_{4}$
字数 462 千字
初版 2004 年 9 月第 1 版
版次 2025 年 1 月第 5 版
印次 2025 年 1 月第 1 次印刷
印刷 天津市银博印刷集团有限公司
经销 全国各地新华书店
书号 ISBN 978-7-5214-4834-4
定价 72. 00 元

获取新书信息、投稿、为图书纠错，请扫码联系我们。

出版说明

全国高等医药院校医学检验技术专业本科规划教材自2004年出版至今已有20多年的历史。国内众多知名的有丰富临床和教学经验、有高度责任感和敬业精神的专家、学者参与了本套教材的创建和历轮教材的修订工作，使教材不断丰富、完善与创新，形成了课程门类齐全、学科系统优化、内容衔接合理、结构体系科学的格局。因课程引领性强、教学适用性好、应用范围广泛、读者认可度高，本套教材深受各高校师生、同行及业界专家的高度好评。

为深入贯彻落实党的二十大精神和全国教育大会精神，中国医药科技出版社通过走访院校，在对前几轮教材特别是第四轮教材进行广泛调研和充分论证基础上，组织全国20多所高等医药院校及部分医疗单位领导和专家成立了全国高等医药院校医学检验技术专业第五轮规划教材编审委员会，共同规划，正式启动了第五轮教材修订。

第五轮教材共18个品种，主要供全国高等医药院校医学检验技术专业用。本轮规划教材具有以下特点。

1.立德树人，融入课程思政　深度挖掘提炼医学检验技术专业知识体系中所蕴含的思想价值和精神内涵，把立德树人贯穿、落实到教材建设全过程的各方面、各环节。

2.适应发展，培养应用人才　教材内容构建以医疗卫生事业需求为导向，以岗位胜任力为核心，注重吸收行业发展的新知识、新技术、新方法，以培养基础医学、临床医学、医学检验交叉融合的高素质、强能力、精专业、重实践的应用型医学检验人才。

3.遵循规律，坚持“三基”“五性”　进一步优化、精炼和充实教材内容，坚持“三基”“五性”，教材内容成熟、术语规范、文字精炼、逻辑清晰、图文并茂、易教易学、适用性强，可满足多数院校的教学需要。

4.创新模式，便于学生学习　在不影响教材主体内容的基础上设置“学习目标”“知识拓展”“重点小结”“思考题”模块，培养学生理论联系实践的实际操作能力、创新思维能力和综合分析能力，同时增强教材的可读性及学生学习的主动性，提升学习效率。

5.丰富资源，优化增值服务　建设与教材配套的中国医药科技出版社在线学习平台“医药大学堂”教学资源（数字教材、教学课件、图片、微课/视频及练习题等），邀请多家医学检验相关机构丰富优化教学视频，使教学资源更加多样化、立体化，满足信息化教学需求，丰富学生学习体验。

本轮教材的修订工作得到了全国高等医药院校、部分医院科研机构以及部分医药企业的领导、专家与教师们的积极参与和支持，谨此表示衷心的感谢！希望本教材对创新型、应用型、技能型医学人才培养和教育教学改革产生积极的推动作用。同时，精品教材的建设工作漫长而艰巨，希望广大读者在使用过程中，及时提出宝贵意见，以便不断修订完善。

中国医药科技出版社
2025年1月

全国高等医药院校医学检验技术专业第五轮规划教材

编审委员会

数字化教材编委会

主　　编　吕志跃　许　静

副 主 编　秦元华　王　婷　王立富　杨小迪　战廷正

编　　者　（以姓氏笔画为序）

王　婷（华中科技大学同济医学院）

王立富（广州医科大学）

邓志武（四川沃文特生物技术有限公司）

代友超（广州医科大学）

吕志跃（中山大学中山医学院）

刘　淼（安徽医科大学）

刘　毅（上海健康医学院）

刘俊琴（山西医科大学汾阳学院）

许　静（苏州大学苏州医学院）

杨小迪（蚌埠医科大学）

张　磊（广州金域医学检验中心）

张传山（新疆医科大学）

陈剑煌（中山大学中山医学院）

战廷正（广西医科大学）

贺　平（西藏民族大学医学院）

秦元华（大连医科大学）

梁韶晖（温州医科大学）

彭礼飞（广东医科大学）

覃　芳（湖南医药学院）

颜　超（徐州医科大学）

编写秘书　魏　洁（广州医科大学）

编写人员　（以姓氏笔画为序）

王小莉　全　芯　孙德华　杨胜辉　张显志　张祖萍

陈　琳　陈金铃　陈盛霞　林冠峰　夏超明　黄　艳

黄　萍　黄慧聪　彭小红　蒋立平　程　洋

前言 PREFACE

临床寄生虫学检验也称寄生虫病诊断学，是人体寄生虫学与实验诊断学的有机结合，也是寄生虫病防治的学科基础。临床寄生虫学检验课程是高等医药院校医学检验技术专业的核心专业课程之一。

本版教材紧跟新时代步伐，以服务我国医学教育创新发展需求和新医科建设为导向。编写过程中参考了国内外同类教材及相关书籍，并结合编者多年积累的丰富经验，融入“课程思政”教学新理念和新思路，旨在强化医学生职业道德和临床实践能力，为着力培养研究型、复合型和应用型医学人才提供高水平教材。将思政教育有机融入新版教材。

与第4版教材相比，本版教材除保持原有的合理构架外，进行了部分修订，增加的内容主要包括：课程思政方面，中华人民共和国成立后，我国在重要寄生虫病防治方面取得举世瞩目的成就和丰富经验；中医学对寄生虫病防治的认识与贡献；我国寄生虫病防治经验输出及其在“一带一路”、中非合作等国家战略中的重要意义等；国际化与全球化方面，增加国外常见寄生虫的主要鉴别特点、诊断方法及全球流行分布情况；分子诊断新技术在寄生虫病诊断领域的应用；新发、突发、罕见及输入性寄生虫病的分子诊断与溯源技术；AI技术在寄生虫病临床检验的应用等。删减的内容主要包括：临床上弃用或少用的一些病原学检查技术和免疫学诊断技术；少见罕见寄生虫的相关内容。更新的内容主要包括：根据全国寄生虫病第三次流行病学调查结果、世界卫生组织公布的数和近期文献报道，更新了重要寄生虫病的流行病学数据。此外，本版教材设置“学习目标”“知识拓展”“思考题”“重点小结”模块并优化各模块的内容，培养学生理论联系实践的实际操作能力、创新思维能力和综合分析能力。本教材为书网融合教材，即纸质教材有机融合数字化教材资源（教学课件、微课、视频、图片、练习题等），使教材内容更加多样化、立体化。

本教材适用于高等医学院校医学检验技术专业学生使用，也可作为其他相关医学专业学生、各类医院和疾病预防控制机构相关专业人员的参考书。为便于开展本课程的实验教学，本书还配套有《临床寄生虫学检验实验指导》。

本教材凝聚了全体编者的集体智慧，体现了凝心聚力、精益求精的工作作风。吴忠道教授对书稿进行了认真细致的审阅。此外，广州医科大学魏洁老师、中山大学中山医学院韦航老师做了大量的编务工作。在此，我们一并表示衷心感谢！由于编者能力有限，书中难免存在疏漏或不妥之处，恳请各位老师、同学及其他读者批评指正。

编　者

2024年10月

CONTENTS 目录

上篇 人体寄生虫学基础

下篇 寄生虫病实验室诊断技术

上篇 人体寄生虫学基础

第一章 人体寄生虫学总论

学习目标

1. 通过本章的学习，掌握寄生、寄生虫的概念，寄生虫和宿主的类别；宿主对寄生虫的免疫应答特点，寄生虫免疫逃避机制，寄生虫对人体的损害；熟悉主要寄生虫病在我国及全球的流行概况，寄生虫抗原种类；了解寄生虫的分类和命名，临床寄生虫学定义及其学科内容和学科应用。

2. 能运用感染免疫知识分析和解释免疫在寄生虫致病中的作用。

3. 通过学习中华人民共和国成立后我国在寄生虫病防治方面取得的巨大成就，树立爱国情怀，增强自信心和责任感；通过学习寄生虫感染免疫及其致病，树立严谨的科学态度和不断追求卓越的创新精神。

寄生虫病是因寄生虫感染引起的常见感染性疾病，严重危害人类健康。

寄生虫学（parasitology）是研究寄生虫及其与宿主相互关系的一门科学，是寄生虫病防治的基础。人体寄生虫学又称医学寄生虫学，是一门研究与人类健康相关的寄生虫及其与宿主相互关系的科学，由医学原虫学、医学蠕虫学和医学节肢动物学三部分组成，是病原生物学的重要组成部分。临床寄生虫学检验也称寄生虫病诊断学，是人体寄生虫学与实验诊断学的有机结合，是医学检验技术专业的核心专业课程之一，是寄生虫病防治的学科基础。

第一节 引 言

微课/视频 1

PPT

病原体是指能够导致机体致病的微生物（细菌、病毒、立克次体、真菌等）和寄生虫（parasite）。病原体侵入机体并生长繁殖引起的病理反应及其对机体造成的损害称为感染（infection）。由寄生虫感染引起的疾病称为寄生虫病（parasitic disease）。

寄生虫病是危害人类健康的重要疾病。在人类社会发展的历史长河中，寄生虫病防治一直是重要的公共卫生问题。尽管人类已迈入 21 世纪，许多重大寄生虫病已得到有效控制，部分寄生虫病已在部分国家或地区被消除，但从全球范围来讲，寄生虫病仍是不容忽视的重要疾病。

一、全球寄生虫病流行情况

寄生虫病如血吸虫病、丝虫病、蛔虫病和钩虫病等蠕虫病，以及疟疾、利什曼病、锥虫病和溶组织内阿米巴病等原虫病流行仍然严重，是许多热带、亚热带国家特别是发展中国家的常见病和多发病，也是造成儿童死亡和严重疾病负担的主要原因之一。据世界卫生组织（World Health Organization，WHO）报告，全球有 97 个国家和地区的 32 亿人面临感染疟疾的风险。2022 年，全球总计有 2.49 亿疟疾病例，疟疾死亡病例为 60.8 万例，其中 94% 的疟疾病例（2.33 亿例）、95% 的疟疾致死病例（58

万例）发生在非洲区域。鉴于非洲锥虫病、美洲锥虫病、土源性线虫病、利什曼病、淋巴丝虫病、疟疾、盘尾丝虫病和血吸虫病对人类健康的危害，热带病研究和培训特别规划署（Special Programme for Research and Training in Tropical Diseases，TDR）/WHO 将上述疾病列为重点防治的疾病。此外，食源性寄生虫病以及弓形虫病、隐孢子虫病等机会性致病寄生虫对人类的健康危害也不容忽视，例如，在 HIV 感染者中，隐孢子虫的感染率可高达 83%。

但寄生虫病常被临床医务人员忽视，其危害性也不受关注，属于“被忽略的热带病”（neglected tropical diseases，NTD）。为此，WHO 专门制定了《结束忽视，实现可持续发展目标：2021—2030 年被忽视的热带病路线图》，以加强对寄生虫病及其他 NTD 的控制。全球基金（Global Fund）已将疟疾列为重点控制的疾病之一。

二、我国寄生虫病流行情况

寄生虫病曾经在我国广泛流行。中华人民共和国成立后，经过 70 余年的积极防治，寄生虫病的流行和危害已得到相当程度的控制，防治工作取得了举世瞩目的成就。1958 年，我国宣布基本消灭了黑热病；2006 年，我国达到消除丝虫病标准；2021 年 6 月 30 日，WHO 宣布中国通过消除疟疾认证。此外，我国血吸虫病流行范围不断缩小，感染人数和患病人数逐年持续下降，已进入传播阻断阶段。但由于我国各地经济发展水平的不平衡，再加上许多人体寄生虫病是人兽共患病或自然疫源性疾病，许多重要寄生虫病仍有不同程度的流行，部分疫区的疫情不稳定、防治难度较大。例如，包虫病仍是我国西北部地区危害最严重的疾病之一，全国华支睾吸虫感染人数高达 1082 万，部分地区的人群感染率还呈上升趋势，新疆、甘肃、四川、陕西、山西和内蒙古等地区 44 个县仍存在黑热病的新发病例。近年来，一些新出现的食源性寄生虫病病例报道增多，如广州管圆线虫病、棘颚口线虫感染、曼氏裂头绦虫感染、异尖线虫病、喉兽比翼线虫感染和舌形虫病等。弓形虫、隐孢子虫、粪类圆线虫是重要的机会致病寄生虫，是艾滋病患者、肿瘤患者或其他免疫功能低下患者腹泻的主要病原体。此外，流动人口增多、宠物饲养、国际交流频繁等也给我国寄生虫病防治带来了许多新问题，如输入性疟疾、曼氏或埃及血吸虫病、锥虫病的防治和监测。

然而，受多种因素的影响，临床医生对寄生虫病认识不够或缺乏警惕性，造成了一些寄生虫病患者被漏诊、误诊或误治，可防可治的疾病常常变成了“疑难杂症”。因此，必须继续重视寄生虫病的诊治和预防，以保障人民的健康。

第二节　寄生虫生物学

PPT

一、寄生现象

在自然界，生物之间相互作用、相互依存、相互联系，逐渐形成了暂时的或永久的生态关系。其中，两种生物在一起生活的现象称为共生（symbiosis）。共生关系有 3 种类型：共栖（commensalism）、互利共生（mutualism）和寄生（parasitism）。

1. 共栖　也称片利共生。两种能独立生存的生物生活在一起，其中一方受益，另一方不受益也不受害。例如，海洋中具有背鳍吸盘的鲫鱼吸附在鲨鱼等大型动物体表，附着其游动而到处觅食，这对鲫鱼有益，而对鲨鱼既无益亦无害。

2. 互利共生　两种生物生活在一起，双方均受益。例如，白蚁消化道内的鞭毛虫依靠白蚁消化道内的木屑作为食物，而鞭毛虫合成和分泌的酶能将纤维素分解成可被白蚁吸收利用的成分。

3. 寄生 两种生物生活在一起，其中一方受益，而另一方受害。受益的生物称为寄生物，包括微生物（microbe）和寄生虫（parasite）。寄生虫是一类动物性寄生物的总称，包括单细胞的原生动物，多细胞的环节动物、扁形动物、棘头动物、线形动物和节肢动物等。寄生虫暂时或永久性地寄生在人体或其他宿主的体内或体表。受害的一方称为宿主（host），为寄生物提供寄居场所和营养。寄生虫与宿主共同生活的这种关系称为寄生关系。

微课/视频 2

二、寄生虫的类别

由于寄生虫与宿主关系的历时过程的长短、相互适应程度不同，以及特定环境差异等，寄生虫可分为以下类别。

1. 专性寄生虫（obligatory parasite） 生活史各阶段或某一阶段营寄生生活的寄生虫。大多数人体寄生虫为专性寄生虫，如旋毛虫、血吸虫、蛔虫、猪带绦虫、疟原虫等。

2. 兼性寄生虫（facultative parasite） 既可营自由生活又可营寄生生活的寄生虫，如粪类圆线虫。

3. 偶然寄生虫（accidental parasite） 因偶然机会侵入非适宜宿主体内寄生的寄生虫，如某些蝇蛆可在人体消化道寄生。

4. 机会性致病寄生虫（opportunistic parasite） 某些寄生虫，在免疫功能正常的宿主体内通常处于隐性感染状态，当宿主免疫力低下时（如艾滋病患者、晚期肿瘤患者、使用免疫抑制剂的患者等），可出现异常增殖，致病力增强，感染者表现严重临床症状，甚至死亡，这类寄生虫被称为机会性致病寄生虫，例如弓形虫、隐孢子虫、粪类圆线虫等。

5. 体内寄生虫（endoparasite） 寄生在宿主细胞内、腔道中和组织器官内的寄生虫。大多数人体寄生虫为体内寄生虫，如日本血吸虫成虫寄生在宿主门脉－肠系膜静脉系统；蛔虫成虫寄生在宿主肠道；弓形虫寄生在宿主的有核细胞内。

6. 体外寄生虫（ectoparasite） 多为吸血性节肢动物。某些长期寄生在宿主体表，如虱、疥螨等；某些只在吸血时在宿主体表作短暂停留，如蚊、臭虫、蜱等。后者也被称为暂时性寄生虫（temporary parasite）。

三、宿主的类别

宿主是为寄生虫提供寄居场所和营养的生物，包括人和动物。寄生虫在完成生长发育的整个生活史过程中，至少需要一个宿主。寄生虫不同发育阶段所需要的宿主可分为以下类别。

1. 终宿主（definitive host） 寄生虫成虫或有性生殖阶段寄生的宿主，例如蛔虫的成虫寄生在人的小肠内，所以人是蛔虫的终宿主。

2. 中间宿主（intermediate host） 寄生虫幼虫或无性生殖阶段寄生的宿主。若有两个宿主，则按生活史的顺序分别称为第一中间宿主和第二中间宿主。例如淡水螺为华支睾吸虫的第一中间宿主，淡水鱼为其第二中间宿主。

3. 保虫宿主（reservoir host） 有些寄生于人体的寄生虫，也可寄生于其他脊椎动物，这些寄生虫在一定条件下可以传染给人。从流行病学的角度看，这些动物被称为保虫宿主或储蓄宿主，例如牛、猪、鼠等动物是日本血吸虫的保虫宿主。

4. 转续宿主（paratenic host or transport host） 有些寄生虫的幼虫能侵入非适宜宿主，但不能继续发育，仅保持幼虫状态，当此幼虫有机会进入适宜宿主体内时，继续发育为成虫。这类非适宜宿主被称为转续宿主，例如野猪可作为卫氏并殖吸虫的转续宿主。

一种寄生虫只能与某种或某些宿主建立寄生关系，这种现象称为宿主特异性（host specificity）。例如人是阴道毛滴虫的唯一宿主；人和大多数哺乳动物是日本血吸虫的终宿主，而湖北钉螺（*Oncomelania hupensis*）是中国大陆日本血吸虫的唯一中间宿主。宿主特异性是寄生虫和宿主长期共进化的结果。

第三节　寄生虫的种类与命名

寄生虫是一类动物性寄生物的总称，人体寄生虫主要包括原虫、蠕虫和节肢动物等。

一、寄生虫的种类

寄生虫的种类是指生物学分类的种类。生物学分类的任务是建立和界定系统种群的等级状态，这种状态应能反映种群之间过去和现在的进化关系。近年 Cox 采用生物六界分类系统，即将生物分为细菌界（Bacteria）、原生动物界（Protozoa）、动物界（Animalia）、真菌界（Fungi）、植物界（Plantae）和色混界（Chromista）。寄生虫主要归类于原生动物界、动物界和色混界。

该分类系统最重要的特点是将原生动物与蠕虫置于动物学命名的共同规则之下，重新建立起原生动物的地位。原生动物的分类发展及变化较快。按传统的分类方法，常见的医学原虫隶属原生动物界（Protozoa），其中包括 3 个门，分别是肉足鞭毛虫门（Sarcomastigophora）、顶器复合门（Apicomplexa）和纤毛虫门（Giliophora）。目前，也有将医学原虫归类在原生动物界下的 7 个门中，包括阿米巴门（Amoebozoa）、后滴虫门（Metamonada）、副基体门（Parabasalia）、透色动物门（Percolozoa）、眼虫门（Euglenozoa）、纤毛门（Ciliophora）和孢子虫门（Sporozoa）等。

生物学分类的阶元是界、门、纲、目、科、属、种。其中还可以有亚界、亚门、亚纲、亚科及总纲、总目、总科等中间阶元。在有些种，种下还有亚种、变种、株等存在。种是分类的基本单位，一个种即一个群体。在高等生物中，这个群体中所有成员形态相似，而且能成功交配。在寄生虫分类中，蠕虫的分类较清晰地遵循了这些分类学原则，因为它们已经有较确定的形态和涉及有性生殖的生活史特征。但是原虫因个体微小，群体复杂，不少发育增殖细节有待进一步研究，其分类尚难于达到这些分类学要求。

根据文献记载，寄生于人体的寄生虫种（不包括节肢动物）达 663 种，其中包括原虫 124 种，蠕虫 528 种，黏体虫 4 种，刺胞动物 1 种，软体动物 6 种。如果加上节肢动物，能感染人体的寄生虫虫种总数将超过 700 种。1997 年以前，我国已见于文献报道的人体寄生虫有 230 种，其中包括：原虫 38 种，蠕虫 122 种（吸虫 54 种、绦虫 16 种、线虫 35 种、铁线虫 6 种、棘头虫 3 种、涡虫 1 种、蚯蚓 5 种、水蛭 2 种），软体动物门的蛞蝓 3 种，舌形动物门的舌形虫 3 种，刺胞动物门水螅纲 1 种，节肢动物门蛛形纲 19 种，昆虫纲 44 种。2004 年的调查数据显示我国寄生虫种类又增加 3 种，包括在福建发现的东方次睾吸虫和埃及棘口吸虫、在广西发现的扇棘单睾吸虫。在人体感染的寄生虫中，多数是罕有或偶见的寄生虫，常见于人体的有 90 种左右，少数虫种可引起严重疾病。

在寄生虫病基础研究与临床实践中，寄生虫的生物学分类是重要的基础。寄生虫的分类，是一个动态和发展的过程，有些虫种的分类尚处于争议及探讨阶段，随着研究的深入，某些不确切的分类阶元，将会得到进一步的修订和完善。

二、寄生虫的命名

寄生虫的命名是根据国际动物命名法采用二名制（binominal system），即采用拉丁文或拉丁化文字，属名在前，种名在后，有的种名之后还有亚种名，然后是命名者的姓与命名年份。如溶组织内阿米巴（*Entamoeba histolytica* Schaudinn，1903）表示 Schaudinn 于 1903 年命名该虫。常见寄生虫的分类及命名见表 1－1。

表1-1　常见医学寄生虫虫种

界	门	纲	虫名
原生生物界（Protista）	后滴门（Metamonada）	双滴纲（Trepomonadea）	蓝氏贾第鞭毛虫（*Giardia lamblia*）
	副基体门（Parabasalia）	毛滴纲（Trichomonadea）	脆弱双核阿米巴（*Dientamoeba fragilis*），阴道毛滴虫（*Trichomonas vaginalis*）
	透色动物门（Percolozoa）	异叶足纲（Heterolobosea）	福氏耐格里阿米巴（*Naegleria fowleri*）
	眼虫门（Euglenozoa）	动基体纲（Kinetoplastea）	杜氏利什曼原虫（*Leishmania donovani*），锥虫（*Trypanosoma*）
	阿米巴门（Amoebozoa）	阿米巴纲（Amoebaea）	卡氏棘阿米巴（*Acanthamoeba castellani*），狒狒巴拉姆希阿米巴（*Balamuthia mandrillaris*）
		内阿米巴纲（Entamoebidea）	溶组织内阿米巴（*Entamoeba histolytica*）
	孢子虫门（Sporozoa）	球虫纲（Coccidea）	隐孢子虫（*Cryptosporidium*），弓形虫（*Toxoplasma*），巴贝虫（*Babesia*），疟原虫（*Plasmodium*）
	纤毛虫门（Ciliophora）	直口纲（Litostomatea）	结肠小袋纤毛虫（*Balantidium coli*）
色混界（Chromista）	双环门（Bigyra）	芽囊纲（Blastocystea）	人芽囊原虫（*Blastocystis hominis*）
动物界（Animalia）	线形动物门（Nemathelminthes）	有腺纲（Adenophorea）	旋毛形线虫（*Trichinella spiralis*），毛首鞭形线虫（*Trichuris trichiura*）
		分肠纲（Secernentea）	十二指肠钩口线虫（*Ancylostoma duodenale*），美洲板口线虫（*Necator americanus*），广州副圆线虫（*Parastrongylus cantonensis*），蠕形住肠线虫（*Enterobius vermicularis*），粪类圆线虫（*Strongyloides stercoralis*），麦地那龙线虫（*Dracunculusmedinensis*），马来布鲁线虫（*Brugia malayi*），班氏吴策线虫（*Wuchereria bancrofti*），棘颚口线虫（*Gnathostomaspinigerum*），美丽筒线虫（*Gonglonema pulchrum*），结膜吸吮线虫（*Thelazia callipaeda*）等
	棘颚门（Acanthognatha）	原棘纲（Archiacanthocephala）	猪巨吻棘头虫（*Macracanthorhynchus hirudinaceus*）
	扁形动物门（Platyhelminthes）	复殖纲（Digenea）	血吸虫（*Schistosoma*），肝片形吸虫（*Fasciola hepatica*），布氏姜片吸虫（*Fasciolopsis buski*），华支睾吸虫（*Clonorchis sinensis*），并殖吸虫（*Paragonimus*），异形吸虫（*Heterophyes*），棘口吸虫（*Echinostoma*）等
		绦虫纲（Cestoidea）	阔节裂头绦虫（*Diphyllobothrium latum*），曼氏迭宫绦虫（*Spirometra mansoni*），细粒棘球绦虫（*Echinococcus granulosus*），多房棘球绦虫（*E. multilocularis*），肥胖带绦虫（*Taenia saginata*），链状带绦虫（*T. solium*）等
	节肢动物门（Arthropoda）	蛛形纲（Arachnida）	蜱（tick），恙螨（trombiculid mite），革螨（gamasid mite），疥螨（itch mite），蠕形螨（follicle mite），尘螨（dust mite）等
		昆虫纲（Inasecta）	蚊（mosquito），蝇（fly），白蛉（sand fly），蚤（flea），虱（lice），臭虫（bedbug），蜚蠊（cockroach）等

（吕志跃）

PPT

第四节　寄生虫感染免疫及其致病

寄生虫侵入人体并在人体器官、组织或细胞内寄生的过程称为寄生虫感染。寄生虫感染可诱导机体产生免疫应答，也可引起机体的免疫病理损伤。

一、寄生虫感染免疫

对宿主来说，寄生虫是外源性物质，具有抗原性。寄生虫侵入宿主可诱导宿主产生免疫应答，一方面可杀伤寄生虫或抑制寄生虫的发育和生殖，另一方面也可产生不利于宿主的免疫病理损害。同时，在长期的协同进化过程中，寄生虫可不断适应宿主的免疫压力，产生了能逃避宿主的免疫攻击而继续生存的能力，这种现象称为免疫逃避（immune evasion）。目前发现，除杜氏利什曼原虫外，绝大多数寄生虫感染人体后诱导产生的免疫应答不能完全清除寄生虫，也不能诱导人体产生终身免疫，而是呈现非消除性免疫的特征。

（一）寄生虫抗原

寄生虫抗原（parasitic antigen）是指那些在宿主体内能与淋巴细胞特异性结合，诱导宿主免疫应答过程，并在体外能与相应抗体或效应 T 细胞发生特异性结合的虫源性物质。

寄生虫组织结构复杂，生活史阶段较多，加之虫种发育过程表现的遗传差异等原因，导致寄生虫抗原呈现多样性和复杂性的特征。寄生虫抗原可按照其生化成分、来源定位、发育阶段和免疫学功能等进行分类。

1. 按抗原的生化成分分类　可将其分为蛋白质、糖蛋白、脂蛋白、多糖和核酸抗原等。

2. 按抗原的来源定位分类　可分为体细胞抗原（somatic antigen）、表膜抗原（membrane antigen）和排泄－分泌抗原（excretory and secretory antigen）等。寄生虫循环抗原（circulating antigen，CAg）是指寄生虫释放到宿主体液中的大分子物质，主要是排泄物、分泌物或脱落物中具有抗原性，且能被免疫学试验所证明的物质。一般认为检测 CAg 可提示体内是否有活虫寄生，可用于判断现症患者及评价疗效等，因此 CAg 可作为一种免疫诊断靶抗原。寄生虫的表膜抗原和排泄－分泌抗原，常直接接触宿主免疫系统诱导宿主产生保护性免疫应答和（或）引起免疫病理反应，同时又适合作为免疫诊断靶抗原，因此这两类抗原在寄生虫感染免疫中有其重要功能。

3. 按寄生虫的种属不同或生活史的不同阶段分类　可分为属、种、株和期特异性抗原。不同属、种、株或发育阶段的寄生虫既具有特异性抗原，又有共同抗原。不同种、株的寄生虫抗原诱导的免疫应答不能有效地抑制或杀伤其他种、株的寄生虫；同种寄生虫不同发育阶段的抗原诱导的免疫应答也不能有效地抑制或杀伤其他阶段的寄生虫。而共同抗原是免疫诊断中出现交叉反应的基础。特异性抗原的分离、纯化和鉴定在提高免疫诊断的特异性，以及研究寄生虫感染免疫病理和研发寄生虫病疫苗等方面具有重要意义。

4. 按免疫学功能分类　可分为免疫诊断抗原、免疫病理抗原、宿主保护性抗原和寄生虫保护性抗原。

（二）宿主对寄生虫的免疫应答

免疫应答是指宿主对寄生虫抗原产生的免疫反应过程，分为非特异性免疫和特异性免疫。

1. 非特异性免疫（non－specific immunity）　也称固有免疫（innate immunity），是生物在长期进

化过程中逐步形成的天然防御能力，受遗传因素控制，具有相对稳定性，但不具有特异性。非特异性免疫对各种寄生虫感染均具有一定程度的抵抗作用，其主要通过生理屏障抵御某些寄生虫的侵入，如皮肤、黏膜和胎盘等屏障，或通过血液及组织中的单核巨噬细胞、中性粒细胞、嗜酸粒细胞、自然杀伤淋巴细胞以及补体等对入侵的寄生虫发挥杀灭作用。某些特殊个体或人群对一些人体寄生虫具有先天不感受性，如Duffy血型阴性者不易感间日疟原虫，6-磷酸葡萄糖脱氢酶（G6PD）缺乏的儿童对恶性疟原虫感染具有一定的抵抗力。

2. 特异性免疫（specific immunity） 也称适应性免疫（adaptive immunity）或获得性免疫，是由特定抗原诱导并针对这种特定抗原发生的免疫应答过程，表现为体液免疫和细胞免疫。特异性免疫的一个重要特征是形成免疫记忆，主要表现为机体免疫系统对再次接触的抗原能够迅速做出免疫应答反应，并且反应的强度会超过初次免疫应答。因此，特异性免疫不仅可对已经感染的寄生虫发挥杀灭作用，对同种寄生虫的再次感染也具有一定的抵抗力。根据宿主对寄生虫感染的免疫应答结局，可将特异性免疫分为消除性免疫和非消除性免疫。

（1）消除性免疫（sterilizing immunity） 是指宿主能够完全清除侵入体内的寄生虫，并能完全抵抗同种寄生虫的再感染。例如热带利什曼原虫感染人可引起人的“东方疖”，但在人产生免疫力后，可完全清除体内的热带利什曼原虫而痊愈，并对再感染具有持久、稳固的抵抗力。这种免疫现象在寄生虫感染中罕见。

（2）非消除性免疫（non-sterilizing immunity） 大多数寄生虫感染均可诱导宿主产生免疫应答，但不能完全清除体内已建立的感染，这种免疫现象称为非消除性免疫。非消除性免疫是寄生虫感染免疫最常见的现象，包括带虫免疫（premunition）和伴随免疫（concomitant immunity）。

1）带虫免疫 某些血液内寄生原虫感染（疟原虫等）诱导的特异性免疫应答，可产生一定程度的抵抗同种原虫再感染的免疫力，但其血液内仍有低水平的原虫血症。当这些原虫被彻底清除后，这种保护性免疫力随之消失。

2）伴随免疫 某些蠕虫感染诱导的特异性免疫应答，具有抵抗同种寄生虫幼虫再感染的能力，而对体内已有的寄生虫无杀伤或清除效应，这种免疫现象称伴随免疫。如日本血吸虫成虫寄生诱导宿主产生的特异性免疫应答能有效杀伤入侵的童虫，但对体内已寄生的成虫无免疫效应。

（三）寄生虫的免疫逃避

免疫逃避是寄生虫在宿主体内赖以长期存活的重要方式，也是寄生虫作为复杂生物体的一种自动的逃避行为，在与易感宿主共同进化中形成，表现为一切成功感染宿主的寄生虫的基本特征，其主要机制如下。

1. 解剖位置的隔离 有些寄生虫寄生在细胞、组织或腔道中，寄生部位特殊的生理屏障使之与宿主免疫系统隔离，从而逃避宿主免疫系统的攻击。

（1）有些细胞内寄生虫，宿主的抗体难以对其发挥中和作用与调理作用。如寄生在巨噬细胞内的杜氏利什曼原虫和弓形虫，虫体在细胞内形成纳虫空泡（parasitophorous vacuole，PV），既避免了抗体对其产生中和调理作用，又逃避了宿主细胞内溶酶体酶的杀伤作用。

（2）有些寄生虫被宿主源性囊膜包裹。如细粒棘球绦虫棘球蚴和链状带绦虫囊尾蚴外部均有宿主源性囊膜包裹，可有效防止宿主免疫系统的攻击。

（3）肠道寄生虫能防御宿主大部分免疫反应的攻击。肠黏膜分泌的免疫球蛋白以IgA为主，分泌型IgA的杀伤力能力有限，其他循环免疫球蛋白很少进入肠腔，肠腔中缺乏补体和巨噬细胞，故宿主免疫系统对肠道寄生虫的免疫反应受到一定的限制。

2. 表膜抗原的改变

（1）抗原变异 是寄生虫逃避宿主免疫效应的有效机制。有些寄生虫在宿主体内寄生时，不断改变其表膜抗原，直接干扰宿主免疫识别能力。如布氏锥虫在宿主血液内能有序地更新其表膜糖蛋白，其表膜抗原不断发生变异，从而逃避宿主的免疫攻击。

（2）抗原伪装与分子模拟　有些寄生虫体表能结合宿主的抗原分子或被宿主抗原包被，妨碍宿主免疫系统的识别，称为抗原伪装（antigenic disguise）。有些寄生虫体表能表达与宿主组织抗原相似的成分，称为分子模拟（molecular mimicry）。如曼氏血吸虫皮肤期童虫表面不含宿主抗原，但肺期童虫表面结合有宿主血型抗原（A、B、H）和主要组织相容性抗原（MHC），使抗体不能与之结合。

（3）表膜脱落与更新　蠕虫在生长、发育过程中，虫体表膜不断脱落与更新，与表膜结合的抗体随之脱落，使抗体不能发挥杀伤虫体的作用，从而干扰 ADCC 作用或补体介导的细胞毒作用。

3. 抑制宿主的免疫应答　有些寄生虫感染可诱导宿主的全身性或局部性免疫抑制，这些寄生虫能在免疫抑制的宿主体内长期存活，其主要机制如下。

（1）特异性 B 细胞克隆的耗竭　有些寄生虫感染可诱发宿主产生高免疫球蛋白（Ig）血症，提示多克隆 B 细胞激活，产生大量无明显保护作用的抗体，导致了能与抗原反应的特异性 B 细胞的耗竭，抑制了宿主的免疫应答。

（2）Treg 细胞的诱导和激活　Treg 细胞激活可抑制免疫活性细胞的增殖、分化和效应。动物实验证实，感染日本血吸虫的小鼠能产生大量 Treg 细胞，导致免疫抑制，从而在减轻免疫病理损害的同时，也可能会有利于寄生虫逃避宿主的免疫攻击。

（3）虫源性淋巴细胞毒性因子　有些寄生虫的分泌、排泄物中有些成分具有直接的淋巴细胞毒性作用或抑制淋巴细胞激活作用。如肝片形吸虫的分泌、排泄物可使淋巴细胞凝集。

（4）封闭抗体的产生　有些寄生虫抗原诱导的抗体可结合在虫体表面，不仅不具有杀虫作用，反而可阻断具有杀虫作用的抗体与之结合，这类抗体称为封闭抗体（blocking antibody）。已证实在感染曼氏血吸虫、丝虫和旋毛虫的宿主中存在封闭抗体，这较好地解释了在曼氏血吸虫感染流行区的低龄儿童虽有高滴度抗体水平，但对再感染却无保护力的现象。

二、寄生虫对人体的损害

寄生虫对人体的损害主要有机械性损伤、夺取营养、毒素作用和免疫病理损害等造成的综合致病作用。免疫病理损害是寄生虫病的主要致病原因之一。蠕虫感染后常出现嗜酸粒细胞增多现象。

（一）机械性损伤

机械性损伤是指寄生虫在入侵、移行和定居等过程中均可造成人体细胞、组织器官的损伤或破坏。如日本血吸虫尾蚴经皮肤入侵人体时，可造成局部皮肤组织的破坏；钩虫幼虫在肺内移行时穿破肺泡壁毛细血管，引起血管炎，严重时可出现肺出血和肺水肿；钩虫成虫寄生在小肠，以其钩齿或板齿咬附肠壁，造成肠壁和肠黏膜的损伤和炎症；细粒棘球绦虫的幼虫寄生在肝脏，逐渐发育成巨大的棘球蚴，压迫肝脏及腹腔内其他器官；疟原虫寄生在红细胞内，不断增殖可造成大量红细胞的破坏。相比之下，一些兼性寄生虫或动物寄生虫偶然侵入人体，其移行或定居所引起的损伤一般较专性寄生虫更为严重。

（二）夺取营养

寄生虫在人体内生长、发育和繁殖所需要的营养物质均来源于人体，如血液、淋巴液、组织液和消化道内的食糜等物质。体内寄生的虫数越多，所需要的营养越多，对人体的营养夺取和损害也越严重。如蛔虫以人体肠腔内半消化物为食，引起感染者的营养不良，重度感染的儿童甚至出现发育障碍。

有些寄生虫不但从人体摄取营养，而且会损伤肠壁和肠黏膜，引起慢性失血，干扰消化道的吸收

功能，从而导致人体营养不良。如钩虫对人体的危害主要是由成虫吸血活动造成的，钩虫吸血时，咬附肠黏膜的伤口不断渗血，同时，钩虫经常更换咬附部位，原伤口在凝血前仍可继续渗血，致使感染者长期慢性失血，导致缺铁性贫血。

（三）毒素作用

寄生虫在人体内生长、发育和繁殖过程中，其排泄物、分泌物及虫体死亡的崩解产物均可造成寄生部位细胞和组织的炎症、坏死、增生等损害，甚至癌变。如溶组织内阿米巴滋养体可以通过分泌蛋白水解酶破坏局部肠壁组织；华支睾吸虫寄生在肝胆管，其分泌代谢产物可引起胆管内膜及胆管周围的炎症及上皮增生和纤维化，是胆管上皮癌重要的病因之一。

（四）免疫病理损害

寄生虫侵入人体后，寄生虫体内和体表多种成分、代谢产物、死亡虫体的崩解产物、线虫的蜕皮液、绦虫的囊液等都具有抗原性，可诱导宿主产生超敏反应，造成局部或全身免疫病理损害。如细粒棘球蚴破裂溢出的囊液被大量吸收入血引起的过敏性休克属Ⅰ型超敏反应（速发型超敏反应）；疟原虫和杜氏利什曼原虫引起的免疫性溶血属Ⅱ型超敏反应（细胞毒型超敏反应）；三日疟原虫、杜氏利什曼原虫和日本血吸虫引起的肾炎属Ⅲ型超敏反应（免疫复合物型超敏反应）；日本血吸虫虫卵引起的虫卵肉芽肿属Ⅳ型超敏反应（迟发型超敏反应）。

（五）嗜酸粒细胞增多

嗜酸粒细胞在外周血占白细胞比值大于5%或绝对浓度数超过$0.5\times10^9/L$，称为嗜酸粒细胞增多（eosinophilia）。嗜酸粒细胞增多是蠕虫感染免疫的特殊现象。虫源性嗜酸粒细胞趋化因子、肥大细胞脱颗粒释放的趋化因子、致敏T细胞释放的激活因子及补体裂解片段等，均可引起外周血液中嗜酸粒细胞增多。嗜酸粒细胞增多既具有抗寄生虫作用，也因致炎而导致组织损伤。在抗体的参与下，嗜酸粒细胞参与杀虫和免疫应答的调节，如参与ADCC、吞噬免疫复合物、灭活过敏反应中的介质等作用。一般情况下，嗜酸粒细胞一旦进入炎症区域，便可能发生凋亡并很快被巨噬细胞清除。但许多寄生虫抗原成分具有抗嗜酸粒细胞凋亡的作用，能延长嗜酸粒细胞的生存时间，并能增加对其他活化物的反应性，造成对周围组织更严重的炎症损害。如广州管圆线虫病是由Ⅲ期幼虫侵入中枢神经系统后，引起的以嗜酸粒细胞浸润为主的脑膜脑炎和脑膜炎。

第五节　临床寄生虫学检验学科内容与应用

PPT

临床寄生虫学检验是人体寄生虫学与医学检验技术相结合的一门学科，重点研究人体寄生虫的生物学特征、致病与临床、寄生虫病的实验室诊断，为寄生虫感染与寄生虫病的临床诊断、治疗和预防提供科学的实验室依据。

一、学科内容

本学科主要包括人体寄生虫学的生物学特征、致病与临床等基本知识和寄生虫病的实验室诊断两部分内容。实验室诊断是临床寄生虫学检验的重要内容，具有很强的实践性。寄生虫病的实验室诊断是利用医学检验技术确定人体有无寄生虫感染或寄生虫病，主要包括病原学检查、免疫学检测和分子生物学检测等。

1. 病原学检查　主要是通过对送检标本中的寄生虫不同发育阶段的形态学识别，以确定患者是否有寄生虫感染，从而达到临床诊断的目的。

病原学检查的基础是对寄生虫形态特征的把握。其检查步骤包括寄生虫的检出和鉴定，即主要依靠肉眼观察或显微镜技术检获蠕虫的虫卵、幼虫、成虫或原虫的滋养体、包囊或卵囊等，检查的样本可以是粪便、血液、骨髓、组织和其他排泄物、分泌物、体液等，病原学检查是寄生虫病诊断中最可靠的方法，镜下人体寄生虫的形态学鉴别也是检验专业学生应掌握的重要技能之一。

不同种类的寄生虫，其进入人体的途径不同，进入人体后移行的路线各异，最终寄生的部位（细胞、组织、器官）也不同。因此，掌握好人体寄生虫学的生物学特征、致病与临床等学科基础知识，对于寄生虫病的病原学检查，包括可疑样品的收集、虫体的识别和鉴定具有重要的意义。

2. 免疫学检测 是指应用不同的免疫学检测方法检查特异性抗体、抗原或免疫复合物，通常是作为寄生虫病的辅助性诊断。随着免疫学理论和技术的发展，免疫学检测不仅能检测病原学检查不易检出或无法检出的早期、轻度、深部、隐性和单性感染，也可用于虫体被宿主组织反应包围而难以检出的慢性期寄生虫病的诊断，而且可用于寄生虫病的疗效考核和流行病学调查。

3. 分子生物学检测 是指应用多种分子生物学检测技术，对人体寄生虫的核酸分子或蛋白分子进行检测的一种方法，相关技术包括 PCR 技术、分子杂交技术、多态性分析技术、DNA 芯片技术和蛋白质芯片技术等，因其具有较高的敏感性和特异性，从而得到越来越广泛的应用。随着许多寄生虫全基因组测序的完成，进一步推进了以检测寄生虫特异性核酸分子或序列（或称生物标志物）为基础的分子生物学检测技术的发展。

临床寄生虫学检验是一门不断发展和创新的学科。随着现代免疫学、分子生物学理论和技术不断应用和渗透，临床寄生虫学检验已从以病原学检查为主，逐渐向以免疫学和分子生物学技术为主的方向发展。单克隆抗体技术、酶联免疫吸附试验和胶体金快速诊断已成为许多寄生虫病临床诊断的主要手段。具有疗效考核价值的诊断方法，系列化的快速诊断试剂，高通量、集成性和全自动化的诊断技术和仪器的研制将是今后研究发展的重点。

二、学科应用

寄生虫病的实验室诊断在寄生虫病的临床诊断、流行病学调查以及寄生虫学研究等方面具有广泛的应用价值。

1. 临床诊断 主要依据病史、症状、体征以及 X 线、B 超、CT、磁共振成像等影像技术对患者进行综合诊断。而实验室诊断可为寄生虫病诊断和鉴别诊断提供实验室筛检或确诊的客观依据。根据临床医生提供的患者临床诊断信息和适当的临床标本，并结合可能获得的流行病学资料，进行寄生虫病原学检查，及时全面地分析所获得的检查结果，为临床医生提供准确的实验室诊断，以便对患者做出正确的诊治处理。

实验室诊断以寄生虫虫体或虫卵检查为核心，但许多寄生虫病尚不易获得相应的病原体标本，因此，免疫学检测和分子生物学检测技术的发展受到普遍的重视。为满足临床诊断的需要，系列化的寄生虫病快速诊断试剂的研制和开发是临床寄生虫学检验的前沿性研究内容之一。

2. 流行病学调查 是寄生虫病防治工作的重要内容和基础，根据流行病学调查的目的，需要提供简便、易行的发现感染者或患者的寄生虫学筛查技术。筛查技术的敏感性和特异性一般不需要达到临床诊断技术的标准，但要求其操作简便、价格低廉、适合基层或现场大规模人群的筛查。此外，寄生虫学检验还能为寄生虫病治疗效果监测和预后判断提供动态变化的客观依据。

3. 科学研究 寄生现象是研究病原体与宿主相互作用、抗感染免疫机制等重要医学问题的理想模型之一。因此，寄生虫学检验能为该类科学研究提供基本实验方法和检测技术。

三、学习目标

医学检验技术专业的培养目标是为我国各类医疗卫生机构培养品德高尚、基础扎实、素质全面的德、智、体、美全面发展的医学检验专门人才，此专业本科生担负着为寄生虫病正确诊断提供直接证据的任务，因此，应该重视临床寄生虫学检验这门专业课的学习，以便为今后的工作打下坚实的专业基础。

临床寄生虫学检验与细胞生物学、生物化学、分子生物学、医学免疫学、生理学和病理学等学科关系密切。学习的目标是能够熟练描述各种人体寄生虫学的生物学特征和致病特点等人体寄生虫学基础知识，并能利用各种医学检验技术对寄生虫感染者或寄生虫病患者进行病原学、免疫学和分子生物学的检测，为寄生虫病的诊断及人群流行病学调查提供实验室检测依据。本课程的学习目标如下所述。

（1）能够熟练描述各种常见人体寄生虫生活史及其各发育阶段的形态特征；能够阐释各种常见人体寄生虫的致病机制与临床特征。

（2）能正确分析常见人体寄生虫生活史、形态特征与致病机制、临床表现、流行病学之间的关系；能熟练操作标本采集和制作、染色、镜检等常用实验技术；能熟练应用各种医学检验技术对寄生虫感染者或寄生虫病患者进行病原学、免疫学和分子生物学的检测；能正确分析各种检测方法的敏感性、特异性及其适用性、局限性，并能正确评价其优缺点和临床意义；能根据被检者的具体情况设计合适的检测方案。

（3）重视医疗的伦理问题，尊重受检者的隐私和人格；具有科学态度和创新精神；具有自主和终身学习的能力。

（梁韶晖）

书网融合……

重点小结

题库

第二章　医学线虫

学习目标

1. 通过本章的学习，掌握医学线虫（如蛔虫、鞭虫、蛲虫、钩虫、丝虫、旋毛虫、粪类圆线虫、广州管圆线虫等）生活史各期形态特征；熟悉各种医学线虫生活史发育过程以及不同种医学线虫病原学检查方法；了解常见医学线虫的致病机制及防治原则。

2. 具有对常见线虫成虫及虫卵进行形态学鉴别的能力，能够规范操作医学线虫的病原学检查方法；具备诊断各种医学线虫病的能力；培养自主学习、解决问题的能力以及理论联系实际临床的能力。

3. 通过学习医学线虫的致病机制及流行特点，分析中国在医学线虫病防治中取得重大成就的成功经验，增强共建人类卫生健康共同体意识。

线虫（nematode）成虫呈圆柱形或线形，体不分节，两侧对称。雌雄异体，雌虫较雄虫体大。有一套完整的消化、生殖和神经系统。常见人体寄生线虫的生活史可分为直接发育型和间接发育型。直接发育型线虫不需要中间宿主，又称为土源性线虫，如钩虫、蛔虫和鞭虫等；间接发育型线虫需要中间宿主，也称为生物源性线虫，如丝虫、旋毛虫和广州管圆线虫等。线虫对人体的危害主要是机械性损害和毒性作用，大多数线虫的成虫和幼虫均有致病作用。线虫所致疾病的实验室诊断多采用病原学检查方法，包括粪检、血检和组织活检等。

PPT

第一节　概　述

线虫种类繁多，全球有1万余种，分布广泛，是动物界中仅次于节肢动物门的第二大门类，绝大多数营自生生活，少数营寄生生活，可寄生于植物、无脊椎动物、脊椎动物和人类。目前已知寄生于人体的线虫有60余种，在我国有记录的人体寄生线虫为35种，常见的有10余种。有些虫种专性寄生于人体，如似蚓蛔线虫（*Ascaris lumbricoides*）；有些既能寄生于人体又能寄生于其他哺乳动物，如旋毛虫（*Trichinella spiralis*）；有少数动物寄生线虫偶尔寄生于人体，如锡兰钩口线虫（*Ancylostoma ceylanicum*）。此外，某些兼性寄生虫，如粪类圆线虫（*Strongyloides stercoralis*）既可营自生生活，也能寄生于人体；某些动物寄生线虫的幼虫能侵入人体，但不能进一步发育为成虫，引起幼虫移行症，如巴西钩口线虫（*Ancylostoma braziliense*）和广州管圆线虫（*Angiostrongylus cantonensis*）。

一、生物学特征

线虫的生活史一般经过虫卵、幼虫和成虫3个发育阶段。

1. 虫卵　多为卵圆形或椭圆形，无卵盖。卵壳多由3层组成，内层为脂层（ascaroside layer）或蛔苷层（lipid layer），较薄，具有调节渗透压的功能，可保持虫卵内水分，防止虫卵干燥死亡，同时防止外界化学物质对虫卵的破坏作用；中层为壳质层（chitinous layer），较厚，含有几丁质及蛋白质，是卵壳的主要组成部分，具有抵抗外界机械性压力的作用；外层来自受精卵母细胞的卵膜，称为卵黄膜（vitelline membrane）或受精膜（fertilization membrane），但在光学显微镜下不易看见。有些线虫卵如蛔虫卵，除上述3层外，卵壳外还包被了一层由子宫分泌物形成的蛋白质膜，具有保持水分和延长虫卵寿命的作用。一般来说，刚排出体外的虫卵，卵内细胞发育程度因虫种而异，有的尚未分裂，如蛔虫卵；有的正在分裂中，如钩虫卵；有的已形成蝌蚪期胚胎，如蛲虫卵。

2. 幼虫　由虫卵中的卵细胞发育而成，呈线状或丝状。有些线虫卵能在外界环境中发育成熟并孵出幼虫，如钩虫；有些线虫卵在外界环境中发育为成熟虫卵（感染期虫卵），需进入宿主消化道内发育并孵出幼虫，如蛔虫。还有的线虫为卵胎生，卵内的胚胎在雌虫子宫中已发育成熟，产出的是幼虫，如丝虫、旋毛虫。幼虫发育过程中最显著的特征是蜕皮，通常需经4次蜕皮后发育为成虫。

3. 成虫　由幼虫经4次蜕皮后发育而成。成虫呈圆柱形或线形，体不分节，两侧对称，体表光滑。雌雄异体，雌虫较雄虫大，雌虫尾端尖直；雄虫尾部多向腹面弯曲或膨大呈伞状，尾部结构特征具有虫种鉴别意义。线虫平均大小为1～15cm，但体长差异明显，如麦地那龙线虫体长可达1m以上，粪类圆线虫体长仅有1～2mm。线虫体壁由角皮层、皮下层及纵肌层组成。在体壁与消化道之间有腔隙，因缺体腔膜，称为原体腔（protocoel）或假体腔（pseudocoelom），腔内充满液体，消化器官和生殖器官等脏器浸在其中。原体腔液处于封闭的体壁之中，具流体静压的特点，能将肌肉收缩施加的压力向各方传递，对线虫的运动、摄食和排泄等起重要作用。线虫消化系统完整，由口孔、口腔（口囊）、咽管（食管）、中肠、直肠和肛门组成。线虫生殖系统发达，雌、雄生殖系统均为细长盘曲的管状结构，雌虫多为双管型，雄虫为单管型。

二、分类

人体寄生线虫属线形动物门的尾感器纲（Phasmidea）和无尾感器纲（Aphasmidea）（表2－1）。

表2－1　人体常见寄生线虫的分类

纲 class	目 Order	科 Family	属 Genus	种 Species
尾感器纲 Phasmidea	蛔目 Ascaridida	蛔科 Ascarididae	蛔线虫属 *Ascaris*	似蚓蛔线虫 *A. lumbricoides*
		弓首科 Toxocaridae	弓首线虫属 *Toxocara*	犬弓首线虫 *T. canis*
				猫弓首线虫 *T. cati*
	尖尾目 Oxyurida	异尖科 Anisakidae	异尖属 *Anisakis*	简单异尖线虫 *A. simplex*
		尖尾科 Oxyuridae	蛲虫属 *Enterobius*	蠕形住肠线虫 *E. vermicularis*
	小杆目 Rhabditida	小杆科 Rhabdiasidae	小杆线虫属 *Rabtitella*	艾氏小杆线虫 *R. axei*
		类圆科 Strongyloididae	类圆线虫属 *Strongyloides*	粪类圆线虫 *S. stercoralis*
	旋尾目 Spirurida	颚口科 Gnathostomatidae	颚口线虫属 *Gnathostoma*	棘颚口线虫 *G. spinigerum*
		筒线科 Gongylonematidae	筒线虫属 *Gongylonema*	美丽筒线虫 *G. pulchrum*
		吸吮科 Thelaziidae	吸吮线虫属 *Thelazia*	结膜吸吮线虫 *T. callipaeda*
		龙线科 Drancunculidae	龙线属 *Drancunculus*	麦地那龙线虫 *D. medinensis*
	丝虫目 Filariida	盘尾科 Onchocercidae	吴策线虫属 *Wuchereria*	班氏吴策线虫 *W. bancrofti*
			布鲁线虫属 *Brugia*	马来布鲁线虫 *B. malayi*
			罗阿线虫属 *Loa*	罗阿罗阿丝虫 *L. loa*
			盘尾线虫属 *Onchocerca*	旋盘尾丝虫 *O. volvulus*

续表

纲 class	目 Order	科 Family	属 Genus	种 Species
	圆线目 Strongylida	钩口科 Ancylostomidae	钩口线虫属 *Ancylostoma*	巴西钩口线虫 *A. brasiliense*
				犬钩口线虫 *A. caninum*
				锡兰钩口线虫 *A. ceylanicum*
				十二指肠钩口线虫 *A. duodenale*
			板口线虫属 *Necator*	美洲板口线虫 *N. americanus*
		管圆科 Angiostrongylidae	管圆线虫属 *Angiostrongylus*	广州管圆线虫 *A. cantonensis*
		比翼线虫科 Syngamidae	兽比翼线虫属 *Mammomonogamus*	喉兽比翼线虫 *M. laryngeus*
		毛圆科 Trichostrongylidae	毛圆线虫属 *Trichostrongylus*	东方毛圆线虫 *T. orientalis*
无尾感器纲 Aphasmidea	膨结目 Dioctophymatida	膨结科 Dioctophymatidae	膨结线虫属 *Dioctophyma*	肾膨结线虫 *D. renale*
	鞭尾目 Trichurida	毛形虫科 Trichinellidae	旋毛形线虫属 *Trichinella*	旋毛形线虫 *T. spiralis*
		鞭虫科 Trichuridae	鞭虫属 *Trichuris*	鞭形毛首线虫 *T. trichiura*
		毛细科 Capillariidae	毛细线虫属 *Capillaria*	肝毛细线虫 *C. hepatica*

（秦元华）

第二节　似蚓蛔线虫

微课/视频 1

PPT

学习目标

1. 通过本节的学习，掌握蛔虫卵和成虫形态、生活史、病原学检查方法；熟悉蛔虫所引起的疾病及其临床表现；了解其流行与防治。

2. 具有归纳蛔虫生活史基本特点，在显微镜下能辨认蛔虫卵形态，并能描述其形态结构特征，熟练操作粪便生理盐水直接涂片法的能力。

3. 通过学习中医药古籍中对蛔虫的记载，弘扬中华传统文化的博大精深，发扬和传承中医药文化。

似蚓蛔线虫（*Ascaris lumbricoides* Linnaeus，1758）俗称蛔虫，是人体最常见的寄生虫之一。成虫寄生于人体小肠，可引起蛔虫病（ascariasis）及多种并发症，如胆道蛔虫症、蛔虫性阑尾炎等。

蛔虫呈世界性分布。在热带、亚热带及温暖潮湿且卫生条件差的地区，人群蛔虫感染率较高。造成蛔虫感染率高、分布广泛的主要原因：①蛔虫产卵量大，1 条雌虫每天可产卵约 24 万个。②虫卵对外界环境抵抗力强，在适宜的土壤里一般可存活 1 年，在 10～36℃可存活几个月，粪坑内可存活 6～12 个月，污水中可存活 5～8 个月；高渗透压不能将卵内细胞或幼虫杀死；在 2mol/L 盐酸溶液中或 3% 甲酚皂溶液中，卵内幼虫活动自如。蛔虫卵对热抵抗力较弱，在 65～70℃水中或在阳光直接照射下很快死亡。③传播范围广泛，使用未经无害化处理的人粪施肥和随地大便，使蛔虫卵广泛污染土壤及环境。④蛔虫生活史简单，发育过程不需要中间宿主。⑤感染方式简单，蛔虫病高发区人群不良的卫生习惯，使虫卵极易经口感染人体。

随着我国生活水平的提高和卫生条件的改善，人群蛔虫感染率逐年明显下降，据 2015 年第三次全国人体重点寄生虫病现状调查报告显示，人群蛔虫加权感染率为 1.36%，与第一次寄调结果（47.00%）和第二次寄调结果（12.57%）相比，呈现大幅下降趋势。

加强卫生知识的宣传教育、教育儿童养成良好卫生习惯、饭前便后洗手、常剪指甲、不吮手指、不喝生水、不吃未洗净的瓜果、不随地大便等，是预防蛔虫感染的有效措施。对患者或带虫者进行驱虫治疗，是控制蛔虫病流行的重要措施，常用的驱虫药物有阿苯达唑和甲苯达唑。

一、生物学特征

蛔虫的生物学分类为尾感器纲（Secernentea）、蛔目（Ascaridida）、蛔科（Ascarididae）、蛔线虫属（*Ascaris*）。

（一）生活史

蛔虫属土源性线虫，生活史为直接发育型，不需要中间宿主，其发育过程包括虫卵在外界土壤中的发育和虫体在人体内的发育两个阶段（图2-1）。成虫寄生于人体小肠内，以空肠最常见，其次是回肠。虫体在肠腔中以消化和半消化食物为营养来源。雌、雄成虫交配后，雌虫产卵，每条雌虫每天排卵量可达20万~24万个。随粪便排出体外的虫卵有受精卵和未受精卵，未受精卵不发育，受精卵在潮湿、荫蔽、氧气充足和适宜温度（21~30℃）的土壤中，约经3周，蜕皮1次发育为具有感染性的虫卵（感染期卵）。感染期卵经口进入人体消化道后，卵内幼虫孵出，并钻入肠壁，随血液或淋巴液循环，经肝、右心移行至肺，穿过肺泡毛细血管进入肺泡。幼虫在肺部停留约10天，经2次蜕皮后发育为第四期幼虫。再沿支气管、气管上行至咽部，并随宿主吞咽动作再次进入消化道，最终在小肠内经第四次蜕皮逐渐发育为成虫。

从食入感染期卵到发育为成虫产卵需60~75天，成虫在人体内的寿命为1年左右。

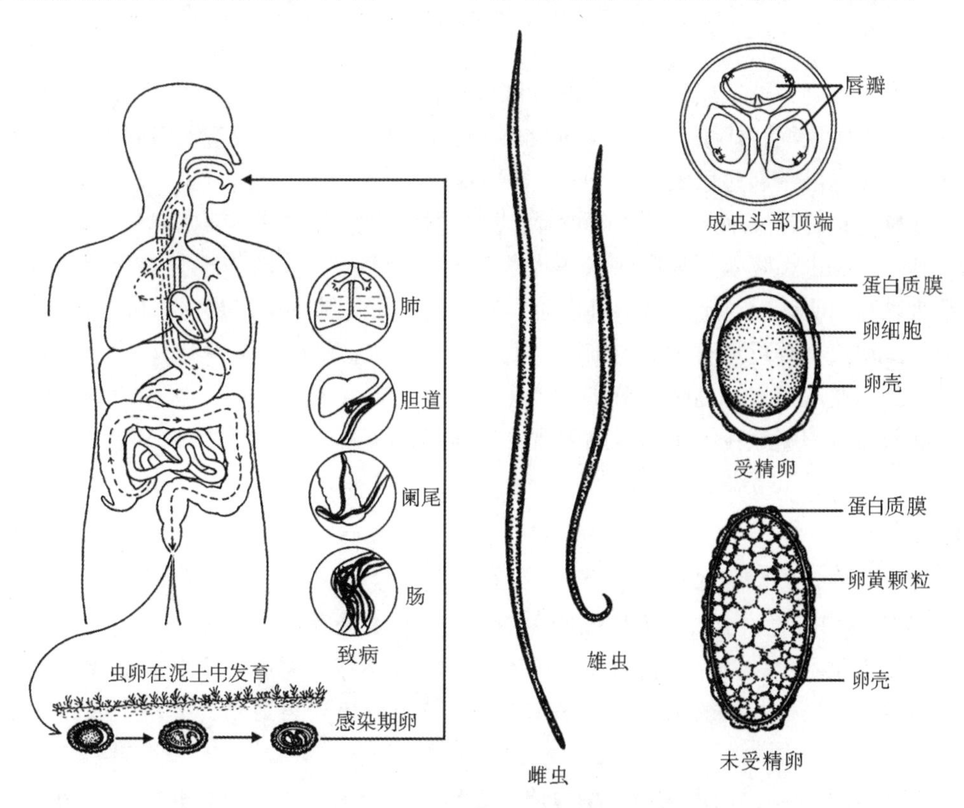

图2-1　蛔虫生活史及成虫和虫卵形态示意图

（二）形态特征

1. 成虫 虫体细长、圆柱状，两端稍尖，表面角质膜稍透明，可见许多细横纹。口腔为不规则的三角形，前端为排列呈“品”字形的三片唇瓣（图2-1）。直肠短，在雌虫开口于肛孔，在雄虫开口于泄殖腔。雄虫较雌虫体短小，大小为（15~31）cm×（0.2~0.4）cm，尾端向腹面卷曲，生殖器官为单管型，尾部有1对镰刀状交合刺，射精管开口于泄殖腔；雌虫大小为（20~35）cm×（0.3~0.6）cm，尾端钝圆，生殖器官为双管型，盘绕在虫体后2/3，子宫粗管状，阴门位于虫体前1/3与中1/3的交界处腹面。

2. 虫卵 随粪便排出的虫卵分受精卵和未受精卵两种。受精卵椭圆形，大小为（45~75）μm×（35~50）μm。卵壳较厚，由外向内分别为卵黄膜、壳质层及蛔苷层，壳质层厚而明显，另外两层很薄，在普通光学显微镜下难以区分。卵壳外是一层由虫体子宫分泌物形成的凹凸不平的蛋白质膜，在宿主肠道内被胆汁染成棕黄色，蛋白质膜是蛔虫卵区别于其他线虫卵的特征之一。早期虫卵内含有1个大而圆的卵细胞，在其两端与卵壳间形成新月形空隙。随着虫卵在外界发育，卵细胞不断分裂，此空隙逐渐消失，最后形成内含幼虫的感染期卵。另外，虫卵外层的蛋白质膜由于肠道内理化等因素的影响容易脱落，而成为脱蛋白质膜蛔虫卵，此虫卵表面光滑，无色透明。未受精卵呈长椭圆形，大小为（88~94）μm×（39~44）μm，壳质层和蛋白质膜均较受精卵薄，内含许多大小不等的折光性颗粒（图2-1）。

二、致病与临床

蛔虫幼虫和成虫对人体均有致病作用，但成虫是主要致病阶段，包括掠夺营养、机械性损伤、超敏反应以及引发严重的并发症等。

（一）幼虫致病

幼虫在人体内移行时，可造成组织器官的机械性损伤。幼虫穿破肺毛细血管进入肺泡时，可引起肺组织出血和炎性细胞浸润；幼虫沿支气管移行时，使支气管上皮细胞脱落，引起支气管损伤和炎症。幼虫蜕皮及代谢产物也可引起超敏反应。

少量幼虫在肺部移行时，临床症状可不明显。如短时间内食入大量感染期卵，感染者常在7~9天后出现蛔虫性肺炎、蛔虫性哮喘等临床症状和嗜酸粒细胞增多症，临床表现为咳嗽、咯血、发热和荨麻疹，甚至呼吸困难。听诊时，肺部有湿性啰音。X线检查可见肺部阴影加深，肺纹理增粗，呈点状、絮状或片状阴影。痰液检查可见有嗜酸粒细胞与夏科-雷登结晶（Charcot-Leyden crystal），有时痰中带血丝或偶见幼虫。血液检查可见嗜酸粒细胞增多，以及IgE和IgM升高。这种由蛔虫幼虫引起的肺部炎性细胞浸润及血液中嗜酸粒细胞增多的表现，即称肺蛔虫症（蛔蚴性肺炎）或Loeffler′s综合征。幼虫也可侵入脑、肝和脾脏等器官，引起异位寄生。

（二）成虫致病

成虫寄生在小肠内，以空肠和回肠上段为主，成虫的主要致病作用如下。

1. 掠夺营养和影响吸收 成虫以人体肠腔内消化或半消化食物为食，不但夺取宿主营养，而且可损伤肠黏膜，导致消化不良和营养吸收障碍。患者常有食欲不振、恶心、呕吐、脐周间歇性腹痛等症状。轻度感染者营养不良症状一般不明显。营养不良多见于感染严重或营养差的儿童，重者可出现发育障碍。

2. 超敏反应 成虫分泌代谢产物是强变应原，被机体吸收后可引起IgE介导的超敏反应。患者可出现荨麻疹、皮肤瘙痒、结膜炎，严重者可出现中毒性脑病等症状。儿童感染者还常伴有神经精神症状，如惊厥、夜间磨牙、失眠等。

3. 并发症 蛔虫成虫有钻孔和游走习性，若受到某些因素如发热、食入刺激性食物或某些药物及胃肠道疾病等刺激时，蛔虫可钻入开口于肠壁的各种管道如胆管、阑尾，引起胆道蛔虫症、蛔虫性阑尾炎等各种并发症。

（1）胆道蛔虫症　是临床上蛔虫感染最常见的并发症。蛔虫钻入开口于肠壁的胆管（多见于胆总管），引起胆管阻塞、胆汁淤积、胆道大出血和胆囊破裂等机械性损害。胆道蛔虫症可出现胆绞痛、急性胆囊炎、急性胆管炎、急性胰腺炎、肝脓肿和胆道大出血等临床症状。虫体死亡后也可引起胆结石。

（2）蛔虫性肠梗阻　是因大量虫体扭结成团，堵塞肠管，或使肠道的正常蠕动发生障碍所致。阻塞可发生在小肠各段，以回肠多见。蛔虫性肠梗阻可进一步发展为绞窄性肠梗阻、肠扭转、肠套叠和肠坏死。

（3）蛔虫性阑尾炎　其临床症状与其他病因引起的阑尾炎相似，表现为转移性右下腹痛，体检右下腹有明显压痛点及反跳痛。严重者亦可发生阑尾穿孔，导致腹膜炎。

此外，蛔虫并发症还有肠穿孔、急性腹膜炎、胰腺蛔虫病、肝蛔虫病、支气管和气管蛔虫病、尿道或生殖器官蛔虫病等。

微课/视频2　微课/视频3

三、实验室诊断

蛔虫病的实验室诊断参照2018年卫生部颁布的《蛔虫病诊断》（WS/T 565—2017）标准执行。

（一）病原学检查

自患者粪便中查出虫卵或虫体，即可确诊。疑似蛔蚴性肺炎患者，可检查痰液中的蛔虫幼虫进行确诊。

1. 粪便直接涂片法　由于蛔虫产卵量大，常采用生理盐水直接涂片法检查粪便中的虫卵，一般要求涂3张片，检出率可达95%。有时蛔虫卵壳外层的蛋白质膜脱落，变为无色透明、外壳光滑的脱蛋白质膜蛔虫卵，应注意与钩虫卵的鉴别。

2. 改良加藤厚涂片法　也称定量透明法或改良 Kato - Katz 法。该方法既可定性又可定量，操作简便，对蛔虫卵的检出率较高。目前已大范围应用于流行病学调查，也可用于驱虫药物治疗后的疗效考核。

3. 虫体鉴定　排出体外的蛔虫成虫，可根据其形态特征进行鉴定。

（二）免疫学检测

因检查虫卵的方法简便易行，免疫学方法应用较少。皮内试验仅对早期感染或雄虫单性感染有一定的参考诊断价值。已报道试用猪蛔虫（*Ascaris suum*）原体腔液或感染期虫卵作抗原，采用间接血凝试验（IHA）或酶联免疫吸附试验（ELISA）等方法检测患者血清中特异性抗体。

此外，血液嗜酸粒细胞检查、腹部影像学检查、纤维内镜检查等也可用于蛔虫病的辅助诊断或鉴别诊断。

答案解析

思考题

案例　患者，女性，22岁。

主诉：反复腹痛腹泻1年有余，呕吐伴腹痛腹泻1天。

现病史：患者居住在农村，喜生食黄瓜、生菜、西红柿等。1年前开始出现反复腹泻，伴腹痛，便后腹痛可缓解。曾就诊当地卫生所，诊断为肠易激惹综合征，予口服乳果糖，用药后症状缓解。1天前无诱因出现呕吐，非喷射性，呕吐内容物均为胃内容物，伴腹痛腹泻，腹痛以脐周为主，按揉后可缓解，排黄色水样便，无脓血。腹部彩超可见右下腹部数个指状低回声管腔结构，部分管状结构可见活动。血常规检查血红蛋白135g/L，嗜酸粒细胞百分比31%。粪便生理盐水直接涂片法查见数个棕黄色虫卵，椭圆形，卵壳表面呈凹凸不平状，诊断为蛔虫感染，予阿苯达唑400mg每日1次顿服，连服3天后排出蛔虫19条。

既往史：身体健康，无过敏性疾病史。

查体：心肺查体未见异常，脐周有压痛，无反跳痛及肌紧张。

问题

（1）该患者诊断为蛔虫病的依据有哪些?

（2）蛔虫病的主要并发症有哪些?

（秦元华　张显志）

第三节　毛首鞭形线虫

微课/视频4

PPT

毛首鞭形线虫（*Trichuris trichiura* Linnaeus，1771）简称鞭虫，成虫主要寄生于人体盲肠，引起鞭虫病（trichuriasis）。

鞭虫病呈世界分布，以热带、亚热带地区多见。常与蛔虫感染并存，呈现相似的流行特征，但感染率与感染度均低于蛔虫。根据第三次全国人体重要寄生虫病现状调查显示，人群鞭虫加权感染率1.02%，推算鞭虫感染人数约为660万。鞭虫卵对外界的抵抗力较强，在温暖、潮湿、荫蔽和氧气充分的土壤中，虫卵可存活数年之久。但对干燥、低温的抵抗力不及蛔虫卵，因而我国南方地区人群感染率明显高于北方地区。感染方式、流行因素和防治原则与蛔虫基本相同，一般驱虫药对鞭虫的疗效逊于对蛔虫的疗效。

一、生物学特征

（一）生活史

鞭虫属土源性线虫，生活史为直接发育型，不需要中间宿主，生活史包括虫卵、幼虫和成虫3个发育阶段。成虫寄生于盲肠内，也可在阑尾、回肠下段及结肠、直肠等处寄生。成虫以血液或组织液为食。雌虫平均每日产卵3000～20000个。虫卵随粪便排出，在适宜温度和湿度条件下，在土壤中经3周左右的时间发育为感染期卵，污染食物或饮水后经口感染。进入人体的虫卵在小肠内孵出幼虫，幼虫侵入局部肠黏膜，摄取营养并发育，约10天移行至盲肠发育为成虫。自人体食入感染期卵到粪便中发现虫卵，时间约60天。成虫寿命为3～5年（图2－2）。

（二）形态特征

1. 成虫　外形略似马鞭，前端细长，后端粗大，细部约占体长3/5。口腔简单，咽管微细，前半肌质性，后半腺性，由杆状细胞组成的杆状体所包绕。杆状细胞具有分泌功能，其分泌物具抗原性。虫体后2/5较粗，内有肠管及生殖器官等。雄虫长30～45mm，尾端向腹面弯曲呈螺旋形，有交合刺1根。雌虫较雄虫大，长35～50mm，尾端钝圆（图2－2）。雌、雄成虫的生殖系统均为单管型。

2. 虫卵　呈纺锤形或腰鼓形，两端具透明塞状物，称为盖塞或透明栓。虫卵大小为（50～54）μm×（22～23）μm。黄褐色，卵壳较厚，内含一个未分裂的卵细胞（图2－2）。

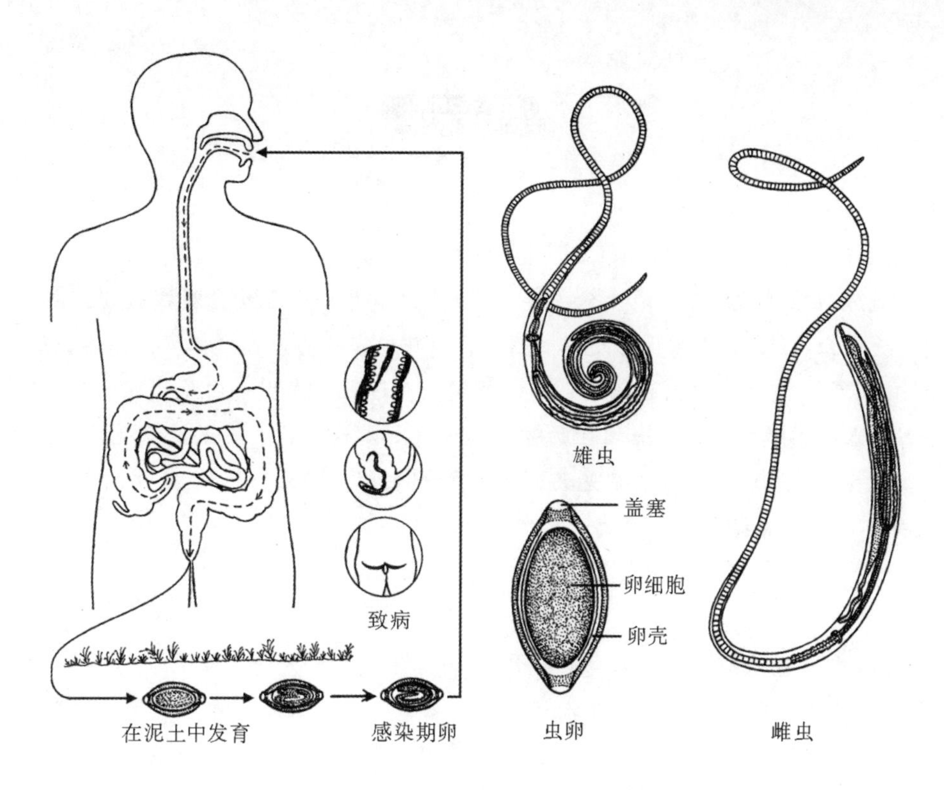

图 2-2 鞭虫生活史及成虫和虫卵形态示意图

二、致病与临床

成虫主要在回盲部寄生，以细长前端钻入肠壁黏膜、黏膜下层甚至肌层，受损的肠黏膜可出现轻度炎症或点状出血；虫体后端游离于肠腔，机械性损伤或分泌物的刺激可使肠壁组织出现充血、水肿等慢性炎症反应。少数患者肠壁组织可明显增厚，或形成肉芽肿。鞭虫以宿主组织液和血液为食，感染严重者可致慢性失血。

轻度感染者一般无明显临床症状。重度感染者可出现腹痛、腹泻和大便带血等症状。腹痛主要位于右下腹，严重感染的儿童偶有直肠易脱垂现象，常见于营养不良及并发肠道细菌感染的病例。患者还可出现发热、荨麻疹、嗜酸粒细胞增多、食欲减退和贫血等症状。

三、实验室诊断

（一）粪便检查

鞭虫病的诊断以粪便中检获虫卵为依据。常用方法有粪便直接涂片法、离心沉淀法、水洗沉淀法、饱和盐水浮聚法等。若需确定患者的感染程度，可采用加藤厚涂片法做粪便虫卵计数。鞭虫产卵量少、虫卵较小，应反复多次检查，以提高检出率。

（二）内镜检查

对粪检阴性而又疑似感染者，可行乙状结肠镜或直肠镜检查，重度感染者可见大量成虫附着肠黏膜上，黏膜可见轻度充血和出血点。该检查检出率高，临床上很多漏诊、误诊的患者因此而确诊。

答案解析

思考题

案例　患者，女性，52岁。

主诉：反复腹痛腹泻1月余，头晕、乏力伴恶心呕吐2天。

现病史：患者居住在海边城市，喜生食海鲜。1个多月前开始出现反复腹痛腹泻，便后腹痛可缓解，大便黄色水样，无脓血。2天前无诱因出现恶心呕吐，呕吐内容物均为胃内容物，并伴头晕、乏力。血常规检查血红蛋白95g/L，嗜酸粒细胞百分比29%。肠镜检查过程中发现一白色线状虫体，长度约为4cm，虫体尖细的一端插入肠黏膜内，粗的一端在肠腔内，钳出虫体后，置于显微镜下观察，虫体内可见大量纺锤形虫卵。粪便生理盐水直接涂片法查见数个棕黄色虫卵，纺锤形，两端具透明的塞状物。

既往史：身体健康，无过敏性疾病史。

查体：心肺查体未见异常，脐周有压痛，无反跳痛及肌紧张。

问题

（1）该患者诊断为何种寄生虫感染，依据有哪些？

（2）该患者居住在海边城市，平时喜生食海鲜，这些饮食习惯与该寄生虫感染是否相关？

（秦元华　张显志）

PPT

第四节　蠕形住肠线虫

蠕形住肠线虫［*Enterobius vermicularis*（Linnaeus，1758）Leach，1853］简称蛲虫（pinworm），引起蛲虫病（enterobiasis）。

蛲虫病是一种呈世界性分布的常见寄生虫病，在发达国家也较普遍，尤以集体生活的儿童感染率高。我国2015年第三次儿童蛲虫感染现状调查显示，蛲虫加权感染率为3.43%，推算感染人数155万，较全国1992年第1次调查（23.61%）和2004年第2次调查（10.28%），感染率有明显下降，高感染地区仍主要在海南、江西、广东、广西、贵州、重庆等华南、西南地区。蛲虫的感染率一般儿童高于成人，集居儿童高于散居儿童。近年来，农村集体生活的儿童感染人数明显增多，出现农村儿童感染率高于城区的现象。人是唯一的传染源，其主要感染方式为经口感染。在集体机构儿童中定期开展普查普治，以阻断传染源传播。对患儿家属也应进行查治。常用药物有阿苯达唑或甲苯达唑。

一、生物学特征

（一）生活史

生活史包括成虫、虫卵和幼虫3个发育阶段，蛲虫生活史简单，不需要中间宿主，虫卵可在肛门周围直接发育为感染期虫卵。

成虫寄生于人体的盲肠、阑尾和结肠、直肠以及回肠下段，也可出现在小肠上段甚至胃及食管等处。寄生方式以其头端附着于肠黏膜，或呈游离状态。成虫以肠腔内容物、组织液或血液为食。雌、雄成虫交配后，雄虫很快死亡而被排出体外。雌虫脱离肠壁，向下移行。在肠内的温度和低氧环境下，一般不排卵或仅排少量卵。当患者睡眠时，肛门括约肌松弛，雌虫逸出肛门外，因受温度、湿度改变和空气的刺激，开始大量产卵。一条雌虫子宫内含卵 5000 ~ 17000 个。雌虫产卵后大多自然死亡，但也有少数可返回肠腔，也可误入阴道、子宫、尿道、腹腔等部位，引起异位损害。黏附在肛门周围皮肤上的虫卵，因温度（34 ~ 36℃）、湿度（相对湿度 90% ~ 100%）适宜，氧气充足，卵胚很快发育，约经 6 小时，卵内幼虫发育成熟并蜕皮 1 次，发育为感染期虫卵。

雌虫在肛门周围的产卵活动，可引起肛门周围瘙痒，当患儿用手抓痒时，虫卵可污染手指，经肛门—手—口方式形成自身感染；感染期虫卵也可污染食物、玩具，或散落在衣裤、被褥上，经口使自身或他人感染。黏附在灰尘上的虫卵，可随尘埃飞扬，经空气吸入，在咽部随吞咽动作进入消化道而感染。虫卵进入消化道后，在十二指肠内孵出幼虫，幼虫沿小肠下行，过程中蜕皮 2 次，到结肠内再蜕皮 1 次后发育为成虫，然后移行至回盲部寄居。从食入感染期虫卵至虫体发育成熟并产卵需 2 ~ 6 周，一般为 4 周。雌虫寿命一般为 2 ~ 4 周，一般不超过 2 个月。但儿童往往通过自身感染、食物或环境的污染而出现持续的再感染，使蛲虫病迁延不愈。

此外，虫卵还可在肛门附近孵化，幼虫经肛门进入肠内并发育为成虫，造成逆行感染。

（二）形态特征

1. 成虫　细小，乳白色，呈线头样；体表角皮具横纹，头端角皮膨大形成头翼（cephalic alae）；口囊不明显，口孔周围有 3 个小唇瓣；咽管末端膨大呈球形，称咽管球（pharyngeal bulb）。雄虫较小，大小为（2 ~ 5）mm ×（0.1 ~ 0.2）mm，体后端向腹面卷曲。雄虫在交配后即死亡，一般不易见到。雌虫大小为（8 ~ 13）mm ×（0.3 ~ 0.5）mm，虫体中部膨大，略呈长纺锤形；尾端直而尖细，尖细部占总体长的 1/3，生殖系统为双管型（图 2 - 3）。

微课/视频 5

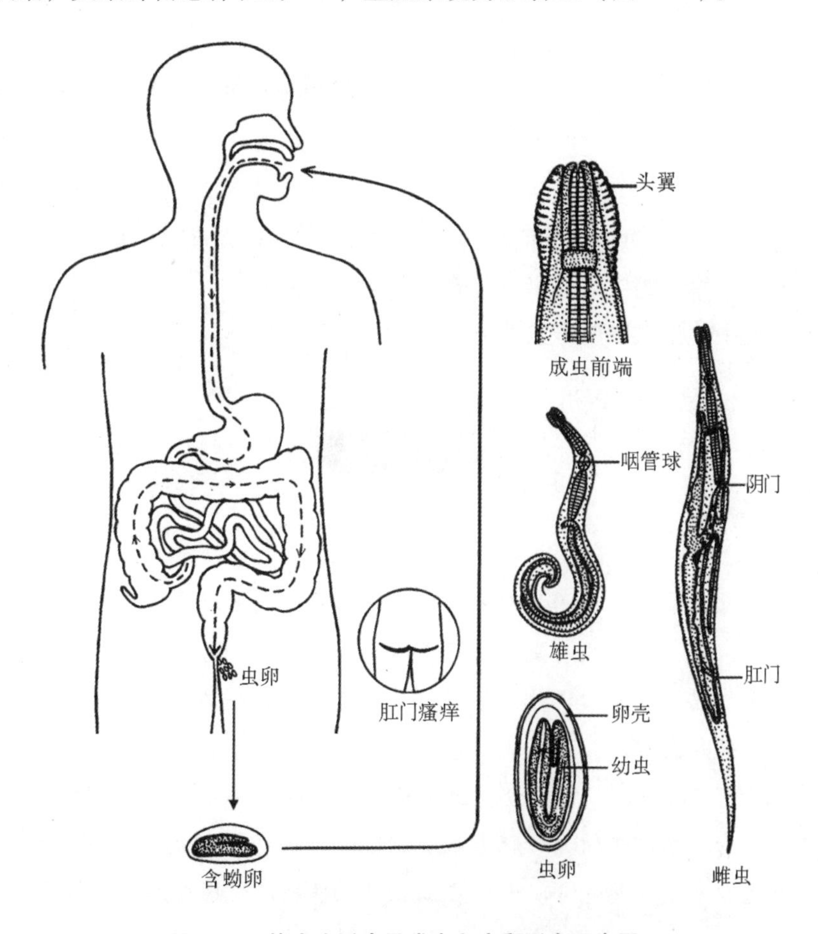

图 2 - 3　蛲虫生活史及成虫和虫卵形态示意图

2. 虫卵 略呈椭圆形，左右不对称，一侧较扁平，一侧较隆起，无色透明，大小为（50～60）μm×(20～30)μm；卵壳较厚，分3层，从内到外依次为脂层、壳质层和蛋白质膜层；新产出的卵内含有1个蝌蚪期的胚胎。虫卵在外界与空气接触后，卵内胚胎很快发育为幼虫，经1次蜕皮后即成为感染期卵（图2－3）。

二、致病与临床

雌虫产卵引起肛门、会阴部皮肤瘙痒及炎症是蛲虫病的主要症状。此外，患者常有烦躁不安、失眠、食欲减退、消瘦、夜间磨牙及夜惊等症状。反复感染而长久不愈影响儿童身心健康。

虫体附着的肠黏膜处可出现轻度损害，引起消化功能紊乱或慢性炎症，但一般无严重症状。异位寄生时可致严重后果，如雌虫侵入阴道而致阴道炎、子宫内膜炎、输卵管炎，甚至因此进入腹腔，引起腹膜炎和盆腔炎，并使相应组织发生肉芽肿病变；侵入尿道、膀胱可引起尿路感染，出现尿频、尿急、尿痛等尿道刺激症状。虫体偶尔也可侵入男性的尿道、前列腺甚至肾脏。此外，因阑尾与盲肠直接相连，蛲虫易钻入阑尾引起蛲虫性阑尾炎；在肺部及膀胱等处也可见异位损害。

三、实验室诊断

2015年，卫生部颁布的行业标准《蛲虫病的诊断》（WS 469—2015）中，对蛲虫病的诊断原则和实验室检查提供了详细的规范。其中实验室检查包括检查虫卵和检查成虫。

（一）检查虫卵

微课/视频6

粪便检查虫卵的检出率较低，常采取肛门周围刮取物镜检虫卵，如棉签拭子法和透明胶纸法。宜在清晨排便前或洗澡前进行检查，若为阴性应连续检查2～3天。

（二）检查成虫

儿童在晚间入睡后1～3小时检查肛门周围及会阴部，有时可发现乳白色、细小、线头样雌虫，连续多次检查可提高其阳性率。蛲虫数量多时可附在粪便表面排出。

在肛门周围或粪便中检出虫卵或雌虫即可确诊。

答案解析

思考题

案例 患儿，女性，4岁。

主诉：因患儿外阴反复瘙痒，夜间加剧1月余，近期尿道口出现黄色分泌物入院治疗。

现病史：近2个月来患儿经常夜间哭闹、烦躁不安、磨牙，哭闹时会抓挠肛门周围，有时会挠破，使用温盐水清洗后稍有好转。期间出现外阴瘙痒，且夜间加剧，曾在当地卫生所诊断为外阴炎，给予抗生素及外洗药物治疗效果欠佳。

入院检查：体温36.7℃，心率89次/分，血压90/60mmHg，双肺听诊呼吸音清，心音有力，各瓣膜听诊未闻及病理性杂音，腹部平软，肝脾未触及。听诊：肠鸣音4次/分。外阴检查：肛门周围有抓痕，舟状窝潮红，尿道口有少许黄色分泌物。夜间在患儿熟睡后发现其肛门周围有2条白色小虫活动。

问题

（1）结合患儿临床资料，您认为患儿需要做哪些实验室检查？

（2）患儿肛门周围发现的白色小虫可能是什么虫体？

（3）请简述该白色小虫的形态结构特征。

（刘俊琴）

第五节　十二指肠钩口线虫和美洲板口线虫

微课/视频 7

PPT

寄生人体的钩虫主要为十二指肠钩口线虫（*Ancylostoma duodenale* Dubini，1843）和美洲板口线虫（*Necator americanus* Stiles，1902），简称十二指肠钩虫和美洲钩虫。偶尔寄生人体的有锡兰钩口线虫和犬钩口线虫等；巴西钩口线虫的感染期幼虫可侵入人体，一般不能发育为成虫，可引起皮肤幼虫移行症（cutaneous larva migrans，CLM）。钩虫寄生于小肠导致钩虫病，不但可损伤宿主黏膜，而且可使患者长期慢性失血，重度感染者会导致严重贫血。

十二指肠钩虫病多分布在温带地区，美洲钩虫病分布在亚热带及热带地区。钩虫在中国分布十分广泛，曾经是我国重点防治的五大寄生虫病之一。北方地区人群以十二指肠钩虫感染为主，南方以美洲钩虫感染为主，但大多数流行区存在 2 种钩虫的混合感染。根据 2020 年全国 408 个监测点调查显示，2020 年监测点钩虫感染率为 0.48%，海南省感染率最高，其次为云南、四川等地。钩虫病的流行与适宜虫卵和幼虫发育、存活的自然条件、粪便污染土壤的程度、当地生产生活方式等因素密切相关。因此，钩虫病的流行多见于以经济作物为主的旱地种植区，如桑园、甘蔗地、番薯地和棉花地以及城市周边郊区的蔬菜基地等；此外，生产条件较差的矿道，也易发生钩虫病的流行。提倡穿鞋下地作业，手脚等皮肤暴露处可涂防护剂预防感染。常用驱虫药物有阿苯达唑和甲苯达唑。

一、生物学特征

（一）生活史

十二指肠钩虫和美洲钩虫的生活史基本相同，包括虫卵、幼虫和成虫 3 个发育阶段，不需要中间宿主。成虫寄生在人的小肠内，特别是小肠上段，雌雄虫交配后产卵，虫卵随粪便排出体外，在温度 25～30℃，于潮湿、荫蔽、疏松多氧的土壤中，卵内细胞不断分裂，24 小时内第一期杆状蚴即可孵出，以土壤中细菌及有机物为食，发育生长很快，在 48 小时内可增长一倍，经第一次蜕皮而变为第二期杆状蚴，约经过 6 天后即发育为丝状蚴，丝状蚴具有感染宿主的能力，故又称感染期幼虫。

丝状蚴多生活于土壤表层 1～2cm，可活 2～3 周甚至更长，具有向温性、向湿性和向上性等特性。在冬季大都自然死亡，不能越冬。十二指肠钩蚴对外界的抵抗力较美洲钩蚴为强。当手或脚皮肤直接接触污染的泥土时，丝状蚴受到皮肤温度的刺激，活动能力增强，通过咽管腺分泌胶原酶和虫体的机械穿刺作用，从手指、脚趾间的嫩皮、毛囊 或皮肤破损处主动钻入皮肤。

丝状蚴钻入皮肤后，在皮下组织内移行，24 小时后进入小静脉或淋巴管，随血流经右心至肺，穿过肺毛细血管进入肺泡。此后，幼虫借助于小支气管、支气管上皮细胞纤毛的运动向上移行至咽，再随宿主的吞咽活动，经食管、胃，最终到达小肠。幼虫在小肠第三次蜕皮后，形成口囊，在 3～4 周内再进行第四次蜕皮发育为成虫。从丝状蚴钻入皮肤到成虫交配产卵，一般需要 4～6 周或更久。在进入肠腔以前，部分十二指肠钩虫幼虫可在组织中滞留很长时间（可长达279天），受到某些刺激后才陆续到达小肠，并发育成熟，这种现象称钩蚴的迁延移行（persisting migrants），在钩蚴的致病与防治上值得注意。尚未发现美洲钩虫有迁延移行现象。

成虫多寄生于小肠上段，借口囊内钩齿或板齿咬附在肠黏膜上，以宿主血液、淋巴液、肠黏膜及肠上皮细胞为食。雌虫每日产卵数目因虫种而异，也与宿主的健康、营养状况等有关。一条十二指肠钩虫平均每日产卵10000~30000个，美洲钩虫为5000~10000个。成虫寿命一般为1~2年。也有报道，十二指肠钩虫可存活7年，美洲钩虫可存活15年（图2-4）。

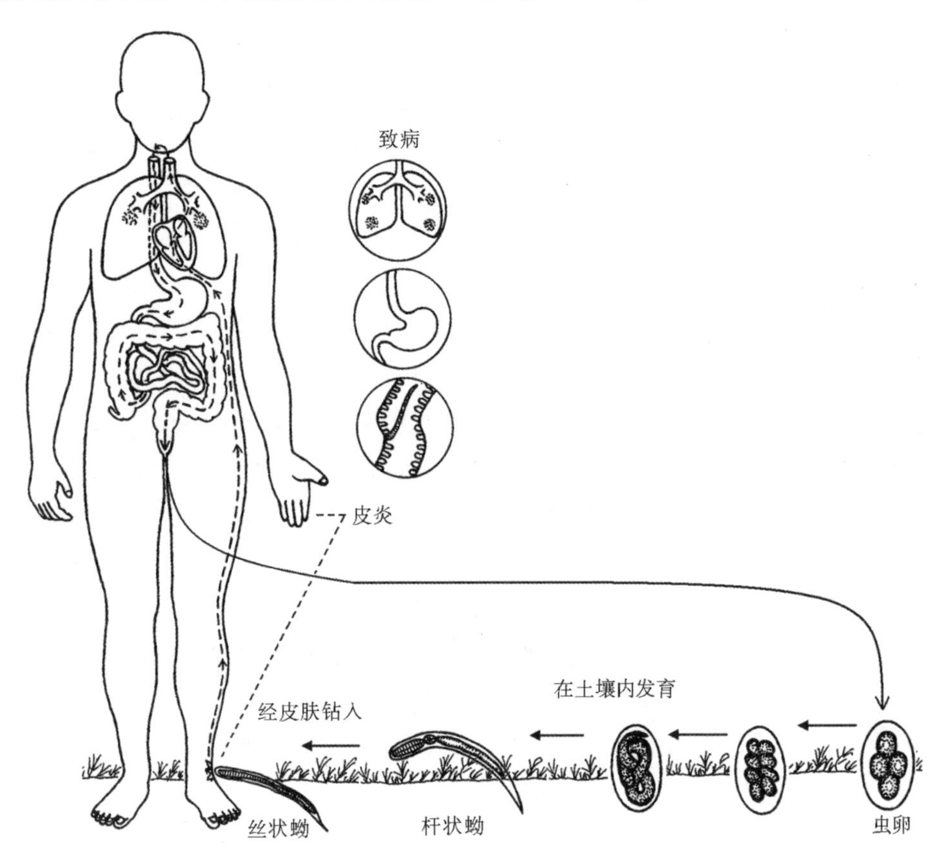

图2-4　钩虫生活史示意图

除人体外，十二指肠钩虫偶尔可寄生于猪、狮、虎、犬、灵猫及猴等动物，美洲钩虫亦可寄生于猩猩、猴及犀牛等动物，这些动物可作为钩虫的转续宿主，人若生食这些动物的肉类，也可能被感染。

（二）形态特征

1. 成虫　虫体细长，体长约1cm，圆柱形，略呈弓形弯曲，活时为肉红色，死后呈灰白色，顶端为发达的角质口囊。虫体前端有3种单细胞腺体：①头腺1对，附着在侧索上，其前端连接头感器，后端可合成和分泌抗凝素等；②咽腺3个，分泌乙酰胆碱酯酶、蛋白酶等多种酶类；③排泄腺1对，呈囊状，分泌物主要为蛋白酶，能抑制血液凝固。

雄虫末端膨大，由角皮向后延伸形成膜质交合伞，此外，还有两根细长可伸缩的交合刺。雌性末端呈圆锥形，有的虫种还有1根尾刺，阴门位于虫体腹侧（图2-5）。雄虫交合伞外形、背辐肋分支、交合刺形状及雌虫阴门位置、尾刺的有无均可作为虫种鉴别的依据（表2-2）。

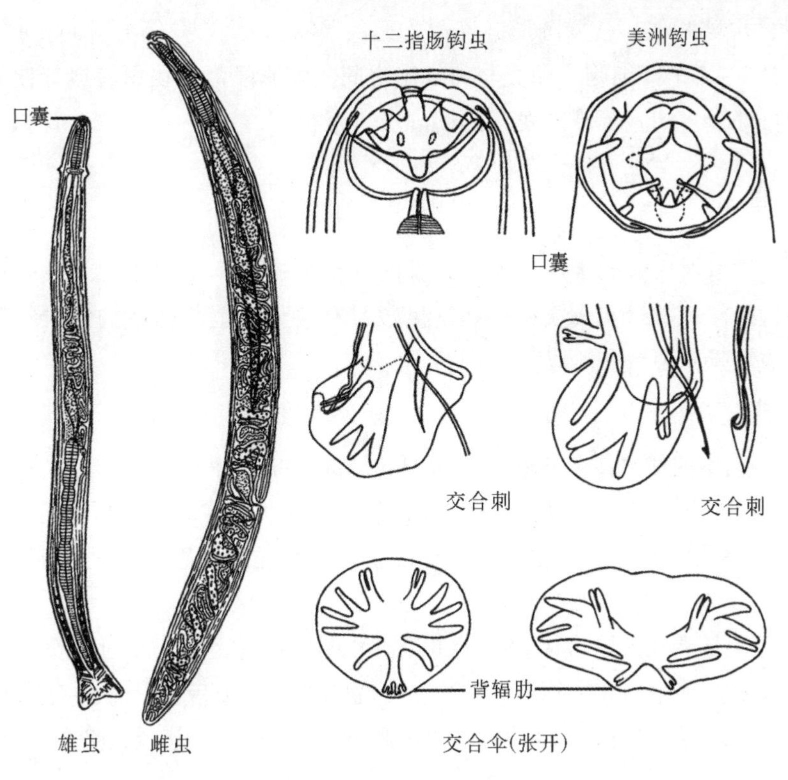

图 2-5 钩虫成虫形态示意图

表 2-2 十二指肠钩虫和美洲钩虫的鉴别要点

鉴别要点	十二指肠钩虫	美洲钩虫
大小	♀：(10~13) mm×0.6mm ♂：(8~11) mm×（0.4~0.5）mm	♀：(9~11) mm×0.4mm ♂：(7~9) mm×0.3mm
体形	前端与尾端均向背面弯曲，呈“C”形	前端向背面弯曲，尾端向腹面弯曲，呈“S”形
口囊	腹面前缘有2对钩齿	腹面前缘有1对半月形板齿
交合伞	略圆	略扁，似扇形
背辐肋	由远端分2支，每支又分3小支	由基部分2支，每支又分2小支
交合刺	两根刺长鬃状，末端分开	一根刺末端形成倒钩，与另一根刺末端相并包于膜内
阴门	体中部略后处	体中部略前方
尾刺	有	无

2. 幼虫 简称钩蚴。分杆状蚴和丝状蚴两个阶段。自虫卵刚孵出的幼虫为杆状蚴，头端钝圆，尾端尖细，口腔细长，能进食。杆状蚴分两期，第一期大小为（0.23~0.4）mm×0.017mm；蜕皮后发育为第二期，除体长略增外，形态与第一期相似。丝状蚴体长0.5~0.7mm；口孔封闭不再进食；口腔壁背、腹面有口矛或咽管矛；体表有鞘膜，为第二期杆状蚴蜕皮残留的外皮层，具保护虫体的作用（表2-3）。

表 2-3 十二指肠钩虫和美洲钩虫丝状蚴的鉴别要点

鉴别要点	十二指肠钩虫丝状蚴	美洲钩虫丝状蚴
外形	细长，圆柱形，头端略平，尾端较钝	较短粗，纺锤形，头端略圆，尾端较尖
鞘膜横纹	不显著	显著
口矛（或咽管矛）	不明显，两根矛厚度不同，中间距离宽	明显，两根矛厚度相似
肠管	管腔较窄，肠细胞颗粒丰富	管腔较宽，肠细胞颗粒少

3. 虫卵 两种钩虫卵相似，长椭圆形，壳薄，无色透明，大小为（56～76）μm×（36～40）μm。新鲜粪便中虫卵一般含2～4个卵细胞，卵壳与卵细胞之间间隙明显。便秘患者或粪便放置过久，卵细胞可继续分裂，虫卵可处于多细胞等不同发育时期。

二、致病与临床

钩虫幼虫和成虫均可对人体产生病理损害，且两种钩虫的致病作用相似。人体感染钩虫后是否出现临床症状，除与钩蚴侵入数量及成虫在小肠寄生数量有关外，也与宿主的健康状况、营养条件、免疫力等因素有关。成虫是主要致病阶段。

（一）幼虫致病

1. 钩蚴性皮炎 感染期幼虫侵入皮肤后，可引起局部皮肤发痒和炎症，称钩蚴性皮炎，俗称“粪毒”或“着土痒”，其致病机制为Ⅰ型超敏反应所致。表现为在足趾、手指间等皮肤处有红色疱疹，奇痒，一般3～4天后消失。2周左右结痂，脱皮自愈。若继发细菌感染，则形成脓疱，然后经结痂、脱皮而自愈。

2. 呼吸道症状 大量钩蚴感染人体后，幼虫经血液循环移行至肺，穿过肺毛细血管进入肺泡可引起局部出血及炎性病变。感染后3～5天，患者可出现咳嗽、痰中带血，常伴有发热、畏寒等全身症状，导致钩蚴性肺炎。重者可有剧烈干咳和嗜酸粒细胞增多性哮喘，甚至大咯血。

（二）成虫致病

1. 消化道症状 成虫咬附于肠黏膜，可造成散在性出血点及小溃疡（直径3～5mm），有时也可有大块出血性瘀斑出现，其深度可达黏膜下层甚至肌层。患者可出现上腹不适或疼痛、胃纳差、消化不良、腹泻或便秘等症状。钩虫寄生引起消化道大出血的报道也较多，常因误诊而危害严重，值得重视。

2. 贫血和异嗜症 钩虫的主要危害在于成虫可导致宿主慢性失血，其原因：①钩虫分泌抗凝素，有利于其吸血；②咬附部位黏膜伤口渗血；③虫体经常更换咬附部位，造成原伤口继续渗血；④虫体一边吸血一边排血。上述原因导致患者长期慢性失血，患者因体内的铁和蛋白质不断丢失而致贫血，呈低色素性小细胞型贫血。患者临床表现为皮肤蜡黄、黏膜苍白、眩晕、乏力、劳动力下降，严重时有心慌、气短、面部及下肢浮肿。还有患者可出现贫血性心脏病的临床表现，其贫血程度不仅取决于钩虫的数量，还与宿主健康状况、营养条件有关。有些钩虫病患者还表现有异嗜症（allotriophagy），喜食生米、生豆、茶叶，甚至泥土、瓦片、木柴、煤炭等。异嗜症发生的原因不明，似与铁质损耗有关，给患者补服铁剂后，症状可自行消失。

婴儿感染钩虫后，其临床表现多见急性便血性腹泻，消化功能紊乱，贫血症状明显，血红蛋白常低于50g/L，出现重度贫血症状，患儿生长发育迟缓，预后较差。

急性钩虫患者周围血中嗜酸粒细胞常达15%以上，最高可达86%，同时患者白细胞总数也增高。

三、实验室诊断

（一）病原学检查

微课/视频8

粪便中检出钩虫卵或孵出钩蚴，或消化内镜检获成虫，均可作为确诊依据。常用方法如下。

1. 生理盐水直接涂片法 简单易行，适用于感染率较高的地区，但对于轻度感染易漏诊。

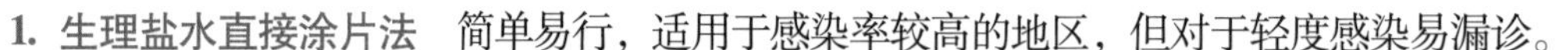

2. 饱和盐水浮聚法 为钩虫病首选病原学检查方法。由于钩虫卵密度较小（密度1.06），在饱和盐水（密度1.20）中容易上浮。此法操作简便，检出率较高。若需进行虫卵计数，可采用洪氏过滤改良计数法、加藤厚涂片法等，且对轻度感染者不易漏检。

3. 钩蚴培养法　此法检出率与饱和盐水浮聚法相近，且可鉴别上述两种寄生人体钩虫的虫种，但需时较长，培养 5 ~6 天才有结果。

（二）免疫学检测

方法有皮内试验、间接荧光抗体试验和 ELISA 等，可用于流行病学调查或早期辅助诊断，但国内现场应用较少。

（三）内窥镜检查

按医院常规进行，检获成虫可作为诊断依据，不适用于普查和对疑似患者的进一步检查确诊。

注意事项：早期粪检易漏诊，必须结合流行病学史、外周血嗜酸粒细胞增多和临床症状予以诊断。此外，粪便潜血试验也有助于钩虫性贫血的诊断。

（刘　森　张显志）

PPT

第六节　班氏吴策线虫和马来布鲁线虫

丝虫隶属丝虫目（Filariidea），是一类由吸血节肢动物传播的寄生性线虫，因其虫体形似丝线而得名。其幼虫通过蚊、蚋、虻和蠓等吸血节肢动物传播给两栖类、爬行类、禽类和哺乳类动物及人类。丝虫成虫在人体内主要寄生于淋巴系统、皮下组织、心血管和体腔等组织器官，导致丝虫病（filariasis），对人体健康产生严重的危害。目前已知寄生于人体的丝虫有 5 属 8 个种，均属盘尾丝虫科（Onchocercidae），其名称、寄生部位、传播媒介、致病性、地理分布以及微丝蚴生物学特征见表 2 -4。

表 2 -4　人体丝虫寄生部位、传播媒介、致病性、地理分布及微丝蚴生物学特征

虫种	寄生部位	传播媒介	致病性	地理分布	微丝蚴生物学特征
班氏吴策线虫	淋巴系统	蚊	淋巴结和淋巴管炎、鞘膜积液、乳糜尿、象皮肿	世界性，北纬 40°至南纬 30°	具鞘膜、头隙长宽相等、体核分布均匀、无尾核、在血液中具夜现周期性
马来布鲁线虫	淋巴系统	蚊	淋巴结和淋巴管炎、象皮肿	亚洲东部和东南部	具鞘膜、头隙长：宽 =2：1、体核不均、有尾核、在血液中具夜现周期性
帝汶布鲁线虫	淋巴系统	蚊	淋巴结和淋巴管炎、象皮肿	印度尼西亚群岛东南部的帝汶岛等群岛	具鞘膜、头隙长：宽 =3：1、有尾核、在血液呈亚周期性
罗阿罗阿线虫	皮下组织	斑虻	皮肤肿块、也可致各脏器损害	西非和中非	具鞘膜、头隙长宽相等、体核分布至尾端、在尾尖处有一较大的核、在血液呈昼现周期性
旋盘尾线虫	皮下组织	蚋类	皮肤结节、失明	非洲、拉丁美洲、亚洲	无鞘膜、头隙长宽相等、尾端尖细、无尾核、寄生皮下
链尾曼森线虫	皮下组织	库蠓	常无致病性	西非和中非	无鞘膜、头隙长、尾部弯曲、体核较少、有尾核、寄生皮下
常现曼森线虫	胸腔、腹腔	库蠓	无明显致病性	非洲、中美和南美洲	无鞘膜、头隙长宽约相等、体核分布至尾端、尾端平钝、在最后一个核周围虫体略膨大、在血液无周期性
奥氏曼森线虫	腹腔	库蠓、蚋	无明显致病性、偶尔致阴囊水肿	中美和南美洲	无鞘膜、头隙长略大于宽、尾端弯曲似钩状、尾部体核呈 7 ~9 个单列、无尾核、在血液和皮下无周期性

据2023年WHO报告，全世界仍有44个国家，8.82亿人遭受淋巴丝虫病的威胁，有2500万男性患有鞘膜积液，1500多万人患有淋巴水肿。此外，还有3600万人长期伴有慢性疾病的表现。我国曾经仅有班氏丝虫和马来丝虫2种丝虫病流行。2007年，我国达到消除丝虫病标准并获得WHO认证。但近年来我国也发现了输入性的盘尾丝虫病与罗阿丝虫病病例。由班氏丝虫和马来丝虫引起的淋巴丝虫病（lymphatic filaiasis）与盘尾丝虫引起的河盲症（river blindness）是严重危害人类健康的疾病。

知识拓展

中国消除丝虫之路

中国曾经是世界上淋巴丝虫病流行最为严重的国家之一。1956年，毛泽东主席召集最高国务会议，将防治丝虫病等纳入全国农业发展纲要。“千军万马齐上阵，万众一心除瘟神。”经过50多年的探索实践，我国走出了一条中国特色的丝虫病防治之路：一是建立了“政府领导、部门配合、群众参与”的工作机制；二是坚持科研为防治服务的方向，解决丝虫病防治中存在的关键性技术问题。中国消除丝虫病的方法被WHO誉为“中国的成功经验”和“创造性的成果”。2007年5月9日，WHO审核认可：中国成为全球第一个宣布消除丝虫病的国家。当时的WHO总干事陈冯富珍评价，中国所取得的巨大成就，是全球消除丝虫病进程中的里程碑。

血液内有微丝蚴（microfilaria）的患者和带虫者是丝虫病的传染源。在我国，班氏丝虫病的传播媒介主要是淡色库蚊与致倦库蚊，其次是中华按蚊。马来丝虫病的主要传播媒介为中华按蚊和嗜人按蚊。在东南沿海地带及岛屿上，东乡伊蚊是2种丝虫病的传播媒介之一。我国丝虫病防治的3种综合性防治措施：①反复查治；②查治结合疫村全民服药；③乙胺嗪药盐防治。海群生（hetrazan，又名乙胺嗪 diethylcarbamazine，DEC）是治疗丝虫病的特效药；呋喃嘧酮（furapyrimidone）是我国近年合成的杀丝虫新药物；此外，还有伊维菌素（ivermectin）。

一、生物学特征

班氏丝虫是人体感染最常见的一种丝虫，约占丝虫病感染人群的90%。除了班氏丝虫感染外，人体淋巴丝虫感染大多来自马来丝虫，帝汶布鲁线虫（帝汶丝虫）只占少部分。马来丝虫病（filariasis brugia）仅流行于亚洲。

（一）生活史

微课/视频9

班氏丝虫与马来丝虫的生活史基本相似，其发育过程包括幼虫在蚊体内和成虫在人体内发育2个阶段。

1. 蚊体内发育 当雌蚊叮吸丝虫感染者或患者血液时，微丝蚴被吸入蚊体内，经腊肠期幼虫发育为第三期幼虫（感染期幼虫）并移至蚊的下唇。微丝蚴在蚊体内发育状况与蚊体营养以及周围环境的温度、湿度等因素有关。微丝蚴在蚊体内经10天左右发育为感染期幼虫。

2. 人体内发育 当感染的蚊叮吸人血时，感染期幼虫自蚊下唇逸出，经刺破的皮肤伤口或毛孔侵入人体，并迅速移入附近的淋巴管与淋巴结内寄生，两种丝虫寄生部位不完全相同（表2-5）。在淋巴系统内，幼虫经2次蜕皮发育为雌雄成虫，交配后产出微丝蚴，这需要3个月至1年（图2-6）。微丝蚴可停留在淋巴系统内，但大多数随淋巴液经胸导管进入血液循环，也可出现在乳糜尿、血痰、乳糜胸腔积液、心包积液和骨髓内。微丝蚴白天滞留在肺血管内，夜间出现在外周血液中。这种微丝蚴在外周血液中夜多昼少的现象，称为微丝蚴夜现周期性（nocturnal periodicity）（表2-5）。

表 2-5 班氏丝虫和马来丝虫的生活史比较

生物学特性	班氏丝虫	马来丝虫
成虫寄生部位	除寄生浅部淋巴系统外，更多寄生于深部淋巴系统中，常见于下肢、阴囊、精索、腹股沟、腹腔、肾盂等处	多寄生于上、下肢浅部淋巴统，以下肢为多见
异位寄生	眼前房、乳房、肺或脾	少见
成虫寿命	4~10 年	同班氏丝虫
微丝蚴的寿命	一般为 2~3 个月	同班氏丝虫
终末宿主	人是唯一终宿主	除寄生人体外，还能在一些脊椎动物体内发育成熟
微丝蚴夜现周期性	晚上 10 时至次晨 2 时	晚上 8 时至次晨 4 时

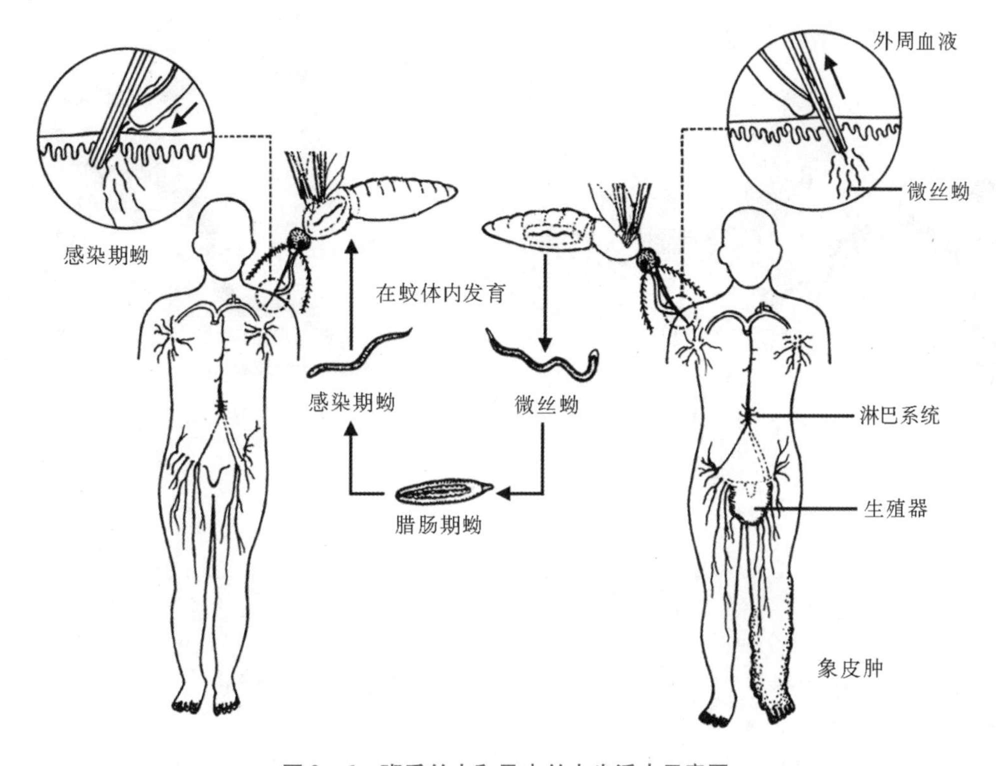

图 2-6 班氏丝虫和马来丝虫生活史示意图

我国曾经流行的班氏丝虫与马来丝虫均属于夜现周期型。一般于夜晚 8 时以后在外周血液中出现，9~10 时虫数增多。但 2 种微丝蚴出现虫数最多的时间不同，班氏微丝蚴为晚上 10 时至次晨 2 时，而马来微丝蚴则在晚上 8 时至次晨 4 时。

关于微丝蚴夜现周期性产生的机制，目前尚不清楚。有学者认为与宿主迷走神经兴奋性、肺动脉血氧含量以及微丝蚴自身生物学等因素有关。此外，微丝蚴在外周血液中出现的密度亦有季节性变化，即夏秋季的密度高于冬春季，这与蚊媒活动的季节相吻合。

人是班氏丝虫的唯一终宿主。马来丝虫除寄生人体外，还可以感染恒河猴、长爪沙鼠等动物。

（二）形态特征

班氏丝虫和马来丝虫成虫的外部形态和内部结构基本相似。

1. 成虫 丝线状，乳白色，表皮光滑，体表从头至尾具有环状横纹。虫体头端呈椭圆形或球形，顶部正中有圆形的口孔，其外周有 2 圈乳突，班氏丝虫内、外 2 圈乳突各为 4 个；马来丝虫内圈乳突 6 个，外圈乳突为 4 个。班氏丝虫雄虫大小为（28.2~42）mm×（0.1~0.15）mm，雌虫为（58.5~105）

mm×(0.2～0.3)mm；马来丝虫雄虫大小为（13.5～28.1）mm×(0.07～0.11)mm，雌虫为（40～69.1)mm×(0.12～0.22)mm。2种丝虫雄虫尾部均向腹面螺旋卷曲2～6圈，生殖器官为单管型，睾丸位于虫体前部，2根交合刺从虫体尾端的泄殖孔中向外伸出，大小及形状各异。雌虫尾部略向腹面弯曲，生殖器官为双管型，阴门在靠近头端稍后的腹面。丝虫生殖方式为卵胎生，子宫起始端内的卵细胞逐步发育，在靠近阴门处，卵胚细胞逐渐分化形成胚胎至幼虫，其外的卵壳形成鞘膜包裹于胚幼，此期的幼虫被称为微丝蚴（microfilaria)。

2. 微丝蚴 虫体细长，无色透明，头端钝圆，尾端尖细，活动时做蛇形运动。经染色后的虫体能清楚地观察到鞘膜，在虫体内所见的许多圆形或椭圆形的细胞核，称为体核。头端无体核区，称为头间隙。虫体前段1/5处，有神经环，其后有一排泄孔。虫体尾端的细胞核称为尾核（图2－7)。

班氏微丝蚴和马来微丝蚴的鉴别要点见表2－6。

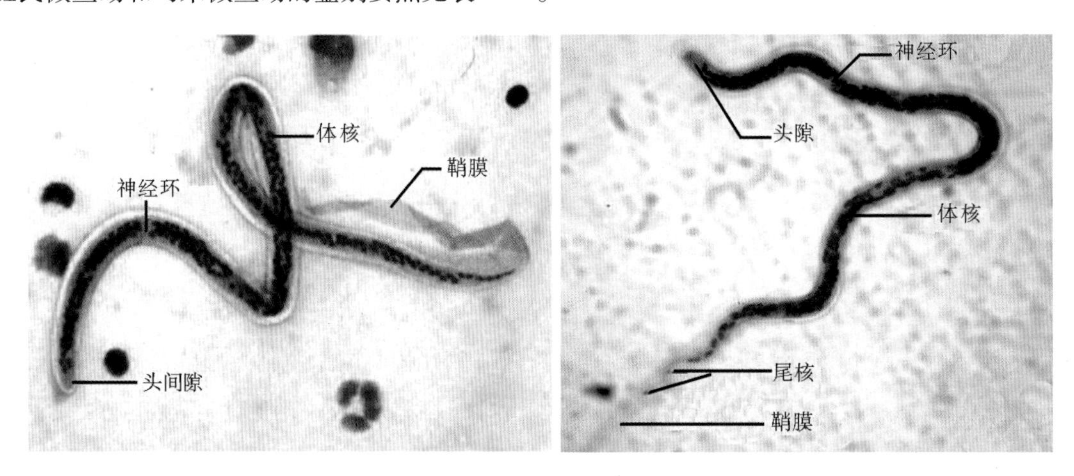

图2－7 班氏丝虫和马来丝虫微丝蚴

表2－6 班氏微丝蚴和马来微丝蚴的鉴别要点

鉴别要点	班氏微丝蚴	马来微丝蚴
大小	(244～296)μm×（5.3～7.0)μm	(177～230)μm×（5～6)μm
体态	柔和、弯曲较大	硬直、大弯上有小弯
头间隙（长：宽）	较短（1：1或1：2）	较长（2：1）
体核	圆形或椭圆形，各核分开，排列整齐，清晰可数	椭圆形，大小不等，排列紧密，常互相重叠，易分清
尾核	无	2个，前后排列，尾核处角皮略膨大

二、致病与临床

丝虫侵入人体后，其成虫和幼虫对人体均有致病作用，但以成虫期为主。丝虫病的发生、发展与虫体寄生部位、虫荷和人体免疫功能等因素密切相关。人体感染丝虫后，可表现出无症状的带虫状态，即带虫者；而临床上有症状和体征者，也可表现出无微丝蚴血症或微丝蚴血症两种现象。

丝虫病为慢性感染性疾病，潜伏期多为4～5个月，其发病过程大体分为急性期（过敏和炎症反应）和慢性期（阻塞性病变)，此外，还有隐性丝虫病和少见的特殊临床表现类型。急性发作时可引起暂时性炎症或超敏反应；慢性感染导致永久性残疾。

（一）致病机制

1. 丝虫对淋巴管的直接作用 一般认为，虫体的寄生产生的机械损害会造成局部淋巴管的不完全或完全阻塞，导致淋巴回流受阻，淋巴管内压力增高，引起淋巴管扩张及通透性增加，出现淋巴管增生、扩张和水肿。

2. 丝虫感染致免疫下调作用　微丝蚴血症阳性者会出现免疫下调的现象，其对丝虫抗原刺激所表现的是 Th2 型免疫应答倾向性，上调 IL－4、IL－10 表达量。IL－4 抑制了淋巴细胞增殖；IL－10 则抑制了单核细胞的增殖。寄生淋巴系统的虫体不断释放排泄－分泌（ES）物质，诱导 Th2 细胞免疫应答反应，并通过刺激旁路激活的巨噬细胞（alternative activated macrophage，AAMφ）来控制炎症反应，同时继续促进 Th2 细胞免疫应答。

3. 丝虫感染的免疫应答作用　丝虫感染免疫反应是一个固有免疫和适应性免疫与丝虫相互作用的复杂网络，其主要的免疫学特征是抗原特异性 Th2 型免疫应答（如上述），同时，伴随一种低反应性 Th1 型免疫应答过程。按照一些学者提出的 AAMφ－CAMφ 平衡学说，活的成虫不断释放 ES，激发 AAMφ，以控制炎症反应，同时促进 Th2 细胞的免疫应答作用。大量丝虫的死亡，则向 Th1 细胞免疫应答方向倾斜，诱发了经典激活的巨噬细胞（classically activated macrophage，CAMφ）参与炎症反应，表现为患者出现严重慢性阻塞性病理损害和更多的丝虫被清除。当 AAMφ 和 CAMφ 达到一种平衡状态时，宿主表现出一方面可杀灭丝虫，另一方面能很好地控制炎症反应而不出现病理损害。

4. 病原菌感染的损害作用　淋巴丝虫感染者伴随发热、寒战等全身炎症表现，被认为主要是由细菌和真菌合并感染所致。研究证明，由于淋巴功能受损使得丝虫感染者非常容易继发性细菌和真菌的感染，触发皮肤和皮下组织中的炎症反应，从而加速淋巴水肿和象皮肿的进展。

5. 沃尔巴克菌（*Wolbachia*）的共生作用　沃尔巴克菌是丝虫整个生长发育过程中一种必需的共生菌。沃尔巴克菌含有的脂多糖（lipopolysaccharide，LPS）是丝虫感染宿主后引起淋巴结炎、淋巴管炎和丝虫热等炎症反应的促炎因子。沃尔巴克菌中的 LPS 大量释放，在引起宿主急性炎症反应的同时，亦可刺激宿主产生 IL－4、IL－10、IL－13、TGF－β 等抗炎症介质，以控制过度的炎症反应和防止内毒素休克的发生，结果使患者抵御再感染的能力下降。因此，在急性炎症时期，由于沃尔巴克菌和继发感染的细菌、真菌等共同作用，促进淋巴水肿、象皮肿等慢性淋巴系统病变向着更为严重的方向发展。

（二）临床表现

由于班氏丝虫和马来丝虫成虫寄生部位的不同，造成的病理损害亦有所区别，所以患者可出现不同的临床表现。在不同的丝虫病流行区，即便是同一丝虫虫种的感染，患者也会出现完全不同的症状。当感染者从非流行区进入流行区时，出现的症状体征往往较早，病情的发生、发展较快。淋巴丝虫病患者主要的临床表现可分为无症状微丝蚴血症、急性炎症期、慢性期等不同的临床类型。

1. 潜伏期　自第三期幼虫进入人体至丝虫成熟产出微丝蚴所需时间，班氏丝虫为 5～6 个月，马来丝虫为 2.5～3 个月。患者无明显症状，也可出现淋巴系统炎症、发热等全身症状以及血中嗜酸粒细胞增多。

2. 微丝蚴血症期　患者血液内出现微丝蚴，其数量逐渐增多并保持一定密度，大多无明显症状或有淋巴系统急性炎症，嗜酸粒细胞逐渐恢复至正常，此期可持续数年至数十年。

3. 急性炎症期　患者表现为淋巴系统急性炎症，有反复发作的特点。主要为四肢，特别是下肢的淋巴结炎、淋巴管炎，但班氏丝虫病还可引起精索炎、附睾炎和睾丸炎等深部淋巴系统的炎症。丝虫性淋巴系统炎症常起自淋巴结，然后沿淋巴管向远端呈离心性蔓延，与细菌性淋巴系统急性炎症呈向心性蔓延者迥异。

4. 慢性期　急性期患者由于病程迁延不愈、反复发作逐渐发展为慢性淋巴丝虫病。临床上也有些慢性期患者无明显的急性炎症期病史。患者表现如下。

（1）淋巴水肿（lymphedema）和象皮肿（elephantiasis） 班氏丝虫病淋巴水肿和象皮肿常见于四肢和阴囊，下肢大腿、小腿和足部均可波及，尚可发生于阴茎、阴唇、阴蒂和乳房等部位。马来丝虫病则多局限于下肢、膝以下。

（2）睾丸鞘膜积液（hydrocele） 为班氏丝虫病常见体征。

（3）乳糜尿（hylurica） 为班氏丝虫病常见症状。

5. 其他 除上述病变外，也见有班氏丝虫成虫引起的丝虫性乳房结节和眼部丝虫病，或由微丝蚴引起的脾、胸、背、颈、臀等部位丝虫性肉芽肿和丝虫性心包炎等。

三、实验室诊断

丝虫病的实验室诊断参照2006年卫生部颁布并实施的《丝虫病诊断标准》（WS 260—2006）。在丝虫病流行区，对表现有淋巴管炎、淋巴结炎及反复性发热的患者，临床上应考虑感染该病的可能，而对于有象皮肿、鞘膜积液或乳糜尿等体征的患者，一般可做出初步诊断，但确诊取决于实验室检查。

（一）病原学检查

从患者的外周血、体液或活检物中查到微丝蚴或成虫作为该病的确诊依据。常用方法如下。

1. 厚血膜法 检查微丝蚴的首选方法。取末梢血3大滴（相当于60mm^3）涂成厚血片，染色后镜检。由于微丝蚴有夜现周期性，故采血时间应以晚9时至次晨2时为宜。

2. 新鲜血滴法 取末梢血1大滴加盖玻片镜检。该方法简便快捷，可观察微丝蚴的正常活动。

3. 海群生白天诱出法 白天给患者口服海群生2～6mg/kg，服药30～60分钟后采血检查。此法可用于夜间取血不方便的门诊患者，但对低密度感染者易漏检。

4. 组织液或组织内检查微丝蚴 取慢性期患者的鞘膜积液、淋巴液、腹腔积液、胸腔积液和乳糜尿等进行离心，取沉淀物涂片检测微丝蚴。亦可直接摘取可疑淋巴结、淋巴管等组织检测虫体。

（二）免疫学检测

由于丝虫病变部位的影响及轻度感染，往往不易从血液或其他体液中检出微丝蚴，可借助免疫学方法，进行辅助诊断及防治后期的疫情监测。

1. 检测抗体 目前临床常用的检测方法如下。

（1）酶联免疫吸附试验（ELISA） 采用马来丝虫成虫可溶性抗原或微丝蚴作抗原。

（2）间接荧光抗体试验（IFA） 采用马来丝虫或其他动物丝虫成虫制作冰冻切片抗原。

（3）免疫酶染色试验（IES）和免疫金银染色法（IGSS） WHO推荐应用免疫色谱技术（immunochromatographic test，ICT），用以检测患者血清中特异性抗体或抗原，供临床辅助诊断、流行病学调查以及丝虫病防治后期疫情监测。近年研究已证明，抗丝虫IgG4抗体是一种淋巴丝虫感染检测的指标，丝虫病患者经药物治疗后，IgG4水平也随之下降，所以检测丝虫特异性IgG4水平不但具有特异性，而且可作为判定现症感染的一个指标。特别是采用马来丝虫重组抗原BmRl对检测马来丝虫病具有高度的敏感性和特异性。Noordin等（2007）证实快速检测抗IgG4的免疫层析法对3种淋巴丝虫感染均有效。用马来丝虫重组抗原BmR1和BmSXP以1∶1组合可以检测3种淋巴丝虫。

2. 检测抗原 目前，有关循环抗原检测技术尚处在探索阶段。采用的单克隆抗体Og4C3和AD12.1检测微丝蚴血症者血液中循环抗原，其敏感性可达94%～100%。

（三）分子生物学检测

目前的DNA探针技术已发展为几乎可以检测到所有丝虫基因组中高度重复的DNA序列。根据马来丝虫 Hhal 家族两端序列合成的 1 对引物能特异地扩增马来丝虫 DNA，结合种的特异探针的应用，可特异检出 50μl 血内的 1 条马来微丝蚴，对流行区现场收集的标本进行检测，敏感性可达 100%，特异性为 95.4%。另外，将 PCR 扩增技术与酶联免疫吸附试验相结合的 PCR – ELISA 方法用于丝虫检测也是一种特异、敏感、快速和经济的方法。

（四）其他实验诊断

淋巴管闪烁显像（lymphangioscintigraphy，LAS）是一种利用放射性核素标记的白蛋白或葡聚糖使淋巴系统显影的方法，能够显示淋巴管异常病变，明确提示淋巴管阻塞程度和部位。即便在无症状、无明显水肿的微丝蚴血症阳性患者中，也可显示淋巴管或淋巴结的异常，并能清楚而准确地分析淋巴系统的功能。

答案解析

思考题

案例　患者，男性，42 岁。

主诉：反复发作淋巴管炎和淋巴结炎 3 年余，左下肢肿胀 7 天。

现病史：患者于 4 年前曾到非洲务工 1 年，于 3 年前左侧下肢腹股沟淋巴结开始出现红肿、疼痛，并向肢体远端发展成 1 条红线。予青霉素等治疗，好转。之后此症状反复发作，7 天前左侧小腿及足部明显肿胀，抗生素治疗无效。

实验室检查：白细胞 9.9×10^9/L（嗜酸粒细胞 30%），红细胞 3.29×10^{12}/L，血红蛋白 128g/L。夜间手指尖取血做厚涂片检查，微丝蚴阳性。诊断为丝虫感染。

既往史：无传染病史、手术史、药物过敏史。

查体：患者神清语明，左侧腹股沟淋巴结肿大，有压痛，左侧足踝明显肿胀，指压有凹陷，回弹较慢。

问题

（1）该患者诊断为丝虫病的依据有哪些？

（2）该患者为何要夜间采血？试述丝虫病的病原学检查时应注意的事项。

（3）该患者如没有及时接受治疗，病情继续发展可出现哪些临床表现？

（秦元华）

PPT

第七节　旋毛形线虫

旋毛形线虫［*Trichinella spiralis*（Owen，1835）Railliet，1895］，简称旋毛虫。其成虫和幼虫分别寄生于多种哺乳动物和人体的小肠和肌细胞内，导致旋毛虫病（trichinellosis），该病为一种常见的人兽共患寄生虫病，也是影响人类健康的重要食源性寄生虫病之一。旋毛虫病广泛流行于世界各地，但以欧美的发病率为高。目前，该病在俄罗斯、南美洲的墨西哥和阿根廷、亚洲的泰国等国流行也较严重。我国也是旋毛虫病流行最严重的国家之一，2009—2020 年，我国共报道人体旋毛虫病暴发 8 次，暴发地区有 4 次在云南、3 次在西藏，1 次在黑龙江，累计发病人数 479 例、死亡 2 例。除海南省，其他省、自治区和直辖市均有动物感染的报告。旋毛虫病是人兽共患寄生虫病，病猪是主要传染源，生食或半生食受染的猪肉或猎获的野生动物及其制品是人类感染的主要方式。加强肉类检查，牲畜检疫，改进饮食习惯，不生食或半生食猪肉、狗肉或其他肉制品，涮食肉类时延长涮烫时间等，可减少感染机会。阿苯达唑是治疗旋毛虫病的首选药物，也可用甲苯达唑等。

一、生物学特征

旋毛虫属于鞭尾目（Trichurida）、毛形虫科（Trichinellidae）、旋毛形线虫属（*Trichinella*）。

（一）生活史

旋毛虫生活史包括成虫和幼虫两个发育阶段。旋毛虫成虫和幼虫寄生在同一宿主体内，不需要在外界发育，但完成生活史则必须更换宿主。成虫寄生于小肠，主要在十二指肠和空肠上段；幼虫则寄生在同一宿主的骨骼肌。除人以外，其他如猪、鼠、猫、犬、熊、狼、狐、野猪和黄鼠狼等多种哺乳动物，均可作为该虫的保虫宿主。

微课/视频 10

成熟旋毛虫囊包是感染期，当人或动物吞食了含有旋毛虫活囊包的肉类或肉类制品后，数小时内，囊包在胃肠道消化液作用下，幼虫逸出并钻入十二指肠与空肠上段的肠黏膜内发育，24 小时后返回肠腔。幼虫在感染后的 48 小时内，经 4 次蜕皮发育为成虫。雌、雄虫交配后，绝大多数雄虫随即死亡，并由肠道排出；而雌虫重新钻入肠黏膜继续发育，有些还可在腹腔或肠系膜淋巴结处寄生。受精后的雌虫，其子宫内的虫卵逐渐发育为幼虫，并向阴道移动，于感染后的第 5 ~7 天雌虫开始产出幼虫（卵胎生）。排幼虫期可持续 4 ~16 周或更长。1 条雌虫一生可产幼虫 1500 ~2000 条，最多可达 10000 条左右，成虫通常可存活 1 ~2 个月，少数可达 3 ~4 个月。

产于宿主肠黏膜表面的少数新生幼虫可自肠腔自行排出或随黏膜脱落而排出体外，而绝大多数幼虫在肠黏膜内很快地侵入局部淋巴管或小静脉中，随淋巴和血液循环，经右心、肺部而进入动脉系统，最终到达宿主全身各器官组织中。但只有到达骨骼肌的幼虫才能继续发育。幼虫多侵入血液供应丰富的肌群，如膈肌、舌肌、咬肌、咽喉肌、胸肌、肋间肌、腰大肌、肱二头肌及腓肠肌等，并在其中形成幼虫囊包。

囊包内的幼虫需再感染新的宿主才能完成新一轮生活史。如无转换新宿主的机会，半年后囊包两端开始钙化，其中幼虫随之死亡，最后整个囊体钙化。但有时钙化后，囊包内的一部分幼虫仍可存活很久，最长可达 30 年。

（二）形态特征

1. 成虫 细小线状，乳白色，表皮光滑，前端较细，后端较粗。消化道包括口、咽、肠管和肛门，咽管占体长 1/3 ~1/2。后部咽管背侧有 1 列由圆盘状杆细胞组成的杆状体，杆状体可产生一些具有消化功能和抗原性的分泌物，后者可诱导宿主产生保护性免疫。肛门位于虫体尾端。雄虫大小为 (1.4 ~1.5) mm ×(0.04 ~0.05) mm，尾端具 1 对钟状的交配附器，无交合刺（图 2 -8）。雌虫大小为 (3 ~4) mm ×(0.05 ~0.06) mm，卵巢位于虫体部，阴门开口于虫体前端 1/5 处（图 2 -8）。成熟幼虫自阴门排出。雌雄生殖器官均为单管型。

2. 囊包幼虫 寄生于宿主骨骼肌细胞（保育细胞，nurse cell）内的幼虫，其体长约 1mm，卷曲于囊包内，囊包大小为 0.23 ~0.42mm，呈纺锤形或梭形，其纵轴与肌纤维平行（图 2 -8）。囊壁是由幼虫寄生的宿主肌细胞膨大及结缔组织增生而形成。1 个囊内通常含有 1 ~2 条卷曲的幼虫，个别可多达 6 ~7 条。幼虫的咽管结构与成虫相似。

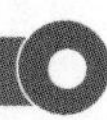

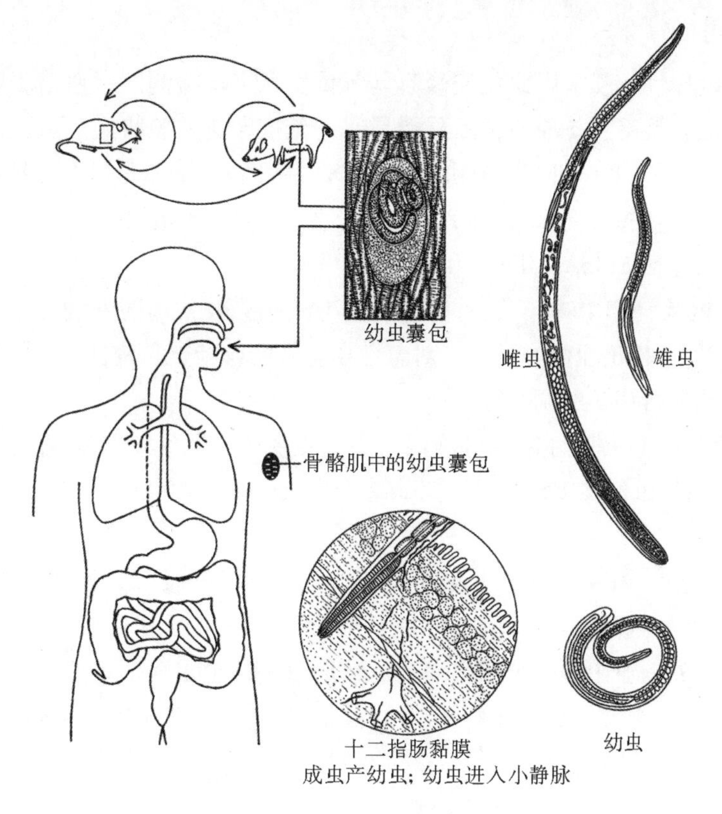

图 2－8　旋毛虫生活史及虫体形态示意图

二、致病与临床

幼虫是主要的致病阶段，其致病程度与侵入宿主的幼虫数量及其活力、寄居部位和宿主免疫状态等因素有着密切的关系。在临床上，旋毛虫致病可分为以下 3 个阶段，即侵入期（也称肠道期，为幼虫在小肠内自囊包逸出并发育为成虫的阶段）、幼虫移行与寄生期（亦称急性期或肌肉期，为新生幼虫随淋巴、血液循环移行至全身各器官组织及侵入骨骼肌内发育至囊包前的阶段）、囊包形成期（或称恢复期，为宿主肌细胞修复损伤期）。旋毛虫病的潜伏期通常为 5 ~ 15 天。轻度感染者可无明显症状，感染严重者临床表现复杂多样，如诊治不及时，患者可在发病后的 3 ~7 周内死亡。

三、实验室诊断

旋毛虫病因患者表现无特异性症状和体征，故临床诊断比较困难，极易造成误诊，从而贻误病情。详细询问病史有助于旋毛虫病的诊断，包括是否来自流行区，发病前是否生食或半生食肉类等，有关旋毛虫病的诊断，可参见国家卫生行业标准旋毛虫病的诊断（WS 369—2012）执行。

（一）病原学检查

1. 活组织检查法　从患者肌肉活体组织中检出旋毛虫囊包幼虫是该病最可靠的诊断方法。一般于发病 10 天后，从患者的腓肠肌或肱二头肌等处采取米粒大小的肌肉组织样品，经组织压片或制成组织切片镜检幼虫。但 10 天以内的早期感染或轻度感染一般难以检获虫体。如有患者吃剩的肉食，可用同法检查以资佐证，或用人工消化分离法检查可提高检出率。

微课/视频 11

2. 体液检查　出现中枢神经系统症状的旋毛虫病患者，在其脑脊液中偶可检出幼虫。急性期患者静脉血中也偶可检出幼虫，可采静脉血 2ml，溶血后离心镜检沉渣，但检出率不高。

（二）免疫学检测

旋毛虫抗原的免疫原性较强，因此免疫诊断具有重要意义。检测患者血清中特异性抗体是辅助诊断旋毛虫病的首选方法。旋毛虫抗原的国际分类是通过免疫印迹实验将旋毛虫抗原分为9组，即8组肌幼虫抗原（TSL-1～TSL-8）和1组成虫抗原（TSA-1）。但学者习惯根据抗原的来源分为表面抗原（SA抗原）、排泄-分泌抗原（ES抗原）、虫体抗原、杆细胞颗粒相关抗原4种。一般多采用幼虫抗原来检测抗体。方法包括ELISA、IFA、和IHA等。

1. 酶联免疫吸附试验（ELISA） 是目前诊断旋毛虫感染较常用的方法之一，敏感性高，特异性强，人体感染后17天即可检出血清中抗体，对急性期患者的诊断效果较佳，并广泛用于畜牧饲养业监测、感染动物的筛选和流行病学的调查等方面。

2. 免疫印迹试验（WB） 阳性结果可确认为旋毛虫感染，阴性结果除免疫功能低下者外可排除该病。有文献报告，旋毛虫幼虫ES抗原中23kDa分子是诊断旋毛虫病具有很高敏感性和特异性的抗原。

3. 间接荧光抗体试验（IFA） 对早期和轻度感染均有诊断价值。以全幼虫作抗原，在幼虫皮层周围或幼虫口部有荧光沉淀物者为阳性反应。患者于感染后2～7周可出现阳性反应。

此外，血常规检查外周血中嗜酸粒细胞增高是辅助诊断旋毛虫病的重要指征，通常在感染后7天嗜酸粒细胞开始升高，在16天左右达到高峰，占白细胞总数的10%左右或更高，随后逐渐降低。

知识拓展

旋毛虫的分子生物学检测

由于PCR及核酸测序技术等分子生物学技术的高敏感性、高特异性，近年来被越来越多地用于旋毛虫感染检测。研究表明，PCR技术较人工消化法检测旋毛虫敏感性高5～10倍，进一步研究发现PCR检测感染旋毛虫小鼠血液中虫体DNA的敏感性、感染程度、检测时间均密切相关，感染量越大，PCR检测阳性率越高；100条幼虫感染的小鼠于感染后5～12天可检测出旋毛虫DNA。因旋毛虫幼虫在血循环中存在时间短，故PCR检测对免疫功能低下者在感染早期抗体检测阴性时有一定价值。此外，环介导等温扩增技术（LAMP）、基因芯片等技术也越来越多地应用于旋毛虫检测，并表现出良好应用前景。

答案解析

思考题

案例 患者，男性，25岁。

主诉：全身肌痛伴心悸乏力10天。

现病史：20余天前患者出现发热症状，体温波动在37.5～38.5℃，并伴有间断性腹痛腹泻。近10天开始出现全身肌肉酸痛，以双下肢为重，并有胸闷、心慌、气短等症状。追问病史，患者20余天前曾食用大量烤“野味”。

入院检查：血常规：红细胞3.15×10^{12}/L，白细胞10.8×10^{9}/L，其中嗜酸粒细胞计数3.78×10^{9}/L；心脏彩超显示心脏中度扩大伴少量心包积液；血肌酸磷酸激酶及其同工酶均增高。血清旋毛虫IgG抗体检测结果为阳性；腓肠肌活检检出旋毛虫囊包幼虫。诊断为旋毛虫病。

既往史：无传染病史、手术史及药物过敏史。

查体：患者神清语明，四肢关节活动正常，双侧小腿腓肠肌处有压痛。

问题

（1）试述该患者诊断为旋毛虫病的诊断依据。

（2）旋毛虫病的主要临床表现有哪些？

（杨小迪）

PPT

第八节　粪类圆线虫

粪类圆线虫（*Strongyloides stercoralis* Bavay，1876）是一种兼性寄生于人或某些动物体内的线虫，既可营自生生活又可营寄生生活，称为兼性寄生虫（facultative parasite）。在寄生世代中，成虫主要在宿主（如人、犬、猫等）小肠内寄生，幼虫可侵入肺、脑、肝、肾等组织器官，引起粪类圆线虫病（strongyloidiasis）。粪类圆线虫是一种机会致病性寄生虫，免疫功能有缺陷或受到损害的患者如感染该虫，可引起全身弥散性感染，严重时可致死。

粪类圆线虫病流行较为广泛，主要分布于热带和亚热带地区，温带和寒带地区感染病例较少，大多数感染病例呈散发性或隐性感染状态。在卫生条件较差的温暖、潮湿地区粪类圆线虫感染率较高。WHO 已将其列为全球最常见威胁人类健康的土源性线虫病之一。全球约有 6000 万人感染粪类圆线虫，在免疫力低下的人群中如感染粪类圆线虫，致死率可高达 60% ~80%。2015 年第三次全国人体寄生虫病现状调查报告显示，在被调查的 84210 人中，粪类圆线虫病感染人数为 13 人，感染率为 2.7 人/10 万。我国 26 个省、自治区和直辖市查到粪类圆线虫感染者，平均感染率为 0.122%，主要流行于南部地区，其中广西、海南、广东病例报道较多，可达 11% ~14%。近年来，该病有增多的趋势，全国已有多例因重度感染致死的病例报道。

该病的防治原则与钩虫基本相同，除加强粪便管理和个人卫生防护外，还应注意避免自身感染。在临床上长期使用激素类药物和免疫抑制剂前，应做该虫感染的常规检查，发现感染时需先给予彻底治疗。常用抗虫药物有阿苯达唑、甲苯哒唑、伊维菌素和噻苯咪唑等。

一、生物学特征

粪类圆线虫在生物学分类上属于杆形目（Rhabdiasidea）、类圆科（Strongyloididae）、类圆线虫属（*Strongyloides*）。

（一）生活史

粪类圆线虫生活史复杂，包括自生世代和寄生世代 2 种类型（图 2 -9）。

1. 自生世代　自由生活的成虫在温暖潮湿的土壤中产卵，数小时孵化出杆状蚴，1 ~2 天内经 4 次蜕皮，发育为自生世代的成虫。自生世代可循环多次，称为异型发育。当环境不适宜时，由杆状蚴发育的丝状蚴（感染期幼虫），也可经皮肤或黏膜侵入人体，在人体内营寄生生活，称为同型发育。

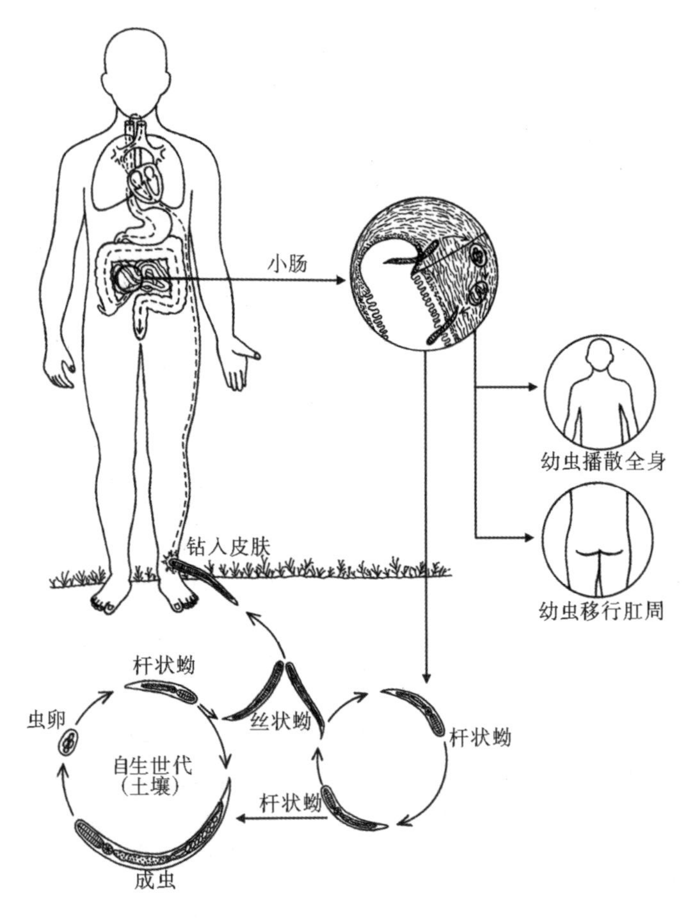

图 2-9　粪类圆线虫生活史示意图

2. 寄生世代　丝状蚴侵入人体皮肤后，约经 24 小时，通过小血管或淋巴管进入血循环，经右心至肺毛细血管，穿过肺毛细血管壁进入肺泡，大部分幼虫沿支气管、气管上行至咽部，随宿主的吞咽动作进入消化道，钻入小肠黏膜，经 2 次蜕皮后，发育为成虫。少部分幼虫在肺部和支气管可直接发育成熟。雌虫寄生在小肠，前端多埋于肠黏膜内，并在此产卵。虫卵发育很快，几小时后即孵出杆状蚴，并从黏膜内脱出，进入肠腔，随粪便排到体外。虫卵偶见于粪便中。自丝状蚴感染人体至杆状蚴排出，整个过程最少需要 17 天。被排出的杆状蚴，既可经 2 次蜕皮直接发育为丝状蚴感染人体，也可在外界进行间接发育为自生世代的成虫。有的虫体可寄生在肺或泌尿生殖系统，随痰排出的多为丝状蚴，随尿排出的多为杆状蚴。少数虫体亦可偶见于胆管和胰管。

当宿主免疫力低下或发生便秘时，常有自身感染的现象，感染方式包括 3 种类型。

（1）直接体内自身感染（direct endo - autoinfection）　杆状蚴孵出后，不钻出肠黏膜即侵入血循环继续发育。

（2）间接体内自身感染（indirect endo - autoinfection）　杆状蚴自肠黏膜钻出，在肠腔内迅速发育为丝状蚴，经小肠下段或结肠黏膜侵入而感染。

（3）体外自身感染（exo - autoinfection）　随粪便排出丝状蚴附着在肛门周围，自肛周皮肤侵入而感染。

（二）形态特征

1. 成虫　自生世代的雄虫大小为（0.7～1.0）mm×(0.04～0.05)mm，尾端向腹面卷曲，有 2 根交合刺；雌虫大小为（1.0～1.7）mm×(0.05～0.075)mm，尾端尖细，生殖系统为双管型。寄生世代成

虫仅见雌虫，是否存在寄生性雄虫目前尚存争议。其大小为2.2mm×(0.03～0.075)mm，虫体半透明，体表有细横纹，尾部尖细，咽管占体长的1/3～2/5，阴门位于体后1/3处（图2-10）。

2. 幼虫　杆状蚴体长为0.20～0.45mm，咽管呈双球型，生殖原基较大。丝状蚴大小为0.6～0.7mm，咽管呈柱状，生殖原基较杆状蚴略小，尾端尖细有分叉。粪类圆线虫的丝状蚴与钩虫、东方毛圆线虫的幼虫极为相似，应注意鉴别（图2-10）。

3. 虫卵　椭圆形，无色透明，大小为（50～58）μm×(30～34)μm，卵壳薄，似钩虫卵，部分卵内含杆状幼虫。

微课/视频12

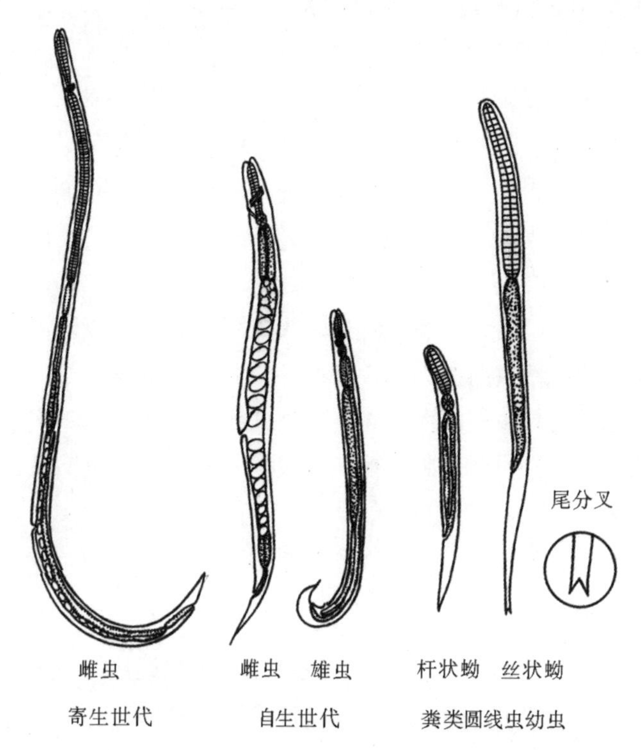

图2-10　粪类圆线虫成虫、杆状蚴和丝状蚴形态示意图

二、致病与临床

（一）致病机制

人类感染粪类圆线虫后，其成虫阶段和幼虫阶段均可导致人体疾病，但致病作用与其感染程度、侵袭部位、机体免疫力等因素有着密切的关系。轻度感染时，患者可无明显的临床症状和体征。当患者感染严重时，特别是人体免疫功能受到损害后，如感染艾滋病、恶性肿瘤、进行器官移植或长期使用激素等情况下，患者容易出现感染，并且在临床上经常出现播散性超感染症状（disseminated hyperinfection），可导致患者全身功能衰竭而死亡，故认为粪类圆线虫亦是一种机会致病性寄生虫。

1. 皮肤损害　丝状蚴经皮侵入人体时，可引起局部皮肤出血、丘疹、水肿，并伴有刺痛和痒感。有时患者会出现移行性线状荨麻疹，并可持续数周。若体外自身感染，病变可反复出现在肛周、腹股沟、臀部等处皮肤。

2. 肠壁损害　雌虫在小肠寄居并产出幼虫的过程中，虫体对肠黏膜的机械性刺激和毒性作用，可引起肠黏膜组织炎症反应。重度感染时，肠黏膜有出血、糜烂、溃疡和淋巴滤泡肿大，甚至发生肠穿孔。由于病变迁延不愈及纤维化，导致肠壁变厚、变硬，部分肠段出现强直、黏膜萎缩及多处溃疡。

3. 肺组织损害　丝状蚴在肺组织内移行时，可引起点状出血和炎性细胞浸润。

（二）临床表现

1. 荨麻疹 出现的部位及其快速蔓延的特点是粪类圆线虫病的特征和早期诊断的重要依据。

2. 呼吸道症状 患者于感染后3～4天出现刺激性干咳、气促、哮鸣和咯血等。重度感染者可有咳嗽、多痰、持续性哮喘、呼吸困难、嗜酸粒细胞增多等临床表现。此时如果误诊为哮喘而使用激素治疗，则可引起重度自身感染，导致严重后果。肺部广泛感染的患者，可表现为高热、肺功能衰竭甚至死亡，尸检可见肺内有大量幼虫。胸部X线照片表现为粟粒状或网状结节样阴影，有时可见肺空洞和胸膜液渗出。支气管肺泡灌洗液或痰液中可检出幼虫。

3. 消化道症状 本病患者临床主要表现为长期腹泻，可见水样便或黏液血便，有里急后重。其次为腹痛，多位于右上腹。偶见便秘。重度感染时常伴有恶心、呕吐，还可出现麻痹性肠梗阻、腹胀、电解质紊乱、脱水，甚至肠穿孔、全身衰竭及死亡。患者可能由于吸收不良或炎症致使肠淋巴管扩张破裂，导致脂肪进入肠腔而排出恶臭、多泡的白色粪便，甚至出现严重的脂肪痢。

4. 弥漫性粪类圆线虫病 是肠道粪类圆线虫病导致的一种罕见且严重的并发症。丝状蚴在自身超度感染患者体内，可移行至其他器官，如心、脑、肺、胰、卵巢、肾、淋巴结、甲状腺等，引起弥漫的组织损伤，形成肉芽肿性病变，导致弥漫性粪类圆线虫病发生。这种病例常出现在长期使用免疫抑制剂、细胞毒药物或患各种消耗性疾病（如恶性肿瘤、白血病、结核病等）以及先天性免疫缺陷和艾滋病患者中。目前为止，已报道百余例由重度粪类圆线虫自身感染致死的病例。

5. 其他表现 粪类圆线虫还可引起神经精神症状和中毒症状，如发热、烦躁、抑郁、失眠、贫血、嗜酸粒细胞增多等。

三、实验室诊断

微课/视频13

由于粪类圆线虫病缺乏特有的临床表现，故常致临床漏诊或误诊，对那些患有消耗性疾病、免疫缺陷性疾病及长期应用免疫抑制剂的患者，如出现消化道和呼吸系统症状，应考虑感染该病的可能。粪类圆线虫幼虫阶段与钩虫幼虫较为相似，应注意鉴别，避免误诊为钩虫病。当患者出现腹泻时，应注意与细菌性痢疾、阿米巴痢疾和溃疡性结肠炎等相鉴别；当患者出现腹痛时，应注意与胃、十二指肠溃疡和急性胆囊炎等相鉴别。

（一）病原学检查

从粪便、痰、尿或脑脊液中检获幼虫或培养出丝状蚴。常用直接涂片法、沉淀法、贝氏分离法及琼脂平皿培养法等。贝氏分离法检出率可高达98%。琼脂平皿培养法敏感。由于患者有间歇性排虫现象，故病原检查时应多次反复进行。做痰涂片检查可见杆状蚴或丝状蚴，偶见虫卵；肺组织活检可见幼虫或成虫。必要时做胃和十二指肠液引流查病原体，其诊断的价值大于粪检。在腹泻患者的粪便中也可检出虫卵。

如在24小时内的新鲜粪便中能同时查见到杆状蚴和丝状蚴，则提示该患者存在自体感染。注意收集粪便时勿与土壤接触，以避免自生生活的线虫污染标本而混淆诊断。

（二）免疫学检测

免疫荧光试验及ELISA等已应用于类圆线虫病的辅助诊断，其中ELISA法检测患者血清抗体，阳性率高达94.4%，敏感性和特异性较高。免疫印迹试验也是诊断本病敏感而特异的方法，但这种方法在播散性重度感染病例中不敏感。对于高度怀疑为粪类圆线虫感染或弥散性感染的患者，尽管血清学检查可能是阴性结果，但不能轻易排除诊断，仍必须重复进行3次以上的粪检，以明确诊断。

（三）其他实验诊断

血常规显示急性期白细胞和嗜酸粒细胞百分比在轻、中度感染病例中增高，早期粪类圆线虫感染者，嗜酸粒细胞可高达50%。但在重度感染病例中不升高甚至降低。近年来，随着分子生物学技术的飞速发展，PCR等技术也逐渐应用于粪类圆线虫的诊断与鉴别诊断。

知识拓展

粪类圆线虫的分子生物学检测

传统的粪类圆线虫病的诊断方法是依靠检验物中检获出虫体的各个时期，包括虫卵、杆状蚴、丝状蚴、成虫。但粪类圆线虫虫卵和幼虫与犬弓蛔虫、毛圆线虫属、钩虫及人蛔虫的幼虫十分相似，单纯依靠形态学方法难以区别。以粪类圆线虫特异性序列的PCR技术可提供快速准确的分子诊断依据。杨瑞冰等（2019）提取患者粪便中可疑虫体的DNA，采用PCR技术对虫体COX Ⅰ及18S rRNA基因进行扩增，PCR产物进行回收、纯化后测序，验证该虫体为粪类圆线虫。芦亚君等（2021）同样提取粪便中发现的疑似虫体DNA，PCR扩增COX Ⅰ和ITS基因，获得特异性条带，明确患者粪类圆线虫感染的诊断。由此可见，形态学特征结合分子生物学诊断方法是临床寄生虫病的及时确诊的重要手段。

答案解析

思考题

案例　患者，男性，56岁。

主诉：腹痛腹泻伴头晕乏力1周。

现病史：患者1年前患某恶性肿瘤，手术后开始接受化疗。近1周开始出现腹泻，每日6~7次，并且伴有头晕、乏力。血常规检查：嗜酸粒细胞绝对值为$2.78\times10^9/L$。便常规检查：黄色稀便，可见数量较多、运动活泼的线虫幼虫，碘染后观察并测量虫体，体长为0.25~0.40mm，具双球型咽管，生殖原基较大。经鉴定为粪类圆线虫杆状蚴。该患者诊断为粪类圆线虫感染。

既往史：1年前有手术史，无传染病史及药物过敏史。

查体：小腿处、肛周均可见红疹伴皮损，双肺可闻及少许湿啰音。

问题

（1）该患者诊断为粪类圆线虫感染的主要依据有哪些？

（2）粪类圆线虫发生自身感染时的感染途径有哪些？

（3）试比较粪类圆线虫杆状蚴与钩虫杆状蚴形态的异同点。

（秦元华）

PPT

第九节　广州管圆线虫

广州管圆线虫［*Angiostrongylus cantonensis*（Chen，1935）Dougherty，1946］是一种寄生于家鼠或褐家鼠等鼠类肺部血管及右心的线虫。1933年，陈心陶在广州地区的褐家鼠和黑家鼠肺动脉中首先发现本虫，命名为广州肺线虫（*Pulmonema cantonensis*）。1946年，Dougherty正式将该虫命名为广州管圆线虫。人是广州管圆线虫的非适宜宿主，常因生食含第三期幼虫的螺类或被第三期幼虫污染的蔬菜瓜果而感染，其幼虫侵犯人体中枢神经系统，引起广州管圆线虫病，主要病变特征为嗜酸粒细胞增多性脑膜脑炎和脑膜炎。

该病主要分布于热带和亚热带地区。迄今为止全球已报道3000多例感染病例，这些病例主要分布于泰国、马来西亚、越南、中国、日本、美国（夏威夷）、新赫布里底群岛等国家和地区。2006年，北京出现100多人因食用凉拌福寿螺肉而同时感染的严重公共卫生事件。阿苯达唑为有效杀虫药物，也可使用甲苯达唑，但杀虫药需联合应用抗炎药，以防止虫体死亡后崩解所诱发的严重炎症反应。

一、生物学特征

广州管圆线虫的生物学分类属圆线目（Strongylida）、管圆科（Angiostrongylidae）、管圆线虫属（*Angiostrongylus*）。

（一）生活史

生活史包括卵、幼虫、成虫3个发育阶段。成虫寄生于终宿主黑家鼠、褐家鼠及多种野鼠的肺动脉内。雌虫产卵并孵出第一期幼虫，幼虫穿过肺毛细血管进入肺泡，经支气管移行至咽喉部，被吞入消化道，最后随宿主粪便排出体外。幼虫被吞入或主动侵入褐云玛瑙螺、福寿螺或蛞蝓等中间宿主，幼虫在螺蛳或蛞蝓等体内经2次蜕皮发育为感染期幼虫（第三期幼虫）。大鼠类等终宿主因吞入含有感染期幼虫的中间宿主、转续宿主以及被感染期幼虫污染的食物而感染。进入鼠消化道的幼虫侵入肠壁的小血管，通过血液循环经肝、肺移行至脑组织，经2次蜕皮发育为第五期幼虫，最后经静脉到达肺动脉，发育为成虫（图2-11）。

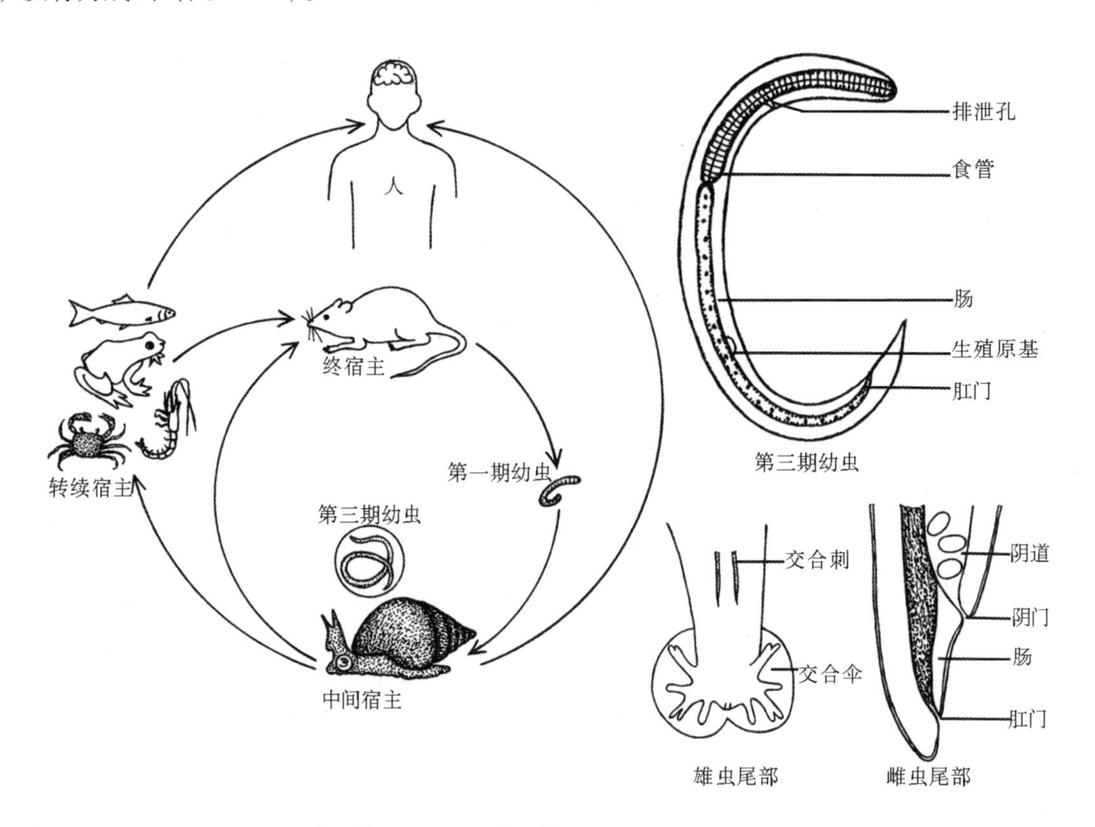

图2-11　广州管圆线虫生活史及第三期幼虫和成虫尾部形态示意图

广州管圆线虫的中间宿主有60多种软体动物，包括螺类、蛞蝓等。在我国广东、海南、云南、台湾、福建以及香港等地，最主要的中间宿主是褐云玛瑙螺，其次为福寿螺（图2-12）。黑眶蟾蜍、虎皮蛙、金线蛙和涡虫可作为转续宿主。国外亦有鱼、虾、蟹等作为广州管圆线虫转续宿主的报道。这些转续宿主可摄入含有第三期幼虫的螺类，幼虫进入其体内长期存活，并具有感染性，在流行病学上也很重要。

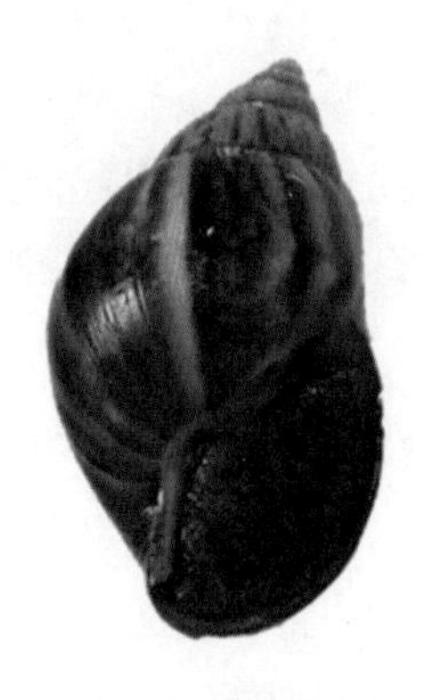
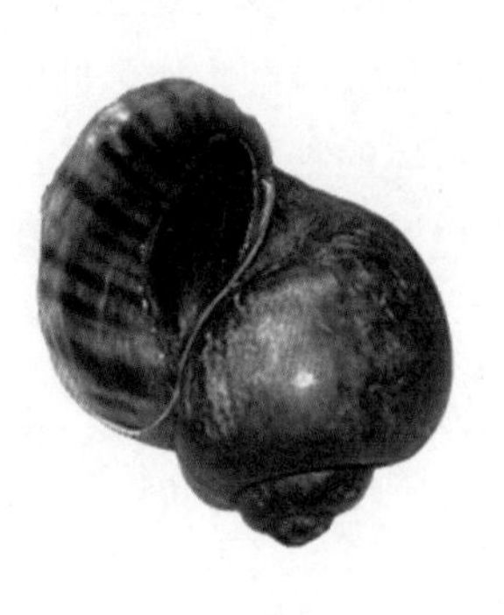

图2-12 广州管圆线虫的中间宿主（左：褐云玛瑙螺，右：福寿螺）

人因生食或半生食含感染期幼虫的中间宿主、转续宿主或被感染期幼虫污染的蔬菜瓜果而感染。幼虫侵入人体后，其移行途径和发育过程与其在小鼠（也是广州管圆线虫的非适宜宿主）体内基本相同，第五期幼虫通常不能从宿主脑部重新进入肺部发育为成虫，因此幼虫主要停留在宿主中枢神经系统，如大脑髓质、脑桥、小脑和软脑膜等组织部位。有临床报道，广州管圆线虫感染幼儿后，幼虫可经脑部重新移行侵入幼儿肺部，偶可在肺血管内发育为成虫。

（二）形态特征

1. 成虫 呈线状，表面光滑，具微细环纹，头端圆形，头顶中央有一口孔。雄虫大小为（11～26）mm×（0.26～0.53）mm，尾部略向腹面弯曲，尾端有一单叶的交合伞，内伸出1对等长交合刺。交合伞辐肋特征是鉴定虫种的主要依据之一。雌虫大小为（21～45）mm×（0.3～0.7）mm，尾端呈斜锥形。子宫白色，与充满宿主血液的肠管缠绕成红、白相间的螺旋纹。阴门开口于虫体末端，肛门之前（图2-11）。

2. 第三期幼虫 外形呈细杆状，大小为（0.46～0.53）mm×（0.02～0.03）mm，虫体无色透明，体表具有两层鞘。头端稍圆，尾顶端变尖细（图2-11）。

3. 虫卵 长椭圆形，大小为（64.2～82.1）μm×（33.8～48.3）μm，壳薄而透明，取自雌虫的虫卵多为单细胞期，取自鼠肺的虫卵多为多细胞期或内含幼虫。

知识拓展

广州管圆线虫基因组计划

2019年，我国学者利用Illumina和PacBio测序技术，率先完成广州管圆线虫高质量基因组及其关键发育阶段的转录组测序，并进行大数据挖掘。分析结果显示，广州管圆线虫基因组大小为283M，预计编码13473个蛋白。该虫部分逆转录转座子和基因家族经历了扩张，包括被认为与寄生虫的入侵和存活有关的胞外超氧化物歧化酶（EC-SOD）、虾红素样蛋白酶，以及参与宿主血红蛋白消化的蛋白水解酶。此外，广州管圆线虫少数旁系同源基因在其中间宿主（软体动物）和终末宿主（啮齿动物）具有不同的表达模式。广州管圆线虫基因组和转录组数据为广州管圆线虫-宿主适应性的系统研究，以及深入了解广州管圆线虫病的全球传播提供了重要信息。

二、致病与临床

微课/视频 14

微课/视频 15

（一）致病机制

广州管圆线虫的致病性与虫体侵入部位和其诱发的炎症反应有着密切关系。寄生人体的幼虫主要侵犯中枢神经系统，可引起嗜酸粒细胞增多性脑膜脑炎或脑膜炎，以脑脊液嗜酸粒细胞显著升高为特征，病变集中在脑组织。虫体的移行可引起脑组织损伤，死亡虫体可引起肉芽肿炎症反应。常见的病理表现为脑组织充血、出血及巨噬细胞、淋巴细胞、浆细胞和嗜酸粒细胞浸润所形成的肉芽肿。

（二）临床表现

该病潜伏期平均为 14 天。多数起病较急，患者表现：①急性剧烈头痛，多发生在起病后的 3 ~ 13 天，常见于枕部与颞部；②恶心、呕吐，约 80% 的患者出现；③持续性或间歇性低或中度发热，体温多在 38 ~ 39℃，一般在病后数日即降至正常；④少数患者出现精神失常、感觉异常、肌肉抽搐，半数病例出现颈部强直；⑤眼部损害表现为畏光、视力减退等。严重病例可出现瘫痪、嗜睡、昏迷，甚至死亡。

三、实验室诊断

2010 年，卫生部颁布行业标准《广州管圆线虫病诊断标准》（WS 321—2010），涉及血常规、脑脊液、免疫学和病原学检查，对该病实验诊断提供了详细规范。

（一）病原学检查

主要靠镜检，从患者脑脊液、眼或其他部位发现第四期、第五期幼虫，但获检率极低。患儿尸体解剖也可能发现幼虫及成虫。

（二）免疫学检测

血清免疫学检测对诊断本病有重要意义。行业标准推荐采用双抗体夹心酶联免疫吸附试验、酶联免疫吸附试验（ELISA）、间接荧光抗体试验（IFA）、免疫酶染色试验（IEST）对广州管圆线虫病进行免疫学诊断。ELISA 法是一种简便、经济、快速、特异性高的免疫学检测方法。

（三）分子生物学检测

临床上也有收集患者脑脊液，利用宏基因组二代测序进行确诊的报道。

（四）其他检测

脑积液检查：颅内压增高，抽出的积液外观浑浊呈乳白色，白细胞可达 $5\times10^{8}\sim2\times10^{9}$/L。其中嗜酸粒细胞超过 10%，多数在 20% ~ 70%。

（吕志跃）

第十节　异尖线虫

PPT

异尖线虫（*Anisakis*），属于线形动物门（Nematode）、尾感器纲（Phasmidea）、蛔目（Ascaridida），成虫寄生于海栖哺乳动物如鲸、海豚、海豹等动物的消化道内，幼虫寄生于某些鱼类消化道及组织内。人是异尖线虫的非适宜宿主，由异尖线虫感染人体引起的疾病为异尖线虫病（anisakiasis）。目前已报道可引起人类异尖线虫病的有 7 种，其中简单异尖线虫（*A. simplex*）和派氏异尖线虫（*A. pegreffii*）引起的病例比较常见。另外，典型异尖线虫（*A. typica*）、抹香鲸异尖线虫（*A. physeteris*）、伪地新线虫（*Pseudloterranova decipiens*）、对盲囊线虫（*Contracaecum* spp.）和宫脂线虫（*Hysterothylacium* spp.）也有相关病例报道。目前已有日本、韩国等 27 个国家报道人体感染，病例数约 31000 例。中国从 20 世纪 80 年代起，陆续已有渤海、东海等多种鱼类感染异尖线虫的调查报告，2013 年，崔昱等报告我国首例异尖线虫病感染病例。异尖线虫已被我国海关列为必检的二类寄生虫。一般采用手术摘除虫体法对异尖线虫病患者进行治疗。

一、生物学特征

（一）生活史

异尖线虫的生活史过程需要海洋哺乳动物如海豚、鲸类、海狮和海豹等作为终宿主，浮游类和甲壳类动物如磷虾等作为第一中间宿主，海鱼和某些软体动物作为第二中间宿主。人是其非适宜宿主。成虫以其头部钻入终宿主的胃壁，卵随终宿主粪便排入海水，在适宜温度下（约 10℃）发育成第一期幼虫，在卵内蜕皮 1 次发育为第二期幼虫，第二期幼虫从卵中孵出，在海水中的存活时间长达 3 ~4 个月。第二期幼虫在海水中被第一中间宿主摄食并在消化道内发育，在血腔内蜕皮 1 次发育成为第三期幼虫。第三期幼虫被海洋中第二中间宿主鱼类和软体动物食入后，在消化过程中释放第三期幼虫，并移行到肠系膜和肌肉组织中寄居。当含有第三期幼虫的第二中间宿主被终宿主捕食后，第三期幼虫钻入终宿主胃黏膜并蜕皮 1 次发育为成虫。人因食入生的或半生的海鱼及其制品而感染，第三期幼虫在人体内不能发育为成虫，寄生于人体消化道各部位，亦可引起内脏幼虫移行症。人体感染主要是食入了含有活异尖线虫幼虫的海鱼，如大马哈鱼、鳕鱼、大比目鱼、鲱鱼、鲭鱼等，以及海产软体动物如乌贼等而引起。虫体主要寄生于胃肠壁，患者发病急，酷似外科急腹症，常致临床误诊。

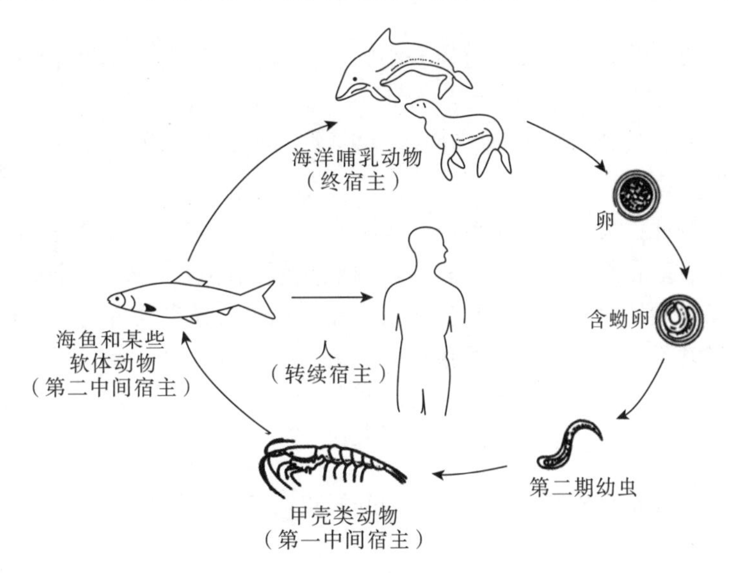

图 2 –13　异尖线虫生活史示意图

（二）形态特征

1. 成虫

（1）简单异尖线虫成虫　圆柱形，尾部渐变粗，虫体乳白色略带黄。头部口唇形态为圆形。虫体大小为 65mm ×2mm。雄虫肛门乳头数为 7 对，2 根交合刺长短不一。雌虫阴门位于虫体中央稍后处，距头端约 3/5。腺胃呈长方形。

（2）典型异尖线虫成虫　成虫与简单异尖线虫成虫很相似，虫体细长，大小为 90mm × 1.5mm。头部口唇形态为圆形，在头部前缘带齿嵴的凹陷比简单异尖线虫深。雄虫肛门后乳头数为 10 对，全部为较长的单乳头。2 根交合刺不等长。雌虫阴门距头端约 2/5。腺胃亦为长方形。

（3）抹香鲸异尖线虫成虫　虫体粗大，大小为 100mm × 4.5mm。头部口唇形态与前面两种异尖线虫完全不同，呈三角形。头部前缘的嵴较小。雄虫肛门乳头数为 6 对，2 根交合刺等长。雌虫阴门约距离头端 3/10。腺胃部形态近似正方形。

2. 幼虫　寄生于人体的为第三期幼虫（图 2 - 14）。第三期幼虫呈圆柱形，两端尖细以头端明显，乳白色半透明。虫体长 12.5 ~ 30mm。头部为融合的唇块，唇瓣尚未分化。腹侧有一明显的钻齿，其腹侧稍后两亚腹唇之间为排泄管开口。尾部略圆，其端部有一尾突。在食管与肠管之间有一个腺胃。

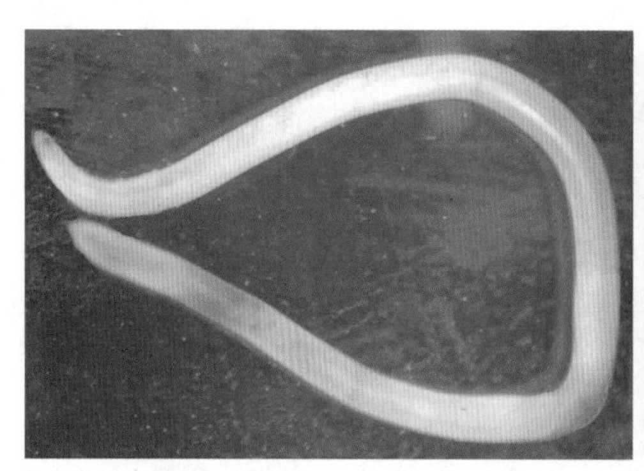
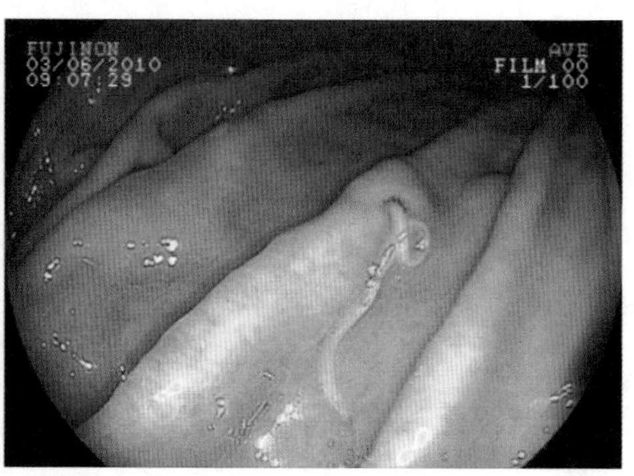

图 2 - 14　人体内异尖线虫第三期幼虫

二、致病与临床

异尖线虫幼虫经口侵入人体，主要通过胃和小肠，或口腔、扁桃体、食管和结肠等部位钻入体内。其寄居的病灶部位处在黏膜下，形成局限性、大小不等的肿块。在有些病灶处的黏膜内可见虫体，周围伴有明显的水肿、出血、糜烂和溃疡等病变。宿主肠壁因炎症反应而增厚，有时可达正常的 3 ~ 5 倍，可能导致肠腔狭窄或梗阻。

异尖线虫所致病变特征：炎症反应主要以黏膜下层为中心，伴有大量嗜酸粒细胞浸润的蜂窝组织炎和嗜酸性肉芽肿的形成。在临床上，异尖线虫病以幼虫侵犯部位和临床特征的不同进行分型，主要分为胃异尖线虫病、肠异尖线虫病、食管异尖线虫病和消化道外异尖线虫病以及异尖线虫超敏反应等，其中以胃异尖线虫病最常见，约为肠异尖线虫病的 2 倍。

三、实验室诊断

患者表现以胃肠道功能紊乱症状为主，因此询问病史对辅助临床诊断具有非常重要的意义。

（一）病原学检查

异尖线虫病依靠患者临床症状和发病前生食鱼（片）病史等可做出初步诊断，确诊则需检获到虫体。目前应用纤维内窥镜检测方法是诊断胃肠异尖线虫病最有效的方法之一，该方法不但可直接摘出虫体做出诊断，同时，还可以观察病变和治疗效果。影像学方法也可以用于诊断如胃、肠等不同临床类型的异尖线虫病。

（二）血清学检测

血清学诊断如荧光抗体试验、酶联免疫吸附试验等，主要用于慢性异尖线虫病的辅助诊断。这些诊

断方法对肠异尖线虫病及消化道外异尖线虫病诊断具有更重要的意义。异尖线虫病与其他寄生虫病一样，亲缘种间有明显的交叉反应。因此，还有待于进一步探讨敏感性高、特异性强的血清学诊断方法。

（三）分子生物学检测

核酸检测可用于鉴定人和动物体内的异尖线虫，并可为其生活史、传播方式和种群结构提供有效的研究工具。近年来，根据简单异尖线虫、对盲囊线虫及宫脂线虫的核糖体 DNA 片段的不同，建立了基于聚合酶链反应的限制性酶切片段长度多态性（PCR - RFLP）和单链构型多态性（SSCP）等方法，可用于人和动物体异尖线虫病的诊断和虫种鉴别。

临床诊断时，本病应注意与消化道肿瘤、胃息肉、十二指肠溃疡、胆石症、胆囊炎、急性阑尾炎、肠梗阻和急性胃肠炎等疾病相鉴别。

（刘俊琴）

PPT

第十一节　毛圆线虫

毛圆线虫隶属圆线目（Strongylida）、毛圆科（Trichostrongylidea）。本科线虫可寄生于两栖类、爬行类、鸟类和哺乳类动物的胃和小肠，偶尔寄生于结肠。目前已知能够寄生于人体的毛圆线虫有十余种，其中包括东方毛圆线虫（*Trichostrongylus orientalis* Jimbo，1914）、蛇行毛圆线虫［*T. colubriformis*（Giles，1892）Ransom，1911］、艾氏毛圆线虫［*T. axei*（Gobbold，1879）Railliet and Henry，1909］和枪形毛圆线虫［*T. probolurus*（Railliet，1896）Looss，1905］。在我国，人群主要感染东方毛圆线虫，引起东方毛圆线虫病（trichostrongylosis）。

东方毛圆线虫病呈世界性分布，我国已有海南、江西、浙江、云南、青海、福建、贵州等 18 个省、自治区、直辖市发现有感染者存在。东方毛圆线虫病的传染源是患者和病畜，人体感染的原因是食入了被感染期幼虫污染的食物和饮水，或接触了被感染期幼虫污染的土壤。防治原则与钩虫病类似，必须有针对性地治疗患者和带虫者，加强粪便管理和个人防护。

一、生物学特征

（一）生活史

东方毛圆线虫为土源性线虫，完成整个生活史只需要 1 个宿主。成虫寄生于宿主的胃和小肠，体外发育过程与钩虫相似，虫卵随粪便排出后在土壤中发育，杆状蚴孵出后蜕皮 2 次发育为丝状蚴（感染期幼虫）。人常因生食蔬菜或含吮草叶而经口感染，感染期幼虫在小肠内经第 3 次蜕皮后，侵入小肠黏膜，数日后返回肠腔再经历第 4 次蜕皮，之后将头端插入肠黏膜并发育为成虫。

（二）形态特征

1. 成虫　东方毛圆线虫成虫无色透明，虫体纤细，体表角皮有不明显横纹，头端钝圆，有不明显口囊和圆柱形咽管。雄虫大小为（4.3～5.5）mm×0.075mm，尾端具有明显交合伞，有 1 对交合刺，交合刺末端有小钩。雌虫大小为（5.5～6.5）mm×0.07mm，尾端较尖，阴门位于虫体后 1/6 处，产卵能力不强，子宫内仅含卵 5～16 个。

2. 虫卵　东方毛圆线虫虫卵呈长椭圆形，无色透明或淡黄色，大小为（80～100）μm×（40～47）μm。卵壳薄，一端较尖，一端较钝，与卵细胞间有明显间隙。在新鲜粪便中，虫卵内含 10～20 个胚细胞（图 2－15）。

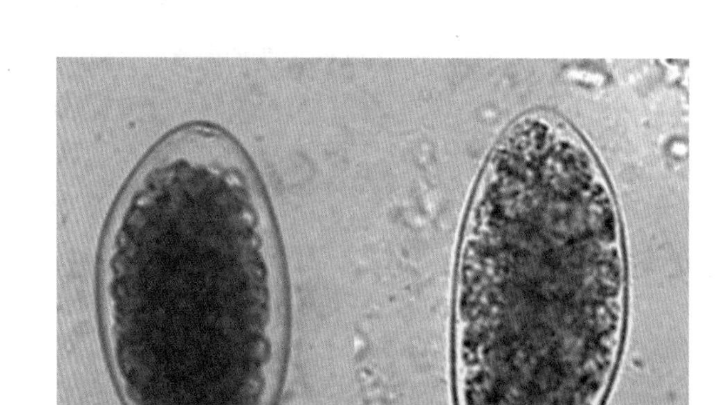

图 2－15　东方毛圆线虫卵

二、致病与临床

成虫是主要致病阶段。东方毛圆线虫引起的病理改变和临床症状与感染程度及宿主营养状况有关，虫体侵入并损伤宿主肠黏膜，致使上皮细胞脱落，虫体的分泌物可影响消化功能。感染者可无明显症状，也可出现食欲不振、腹痛、腹泻等消化道症状。腹痛症状一般较钩虫感染者略为明显，患者可出现四肢乏力、头痛、头晕、外周血嗜酸粒细胞增多，严重时还可出现贫血及由虫体代谢产物所引起的毒性反应。该虫常与钩虫存在混合感染，故难以确定哪些症状单纯是由该虫感染所致。

三、实验室诊断

主要采用病原学检查。采用饱和盐水浮聚法，检查粪便中的虫卵；亦可用培养法查丝状蚴作为确认的依据。粪便检查虫卵或采用培养法查丝状蚴时必须与钩虫卵和钩蚴或与粪类圆线虫丝状蚴相区别。由于东方毛圆线虫卵小，并且排卵量较少，为避免漏诊，应进行多次反复检查。

（王立富）

第十二节　棘颚口线虫

PPT

棘颚口线虫（*Gnathostoma spinigerum* Owen，1836）是犬、猫的常见寄生虫，亦可寄生于虎、狮、豹等野生食肉动物的胃壁内。该虫第三期幼虫可寄生于人体，引起棘颚口线虫病（gnathostomiasis）。

颚口线虫分布于全球，寄生于人体的颚口线虫除棘颚口线虫外，常见的还有刚刺颚口线虫（*G. hispidum* Fedtchenko，1872）、陶氏颚口线虫（*G. doloresi* Tubangui，1925）、日本颚口线虫（*G. nipponicum* Yamaguti，1941）、马来颚口线虫（*G. malaysiae* Miyazakiet and Dunn，1965）等，其中以棘颚口线虫最为多见。自 1889 年在泰国首次发现人类病例以来，全球已报告约 5000 例。该病是一种食源性人兽共患寄生虫病，主要流行于日本和泰国，其他地区也有病例报道。颚口线虫病多见于食用生淡水鱼的地区，人类是其非适宜宿主。该病的地域性与泰国、东南亚、中国和日本等地区的生鱼食用习惯密切相关。此外，生食或半生食鸡、鸭、猪等第二中间宿主和转续宿主的肉类亦可感染。

预防颚口线虫病，应采取以下措施：加强宣传教育，提高公众对疾病的认知；注重饮食卫生，避免食用生或半生的鱼、禽等肉类；不饮用未经处理的生水，以防摄入剑水蚤；食品加工人员在处理鱼类、肉类时应佩戴手套，以防幼虫通过皮肤感染。

对于确诊患者，若寄生部位明确，尤其是皮肤型颚口线虫病患者，可考虑外科手术移除虫体。目前尚无特效药物，但可尝试使用泼尼松龙、噻苯咪唑、阿苯达唑等药物，对内脏型颚口线虫病患者进行治疗。

一、生物学特征

棘颚口线虫的生物学分类属旋尾目（Spirurida）、颚口科（Gnathostomatidae）、颚口线虫属（*Gnathostoma*）。

（一）生活史

棘颚口线虫的成虫主要寄居在犬和猫等终宿主的胃壁黏膜下形成瘤块，通常以单条或多条虫体相互盘绕的形式存在。当这些瘤块破裂后，虫卵会进入胃肠道，并随宿主的粪便排出。在适宜的条件下，虫卵在水中约需1周时间发育，随后孵化为第一期幼虫。剑水蚤作为第一中间宿主，摄入第一期幼虫后，幼虫在其体腔内经过7～10天发育成为第二期幼虫。第二中间宿主，例如淡水鱼（如黑鱼、鳝鱼、鳜鱼等）和蛙，在摄入含有第二期幼虫的剑水蚤后，幼虫穿过宿主肠壁移行至肌肉组织，约经1个月时间发育成为第三期幼虫。终宿主在摄入受感染的鱼或蛙后，第三期幼虫在胃中脱囊，并穿过胃壁和肠道，经过肝脏移行至肌肉或结缔组织。幼虫最终会再次返回胃壁，在黏膜下形成瘤块，并发育为成虫。此外，蛇、龟、鸡、鸭、鼠和猪等动物可能成为转续宿主，摄入含第三期幼虫的鱼或蛙后，幼虫在其体内停止发育，保持第三期幼虫状态。人类作为非适宜宿主，可能因生食或半生食含有第三期幼虫的鱼类或转续宿主而感染棘颚口线虫（图2－16）。

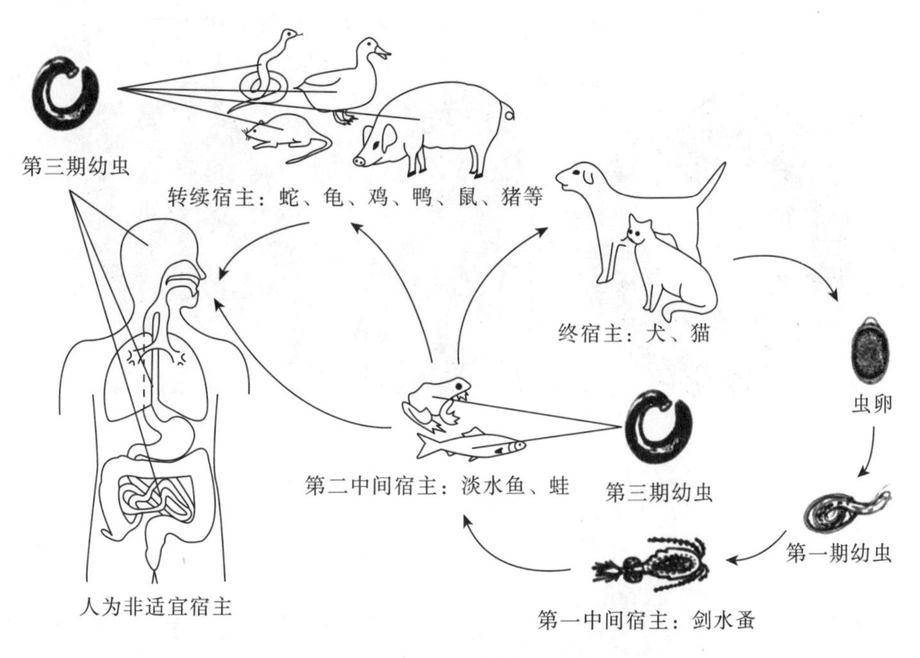

图2－16　棘颚口线虫生活史示意图

（二）形态特征

1. 成虫　粗大，呈圆柱形，外观微红且略透明，两端略向腹面弯曲（图2－17）。虫体的头端球形膨大，环绕着4～11圈环形排列的小钩，口周则有1对肥厚的口唇。虫体的前部以及近尾端表面覆盖体棘。成虫的大小会因宿主的体型不同而有所变化，如在虎体内寄生时雌虫长25～54mm，雄虫长11～25mm；在猫体内寄生时雌虫大小为（15.24～16.24）mm×(1.23～1.32)mm，雄虫为（13.5～15.5)mm×(1.1～1.4)mm。

2. 虫卵 呈椭圆形，棕黄色，卵壳表面粗糙且呈颗粒状。虫卵一端具有透明的卵塞，形似帽状（图2－18）。虫卵大小为（65～70)μm×(38～40)μm，内含1～2个细胞。

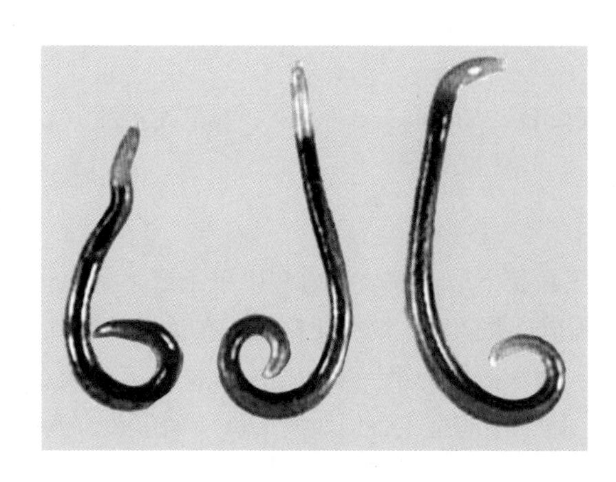

图2－17 棘颚口线虫成虫

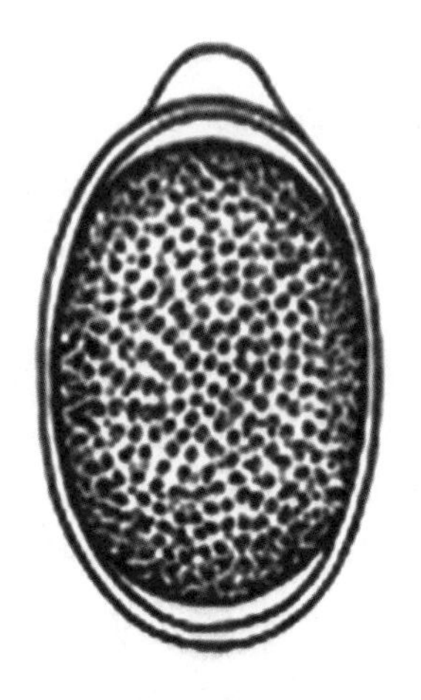

图2－18 棘颚口线虫虫卵示意图

3. 第三期幼虫 棘颚口线虫的第三期幼虫通常呈弯曲的“6”字形，体长为2.5～3.2mm，体宽为0.37～0.47mm。幼虫的顶部具有唇，头球上环绕着4环小钩，小钩的数目和形状对于虫种的鉴别具有重要意义。幼虫体表覆盖着200列以上的单齿皮棘，其中体前部的棘长约10μm，向后逐渐变短、变稀疏，长度仅约2μm。幼虫体长1/4处的内部存在4个肌质的管状颈囊，内含浆液，这些结构对于头球的膨胀和收缩起着至关重要的作用。幼虫的食管呈棒状，分为肌性和腺性两部分（图2－19)。

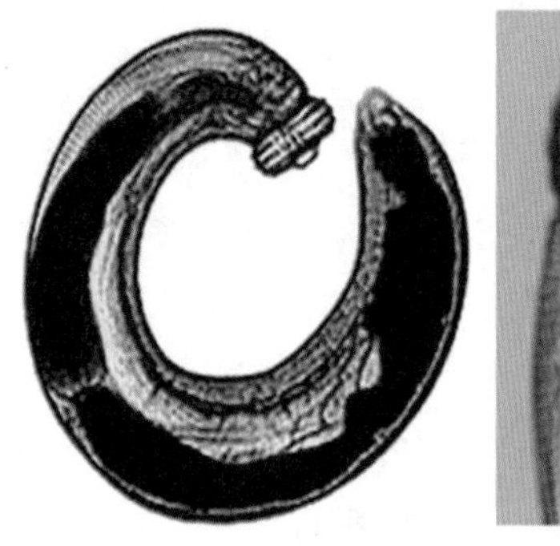

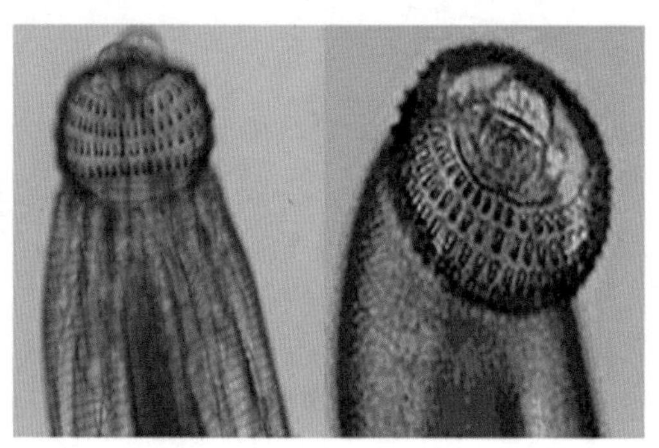

图2－19 棘颚口线虫第三期幼虫及顶部

二、致病与临床

棘颚口线虫的第三期幼虫寄生于人体后，可能引发幼虫移行症。病变主要由幼虫在全身各处，尤其是皮肤、皮下组织和肌肉中的机械性损伤及其所释放的毒素引起。病灶区域常见大量嗜酸粒细胞、中性粒细胞和淋巴细胞浸润，可形成以脓肿为中心的结节性损伤，常见部位包括胸部、咽喉、面部、腹部、手部和眼前房。幼虫在皮肤表皮与真皮间形成隧道，导致皮肤幼虫移行症，表现为匐行疹或游走性皮下包块，局部皮肤可发红，伴有灼热感、水肿、瘙痒和疼痛。内脏幼虫移行症（visceral larva migrans，VLM）可影响消化、呼吸、泌尿和神经系统，临床表现因寄生部位不同而异。部分患者可在尿液或痰液中发现活虫。若幼虫侵入脊髓或脑部，可引起嗜酸粒细胞增多性脑脊髓炎，导致严重的神经根痛、四肢麻痹、嗜睡、昏迷，甚至死亡。

三、实验室诊断

结合受检者的病史，若有生食或半生食鱼、蛙类或转续宿主的经历，应高度怀疑该病。确诊可通过外科手术从患者体内取出虫体，并在显微镜下进行鉴定。对于无明显体表损害的可疑患者，可采用免疫学方法检测辅助诊断，如间接荧光抗体试验（IFA）和酶联免疫吸附试验（ELISA）等。虫体难以鉴别时也可采用PCR、宏基因测序。

答案解析

思考题

案例　患者，男性，40岁。

主诉：左眼疼痛并伴有视力下降持续1周。

现病史：入院后在左眼前房和玻璃腔发现1条卷曲的细长蠕虫，眼底和玻璃体腔内均未发现寄生虫。对侧眼未发现阳性结果。对患者进行头部、胸部计算机断层扫描和腹部彩色多普勒超声检查，未见阳性结果。患者粪便未发现蠕虫和虫卵。检查患者血液，单核细胞（0.76×10^9/L）和嗜酸粒细胞（0.56×10^9/L）升高，红细胞沉降率和C反应蛋白均为阴性。通过手术从患者身上取出寄生虫，经当地疾控中心鉴定为棘颚口线虫，其形态特征与棘颚口线虫第三期幼虫的特征一致。术后未发现其他幼虫。

流行病学调查：患者有生食肉类的饮食习惯，曾多次生食牛肉、鲑鱼生鱼片等。发病前1周，患者还食用了当地的生泥鳅。

问题

（1）患者感染棘颚口线虫的主要原因是什么？

（2）棘颚口线虫第三期幼虫的主要形态特征是什么？

（3）棘颚口线虫病有哪些实验室诊断方法？

第十三节　弓首线虫

微课/视频16

PPT

弓首线虫（*Toxocara* spp.）是一类寄生于动物的线虫，在已知的26种弓首线虫中，犬弓首线虫［*T. canis*（Werner，1782）Johnston，1916］和猫弓首线虫［*T. cati*（Schrank，1788）Brumpt，1927］被认为是人兽共患寄生虫病的病原体，其幼虫可寄生在人体，尤其是儿童，引起弓蛔虫病（toxocariasis）。其他弓首线虫主要寄生于各种动物，被认为可能对人体有潜在的致病作用，如马来西亚弓首线虫（*T. malaysiensis*）、牛弓首线虫（*T. vitulorum*）、山猫弓首线虫（*T. lyncus*）等。

弓首线虫的感染在全球范围内都有报道，尤其在法国、奥地利、印度、日本、韩国、中国、美国和巴西等国较为常见。一项关于儿童感染弓首线虫的荟萃研究估计，全球儿童弓首线虫的平均感染率在22%～37%，其中亚洲儿童的感染率（35%）相对较高，而美洲、非洲和欧洲的儿童感染率分别为31%、21%和26%。

一、犬弓首线虫

犬弓首线虫，又称犬弓蛔虫（犬蛔虫），呈世界性分布。目前已发现 19 种犬科野生动物为犬弓首线虫的终宿主，犬的感染率为 5.5% ~64.7%。在欧洲，犬的平均感染率为 4.6%，其中 6 个月以下的幼犬感染率为 41.2%，家养成年犬为 11.1%，流浪犬为 17.6%。国内一些地方对饲养犬的调查发现，犬弓首线虫的感染率为 6.71% ~46.39%。

感染性虫卵污染土壤、犬的皮毛及玩具、用具等，可增加人体感染的风险。特别是感染的幼犬，其每克粪便中含有 1 万 ~1.5 万个虫卵，在每日清洁犬窝的情况下，仍可检测出残留的 3 万个虫卵。1 ~3岁的儿童为高发人群，研究表明，与狗和猫的亲密接触是年轻人患弓首蛔虫病的相关风险因素。

犬弓首线虫病的防控重在预防，包括避免儿童与犬类接触、注重个人及环境卫生，以及定期给犬类服用驱虫药物以减少传染源。对于人体局部病变，可采用外科手术疗法；内脏幼虫移行症则需在确诊后采取相应治疗措施。驱虫治疗中，乙胺嗪和噻苯哒唑显示出较好的疗效，而甲苯哒唑、阿苯达唑和氟苯哒唑也具有一定的疗效。

（一）生物学特征

犬弓首线虫的生物学分类属蛔目（Ascaridida）、弓首科（Toxocaridae）、弓首线虫属（*Toxocara*）。

1. 生活史 犬弓首线虫的终宿主包括犬、猫、狼、獾等，其生活史与人体内蛔虫相似。虫卵随终宿主粪便排出后，在适宜环境下约 5 天发育成感染期卵，内含第三期幼虫。犬吞食感染期卵后，幼虫在肠道孵出，穿透肠壁，随血流进入肺，在肺内停留一段时间，经历蜕皮后，通过肺毛细血管、细支气管、气管、咽部，再次被吞咽入小肠，经过 2 次蜕皮发育为成虫。成犬，尤其是曾感染并已获得免疫力的犬，吞食感染性幼虫后，幼虫无法完成在肺和气管的移行过程，而进入其他组织和器官，处于休眠状态。人类主要因误食感染期卵或食用含有第三期幼虫的转续宿主（如兔、鼠、鸟类等）的生肉而感染，幼虫在小肠孵化后穿透肠壁，进入血液循环，在全身迁移但不能发育为成虫（图 2 -20）。

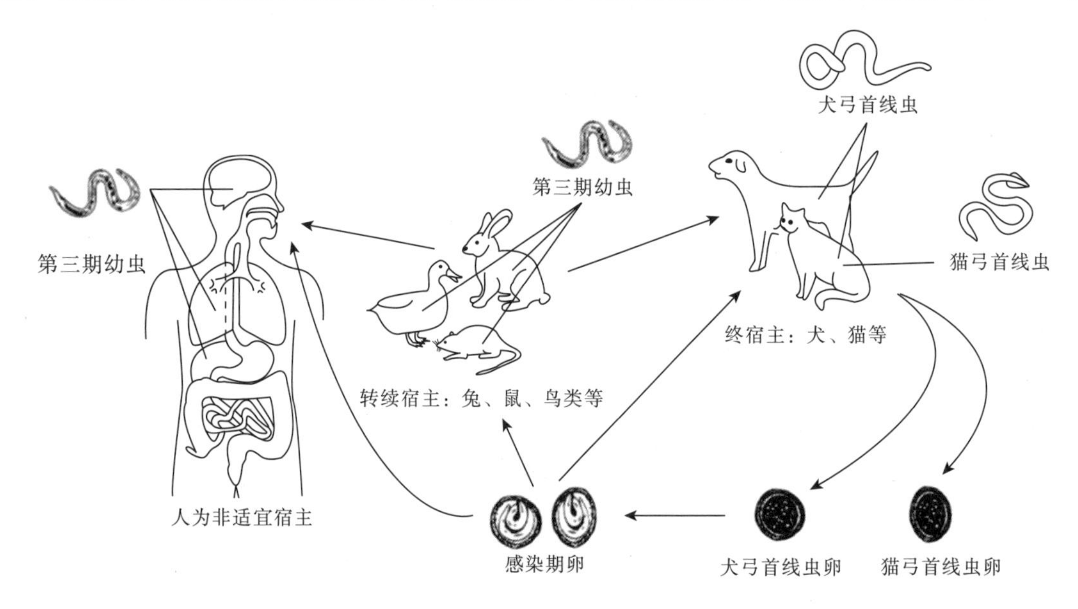

图 2 -20 犬、猫弓首线虫生活史示意图

2. 形态特征

（1）成虫 体型较小，呈浅黄色（图 2 -21）。虫体前端弯向腹面，头端具有 3 个唇瓣，无中间唇瓣，两侧各有一小型刃状颈翼。虫体横切面可见深裂状的翼心结构（图 2 -22）。食管结构简单，咽管

后端无肌质球，食管与肠管连接处有1个小胃。雄虫体长为4～6cm，尾部呈弯曲状，末端有一指状突起，肛门前后分布有短柄乳突若干对及无柄乳突3对。2支交合刺长度不相等。雌虫体长为6.5～10cm，阴门位于虫体中部稍前位置，子宫总管极短，尾部平直。

（2）虫卵　呈近球形，大小为（65～68）μm×（64～72）μm，呈黄褐色，卵壳较厚。卵表面具有许多凹凸不平的蜂窝状凹陷（图2－21）。

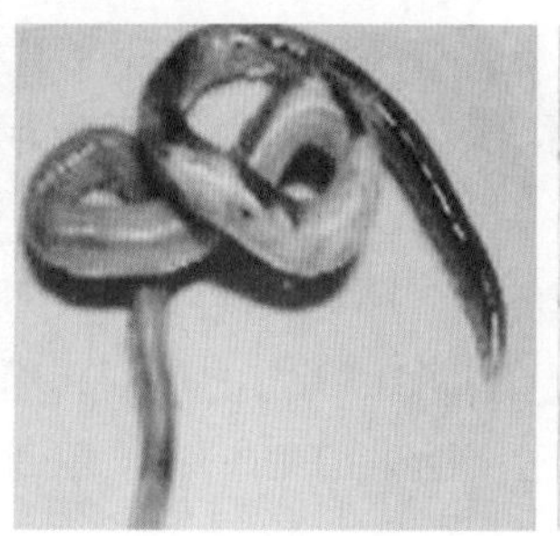
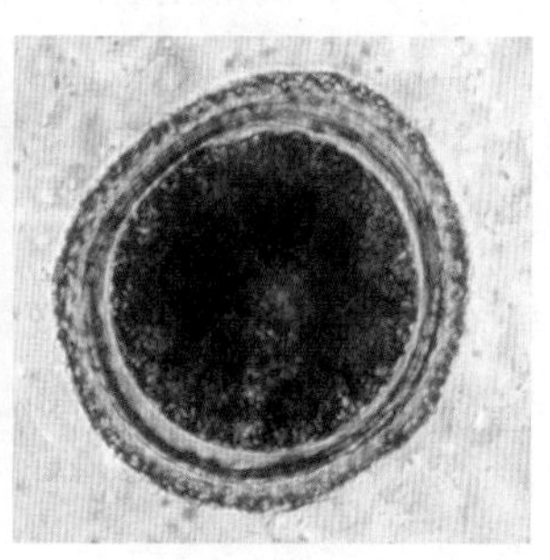

图2－21　犬弓首线虫成虫及虫卵

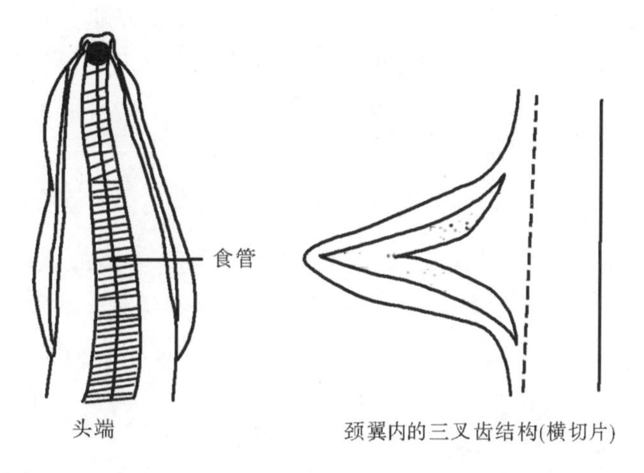

图2－22　犬弓首线虫成虫前端及颈翼示意图

（二）致病与临床

弓首线虫感染在临床表现上具有显著的变异性。由于犬弓首线虫的幼虫能够迁移至身体多种器官，包括肝脏、心脏、肺、肾脏、大脑、肌肉和眼睛，因此可引发广泛的临床症状。通常情况下，人体弓首线虫病可分为4种主要的临床类型：内脏幼虫移行症（visceral larva migrans，VLM）、眼弓首线虫病（ocular toxocariasis，OT）、隐性或常见弓首线虫病（covert or common toxocariasis，CT），以及神经弓首线虫病（neurotoxocariasis，NT）。疾病的严重程度与寄生虫的负荷、幼虫迁移的持续时间，以及感染者的年龄和免疫介导反应有关，一些儿童会表现出异食癖。

1. 内脏幼虫移行症　主要由犬弓首线虫幼虫引起，常见症状包括间歇性发热、疲劳、食欲减退和体重下降。肝脏受侵时，可出现上腹痛、恶心、呕吐、肝大及压痛。肺部受侵表现为Loeffler′s综合征，伴有咳嗽、发热和呼吸困难。常见嗜酸粒细胞增多和免疫球蛋白升高。

2. 眼弓首线虫病　病理表现包括视网膜脉络膜炎、巩膜炎等，可能导致视力损害。眼底检查可见网膜溃疡、色素沉着和玻璃体浑浊等。

3. 隐性或常见弓首线虫病　症状包括腹痛、发热、厌食等，伴有嗜酸粒细胞增多和血清学抗体阳性。

4. 神经弓首线虫病　由弓首线虫幼虫侵入中枢神经系统引起，症状包括脊髓炎、脑炎等。实验室检查可能发现脑脊液浑浊、血性或黄色。严重时可致瘫痪、昏迷，甚至死亡。

（三）实验室诊断

由于犬弓首线虫幼虫在人体内不能发育为成虫，因此粪便中无法检出虫卵。诊断依据病史、与犬类接触史及临床症状，血中嗜酸粒细胞增多、高球蛋白血症、血清 IgG、IgM、IgE 水平升高等指标对诊断具有重要价值。确诊需在组织切片中发现虫体。

1. 病原学检查　疑似病例可通过肝、肺及其他受累脏器的穿刺或手术获得标本，进行连续组织切片，观察组织病变并寻找幼虫。若在嗜酸性肉芽肿组织中发现幼虫，可作为确诊依据。需注意与猫弓首线虫幼虫的鉴别。

2. 免疫学检测　犬弓首线虫幼虫的排泄/分泌抗原（TES－Ag）可激发宿主产生高效价抗体。通过 ELISA 等免疫学方法检测受检者血清中的抗体，有助于 VLM 的诊断，但需注意可能的交叉反应。TES－Ag 具有较高的特异性且易于制备，目前国外已广泛采用 TES－Ag ELISA 检测来诊断弓首线虫幼虫移行症及开展人体感染的流行病学调查。

3. 分子生物学检测　传统上，弓首线虫的分类鉴定依赖于成虫的形态特征和特异宿主。然而，部分弓首线虫形态极为相似，特别是组织中移行的幼虫难以通过形态学进行种类鉴别。近年来，利用分子生物学技术对寄生虫进行鉴定取得了显著进展。PCR 方法具有高度特异性和敏感性，对弓首线虫的分子流行病学调查及弓首蛔虫病的诊断具有重要意义。

二、猫弓首线虫

猫弓首线虫，也称为猫弓蛔虫（猫蛔虫），能够引起内脏幼虫移行症。据研究，现有 21 种猫科动物被证实为猫弓首线虫的终宿主。在欧洲，猫的平均感染率为 24.5%，其中 6 个月龄以下的幼猫感染率为 25%，成年猫为 16.3%，流浪猫则高达 33.5%。防治原则同犬弓首线虫。

（一）生物学特征

猫弓首线虫的生物学分类同犬弓首线虫。

1. 生活史　猫弓首线虫的终宿主主要是猫，也可寄生于狮、豹等，人则为偶然性感染。猫弓首线虫的生活史与犬弓首线虫类似。当猫摄入感染性虫卵后，幼虫在肠道内孵出，经过肝脏、肺部、气管移行后再返回肠腔，最终发育为成虫。此外，若感染性虫卵被犬、羊、鸡、蚯蚓及蜚蠊等动物摄入，幼虫可在这些动物体内存活。当猫科动物捕食这些体内含有幼虫的动物后，幼虫可移行进入胃壁，无须经过肝脏和肺部，即可发育为成虫。目前尚未见有关先天性感染的报道。

2. 形态特征

（1）成虫　猫弓首线虫的体型较犬弓首线虫小（图 2－23），头端向腹面弯曲，颈翼短而宽，颈翼后端突然收缩，整体呈梨形，颈翼上有横纹；颈翼横切面显示翼心仅占外半部，与犬弓首线虫深裂状的翼心结构有明显区别（图 2－24）。咽管后端存在肌质球。雄虫体长为 3～6cm，尾端具有柄状及无柄的乳突数对，其排列方式与犬弓首线虫不同。两支交合刺长度不相等，为 1.63～2.08mm。雌虫体长为 4～10cm，阴门位于虫体前 1/4 处，子宫总管较长。

（2）虫卵　呈椭圆形（图 2－23），大小为 67～75μm，卵壳较薄，表面具有许多蜂窝状凹陷，需与犬弓首线虫的虫卵进行鉴别。

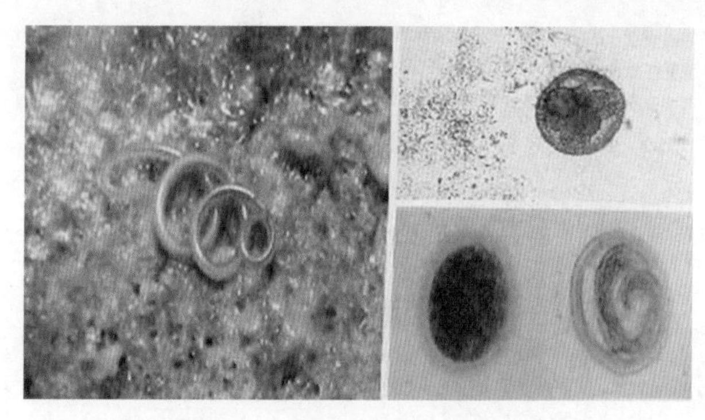

图2-23 猫弓首线虫成虫及虫卵

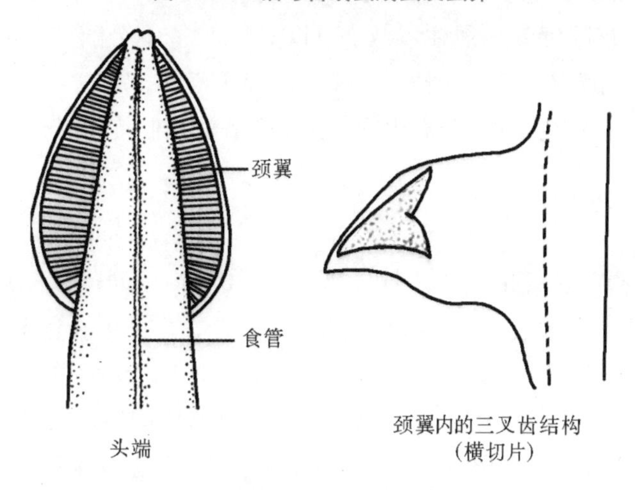

图2-24 猫弓首线虫成虫前端及颈翼形态示意图

(二) 致病与临床

猫弓首线虫可以寄生于人体，但不能发育为成虫，只能停留在幼虫阶段。致病性同犬弓首线虫。

(三) 实验室诊断

实验室检验同犬弓首线虫。

答案解析

思考题

案例　患儿，男性，10岁。

主诉：右眼视物模糊，无眼部发红、疼痛或其他不适。

现病史：入院后患儿最初被诊断为慢性葡萄膜炎、视网膜血管炎和右眼并发白内障，并怀疑为周围性肉芽肿性眼弓首线虫病（OT）。患儿全身麻醉下接受了右眼房水抽吸。ELISA结果显示，血清和眼内液中抗弓首线虫IgG水平分别为53.52U（参考值<9U）和33.43U（参考值<3U）。此外，弓首线虫的Goldmann - Witmer系数为24.82（正常值<2，达到或超过4时，可以确定有眼内原位抗体产生）。对其他传染性、炎症、毒性或副肿瘤因素的检测均为阴性。患儿被诊断为右眼周围性肉芽肿性眼弓首线虫病。

流行病学调查：患儿与没有使用过驱虫药的狗有长期密切接触。

问题

(1) 患儿诊断为眼弓首线虫病的依据是什么？

(2) 患儿患眼弓首线虫病的原因可能是什么？

(3) 有哪些实验室诊断方法可用于诊断该疾病？

第十四节　其他人体寄生线虫

PPT

一、旋盘尾线虫

旋盘尾线虫［*Onchocerca volvulus*（Leuckart，1893）Railliet and Henry，1910］，简称盘尾丝虫，主要寄生于人体皮下或皮下的结缔组织，引起盘尾丝虫病（onchocerciasis）。盘尾丝虫病主要在热带地区蔓延，绝大多数感染者（超过99%）居住于撒哈拉以南非洲的31个国家。此外，该病亦在巴西、委内瑞拉以及也门有传播。据WHO 2017年估计，现有2100万病例，2019年有2.18亿人面临感染风险。目前，防治该病的主要措施是应用化学和微生物杀虫剂等方法控制传播媒介及应用伊维菌素进行大规模的化疗等。

（一）生物学特征

旋盘尾线虫生物学分类属丝虫目（Filariida）、盘尾科（Onchocercidae）、盘尾线虫属（*Onchocerca*）。

1. 生活史　雌雄成虫寄生于人体皮下组织的纤维结节内，寿命可长达15年。每条雌虫一生中能够产下数百万条微丝蚴。微丝蚴无周期性，主要分布在结节周围的结缔组织和皮肤淋巴管中，也可出现在眼组织或尿液中，但出现在血液中则相对罕见。该虫的中间宿主为蚋（*Simulium*），又称黑蝇（black fly）。当雌蚋叮咬人体时，微丝蚴随之进入蚋的消化道，穿过中肠，进入血腔，最终抵达胸肌。在这一过程中，微丝蚴经历2次蜕皮，发育成感染期幼虫，并迁移至蚋的下唇。当蚋再次叮咬人体时，感染期幼虫从蚋的下唇逸出，侵入皮肤，完成其感染人体的过程。

2. 形态特征

（1）成虫　呈丝状，乳白色，半透明，两端渐细，末端钝圆。其角皮层具有明显的横纹，外部呈现出螺旋状增厚，这是该虫的显著特征。雌虫长为33.5～50mm，宽0.27～0.40mm，生殖系统双管型。雄虫长为19～42mm，宽0.13～0.21mm，生殖系统为单管型，尾部向腹部弯曲，末端钝圆，有2根不等长的交合刺。

（2）微丝蚴　无鞘。大小为（220～360）μm×（5～9）μm，弯曲僵硬。头间隙长宽相等，前端体核长形，4个重叠，有时甚至3个并列；尾端尖细且突然成角。微丝蚴没有尾核，并且无核区较长，为10～15μm（图2－25）。

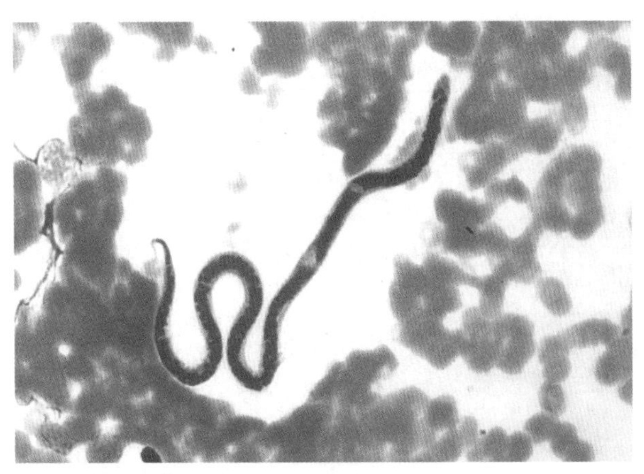

图2－25　盘尾丝虫微丝蚴

（二）致病与临床

成虫和微丝蚴均能对人类造成致病，其中微丝蚴的影响尤为严重。

1. 成虫致病　成虫寄生在皮下组织中的淋巴管汇合处，周围因纤维组织增生而形成纤维结节，这些结节称为盘尾丝虫结节（onchocercomata）。皮下结节通常在感染后大约1年形成，无痛感，质地较硬，但成虫的生存不受影响。

2. 微丝蚴致病　微丝蚴可产生胶原蛋白酶，分解胶原蛋白，使微丝蚴得以进入宿主身体的多个皮肤层和皮下淋巴管，从而引发各种类型的皮肤及淋巴结病变。此外，微丝蚴还能够侵入眼球，引起眼部损伤，严重时可导致失明。

（三）实验室诊断

1. 病原学检查

（1）成虫检查　当皮肤出现明显结节时，可通过外科手术摘除结节。随后利用胶原酶消化，分离出成虫，并进行显微镜下计数检查。

（2）微丝蚴检查

1）皮肤活检　作为病原学诊断的主要方法。在微丝蚴密度较高的区域，如肩部、大腿或臀部，使用皮肤活检夹取约2mm厚的皮肤样本。样本需立即称重并放置于载玻片上，滴加生理盐水后进行压片镜检；或将样本浸泡在37℃的生理盐水中15分钟，经离心后取沉淀物进行镜检；或将样本置于组织培养液中，24小时后进行定量计数。微丝蚴的密度以每毫克皮肤样本中的条数来计算。采样时应避免混入血液，以防与其他丝虫混淆。

2）结节穿刺　通过肿块或结节的穿刺抽取液来检查微丝蚴。穿刺过程中需谨慎操作，以防损伤成虫，引起严重炎症反应。

3）眼部检查　为盘尾丝虫病的常规检查。使用裂隙灯或检眼镜可以直接观察眼前房中的微丝蚴；或者采用结膜活检法，通过显微镜检查微丝蚴，其检出率较皮肤活检更高。

微丝蚴还可能存在于尿液或痰液中。检查前服用乙胺嗪，可以显著增加尿液和痰液中微丝蚴的数量。

2. 免疫学检测　目前尚无成熟的盘尾丝虫循环抗原检测方法。但可在患者血清中检测到高滴度的特异性IgG抗体。最常用的检测方法是酶联免疫吸附试验（ELISA），其中多种重组抗原展现出良好的检测效果。另外，感染盘尾丝虫后，患者血清中的特异性IgG4亚类抗体水平显著升高。检测虫体特异性IgG4亚类抗体具有较高的特异性和敏感性。治疗后，IgG4亚类抗体的滴度会相应下降，因此可以作为疗效评估的指标之一。

3. 分子生物学检测　盘尾丝虫的分子生物学诊断中，成熟的分子标记是具有种特异性的非编码区—高拷贝串联排列的重复序列DNA。常用的分子生物学方法包括DNA探针、聚合酶链反应（PCR）扩增、PCR－DNA杂交法、环介导等温扩增（LAMP）等。目前，基于DNA纸上色谱层析杂交方法的诊断技术已成功应用于现场调查。

二、结膜吸吮线虫

结膜吸吮线虫（*Thelazia callipaeda* Railliet and Henry，1910），是一种主要寄生于犬、猫等动物眼部的线虫，也可寄生于人眼，引起结膜吸吮线虫病（thelaziasis）。该虫最初由Railliet等人于1910年在印度的犬眼中发现，主要流行于亚洲，又被称为“东方眼虫”。

结膜吸吮线虫寄生于人体的病例最早在中国北京和福建发现（Stuckey，1817；Trimbel，1917）。截至2022年，国内报道的病例已达655例，分布于25个省、自治区、直辖市，其中山东、江苏、湖北、安徽、河南、云南、河北等地区的病例较为常见。该病的流行高峰在6～9月，感染者多为农村婴幼儿，可能与饲养犬、猫以及婴幼儿对蝇的叮咬防御能力较弱有关。

加强健康教育，注意个人卫生，特别是眼部卫生，以及消除果蝇滋生地，以防果蝇叮眼，是预防该病发生的主要措施。治疗时，对于一般患者，可提起眼睑暴露虫体，用镊子或消毒棉签将虫体取出。对于不能配合的患者或婴幼儿，可用1%丁卡因、1%～2%可卡因或1%普鲁卡因2～3滴滴眼，让虫体自行从眼角爬出。当虫体寄生在眼前房时，需要进行手术取虫。

（一）生物学特征

结膜吸吮线虫生物学分类属旋尾目（Spirurida）、吸吮科（Thelaziidae）、吸吮线虫属（*Thelazia*）。

1. 生活史 包括成虫和幼虫2个发育阶段。成虫寄生在犬、猫等动物的眼结膜囊及泪管内，偶尔也可寄生于人的眼部。卵胎生，在结膜囊内产出外被鞘膜的初产蚴（第一期幼虫）。当中间宿主蝇类（例如冈田绕眼果蝇，*Amiota okadai*）舔食宿主眼部分泌物时，初产蚴进入蝇体内并发育，经过2次蜕皮发育为感染期幼虫（第三期幼虫）。

感染期幼虫游离于果蝇的血腔内，随后通过胸部、颈部和头部迁移至果蝇的口器。当果蝇再次舐食其他宿主的眼分泌物时，感染期幼虫会剧烈活动，从蝇的口器逸出并进入终宿主的眼部。在终宿主眼部，经过15～20天，幼虫再蜕皮2次，发育为成虫（图2－26）。从感染期幼虫发育至成虫，并产出下一代幼虫，整个过程需要1～2个月的时间。雌虫每天可产1～202条幼虫不等。成虫的寿命可达2年以上。

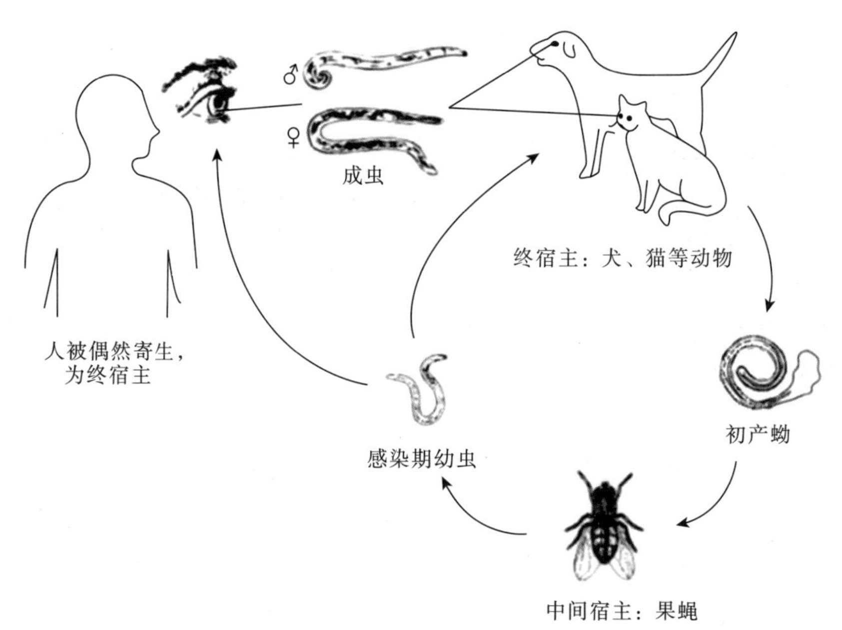

图2－26 结膜吸吮线虫生活史示意图

2. 形态特征

（1）成虫 虫体细长，呈线状，两端较细。在人眼结膜囊内寄居时为淡红色，离开人体后呈乳白色。虫体表面具有边缘锐利的环形皱褶，侧面观其上下排列呈锯齿状。雌虫大小为（6.2～20.0）mm×（0.30～0.85）mm，近阴门端子宫内的虫卵逐渐发育为盘曲的幼虫，雌虫直接产出幼虫。雄虫大小一般为（4.5～15.0）mm×（0.25～0.75）mm，尾端向腹面弯曲，由泄殖腔伸出长短交合刺2根（图2－27）。雌、雄虫尾端肛门周围均有数对乳突。

（2）幼虫　初产出的幼虫外被鞘膜，尾部有一气球状鞘膜囊，大小为（350～414）μm×（13～19）μm（图2－28）。

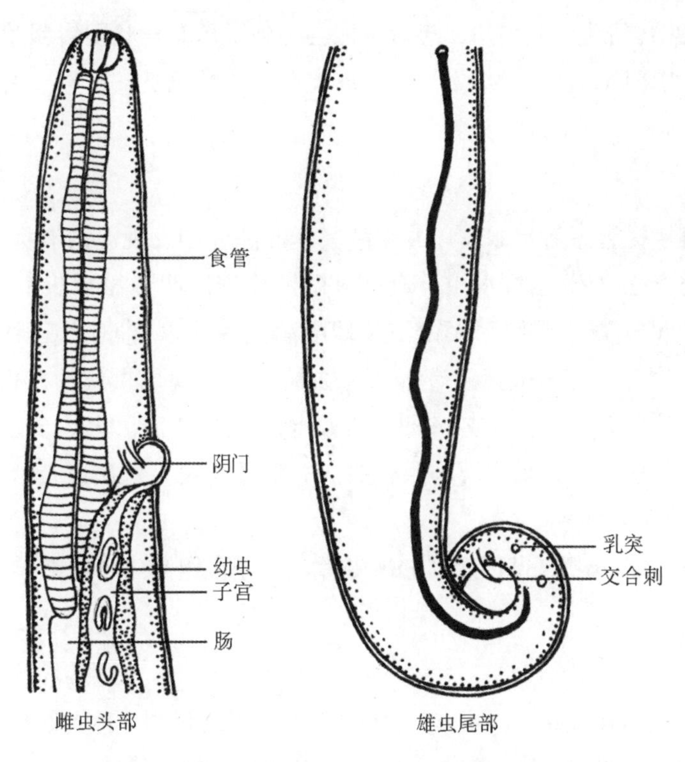

图2－27　结膜吸吮线虫成虫头部及尾部形态示意图

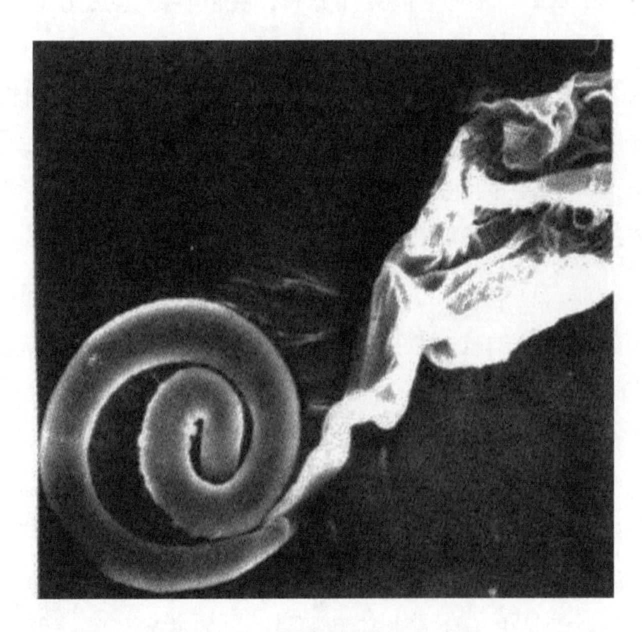

图2－28　结膜吸吮线虫初产蚴

（二）致病与临床

1. 致病　虫体侵入人体后，通常寄生于结膜囊内，特别是在上下睑穹隆内。也可寄生于泪腺、结膜下及皮脂腺管内。成虫体表锐利的环纹可能划伤组织，同时排泄物和分泌物的刺激会导致眼部出现炎症反应或肉芽肿的形成。成虫头端发达的口囊吸附作用也是引起炎症的重要因素。如果患者搔抓眼部，可能合并细菌感染，从而加重炎症反应。

2. 临床表现 轻微感染可能无症状或症状不明显，主要表现为眼部异物感、痒感、畏光、流泪、分泌物增多和眼痛等，通常对视力影响不大。较重的感染可导致结膜充血、发炎、溃疡以及角膜浑浊、眼睑外翻等症状。如果虫体寄生于眼前房，患者可能会感到眼部有丝状阴影飘动感、睫状体充血、房水浑浊、眼压升高和视力下降，甚至可继发青光眼。在严重的情况下，可导致失明。感染通常只发生在单侧，但少数病例可能会出现双眼感染。

（三）实验室诊断

1. 病原学检查 直接提起患者上眼皮以暴露结膜囊腔隙，如发现囊内有类似虫体的物体，使用小镊子轻轻取出，并将其置于生理盐水中，通过显微镜检查以明确诊断。也可采集眼内眦的分泌物，制作压片进行显微镜检查。或使用无菌洗耳球吸满生理盐水，冲洗患眼的结膜囊，收集洗眼液，通过离心分离沉淀物后进行显微镜检查。如果在检查中发现成虫或初产蚴的形态，即可确诊。对于不合作的幼儿，可使用2%可卡因或1%丁卡因，滴入眼中2滴。大约5分钟后，虫体在药物作用下可能会随药液及泪液逸出。该病需要与眼蝇蛆病、眼曼氏裂头蚴病以及沙眼、眼内异物等疾病进行鉴别。

2. 分子生物学检测 18S rRNA 基因序列 PCR 扩增、宏基因组测序均可用于结膜吸吮线虫的鉴定。

三、肾膨结线虫

肾膨结线虫［*Dioctophyma renale*（Goeze，1782）Stile，1901］是一种大型寄生线虫，俗称巨肾虫，寄生于多种哺乳动物的肾脏及腹腔内，尤其是犬、水貂、狼、褐家鼠等。偶可寄生于人体，引起肾膨结线虫病（dioctophymiasis renale）。该病呈世界性分布，在欧洲，尤其是意大利，以及北美等地较为常见。

国内自1981年首例报道至今已有14例，散见于我国南北地区。哺乳动物主要是由于生食或半生食含有肾膨结线虫幼虫的鱼和蛙而感染。因此，预防该病的主要措施是注意饮食卫生和饮食习惯，避免食用未煮熟的鱼肉、生菜，不饮用生水。虫体可主动随尿液排出。外科手术取虫是最可靠的治疗方法，也可以使用阿苯达唑进行驱虫治疗。

（一）生物学特征

肾膨结线虫的生物学分类属膨结目（Dioctophymatida）、膨结科（Dioctophymatidae）、膨结线虫属（*Dioctophyma*）。

1. 生活史 成虫主要寄生于终宿主的肾脏中，虫卵随宿主的尿液排出并进入水中，发育为含第一期幼虫的虫卵。卵被中间宿主蛭蚓科（Branchiobdellidae）和带丝蚓科（Lumbriculidae）的寡毛环节动物食入后，发育为感染期幼虫。终宿主吞食了含有感染期幼虫的中间宿主后，幼虫在其肾脏、胃壁、肝脏等部位发育为成虫。淡水鱼和蛙类为该虫的转续宿主，摄入寡毛环节动物后，感染期幼虫不能继续发育成熟。食肉动物感染通常是由于食入含有第三期幼虫的蛙或鱼类而引起的。食草动物主要因吞食了水中或水生植物上的寡毛类环节动物而被感染。人类感染可能同时通过上述两种方式发生。幼虫进入人体消化道后，穿过肠壁，通过血液循环移行至肾盂，发育为成虫并产卵（图2-29）。此外，虫体也可在膀胱、卵巢、子宫、肝脏、腹腔等部位寄生。

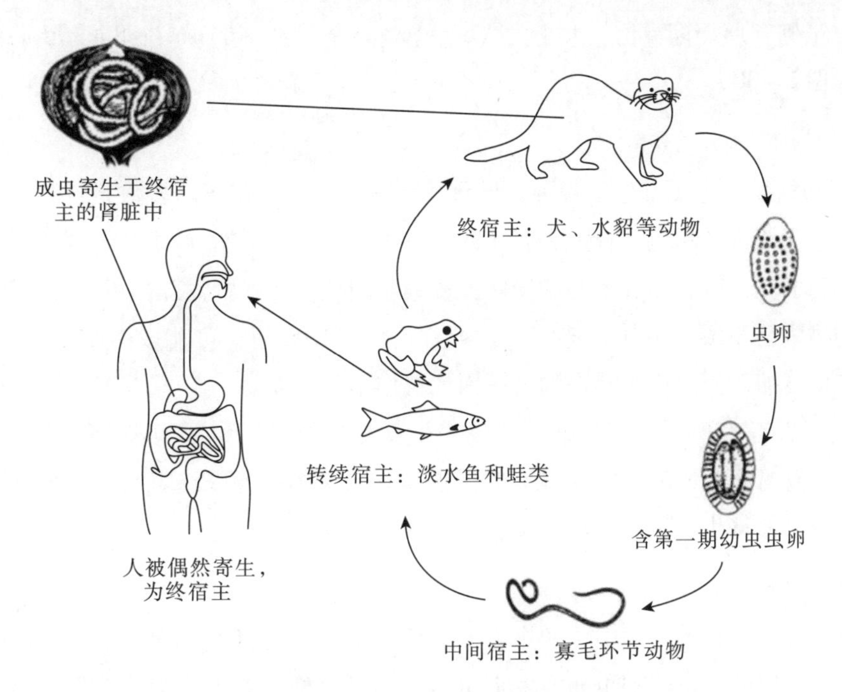

图 2－29　肾膨结线虫生活史示意图

2. 形态特征

（1）成虫　活体呈血红色，圆柱形，前端略细，后端钝圆。虫体的角质层具有横纹，两侧各有 1 行乳突。口孔位于顶端，其周围环绕着两圈乳突。雄虫尾端具有一钟形且无肋的交合伞，有 1 根交合刺；雌虫的阴门开口于体前端的腹面中线上，肛门位于尾端，呈钝圆形（图 2－30）。虫体的大小因宿主不同而有较大差异。在狼和犬体内寄生的成虫，雌虫可达 1m；雄虫较小，是雌虫的 1/4～1/3。寄生于人体的虫体发育较差，雌虫大小为（16～22）cm×（0.21～0.28）cm，雄虫为（9.8～10.3）cm×（0.12～0.18）cm。

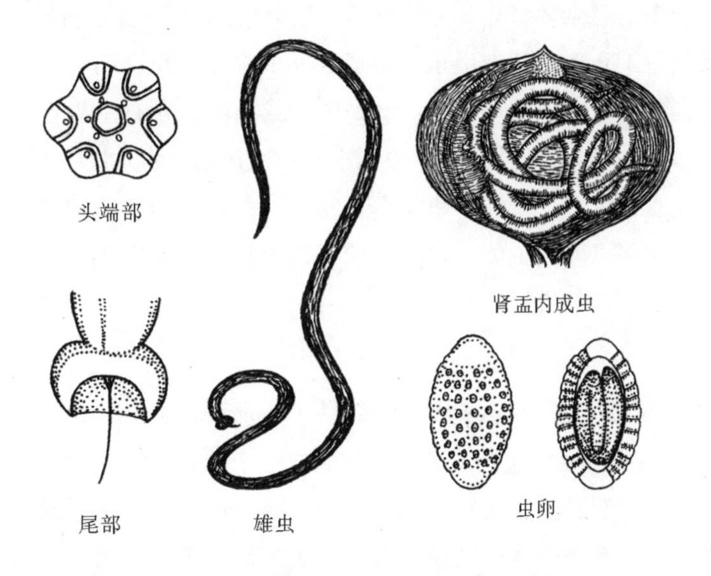

图 2－30　肾膨结线虫成虫及虫卵示意图

（2）虫卵　呈椭圆形，棕黄色，大小为（60～82）μm×(38～46)μm，卵壳厚，除两端外，表面有明显的小凹陷（图2－30）。

（二）致病与临床

1. 致病　肾膨结线虫主要寄生于肾脏，导致肾脏肿大和包膜扩张。多数患者的肾盂背部有骨质板形成，边缘伴有透明软骨样物质。肾盂黏膜乳头出现变性，大多数肾小球会出现透明变性。许多肾小管被鳞状上皮细胞填充，有时形成实心的鳞状上皮细胞圆柱体。在肾盂腔内可见大量红细胞和白细胞。虫卵表面的黏稠物质易于凝结成块，连同虫体死亡后的表皮残留，可能成为结石的核心。病变晚期，受感染的肾脏发生萎缩，而对侧未感染的肾脏因代偿作用而肥大。

2. 临床表现　患者表现出腰部钝痛、肾绞痛，反复出现血尿和尿频。可能并发肾盂肾炎、肾结石、肾功能障碍。有时能在尿液中发现排出的活虫体。当虫体引起尿路阻塞时，患者可出现急性尿中毒症状。此外，若虫体寄生在腹腔，可引发腹膜炎、肝周围炎等病症。

（三）实验室诊断

对于有生食或半生食鱼肉或蛙肉史的患者，若反复出现肾盂肾炎症状，应考虑可能感染了肾膨结线虫。确诊可通过在尿液中检测到虫卵或发现虫体。如果仅雄虫寄生或输尿管发生阻塞，导致尿液检查为阴性，此时尿道造影、B超或CT检查可作为辅助诊断手段。在排除泌尿系统炎症、结核、结石、肿瘤等其他情况后，结合患者的饮食习惯，可以考虑采用阿苯达唑进行诊断性治疗。若怀疑虫体寄生于腹腔或其他组织器官，手术探查或组织活检是确诊的唯一方法。

四、美丽筒线虫

美丽筒线虫（*Gongylonema pulchrum* Molin，1857）是一种寄生在多种哺乳动物口腔和黏膜及黏膜下层的筒线虫，偶尔也可寄生于人体，引起筒线虫病（gongylonemiasis）。该病呈世界性分布，属于动物源性寄生虫病，在家畜中的感染率较高。人体感染表现为局部散在的流行情况。

国内报道的病例已超过110例，其中山东省报道的病例最多，山西省的分布也非常广泛。人体感染与卫生条件、饮食习惯及饮水方式密切相关，例如生食或半生食含有感染性幼虫的中间宿主（如甲虫、蜚蠊、螳螂、蝗虫、天牛等），或饮用被甲虫死亡解体后污染的生水。主要的预防措施包括加强卫生宣传教育，消灭和避免食用甲虫、蜚蠊、蝗虫等昆虫，注意个人卫生，避免饮用生水等。主要的治疗方法是挑破寄生部位的黏膜以取出虫体；在取虫前局部涂抹麻醉剂有助于虫体的移除。取虫后，应使用消毒液漱口，并局部涂抹药剂进行处理。

（一）生物学特征

美丽筒线虫生物学分类属旋尾目（Spirurida）、筒线科（Gongylonematidae）、筒线虫属（*Gongylonema*）。

1. 生活史　美丽筒线虫的生活史包括成虫、卵和幼虫三个阶段。成虫主要寄生于反刍动物（如水牛、黄牛、山羊、绵羊、马、驴、骡、骆驼等）以及猪、猴、鼠、兔等哺乳动物的口腔、咽部、黏膜与黏膜下层。雌性成虫产出的含蚴卵通过黏膜的破损处进入消化道，并随粪便排出体外。当中间宿主（如金龟子等甲虫或蜚蠊）吞食这些卵后，卵内的幼虫在消化道内孵化，随后穿过肠壁进入中间宿主的血腔，并发育成囊状的感染期幼虫（第三期幼虫）。当终宿主摄食了含有感染期幼虫的昆虫后，幼虫会破囊而出，侵入宿主的胃或十二指肠黏膜，然后向上移行至食管、咽部或口腔等处的黏膜内，并发育为成虫。从感染期幼虫进入终宿主体内到发育成熟为成虫，整个过程大约需要2个月的时间。人

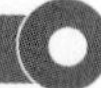

类偶尔也可能成为终宿主（图 2－31）。成虫在人体内的寄生时间通常为 1 年半左右，但在某些情况下，寄生时间可以长达 5 年以上。人体中的寄生虫体数量通常在 1～10 余条不等，而在一些案例中，数量可多达 20 余条。

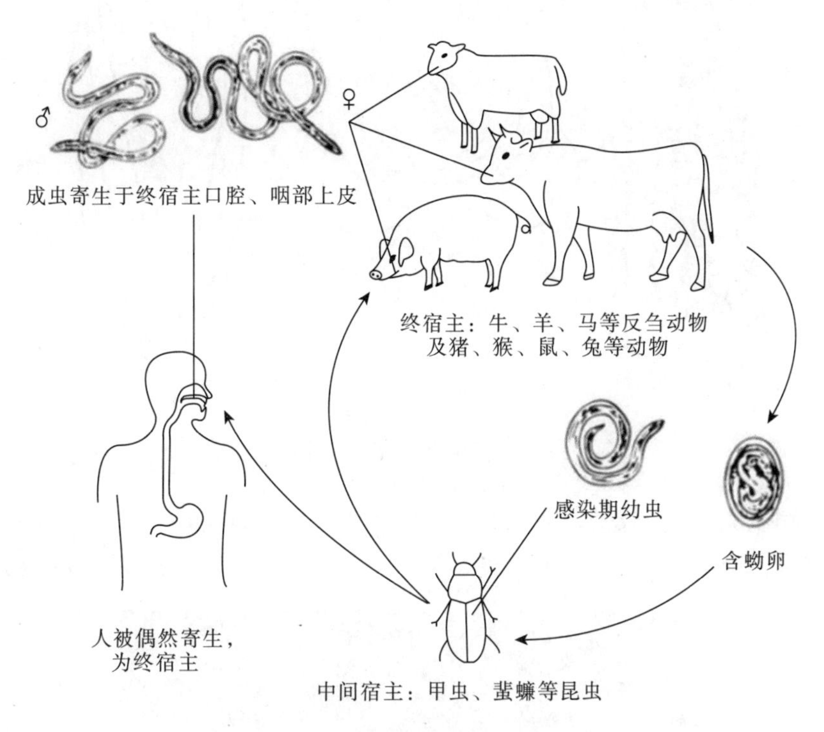

图 2－31 美丽筒线虫生活史示意图

2. 形态特征

（1）成虫 虫体细长，呈乳白色，略透明（图 2－32），体表具有纤细的横纹。体前端的表皮上有明显的纵行排列的花缘状表皮突，这些表皮突大小不等、形状各异、数量不同，在前端排列成 4 行，延伸至近侧翼处增加为 8 行。近前端的两侧各有 1 个颈乳突，其后是 1 对波浪状的侧翼，一直延伸到最末端的表皮突。口小，位于前端正中，左右两侧各有 1 个分成 3 叶的侧唇，而在两侧唇间的背侧和腹侧各有 1 个间唇（图 2－33）。

雄虫长 21.5～62.0mm，宽 0.10～0.36mm，尾部有膜状尾翼（图 2－33），左右不对称，尾部肛门前后有成对的带蒂乳突，交合刺 1 对，大小形状各异，左侧细长，右侧甚短（图 2－34）。雌虫长 32.0～150mm，宽 0.20～0.53mm，尾端不对称，钝锥状，略向腹面弯曲，阴门位于肛门前方不远处。

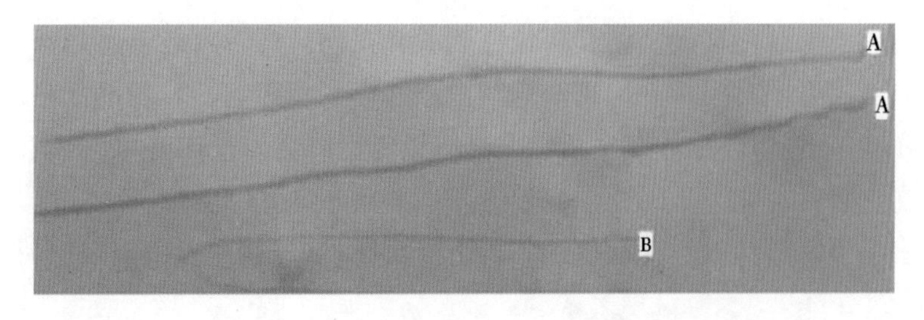

图 2－32 美丽筒线虫成虫（A 雄虫；B 雌虫）

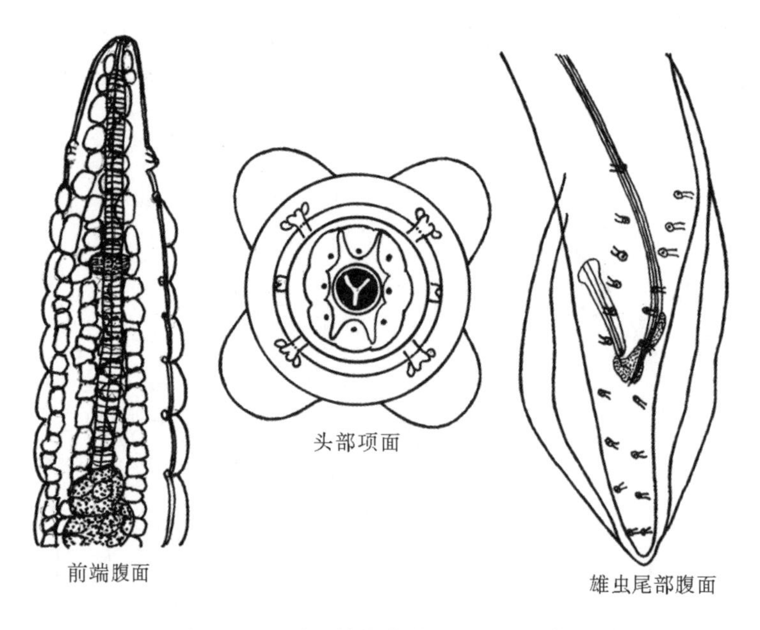

图 2-33　美丽筒线虫头端和尾端示意图

（2）虫卵　椭圆形，两端较钝，表面光滑，大小为（50～70）μm×（25～42）μm，卵壳厚而透明，内含幼虫（图 2-34）。

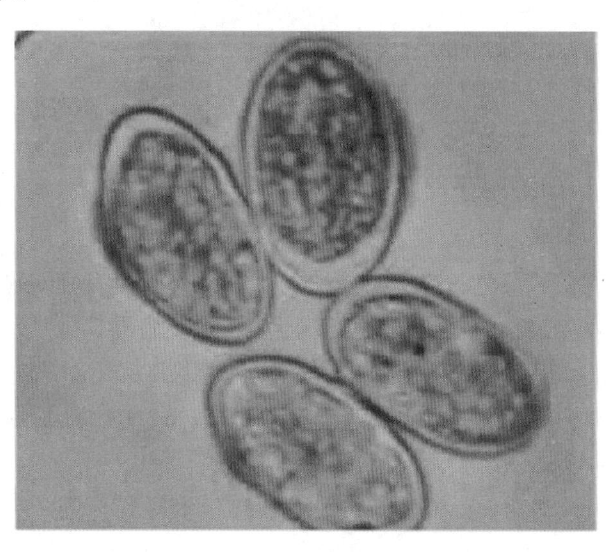

图 2-34　美丽筒线虫虫卵

（二）致病与临床

虫体在黏膜及黏膜下层自由移动，引起机械性刺激和损伤。患者可能会感到口腔内有异物爬行感、痒感和麻木感。成虫寄居处的黏膜可能出现小疱和白色线形弯曲隆起，口腔局部可能出现肿胀、疼痛、黏膜水疱及血疱（图 2-35）。若虫体寄生在咽喉部，患者可能会出现声音嘶哑、吞咽困难，甚至影响说话能力。若寄生在食管，可能导致黏膜溃疡，严重时甚至吐血。一些患者因虫体的寄生可能会出现神经过敏、精神不安、失眠等症状。通常情况下，一旦虫体被取出，这些症状会自行消失。

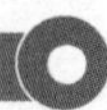

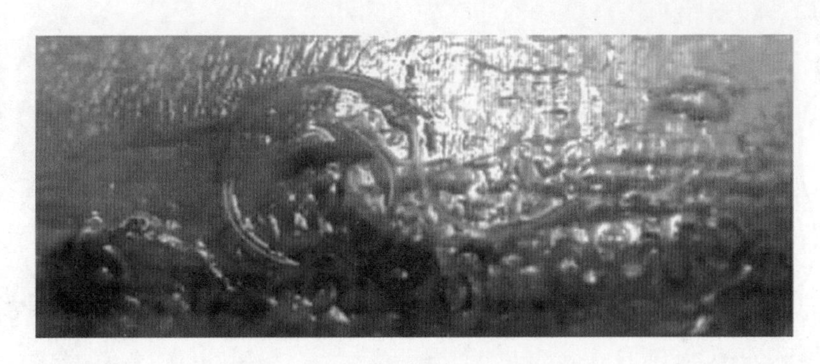

图2-35　美丽筒线虫寄生病变组织

（三）实验室诊断

在唾液或粪便样本中查找虫卵通常较为困难。初步诊断可以根据患者的病史以及局部的虫爬感或刺激症状进行。确诊可以通过使用消毒针挑破虫体移行处的黏膜，取出虫体后进行虫种鉴定。

五、铁线虫

铁线虫（*Gordiacea* Von Siebold，1843），又称发形虫（hair worm）或发形蛇（hair snake），是线形动物门（Nematomorpha）铁线虫纲的蠕虫的总称。

与医学有关的虫种有100多种，其虫种分类目前尚无定论。铁线虫偶尔可寄生人体，导致铁线虫病。该病具有全球性分布，主要集中在温带和热带地区。全球已有14个国家报告病例，中国已报道22例病例，分布于山东、湖北、陕西、河南、云南、四川、广东、新疆和福建等地区。然而，实际感染人数可能远超已报道的病例数量。预防和控制铁线虫病的关键在于注意饮水卫生，避免生食昆虫、鱼类和螺类等食物，以及避免身体下半部接触可能被污染的水源。

（一）生物学特征

1. 生活史　成虫在水中自由生活。雌、雄虫体交配后，雄虫死亡。雌虫一次可产卵150万～600万个，这些卵粘连成绳索状。产卵后，雌虫亦死亡。在大约13℃的水温下，虫卵孵化出幼虫，这些幼虫可能被水生昆虫吞食或钻入其体壁进入血腔。如果幼虫未能进入昆虫体内，则会在水中形成囊。当这些成囊幼虫被螳螂、甲虫、蟋蟀等适宜的中间宿主吞食后，在消化道内逸出并穿过肠壁，到达血腔继续发育，形成稚虫（感染阶段）。如果成囊幼虫被不适宜的宿主如螺蛳或鱼等吞食，囊壁不会被消化。若这些宿主随后被适宜的宿主食入，幼虫仍能继续发育。当昆虫接触水时，稚虫落入水中，颜色加深，体壁变硬，开始自由生活。人类感染铁线虫可能是因为接触不洁水体或饮用生水，导致稚虫进入人体，也可通过尿道感染。虫体主要寄生在人体的消化道，其次为泌尿道。偶尔，铁线虫也可寄生在眼眶、外耳道、喉部等部位。

2. 形态特征　成虫细长，呈线形，外观类似铁丝，体长可达10～100cm，直径在0.3～3mm。颜色变化多样，可呈现为黄色、灰色、棕褐色或黑褐色（图2-36）。虫体的前端呈钝圆形，口部位于头部顶端或前端的腹面。体壁较为粗糙，表面散布着许多小乳突。雄虫的末端分为2叶，而雌虫的尾部末端则完整或分为3叶（图2-37）。

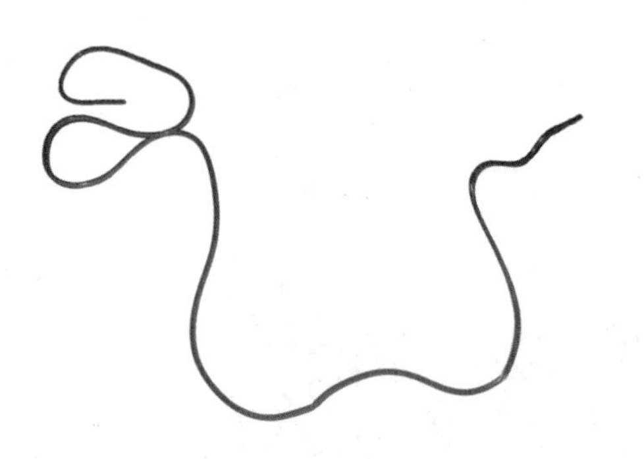

图 2-36　铁线虫成虫

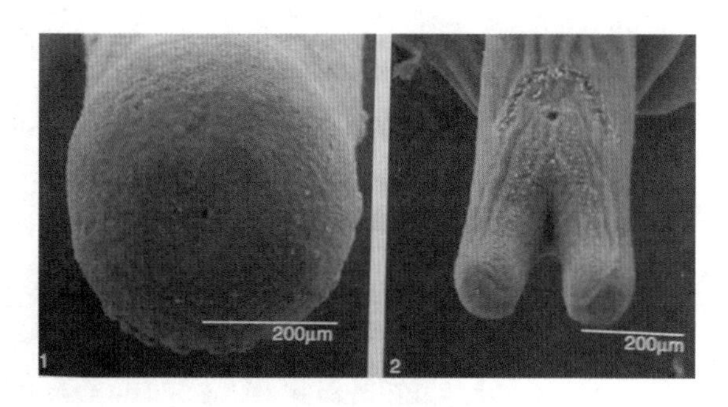

图 2-37　铁线虫扫描电镜图

（二）致病与临床

铁线虫主要寄生在人体的消化道中，一般无明显症状，可能会出现消化不良、腹痛、腹泻等症状。尿路感染多见于女性患者，是因为会阴部接触了含有铁线虫稚虫的水体，随后虫体通过尿路侵入并上行至膀胱内寄生。这类患者通常会出现明显的尿路刺激症状，一旦虫体被排出，症状便会自行缓解。若铁线虫寄生在外耳道，由于虫体的移行，可能会引起耳道极度瘙痒。喉部寄生则可能导致喉部发痒、阻塞感、咳嗽、声音嘶哑等症状。

（三）实验室诊断

大多数铁线虫的虫体会随粪便排出体外，也有从尿道排出的情况。偶尔，铁线虫可以从眼眶肿物或耳道中检出，甚至有人咳出虫体。确诊该病的主要依据从上述样本中检获虫体。

六、巴西钩口线虫

巴西钩口线虫［*Ancylostoma braziliense*（Gomez de Faria，1910）Brocca，1951］简称巴西钩虫，是一种寄生在犬、猫等动物小肠内的寄生虫。人类感染通常是由感染期幼虫侵入皮肤所致，引起皮肤幼虫移行症。该病在气候温暖的农业区域或滨海地区较为常见。治疗此病的药物包括噻苯唑和甲苯哒唑类药物。

（一）生物学特征

巴西钩口线虫的生物学分类属圆线目（Strongylida）、钩口科（Ancylostomatidae）、钩口线虫属（*Ancylostoma*）。

1. 生活史　巴西钩虫的成虫主要寄生于犬、猫等食肉动物的小肠内。虫卵随宿主的粪便排出体外后，发育为第三期感染性幼虫。这些幼虫能够侵入宿主的皮肤，随后在体内移行至小肠，在小肠发育成熟为成虫。如果感染期幼虫侵入人体皮肤，将在皮下组织移行，引起局部感染，一般不会继续发育为成虫。

2. 形态特征　虫体呈线形，口囊长椭圆形，囊内腹侧具有 1 对呈三角形的腹齿，腹齿内上方各有 1 个极小而不明显的副齿。雄虫体长（5.0～7.5）mm×0.23mm。交合伞较小，侧面观为长圆形。交合刺细长，为 0.7～1.0mm，引带棕黄色。雌虫大小为（6.5～9.0）mm×0.27mm，生殖道较粗短，有尾刺，阴门位于虫体后 1/3（图 2-38）。

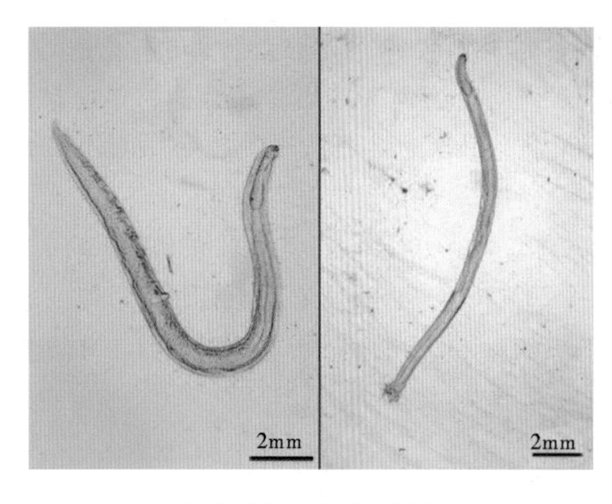

图 2-38　巴西钩口线虫
左：雌虫；右：雄虫

（二）致病与临床

巴西钩虫的致病主要源于感染期幼虫钻入人体皮肤，常见部位包括足部、臀部和外生殖器等，也可出现在身体的其他部位，儿童尤其容易感染。幼虫侵入的主要毒力因素是透明质酸酶，可溶解皮肤表层的角化细胞和上皮之间的透明质酸，使幼虫更容易穿透皮肤，从而引起皮肤幼虫移行症。皮疹通常呈匐行线状，因此也被称为匐行疹（creeping eruption）（图2-39）。局部皮肤可出现红斑，并可继发细菌感染。症状一般持续1~2个月，有时甚至超过6个月。

微课/视频17

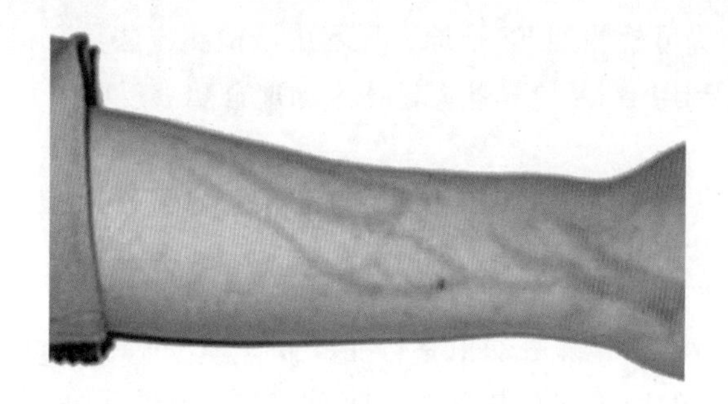

图2-39 巴西钩虫引起皮肤幼虫移行症

（三）实验室诊断

实验室诊断通常基于患者特有的皮肤损伤表现和接触暴露史。如果在损伤部位发现了幼虫，通常可以作为确诊的依据。

七、锡兰钩口线虫

锡兰钩口线虫（*Ancylostoma ceylanicum* Looss，1911）简称锡兰钩虫，其动物宿主主要包括家猫和家犬。人体自然感染的情况相对广泛，锡兰钩虫主要寄生在人的小肠和皮下组织，可导致人体缺铁性贫血和幼虫移行症。该病在全球范围内都有分布，尤其在热带和温带地区更为常见。锡兰钩虫的生活史、致病机制以及临床防治原则与美洲钩虫及十二指肠钩虫相似。

（一）生物学特征

锡兰钩口线虫的生物学分类属圆线目（Strongylida）、钩口科（Ancylostomatidae）、钩口线虫属（*Ancylostoma*）。

1. 生活史 与美洲钩虫及十二指肠钩虫相似。

2. 形态特征 锡兰钩虫的虫体形态与十二指肠钩虫相似，但体型较小。其口囊也较小，腹侧前缘有1对大的腹齿，每一腹齿具有2个齿尖。雄虫的体长为（7.5~8.7）mm，宽度为0.35mm，交合伞较小，从腹面观察时，其长度与宽度近乎相等（图2-40）。锡兰钩虫与巴西钩虫在形态上最重要的区别在于口囊和交合伞的构造。

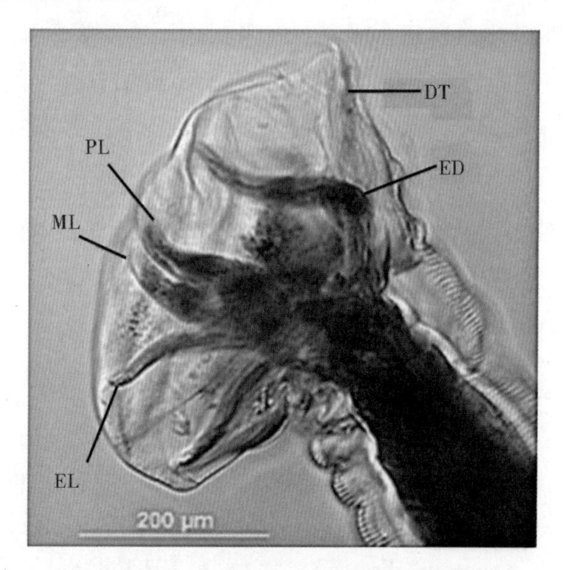

图2-40 锡兰钩虫雄虫的交合伞

EL：外侧辐肋（externolateral），ML：中侧辐肋（mediolateral），PL：后侧辐肋（posteriolateral），ED：背外侧（externodorsal），DT：背干（dorsal trunk）

（二）致病与临床

锡兰钩虫感染人体时，幼虫移行引起轻微症

状。成虫主要寄生于小肠，其引起的症状与其他吸血钩虫极为相似，也可导致严重的失血和缺铁性贫血。虽然锡兰钩虫的流行范围不及美洲钩虫和十二指肠钩虫广泛，但在世界各地均有报道。在个别地区，再感染发生迅速，因此锡兰钩虫在医学上具有重要意义。

（三）实验室诊断

1. 病原学检查 通过粪便检查发现虫卵，但与其他钩虫卵难以鉴别。

2. 免疫学检测 感染锡兰钩虫后，第4天即可在感染者的粪便中检测到虫体的ES抗原。即使感染鼠的粪便稀释至1∶256，仍可检测到ES抗原，显示出该检测方法具有很高的敏感性。

3. 分子生物学检测 可利用DNA特异性探针技术和聚合酶链反应（PCR）法来鉴别虫种。

八、猪蛔虫

猪蛔虫（*Ascaris suum* Goeze，1782）是猪类最常见的寄生虫之一，其成虫主要寄生在猪的小肠内。在人类中，猪蛔虫的幼虫移行可引起内脏幼虫移行症（visceral larva migrans，VLM）。由于猪蛔虫的流行极为广泛，几乎在所有养猪的地区都有其存在，地面常有虫卵的污染。因此，必须采取综合性的防治措施，包括加强卫生宣传教育、改善猪舍管理和粪便处理。对于散发病例的患者，应及时给予治疗。常用的驱虫药物包括阿苯达唑、甲苯哒唑或伊维菌素等。

（一）生物学特征

猪蛔虫的成虫与虫卵在形态上与人蛔虫（*Ascaris lumbricoides*）相似，其生活史也与人蛔虫相似。然而，当人误食猪蛔虫的感染期虫卵后，幼虫会在体内采取异常的移行途径，例如穿透肠道到达心脏，并随血流散布到其他脏器，直至虫体死亡。在人体内，幼虫发育为成虫的机会相对较少。

（二）致病与临床

1. 致病机制 人类感染猪蛔虫后引起的主要疾病是肺蛔虫幼虫移行症，也称为急性蛔虫性哮喘症。人误食猪蛔虫卵后，在小肠消化液的作用下，幼虫孵化并穿过肝脏，经过4～6天移行到达肺部，从而引起炎症。

2. 临床表现 感染后3～17天内，患者通常会出现刺激性干咳、胸闷、气喘等症状，严重者可能伴有呼吸困难、端坐呼吸和发绀。双肺听诊时可闻及喘鸣音和干湿啰音。X线检查可见双肺纹理增粗、肺门阴影增重，典型的表现为游走性点状、片状或絮状浸润阴影，这些阴影可能在数日后消失。

（三）实验室诊断

根据患者的病史，结合临床症状和体征，对疑似患者可以采用肺穿刺取小块标本进行连续切片的方法，观察组织病变并检查幼虫。此外，还可以通过聚合酶链反应-限制性片段长度多态性（PCR-RFLP）的方法对虫种进行鉴别。

九、麦地那龙线虫

麦地那龙线虫［*Dracunculus* medinensis（Linnaeus，1758）Gallandat，1773］主要寄生于多种哺乳动物（猫、狗、狒狒等）的腹股沟或腋窝等处的皮下组织内，引起麦地那龙线虫病（dracunculiasis，又称Guinea worm disease）。该病是WHO重点防制的“被忽视的热带病（neglected tropical diseases，NTDs）”之一，在全球范围内有分布，尤其在热带和亚热带地区较为流行，特别是在非洲各国和西亚南部的多个国家。经过多年来的防制，该病已接近消除。据WHO报道，2023年，5个国家报道了11个村庄的14例病例，即喀得（9例）、南苏丹（2例）、马里（1例），喀麦隆和中非共和国各1例。

在中国，至今仅有1例人类感染的病例报道（王增贤等，1995）。

预防感染的关键措施是避免饮用可能含有剑水蚤的自然水源，如河流、渠道、沟渠和池塘中的生水。感染后的治疗措施包括手术取出深部脓肿中的虫体，或者通过服用硝唑类药物（如甲硝唑）和苯唑类药物以帮助虫体的顺利排出。

（一）生物学特征

麦地那龙线虫生物学分类属旋尾目（Spirurida）、龙线科（Dracunculidae）、龙线虫属（*Dracunculus*）。

1. 生活史 麦地那龙线虫的成虫主要寄居在人类、猫、犬等终宿主的皮下组织中。成虫交配后，雄虫将逐渐失去生命活力，而雌虫则产下第一期幼虫。这一过程会引发宿主的强烈超敏反应，表现为局部肿块、皮肤表面形成水疱并发生破溃。当宿主肢体接触水源时，雌虫的头端会伸出皮肤之外，体壁和子宫破裂，释放出大量第一期幼虫进入水中。这些幼虫随后被剑水蚤等桡足类动物摄取，并逐步发育成为感染性的第三期幼虫。人类或动物通常因误食含有感染性幼虫的桡足类动物而感染麦地那龙线虫。此外，水生动物如鱼类和青蛙，在摄取了受感染的桡足类动物后，也可能成为该虫的转续宿主。当人类和犬类等动物生食或半生食转续宿主时，感染性幼虫在消化道内释放。感染性幼虫一旦进入胃部，便会穿透胃或肠黏膜，在腹腔内停留一段时间后，迁移至结缔组织内。在结缔组织内，幼虫逐渐发育成熟为成虫，完成其生命周期的循环（图2－41）。

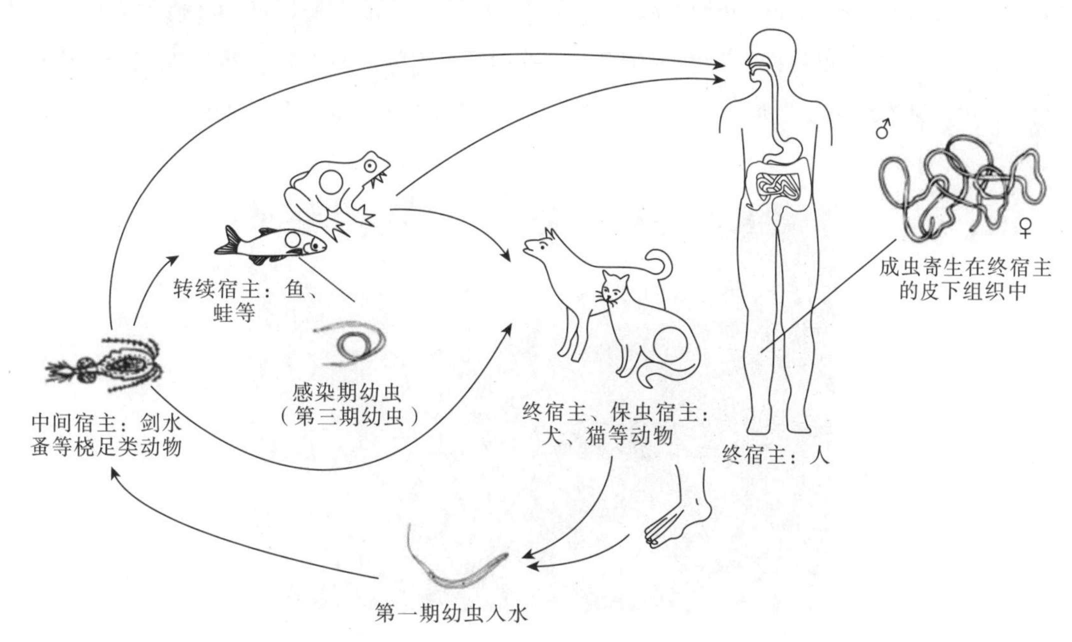

图2－41 麦地那龙线虫生活史示意图

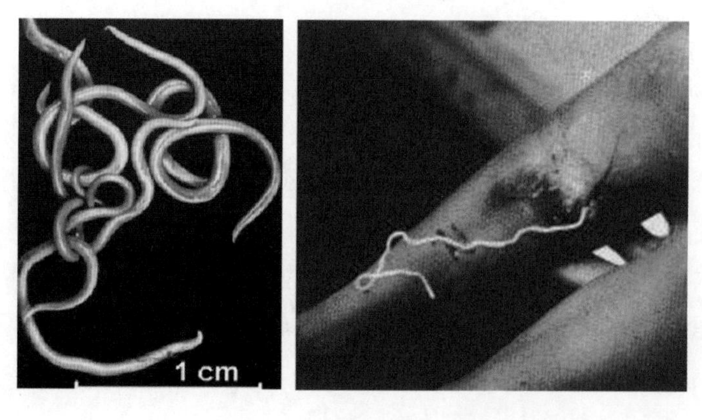

图2－42 麦地那龙线虫成虫

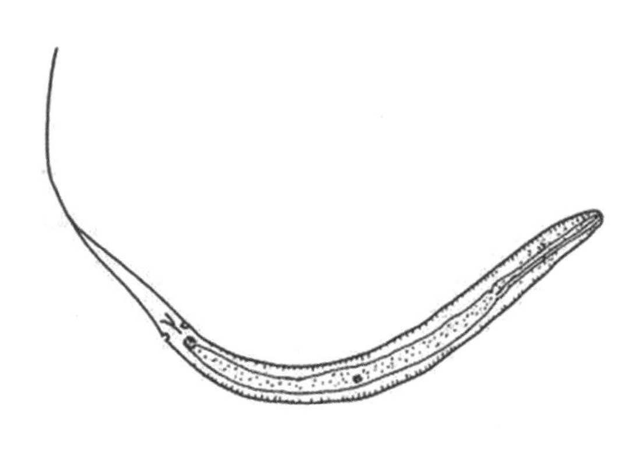

图 2－43　麦地那龙线虫第一期幼虫

2. 形态特征　雄虫相对较为罕见。雌虫的体长为 70～120cm，宽度为 0.7～1.7mm。头部呈钝圆形，尾端略微向腹部弯曲，体表光滑并覆盖有细小的环纹，整体呈乳白色（图 2－42）。雌虫通常出现在病变伤口处，可以通过伤口被拉出（图 2－42）。第一期幼虫，也称为杆状蚴，在雌虫子宫内发育，并能够被排出体外。杆状蚴的头部呈钝圆形，尾部细长，并且从粗到细逐渐变细，末端形成长鬃状，尾长约占幼虫全长的 1/3，这是鉴定麦地那龙线虫的重要形态学特征（图 2－43）。

（二）致病与临床

麦地那龙线虫的致病作用主要由成熟的雌虫引起。当成熟的孕雌虫移行至皮肤时，其前端体壁组织会发生退化和自溶，释放出大量的代谢产物，并产出第一期幼虫，这些活动会引发宿主的强烈超敏反应。患者可能会出现局部皮疹、红斑、剧烈瘙痒和水疱形成。水疱液无菌，呈黄色，内含大量巨噬细胞、淋巴细胞、嗜酸粒细胞和中性粒细胞，同时还含有大量幼虫。最常见的受影响部位是腿部下端和足部（图 2－44）。如成虫死亡，其虫体在组织中的崩解可引起严重的蜂窝组织炎或局部脓肿。脓肿液中包含幼虫和大量炎症细胞，症状可能会反复发作。部分虫体在体内可发生钙化，这一现象可以作为 X 线诊断的依据。

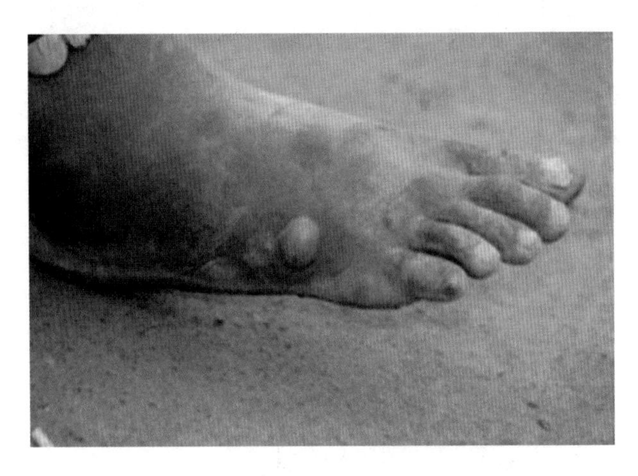

图 2－44　麦地那龙线虫病患者足部水疱

（三）实验室诊断

麦地那龙线虫的诊断主要依赖于病原学方法。感染后的潜伏期较长，一般为 8～12 个月，在这段时间内进行诊断存在一定困难。对于表现出典型水疱的患者，可取水疱液制作涂片，在显微镜下检查以发现第一期幼虫（杆状蚴）为确诊依据。在低倍镜下观察，第一期幼虫活动活跃，较容易被检出。如果成虫从皮肤破溃处显露时，或从成虫伸出端的涂片中检出杆状蚴，同样可以确诊。对于皮下肿块和深部脓肿，可通过试验性穿刺，如果涂片中检出杆状蚴，也可确诊。在潜伏期的后期，部分患者可在皮下触摸到类似细绳的虫体或皮内索状虫体。在这种情况下，需要与皮下寄生的裂头蚴进行鉴别诊断。

十、兽比翼线虫

兽比翼线虫是一类主要寄生于野生哺乳动物、家畜、家禽和鸟类的线虫。其中，喉兽比翼线虫（*Mammomonogamus laryngeus*）、港归兽比翼线虫（*M. gangguiensis*）和鼻兽比翼线虫（*M. nasicola*）偶可寄生于人体的咽喉、气管、支气管等部位，引起兽比翼线虫病（mammomonogamosis）或比翼线虫病（syngamiasis）。该病的流行具有明显的地区性，与饮食习惯密切相关。国外报道的100例患者中，大多数发生在加勒比海群岛和巴西，约半数在马提尼克岛。此外，韩国、菲律宾、马来西亚等国家也有病例报道。在我国，迄今为止已有12例比翼线虫病的报道，多由生食或半生食龟血和龟内脏引起。鉴于该病的传播途径和流行特点，主要的防治环节为加强宣传，改变饮食习惯。多种抗蠕虫药物对该病的治疗均有效。

（一）生物学特征

兽比翼线虫的生物学分类属小杆目（Rhaditida）、圆线总科（Strongyloidea）、比翼线虫科（Syngamidae）、兽比翼线虫属（*Mammomonogamus*）。

1. 生活史　迄今为止，该虫的生活史尚未完全确定。以气管比翼线虫为例，该虫最常见的终宿主包括牛、羊、鹿等食草动物。虫卵通过终宿主的口腔分泌物和粪便排出体外，并在外界发育至感染期虫卵（含有第三期幼虫）。人类可能因误食被感染期虫卵污染的食物和水源而感染。幼虫在小肠内逸出，穿过肠壁，经血流到达肺部，并可侵入肺泡。随后，在气管或咽喉部发育为成虫。虫卵随痰液、咽喉部分泌物或粪便排出体外。

2. 形态特征

（1）成虫　活成虫呈鲜血红色或鲜橙红色，角皮薄而透明。口囊部具有粗厚的角质环。大多数雌雄虫体交联呈“Y”字形，两虫交联处有一杯状连接体（图2－45）。雌虫体长为9.62～23.97mm，宽0.5～0.85mm。子宫呈长管状。雄虫体长为2.54～5.97mm，宽1.39～0.51mm。交合伞呈半圆形，交合刺长约25μm。

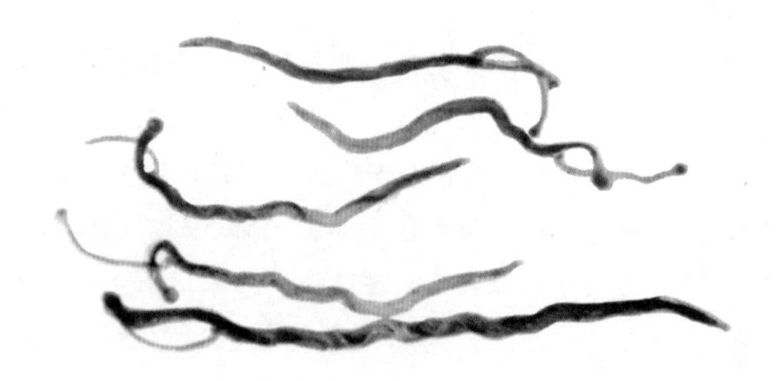

图2－45　兽比翼线虫成虫

（2）虫卵　椭圆形，无色、透明、大小为（42～54）μm×(78～95)μm，两端无卵盖，内含桑椹胚或幼胚（图2－46）。

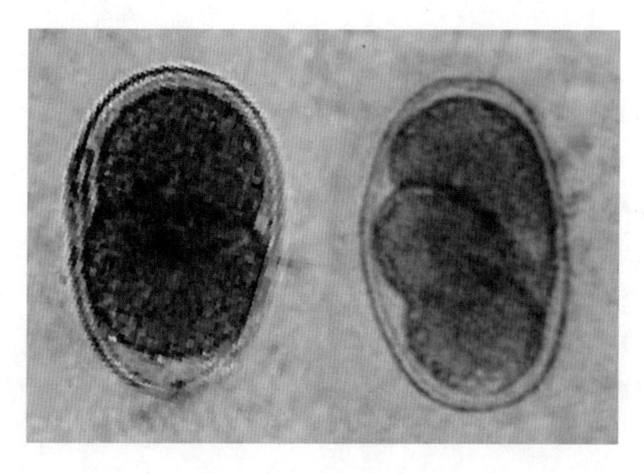

图2－46　兽比翼线虫虫卵

（二）致病与临床

1. 致病机制 当大量幼虫通过毛细血管侵入肺泡时，引起机械性损伤，可导致肺出血、肺水肿和大叶性肺炎。幼虫寄居在支气管和气管壁上，吸附于气管壁的黏膜层，并同时分泌酶类物质，促使局部毛细血管破裂，从而便于虫体吸取血液和组织液。此外，虫体的分泌物和排泄物对宿主的支气管和咽喉部产生刺激作用，引发一系列呼吸道症状。

2. 临床表现 患者通常表现为剧烈干咳，伴有虫爬感；发热、咳痰中带有血丝或血块，甚至出现咯血；痰中偶可见虫体，且对抗生素治疗无反应。若虫体阻塞气道，患者可出现呼吸困难和哮喘，这些症状可日夜持续，没有明显的间歇期。

（三）实验室诊断

实验室诊断主要依赖于病原学检测，发现成虫和虫卵是确诊该病的关键。在严重感染的情况下，痰液、粪便以及支气管肺泡灌洗液中均可检测到虫卵。若感染程度较轻，可通过支气管肺泡灌洗液的浓缩和显微镜检查来寻找虫卵。如果在痰液中发现鲜红色的血丝状物质，应仔细辨认，因为这可能是成虫。早期胸部X线检查可显示短暂的浸润性变化，表明病原体在体内迁移至肺部。此外，还需要与钩虫感染进行鉴别诊断。

答案解析

思考题

案例1 患儿，女性，4岁。

主诉：近日因双眼异物感，眼球充血红肿前往医院就诊。

现病史：查体无其他异常，血常规：白细胞计数 $9.2\times10^9/L$，嗜酸粒细胞 $0.4\times10^9/L$，嗜酸粒细胞百分比4.3%，心电图等检查均正常。眼科检查双眼视力：左眼1.0，右眼1.2，双眼眼睑和结膜明显充血，发现双眼内线状白色虫体，局部5%丁卡因滴眼麻醉，提起上眼睑，充分暴露结膜囊后发现虫体，用消毒镊于左眼取出虫体2条，右眼取出虫体3条。

将虫体置于玻片上，肉眼观察其颜色形态结构，虫体呈线状，不分节，白色或乳白色，长10～20mm，宽0.3～0.6mm。虫体头端钝圆，尾端较尖，略向腹面弯曲。经75%乙醇固定后，显微镜下观察虫体，头端无唇，有口囊，呈漏斗形，食管清晰可见。虫体除头、尾两端外均具有环形微细横纹，在虫体边缘呈锐利的锯齿形横纹。观察尾部和中段，子宫内充满椭圆形虫卵，尾端肛门周围均有数对乳突。

流行病学调查：无半生食动物肉类史，与祖父母居住，有猫、狗等宠物接触史。

问题

（1）案例中患儿最可能感染何种寄生虫？为什么？

（2）患儿是如何感染该寄生虫的？

（3）鉴定该寄生虫有哪些方法？

案例2 患者，男性，40岁。

主诉：因胸塞症状持续1个月入院接受治疗。

现病史：患者经过系统的物理及血液学检查，未见异常体征。为进一步明确诊断，医生建议进行胃镜检查。内窥镜检查过程中，于距离门齿约32cm处，发现食管黏膜上附着有两个白色蠕虫状物体。通过窄带成像技术观察蠕虫并使用活检钳一次性将蠕虫取出，存放于生理盐水中。

显微镜下观察显示，虫体呈乳白色，大小约为20.0mm×0.3mm，体表具有明显横纹。虫体前部表皮分布着大小不一、形态各异的角质突，呈纵行排列。虫体前端两侧可见1对颈乳突，其后则为波浪状侧翼。尾端呈现钝锥状，虫体子宫内可见成熟虫卵。经本院寄生虫病专家及病理学家共同鉴定，确认该患者所感染的蠕虫为美丽筒线虫。同时，检查患者口腔内并未发现蠕虫存在。取出蠕虫后，患者症状在数日内得到显著缓解。3个月后，经第二次内镜检查确认，患者体内已无寄生虫存在。

既往史：过往无显著病史记录。

流行病学调查：患者无出国旅行史。患者居住于农村地区，生活环境相对较差，家中常有蟑螂出没。患者自述无食用昆虫的经历，但存在饮用生水的习惯。

问题

（1）案例中患者感染美丽筒线虫的原因可能是什么？

（2）案例中蠕虫鉴定为美丽筒线虫的主要依据是什么？

（3）美丽筒线虫有哪些中间宿主？

（刘　毅）

书网融合……

重点小结1

重点小结2

题库

第三章　医学吸虫

学习目标

1. 通过本章的学习，掌握华支睾吸虫、布氏姜片吸虫、肝片形吸虫、日本血吸虫及卫氏并殖吸虫等常见吸虫的成虫和虫卵的基本结构特征；熟悉以上常见吸虫的中间宿主，复述其感染方式，并解释该寄生虫的防治原则；了解常见吸虫的致病机制。

2. 具有对常见吸虫的成虫和虫卵进行形态学鉴别，选择合理的方法进行检查，并结合临床资料进行正确诊断的能力。

3. 树立服务意识，养成健康的饮食和生活习惯，注重检查方案的合理性。

大多数吸虫（trematode）是雌雄同体，仅血吸虫是雌雄异体。吸虫成虫背腹扁平，两侧对称，呈叶状或长舌状，具口吸盘与腹吸盘。生活史阶段需要1个或多个中间宿主，成虫寄生于人体或其他哺乳类动物，幼虫寄生于多种水生动物，其中第一中间宿主多为淡水螺类。血吸虫成虫寄生于血管内，其余吸虫均寄生于组织器官内。误食含有活囊蚴的水生植物、鱼、虾、蝲蛄或溪蟹等可感染组织器官、腔道内寄生的吸虫（华支睾吸虫、布氏姜片吸虫、卫氏并殖吸虫等），接触含有尾蚴的水体，可感染血吸虫。粪便、体液、十二指肠液或痰液中可检获吸虫虫卵。日本血吸虫毛蚴孵化法是一种有效的病原检查方法。此外，多种免疫学检测方法如COPT、IHA和ELISA等具有重要的辅助诊断价值。

PPT

第一节　概　述

吸虫属于扁形动物门吸虫纲（Trematoda）。寄生于人体的吸虫属于复殖目（Digenea），成虫多为雌雄同体。

一、生物学特征

（一）生活史

吸虫生活史的基本阶段包括虫卵（egg）、毛蚴（miracidium）、胞蚴（sporocyst）、雷蚴（redia）、尾蚴（cercaria）、囊蚴（encysted metacercaria）、后尾蚴（metacercaria）和成虫（adult）。囊蚴或尾蚴为感染期。吸虫的生活史复杂，虫体在发育过程中，都要经历有性世代（sexual generation）与无性世代（asexual generation）的交替。有性世代（成虫期）多在脊椎动物或人体内进行，无性世代（幼虫期）则在淡水螺体内完成，有的还需要进一步在淡水鱼、虾或蝲蛄和溪蟹体内才能完成无性世代的发育过程。

（二）形态特征

1. 虫卵　多为椭圆形，除血吸虫虫卵外，其他吸虫虫卵有卵盖。

2. 幼虫　幼虫期包括毛蚴、胞蚴、雷蚴、尾蚴、囊蚴和后尾蚴等。受精的吸虫卵随宿主的粪便、痰液或尿液排出体外，入水后，在水体中或淡水螺内孵出毛蚴，毛蚴略呈椭圆形，体表被纤毛。毛蚴在螺淋巴系统内发育为胞蚴。胞蚴具囊状体壁，无口、咽等消化器官。胞蚴至尾蚴是无性生殖阶段。毛蚴脱去外膜即形成胞蚴，胞蚴通过体表摄取营养，其体内的胚细胞团分裂、发育成多个雷蚴。雷蚴呈长袋形，前端有口、咽，后接单一的肠支。雷蚴体内的胚细胞又可分化为大量的尾蚴。尾蚴分体部

和尾部。体部有口吸盘和腹吸盘，有原始的肠支、排泄管和单细胞腺体（成囊腺、穿刺腺）等。尾蚴从螺体逸出，在水中游动，吸附在某些物体上结囊形成囊蚴或侵入第二中间宿主，脱去尾部，发育为囊蚴。囊蚴进入终宿主消化道后，后尾蚴脱囊而出，在适宜的寄生部位发育为成虫。有些吸虫的生活史无雷蚴和囊蚴期，由尾蚴直接侵入终宿主经童虫发育为成虫，例如血吸虫。

3. 成虫　大多数吸虫雌雄同体，成虫背腹扁平，两侧对称，呈叶状或长舌状，仅血吸虫为雌雄异体，成虫呈圆柱形。吸虫成虫具口吸盘（oral sucker）和腹吸盘（ventral sucker）。口吸盘在前端或亚前端腹面，是消化道的开口。腹吸盘在体中部或靠前的腹面。两吸盘均有附着作用，是虫体移动的主要器官。吸虫消化系统包括口、咽、食管和肠管。肠管通常分成两肠支，末端为盲管。吸虫的生殖系统发达。

二、分类

人体吸虫除按生物学分类外，根据成虫寄生部位不同还可分为组织器官内吸虫和血管内吸虫两大类：寄生于肠管、胆管或肺组织内的吸虫称为组织器官内吸虫，人体除血吸虫以外的其他吸虫，均属组织器官内吸虫。人感染此类吸虫多由于食用了含有活囊蚴的水生植物、鱼、虾、蝲蛄和溪蟹等中间宿主所致；寄生于肠管和膀胱周围血管内的吸虫称为血管内吸虫，人因接触了含有尾蚴的水，尾蚴经皮肤侵入人体而感染血吸虫。

我国常见人体吸虫分类见表3-1。

表3-1　我国常见人体吸虫的分类

目	科	属	种	按寄生部位分类
复殖目 Digenea	后睾科 Opisthorchiidae	支睾属 *Clonorchis*	华支睾吸虫 *C. sinensis*	组织器官内吸虫（肝胆管）
	异形科 Heterophyidae	异形属 *Heterophyes*	异形异形吸虫 *H. heterohyes*	组织器官内吸虫（肠管）
	片形科 Fasciolidae	姜片属 *Fasciolopsis*	布氏姜片吸虫 *F. buski*	组织器官内吸虫（小肠）
		片形属 *Fasciola*	肝片形吸虫 *F. hepatica*	组织器官内吸虫（肝胆管）
	并殖科 Paragonimidae	并殖属 *Paragonimus*	卫氏并殖吸虫 *P. westermani*	组织器官内吸虫（肺、脑）
		狸殖属 *Pagumogonimus*	斯氏并殖吸虫 *P. skrjabini*	组织器官内吸虫（皮下、肝）
	裂体科 Schistosomatidae	裂体属 *Schistosoma*	日本血吸虫 *S. japonicum*	血管内吸虫（肠系膜静脉）
			曼氏血吸虫 *S. mansoni*	血管内吸虫（肠系膜静脉）
			埃及血吸虫 *S. haematobium*	血管内吸虫（膀胱静脉）
	棘口科 Echinostomatidae	棘隙属 *Echinochasmus*	日本棘隙吸虫 *E. japonicus*	组织器官内吸虫（小肠）

（杨胜辉）

第二节　华支睾吸虫

微课/视频1

PPT

学习目标

1. 通过本节的学习，能够掌握华支睾吸虫寄生人体的部位、成虫和虫卵的特征以及华支睾吸虫病实验室诊断方法；熟悉华支睾吸虫生活史、致病及临床表现；了解华支睾吸虫病的流行特点。

2. 具有鉴别粪便中华支睾吸虫虫卵与其他吸虫卵、灵芝孢子等的能力，能解释华支睾吸虫感染粪便检查的特点和结果。

3. 形成从食品安全、同一健康等角度综合防控华支睾吸虫感染的意识。

华支睾吸虫［*Clonorchis sinensis*（Cobbold，1875）Looss，1907］，又称肝吸虫（liver fluke）。成虫

主要寄生在人体的肝胆管内引起华支睾吸虫病（clonorchiasis），又称肝吸虫病。

华支睾吸虫病主要流行于中国、韩国、朝鲜、越南北部及中部、泰国等东南亚国家或地区，俄罗斯远东地区也有流行；根据我国2015年第三次全国人体重点寄生虫病现状调查报告，18个省、自治区和直辖市发现华支睾吸虫感染者，大部分分布在华南的广东、广西和东北的黑龙江、吉林等地，湖南和江西等省的局部地区也有较重的流行。流行区居民主要通过生食或半生食含华支睾吸虫活囊蚴的淡水鱼而感染。在流行区，除了人以外，猫和犬的感染最为常见，是华支睾吸虫病的主要传染源。健康教育、改变饮食习惯、动物宿主管理和保证淡水鱼虾食品安全是华支睾吸虫病的重要防制措施。吡喹酮是WHO推荐用于治疗患者的药物，亦可选用阿苯达唑等。

一、生物学特征

华支睾吸虫属吸虫纲（Trematoda）、后睾科（Opisthorchiidae）、支睾属（*Clonorchis*）。

（一）生活史

华支睾吸虫生活史为典型的复殖目吸虫生活史，经历成虫、虫卵、毛蚴、胞蚴、雷蚴、尾蚴、囊蚴及童虫阶段。成虫寄生于人或肉食类哺乳动物（猫、犬等）的肝胆管内，成虫产出虫卵，虫卵随胆汁进入消化道后随粪便排出。虫卵进入水中被第一中间宿主淡水螺（赤豆螺、长角涵螺、纹沼螺等）吞食后，在螺体内经过毛蚴、胞蚴、雷蚴和尾蚴等无性增殖阶段，成熟的尾蚴从螺体逸出。在水中游动的尾蚴遇到适宜的第二中间宿主淡水鱼、虾，则侵入其肌肉发育成为囊蚴。草鱼、鲢鱼、鳙鱼、鲫鱼等100余种淡水鱼均可作为其第二中间宿主。囊蚴被人或其他终宿主食入后，在宿主消化液的作用下，囊内幼虫在十二指肠破囊而出。脱囊后的后尾蚴（童虫）循胆汁逆流而行，经胆总管至肝胆管。从感染囊蚴至成虫产卵在人体约需1个月，犬、猫需20~30天，鼠平均21天。成虫寿命可达20 ~30年。人体感染成虫的数量差异很大，曾有多达2万余条的报道，且人可反复被感染（图3-1）。

微课/视频2

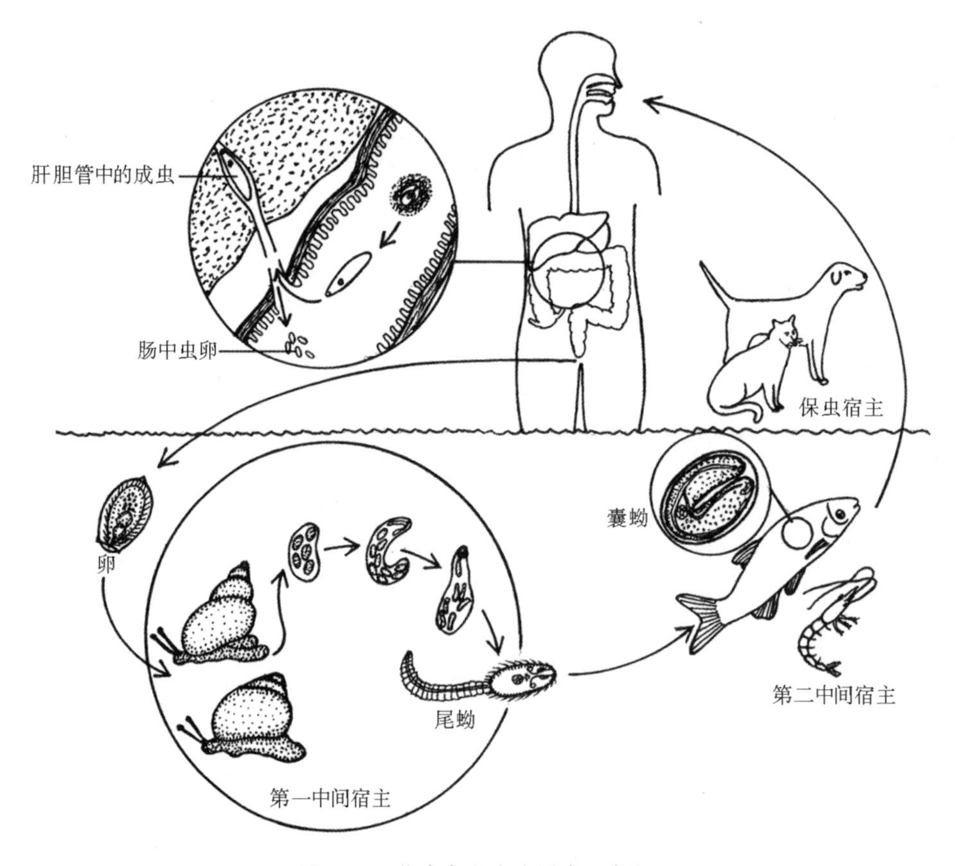

图3-1　华支睾吸虫生活史示意图

（二）形态特征

1. 成虫　雌雄同体，大小一般为（10～25）mm×（3～5）mm。背腹扁平，前端稍窄，后端钝圆，形似葵花子仁。口吸盘位于体前端，腹吸盘位于虫体前1/5处，口吸盘略大于腹吸盘。雄性生殖器官有高度分支的睾丸1对，前后排列于虫体后端1/3处。雌性生殖器官有卵巢1个，分叶状，位于睾丸之前。受精囊在睾丸和卵巢之间，呈椭圆形，与输卵管相通。子宫位于卵巢之前，盘绕向前开口于生殖腔，卵黄腺分布于虫体两侧（图3-2）。

微课/视频3

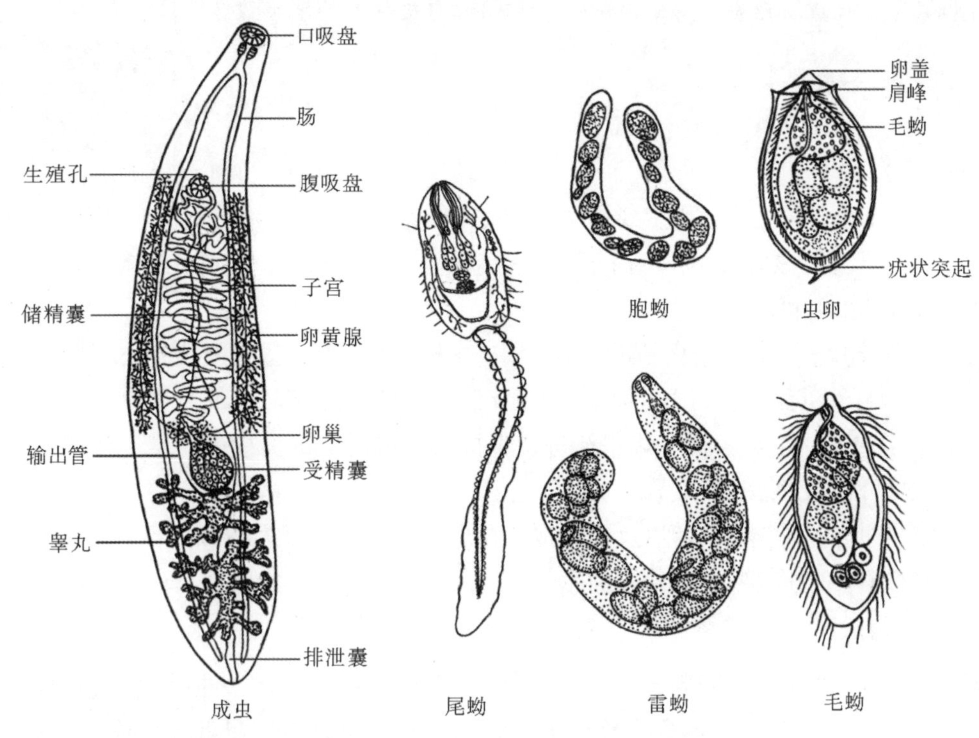

图3-2　华支睾吸虫形态示意图

微课/视频4

2. 囊蚴　呈球形，大小平均为140μm×150μm，囊壁分两层。囊内可见口、腹吸盘，排泄囊含黑色颗粒（图3-1）。

3. 虫卵　形似芝麻，黄褐色，一端较窄且有卵盖，盖周围的卵壳增厚形成肩峰，另一端有疣状突起。虫卵大小为29μm×17μm，卵内含成熟的毛蚴（图3-2）。

二、致病与临床

（一）致病机制

病变主要发生在肝次级胆管。成虫在肝胆管内破坏胆道上皮及黏膜下血管，胆管因虫体的机械性刺激及阻塞、代谢产物及分泌物而出现局部扩张，管壁因胆管上皮增生而增厚，胆汁淤积，若合并细菌感染，可引起胆管内膜和胆管周围组织的炎症，甚至形成炎症性结节。慢性感染时，胆管上皮细胞脱落增生，大量小胆管增生，并出现腺瘤样变，甚至癌变；胆管壁结缔组织增生而变厚，邻近肝细胞有脂肪性变、萎缩和坏死现象，肝实质可出现纤维增生，甚至形成肝硬化。2009年，WHO将华支睾吸虫感染列为肝胆管癌的Ⅰ类生物危险因素。

淤积的胆汁中可溶性葡萄糖醛酸胆红素在细菌β-葡萄糖醛酸酶的作用下形成难溶的胆红素钙，其与虫卵、死亡虫体碎片、脱落胆管上皮细胞或组织以及炎症渗出物等可形成胆石核心，引起肝胆管结石。

（二）临床表现

轻度感染时一般无明显临床症状，一次大量感染华支睾吸虫囊蚴可致急性华支睾吸虫病，一般起病较急，可出现上腹部疼痛、腹泻，此后亦可出现寒战、高热、肝大等表现，类似急性胆囊炎的症状，部分患者可有黄疸。反复多次少量感染或急性华支睾吸虫病未得到及时治疗，可演变为慢性华支睾吸虫病。临床上以慢性华支睾吸虫病多见，可表现为疲乏、上腹不适、食欲不佳、厌油腻、消化不良、腹痛、腹泻、肝区隐痛、头晕等，少数患者可有黄疸。严重感染者在晚期可造成肝硬化、脾大、腹腔积液，甚至胆管癌。儿童反复重度感染可影响生长和智力发育，甚至导致侏儒症。

三、实验室诊断

微课/视频 5

微课/视频 6

（一）病原学检查

一般在感染后 1 个月可在粪便中发现华支睾吸虫卵，检查方法主要有涂片法和集卵法两大类。

1. 粪便直接涂片法 该方法操作然简便，但轻度感染者容易漏诊，对可疑患者可检查 3 次不同时间采集的粪便以提高虫卵检出率。

2. 改良加藤厚涂片法 在大规模肠道寄生虫调查中被认为是最有效的粪检方法之一，并可定量。

3. 沉淀法 如自然沉淀法、离心沉淀法、乙醚沉淀法等，检出率较粪便直接涂片法为高。

4. 十二指肠引流胆汁检查 把引流胆汁进行直接涂片或离心沉淀检查，可使虫卵检出率大大提高。如引流出成虫可根据形态进行鉴别。

因华支睾吸虫卵与异形类吸虫卵以及灵芝孢子在形态、大小上极为相似，容易造成误诊，在显微镜下观察时，应根据各自形态特征加以鉴别。

（二）免疫学检测

目前应用较多的是酶联免疫吸附试验（ELISA）和胶体金免疫层析法，检测血清中的特异性抗体。

此外，B 超检查和 CT 检查对本病诊断也有较大参考价值。B 超检查患者肝区时，可见肝区内光点粗密不一，有小斑片或团块状回声，肝门周围中小胆管不同程度扩张，胆管壁粗糙、增厚、回声增强。在 CT 检查时，可见患者胆道感染具有以下特征：肝内胆管从肝门向周围均匀扩张，肝外胆管无明显扩张；肝内管状扩张，胆管直径与长度比多数小于 1∶10；被膜下囊样扩张小胆管以肝周边分布为主；管径大小相近；少数病例胆囊内可见不规则组织块影。

知识拓展

华支睾吸虫的流行病学

据估计，全球有 1324 万人感染华支睾吸虫，其中我国感染人数最多，根据 2015 年第三次全国人体重点寄生虫病现状调查报告和监测数据，感染者达 1082 万，感染率 0.84%。至少有 13 种螺被认为是华支睾吸虫第一中间宿主，大部分为豆螺科螺类（Bithyniidae）；华支睾吸虫是联合国粮食及农业组织（FAO）列出的 10 种重要的人－鱼共患寄生虫之一。在我国已发现有 102 种淡水鱼均可感染华支睾吸虫，其中有 71 种鱼都属于鲤科（Cyprinidae），包括常见的食用经济鱼如草鱼、鲫鱼、鲢鱼和鳙鱼。猫、犬、鼠等 40 多种哺乳动物均可作为华支睾吸虫的终宿主（又称保虫宿主），国家农业农村部第 571 号公告在修订发布的最新《人畜共患传染病名录》（2022 年 6 月）中将肝吸虫病新增入内。

第三节 后睾吸虫

PPT

后睾吸虫属后睾科（Opisthorchiidae）、后睾亚科（Opisthorchinae）、后睾属（*Opisthorchis* Blanchard, 1895）。后睾吸虫与支睾属（*Clonorchis*）吸虫的主要形态区别在于后睾属吸虫的睾丸呈裂瓣状，斜列于虫体后端，且限于两肠支之间；其S形排泄管穿过一对睾丸之间直至虫体末端。本属吸虫主要寄生于禽类，也可寄生于哺乳动物，其中猫后睾吸虫和麝猫后睾吸虫可寄生于人体。猫后睾吸虫病主要流行于欧洲、西伯利亚及东南亚的一些国家或地区，麝猫后睾吸虫病主要流行区为泰国、老挝、越南和柬埔寨等东南亚国家。

一、猫后睾吸虫

（一）生物学特征

1. 生活史 猫后睾吸虫［*Opisthorchis felineus*（Rivolta, 1884）Branchard, 1895］最早是在猫体内发现，其终宿主包括人和猫、犬、狐、野猪等其他哺乳动物。成虫寄生于终宿主的肝胆管内。第一中间宿主是凸豆螺（*Bithynia leachii*），第二中间宿主主要为鲤科淡水鱼类。囊蚴寄生于淡水鱼类的肌肉内，人等终宿主主要因生食或半生食含有囊蚴的淡水鱼类而感染。

2. 形态

（1）成虫 形态似华支睾吸虫，但略小，虫体大小为（7～12）mm×（2～3）mm。前端较尖，后端钝圆，体表无棘。口吸盘和腹吸盘大小接近。雌雄同体，1对分叶的睾丸前后斜列于虫体后1/4处。椭圆形卵巢位于虫体后1/3处，子宫位于卵巢前。

（2）虫卵 长椭圆形，黄色或浅棕黄色，大小为（26～32）μm×（11～15）μm，卵壳较厚，具卵盖，肩峰不明显，内含1个成熟的毛蚴。

（二）致病与临床

人体感染猫后睾吸虫可引起猫后睾吸虫病（opisthorchiasis felinea）。成虫寄生于人体的胆道，可因虫体分泌物、代谢产物和机械刺激等因素引起胆管上皮细胞的炎性反应与腺瘤样增生，胆管扩张、胆汁淤滞和并发胆管结石，严重时可波及胆囊，甚至发展为胆管癌和肝癌。

轻度感染者多无明显临床症状，感染较重者可出现腹胀、腹痛、便秘或腹泻、食欲减退、恶心、呕吐胆汁等消化系统症状。患者感染2～6周后嗜酸粒细胞明显增多，可达15%～88%。

（三）实验室诊断

粪便检查虫卵为常用病原学检查方法。检查华支睾吸虫病所采用的方法，也适用于猫后睾吸虫病的实验室诊断。

二、麝猫后睾吸虫

麝猫后睾吸虫（*Opisthorchis viverrini* Poirier, 1886）感染可引起麝猫后睾吸虫病（opisthorchiasis viverrini）。

（一）生物学特征

1. 生活史 成虫寄生于人和麝猫、猫、犬等哺乳动物的肝胆管内。第一中间宿主为豆螺科淡水螺，第二中间宿主主要为鲤科淡水鱼。侵入鱼体肌肉虫体形成的囊蚴是感染阶段，终宿主主要因生食或半生食含有囊蚴的淡水鱼而感染。

2. 形态

（1）成虫　外形与猫后睾吸虫相似，大小为（5.4～10.2）mm×（0.8～1.9）mm。与猫后睾吸虫的主要形态鉴别特征：麝猫后睾吸虫的卵巢与睾丸的位置较接近；卵黄腺常聚集；睾丸分4叶。

（2）虫卵　卵圆形，黄褐色，大小为（19～29）μm×（12～17）μm。一端有卵盖，另一端有疣状突起，内含1个毛蚴。

（二）致病与临床

麝猫后睾吸虫感染导致的病理变化和临床表现与猫后睾吸虫感染基本相同。

（三）实验室诊断

粪便检查虫卵为常用病原学检查方法，但麝猫后睾吸虫卵与猫后睾吸虫卵形态上难以区别。检查华支睾吸虫病所采用的方法，也适用于麝猫后睾吸虫病的实验室诊断。

第四节　次睾吸虫

PPT

次睾属（*Metorchis*）吸虫隶属后睾科（Opisthorchiidae）、次睾亚科（Metorchinae）。次睾吸虫常见寄生于鸟类，可寄生于哺乳动物的次睾吸虫有8种，其中结合次睾吸虫（*Metorchis conjunctus*）一直被认为是可寄生于人体的唯一次睾吸虫，2001年，我国学者实验证实东方次睾吸虫（*M. orientalis*）也可自然感染人体。我国已报道的次睾吸虫如下。①东方次睾吸虫：分布于吉林、福建、四川、广东、江苏、黑龙江、湖北、上海和安徽等地区。②台湾次睾吸虫（*M. taiwanensis*）：分布于福建、台湾和上海等地区。③黄体次睾吸虫（*M. xanthosomus*）：分布于云南、吉林等地区。

一、东方次睾吸虫

东方次睾吸虫为鸭的常见寄生虫，也可寄生其他吃鱼的家禽及鸟类的胆囊胆管内。我国学者首次发现该虫也可自然感染猫、犬和人体。

（一）生物学特征

1. 生活史　东方次睾吸虫的终宿主除家鸭等吃鱼的禽鸟类外，猫、犬和人也可被该虫自然感染。此外，实验室可成功感染动物有鸡、小鼠、大鼠、鹌鹑等。第一中间宿主为纹沼螺，第二中间宿主主要为麦穗鱼等淡水鱼类。囊蚴主要寄生于淡水鱼肌肉及皮层。终宿主因吞食含囊蚴的鱼而感染。成虫寄生于终宿主的胆囊胆管内。人体感染25天后粪便中出现虫卵。

2. 形态

（1）成虫　形态似华支睾吸虫，但略小，虫体大小为（3～7）mm×（0.6～2）mm。前端较尖，后端钝圆，体表具小棘。口吸盘和腹吸盘大小接近。雌雄同体，1对浅裂隙分叶的睾丸前后斜列于虫体后方，近圆形的卵巢位于睾丸前方，子宫始于卵巢前方。

（2）虫卵　椭圆形，浅黄色，大小为（29～32）μm×（14～17）μm，卵壳较薄，前端具卵盖，后端有小疣，肩峰不明显，内含1个宽椭圆形毛蚴。

（二）致病与临床

人体感染东方次睾吸虫可引起东方次睾吸虫病（metorchiasis orientalis）。东方次睾吸虫成虫主要寄

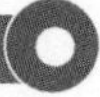

生于人体的胆囊和胆管内。感染者在感染囊蚴10天后开始出现腹痛、腹胀、食欲减退、肝区隐痛、四肢无力等症状。

（三）实验室诊断

粪便检查虫卵为常用病原学检查方法，注意与华支睾吸虫、后睾吸虫等虫卵进行鉴别。检查华支睾吸虫病所采用的方法，也适用于东方次睾吸虫病的实验室诊断。

二、结合次睾吸虫

结合次睾吸虫［*Metorchis conjunctus*（Cobbold，1860），Looss，1899］主要流行于加拿大东北部、美国等北美洲地区，又称北美肝吸虫，寄生于犬、猫、红狐、灰狼、浣熊、美洲貂等哺乳动物胆囊内，也可寄生于人体，引起结合次睾吸虫病（metorchiasis conjunctus）。

（一）生物学特征

1. 生活史　结合次睾吸虫成虫寄生于人和猫、犬等终宿主肝胆管内。第一中间宿主为淡水螺 *Amincola limosa*，第二中间宿主为胭脂鱼（*Catostomus commersoni*）。侵入鱼体肌肉虫体形成的囊蚴是感染阶段，终宿主因生食或半生食含有囊蚴的胭脂鱼而感染。

2. 形态

（1）成虫　长椭圆形，体表被细棘，大小为（1.0～6.6）mm×(0.6～2.6)mm。口吸盘和腹吸盘大小相近。1对分叶状睾丸，前后纵裂或斜列位于虫体后3/4处。卵巢位于睾丸之前，子宫在卵巢前方，几乎占肠支间全部空隙。

（2）虫卵　卵圆形，黄褐色，大小为（22～32）μm×(11～18)μm。卵盖明显，内含1个毛蚴。

（二）致病与临床

结合次睾吸虫感染导致的病理变化和临床表现与华支睾吸虫感染基本相同。

（三）实验室诊断

粪便检查虫卵为常用病原学检查方法，需注意与东方次睾吸虫、后睾属吸虫和华支睾吸虫的虫卵进行鉴别。检查华支睾吸虫所采用的方法，也适用于东方次睾吸虫病的实验室诊断。

（黄　艳）

第五节　异形吸虫

PPT

异形吸虫是属于异形科（Heterophyidae）的一类小型吸虫，成虫主要寄生在食鱼的鸟类及哺乳动物，也可寄生于人体，引起人兽共患的异形吸虫病。异形吸虫种类繁多，几乎所有异形科吸虫都可感染人。目前已发现超过20种感染人体的报道，分布范围遍布全球。在华支睾吸虫病流行区，常有异形吸虫合并感染。我国常见的可感染人体的异形科吸虫有9种，即异形异形吸虫（*Heterophyes heterophyes* V. Siebold，1852），横川后殖吸虫（*Metagonimus yohogawai* Katsurada，1912），钩棘单睾吸虫（*Haplorchis pumilio* Looss，1899），多棘单睾吸虫（*H. yokogawai* Katsuta，1932），扁棘单睾吸虫（*H. taichui* Katsuta，1932），哥氏原角囊吸虫（*Procerovum calderoni* Africa and Garcia，1935），施氏原角囊吸虫（*P. sisoni* Africa，1938），镰刀星隙吸虫（*Stellantchasmus falcatus* Onji and Nishio，1924）和台湾棘带吸虫（*Centrocestus formosanus* Nishigori，1924）。

一、生物学特征

（一）生活史

各种异形吸虫的生活史基本相同。成虫寄生于鸟类及哺乳动物的肠道，虫卵随宿主粪便入水后被第一中间宿主淡水螺或淡咸水螺类吞食并在螺体内发育为毛蚴，再经过胞蚴、雷蚴和尾蚴等发育繁殖阶段。尾蚴逸出螺体并侵入第二中间宿主淡水鱼或蛙体内，发育成囊蚴。人或其他终宿主生食或半生食含有囊蚴的第二中间宿主而感染，囊蚴在小肠内脱囊后继续发育为成虫，并在小肠内寄生。

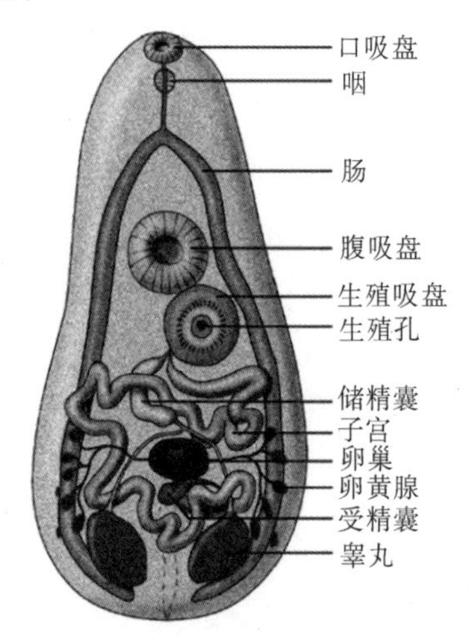

图 3－3 异形异形吸虫成虫示意图

（二）形态特征

1. 成虫 虫体微小，体长一般为 0.3～0.5mm，最长不超过 3mm，体呈椭圆形，前半部略扁平，后半部较肥大，体表具鳞棘。输精管远端与子宫连接形成雌雄同体的导管，并进入生殖囊，生殖囊可能形成 1 个生殖吸盘，如异形异形吸虫（图 3－3），或与腹吸盘相连构成腹殖吸盘复合体，不同种异形吸虫的这个结构差异很大。卵巢位于虫体后部，睾丸 1～2 个位于卵巢之后。口吸盘小于腹吸盘，前咽明显，食管细长，食管后端分为左右 2 根肠支向虫体后方延伸。

2. 虫卵 各种异形吸虫虫卵的形态相似，呈芝麻状。除台湾棘带吸虫的卵壳表面有方格状花纹外，其他异形吸虫的虫卵均与华支睾吸虫卵在形态上难以鉴别。

二、致病与临床

异形吸虫成虫微小，在小肠寄生时可钻入肠壁。虫体侵入肠壁引起机械损伤和肠壁炎症，造成组织脱落，可导致腹泻及其他消化系统症状。重度感染者常消瘦。侵入肠道黏膜下层的成虫产出的虫卵可进入肠壁血管，并随血流到达脑、脊髓、肝、脾、肺、心肌等组织或器官，造成严重后果，如果虫卵沉积于大脑及脊髓内则可形成栓塞，甚至导致宿主血管破裂而死亡。

三、实验室诊断

目前异形吸虫实验室诊断方法主要为病原学检查。常规病原学检查方法为粪便涂片或沉渣镜检虫卵，但因常见异形吸虫的卵形态相似，且与华支睾吸虫卵难以鉴别，因此了解当地吸虫的流行情况，特别是有无异形吸虫存在，将有助于诊断。若能获得成虫，可根据成虫形态进行判断。

第六节 布氏姜片吸虫

PPT

布氏姜片吸虫［*Fasciolopsis buski*（Lankester，1857）Odhner，1902］俗称姜片虫，是寄生人或猪小肠的大型吸虫，可致姜片虫病（fasciolopsiasis）。我国早在 1600 多年前的东晋时期就有关于该虫的记载。姜片虫病是人畜共患病，主要流行于亚洲。在我国，除黑龙江、吉林、辽宁、内蒙古、新疆、西藏、青海、宁夏外，其他18个省、自治区和直辖市均曾有本病的流行。近年来，由于一些生态环境以及生产、生活习惯的改变，我国姜片虫病流行区在缩小，感染率也明显降低。

微课/视频7

一、生物学特征

（一）生活史

姜片虫的终宿主是人和猪等，中间宿主为扁卷螺。菱角、荸荠、茭白、水浮莲和浮萍等水生植物为传播媒介（图3-4）。

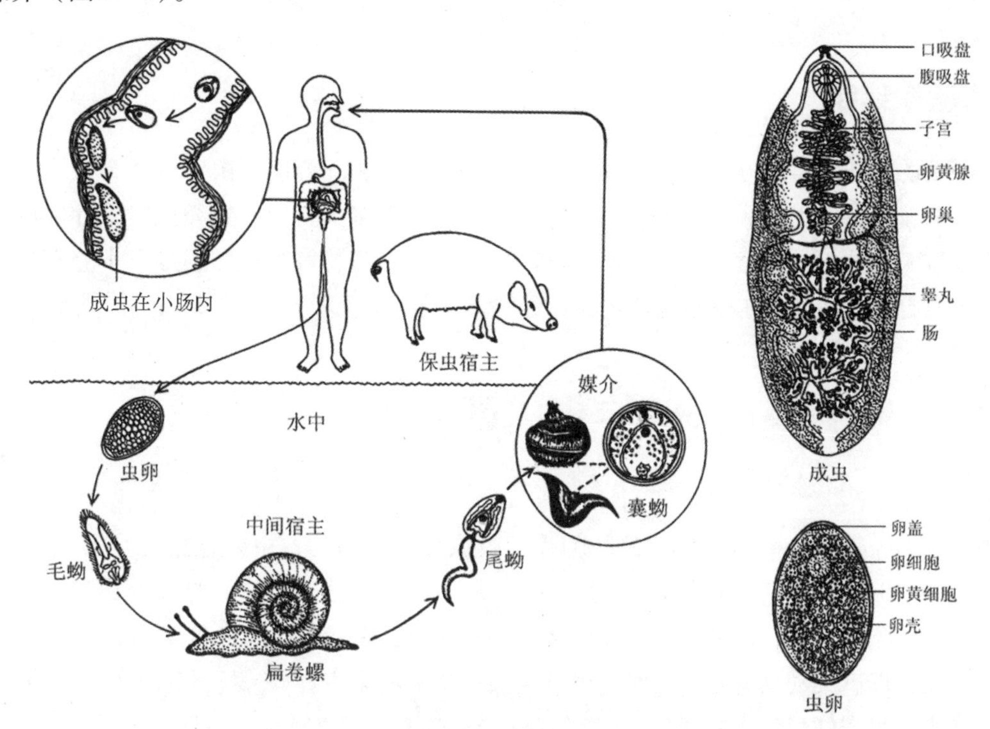

图3-4　布氏姜片虫生活史及成虫和虫卵形态示意图

成虫寄生在终宿主小肠上段，虫卵随宿主粪便排出并入水后，在适宜的温度下经3~7周孵出毛蚴。毛蚴主动侵入扁卷螺，在螺体内经1~2个月的发育和无性增殖，先后经历胞蚴、母雷蚴、子雷蚴阶段最终形成大量尾蚴。成熟尾蚴逸出螺体后，附着在水生植物的表面形成囊蚴。

人和猪生食含囊蚴的水生植物而感染。在终宿主上消化道，囊蚴受消化液作用后，囊壁破裂，后尾蚴逸出，吸附在肠黏膜上，经1~3个月发育为成虫。成虫在人体内的寿命可达4年半。

（二）形态特征

1. 成虫　活虫肉红色，硕大肥厚，背腹扁平，前窄后宽。虫体经固定后呈灰白色，形似生姜片。长20~75mm，宽8~20mm，厚0.5~3mm；口吸盘小，位于虫体前端；腹吸盘大，是口吸盘的4~5倍，紧靠口吸盘之后，呈漏斗状，肉眼可见。2个睾丸高度分支呈珊瑚状，前后排列于虫体后半部。子宫盘曲在卵巢与腹吸盘之间（图3-4）。

2. 囊蚴　扁圆形，大小约为216μm×187μm，囊壁两层，内含幼虫，其排泄囊充满黑色折光颗粒。

3. 虫卵　椭圆形，淡黄色，卵壳薄而光滑，卵盖不明显，大小为(130~140)μm×(80~85)μm。卵内含1个卵细胞和20~40个卵黄细胞（图3-4）。

二、致病与临床

成虫寄生在人体小肠上段，以其吸盘吸附在肠黏膜，可致局部发生点状出血、炎症及水肿，甚至形成小的溃疡。若感染虫数较多，虫体覆盖肠黏膜，影响宿主消化吸收，可致营养不良和消化功能紊乱，甚至虫体成团可引起肠梗阻。主要临床表现为上腹部或右季肋下隐痛，常有消化不良性腹泻，上腹部肠鸣音亢进，多数伴有精神萎靡、倦怠无力等症状。姜片虫感染引起的腹泻应注意与贾第虫病、消化道溃疡和其他肠功能障碍的症状区别。此外，虫体代谢产物和分泌物还可引起超敏反应和嗜酸粒细胞增多。

三、实验室诊断

检查粪便中的虫卵为常用方法，可采用直接涂片法和浓聚法。粪便一次连续查 3 张涂片多可提高检出效率。虫卵较少者用水洗沉淀法可显著提高检出率。反复多次粪检或做粪便定量计数以确定其感染度，对诊断或病情分析具有意义。姜片虫卵与肝片形吸虫卵和棘口吸虫卵的形态十分相似，较难鉴别。部分患者有自然排虫或偶尔呕出虫体现象，经虫体鉴定可确诊。

PPT

第七节　片形吸虫

片形吸虫（*Fasciola*），俗称肝蛭，为肝脏片形吸虫病的病原体，主要包括肝片形吸虫（*Fasciola hepatica*）和巨片形吸虫（*F. gigantica*），后者又称为大片形吸虫。是一种主要寄生在牛、羊等反刍类动物肝胆管内的常见寄生虫，偶可寄生人体引起肝脏片形吸虫病（fascioliasis）。

肝片形吸虫是以感染动物为主的人兽共患寄生虫病，呈全球性分布。我国散发于 18 个省、自治区和直辖市，其中甘肃省的感染率最高为 0. 171%，其次是海南为 0. 151%，估计全国感染人数约 12 万，已报道人体片形虫病和感染者 200 余例。牛、羊等反刍类动物是该虫的保虫宿主，是本病主要的传染源。加强卫生宣教，不生食水生植物和加强水源管理是预防片形吸虫感染的重要措施。治疗患者可用三氯苯达唑、硫双二氯酚（别丁）。

一、生物学特征

（一）生活史

片形吸虫的生活史阶段包括虫卵、毛蚴、胞蚴、母雷蚴、子雷蚴、尾蚴、囊蚴和成虫，其终宿主是牛、羊等反刍类动物，成虫也可寄生于人体。中间宿主为椎实螺，水生植物为传播媒介。

成虫寄生在终宿主的肝胆管内，产出的虫卵随胆汁流入肠腔，随粪便排出体外。虫卵入水后，在适宜条件下经 9 ~ 12 天发育后孵出毛蚴。毛蚴侵入中间宿主椎实螺科的淡水螺体内，经胞蚴、母雷蚴、子雷蚴和尾蚴 4 个阶段的发育和无性增殖。成熟的尾蚴逸出螺体，附着在水生植物或其他物体表面上形成囊蚴。终宿主因食入囊蚴而感染。囊蚴内后尾蚴（童虫）在宿主小肠上段逸出，主动穿过肠壁，进入腹腔，钻破肝被膜，深入肝实质数周后，最终进入胆管中发育为成虫，从感染到产出虫卵大约需要 11 周，每条虫日产卵量为 20000 个左右。成虫在人体可存活长达 12 年（图 3 – 5）。

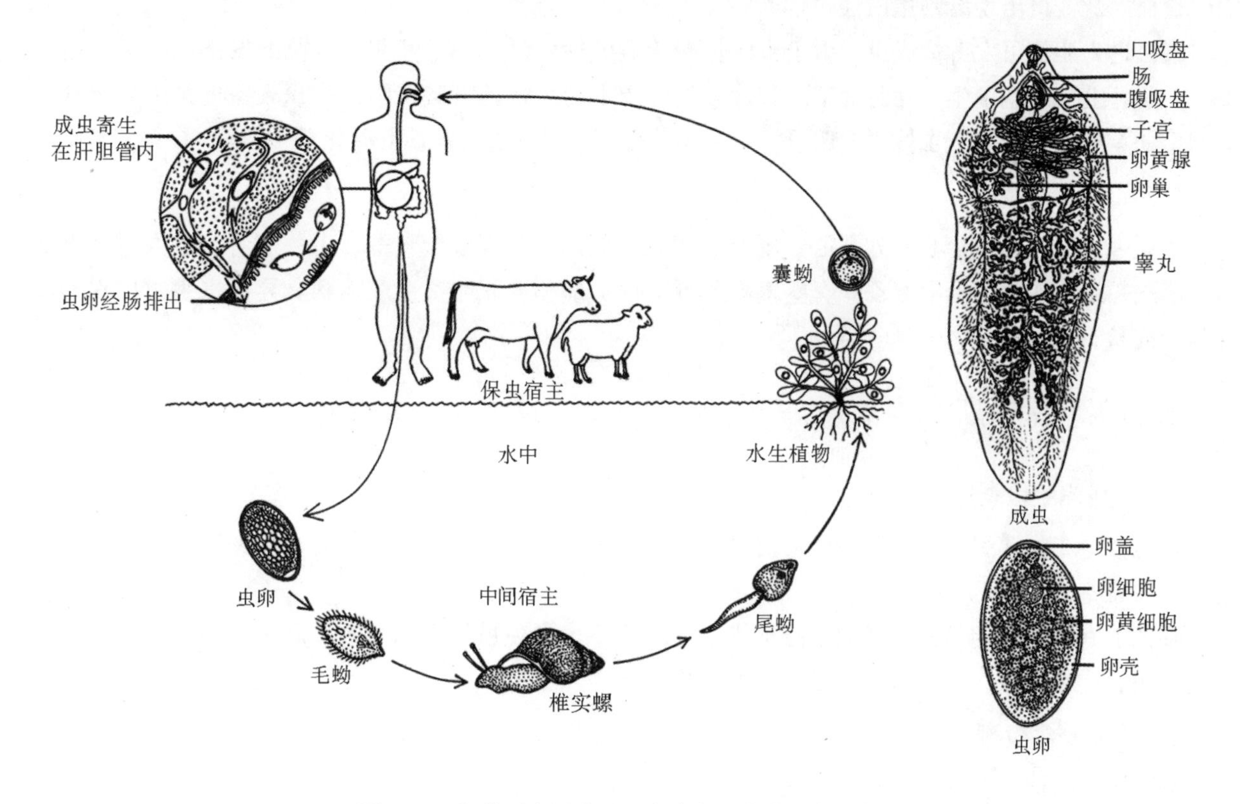

图 3－5 肝片形生活史及吸虫成虫和虫卵形态示意图

（二）形态特征

片形吸虫与姜片虫的成虫和虫卵在形状、颜色和大小方面都十分相似。

1. 成虫 虫体前端有明显突出部，称为头锥；体表密布细小棘刺；腹吸盘不及姜片虫发达，位于头锥基部水平；肠支有很多分支，呈树枝状；睾丸高度分支，前后排列在虫体中部（图 3－5）。

2. 虫卵 椭圆形，黄褐色，卵壳薄、卵盖小，卵内充满许多卵黄细胞（图 3－5）。

肝片形吸虫和巨片形吸虫各阶段虫体形态基本相似，略有不同，巨片形吸虫成虫和卵略大于肝片吸虫，两者主要区别见表 3－2。

表 3－2 肝片形吸虫和巨片形吸虫的鉴别要点

鉴别要点	肝片形吸虫	巨片形吸虫
成虫	成虫：叶片状，头锥、肩明显，大小为（20～45）mm×（7～14）mm，后部 V 形 长：宽比为 2∶1 口腹吸盘比 1∶1 食管与咽等长，肠内侧分支少 睾丸分支，卵巢分支少	成虫：长叶片状，头锥短、肩不明显，大小为（33～76）mm×(5～12)mm，后部 U 形 长：宽比为 3∶1 以上（5∶1） 口腹吸盘比 1∶1.5 食管比咽短，肠内侧分支复杂 睾丸分支复杂，卵巢分支多
虫卵	椭圆形，大小为（130～150）μm×（63～90）μm	椭圆形，大小为（114～208）μm×(70～100)μm

二、致病与临床

（一）致病机制

肝片形吸虫的童虫和成虫均可致病。童虫在小肠、腹腔和肝内移行过程中可造成机械性损害和化学性刺激，导致移行部位的出血和炎症。童虫移行至肝脏可造成损伤性肝炎。随着童虫成长，损害更加明显而广泛。可出现纤维蛋白性腹膜炎。

童虫进入胆管可发育为成虫。由于虫体长期的机械性刺激、化学性刺激以及继发感染，引起胆管炎症，胆管上皮细胞增生，管腔变窄。肝片形吸虫产生的大量脯氨酸在胆汁中积聚，也是引起胆管上皮增生的重要原因。加上虫体阻塞胆管，导致胆汁淤积，可引起胆汁性肝硬化。

（二）临床表现

主要表现为胃肠道症状，如恶心、呕吐、腹胀、腹痛、腹泻或便秘等。多数患者有肝大、贫血和血中嗜酸粒细胞明显增高等表现。有些患者还可出现肺部和皮肤超敏反应症状。异位寄生时出现相应的临床症状。

三、实验室诊断

（一）病原学检查

粪检或十二指肠引流液沉淀检查发现虫卵为诊断依据。肝片形吸虫卵与姜片虫卵、棘口吸虫卵近似，应注意鉴别诊断。

临床上有不少病例是经外科剖腹探查或进行胆管手术发现虫体而确诊的。肝脏表面的白色条索状隆起及胆管增粗现象，提示有肝片形吸虫寄生的可能。

（二）免疫学检测

酶联免疫吸附试验（ELISA）、间接血凝试验（IHA）和间接荧光抗体试验（IFA）等方法检测患者血清中的特异性抗体均有较高的敏感性。由于肝片形吸虫与其他吸虫有较多的共同抗原成分，对其抗体的阳性结果应结合临床分析。

（彭小红）

第八节　并殖吸虫

并殖属吸虫（*Paragonimus*）属于并殖科（Paragonimidae），目前世界上报道的并殖吸虫有50多种，我国报道的有30多种，其中有些是同名异种或异种同名。我国重要的人体并殖吸虫有卫氏并殖吸虫（*Paragonimus westermani*）和斯氏并殖吸虫（*P. shrjabini*）。

一、卫氏并殖吸虫

卫氏并殖吸虫［*Paragonimus westermani*（Kerbert，1878）Braun，1899］属吸虫纲、复殖目、并殖属，又称肺吸虫（lung fluke）。成虫主要寄生于宿主的肺部，引起卫氏并殖吸虫病（paragonimiasis westermani）。

卫氏并殖吸虫病呈世界性分布。在我国，该病分布于浙江、江苏、江西、安徽、河南、湖北、湖南、福建、云南、广东、四川、陕西、辽宁、黑龙江和台湾等地区。

卫氏并殖吸虫病主要流行于山区。流行区类型又可分为溪蟹型流行区和蝲蛄型流行区（如我国东北3省）。卫氏并殖吸虫病是自然疫源性疾病，家畜（犬、猫）和一些野生肉食动物（如虎、豹、狐、狼、貂、貉等）均是保虫宿主。野猪、鼠、鸡、蛙等多种动物已被证实可作为转续宿主，大型肉食类动物如虎、豹等因捕食这些转续宿主而感染。

（一）生物学特征

微课/视频8

1. 生活史 包括虫卵、毛蚴、胞蚴、母雷蚴、子雷蚴、尾蚴、囊蚴、童虫、成虫等发育阶段。终宿主为人和多种食肉类哺乳动物，第一中间宿主为川卷螺，第二中间宿主为淡水蟹或蝲蛄（图3-6）。

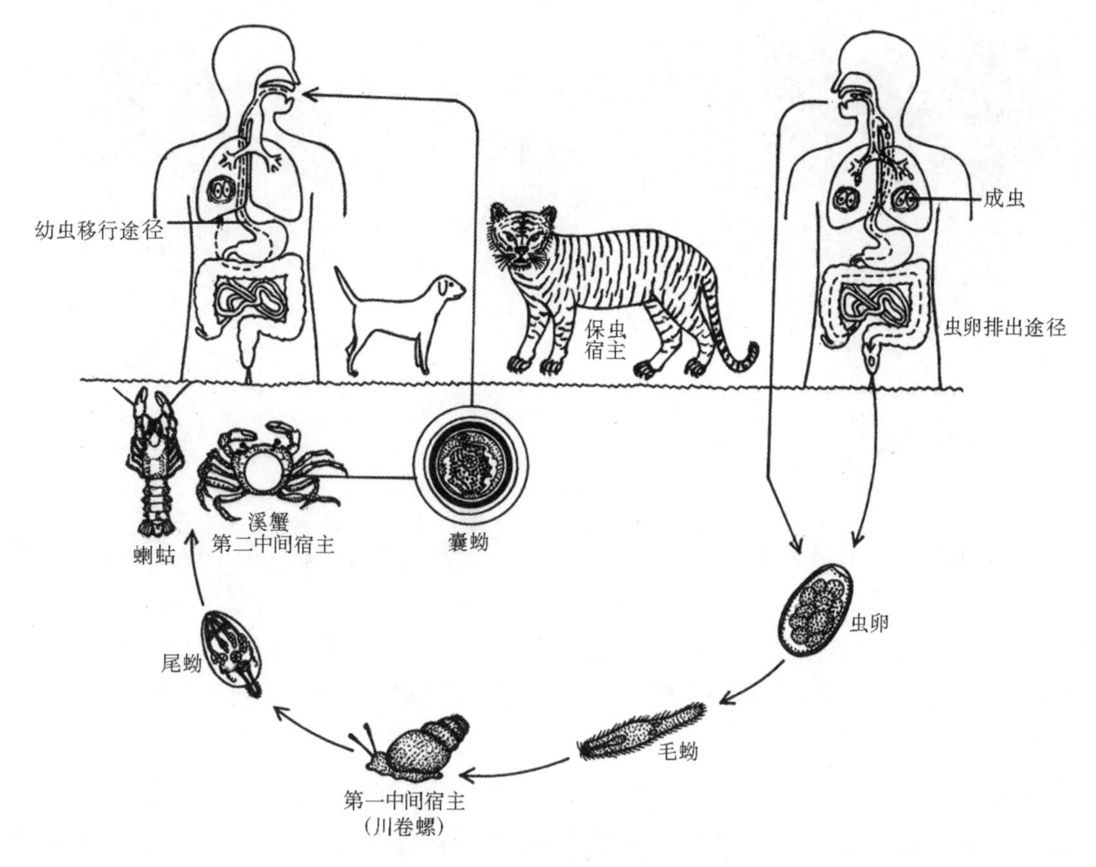

图3-6 卫氏并殖吸虫生活史示意图

成虫主要寄生于终宿主肺部，可导致炎性囊肿的形成。成虫成熟后产卵，囊肿破裂后，虫卵可随痰液经气管排出或随痰液咽下后从粪便排出。虫卵入水中后，孵出毛蚴。毛蚴遇到第一中间宿主川卷螺并钻入其体内，依次发育为胞蚴、母雷蚴、子雷蚴及尾蚴。尾蚴逸出螺体进入水中，入侵第二中间宿主溪蟹或蝲蛄形成囊蚴。囊蚴多寄居鳃部、肌肉及内脏等处。

人因生食或半生食含活囊蚴的溪蟹或蝲蛄而感染。囊蚴在十二指肠内经消化液的作用后，囊壁破裂，童虫孵出。童虫穿过肠壁进入腹腔，徘徊于腹腔脏器之间或侵入邻近组织或腹壁，经1～3周穿横膈经胸腔入肺，在肺内发育为成虫并产卵。有些童虫可终生穿行于组织间直至死亡。

自囊蚴进入终宿主到成虫成熟产卵，一般需要2个多月。成虫在宿主体内通常存活5～6年，长者可达20年。

2. 形态特征

（1）成虫 虫体呈半圆形，腹面扁平，背面隆起，全身有体棘，形似半粒黄豆，因伸缩活动体形多变。活虫呈红褐色、半透明，死后呈灰白色。大小为(7.5～12)mm×(4～6)mm×(3.5～5)mm。口吸盘与腹吸盘大小相近，口吸盘位于虫体前端，腹吸盘位于虫体中部稍前。雌雄同体，睾丸2个，分支，左右并列，约在虫体后1/3处；卵巢1个，叶状，与子宫并列于腹吸盘后，故称并殖吸虫（图3-7）。

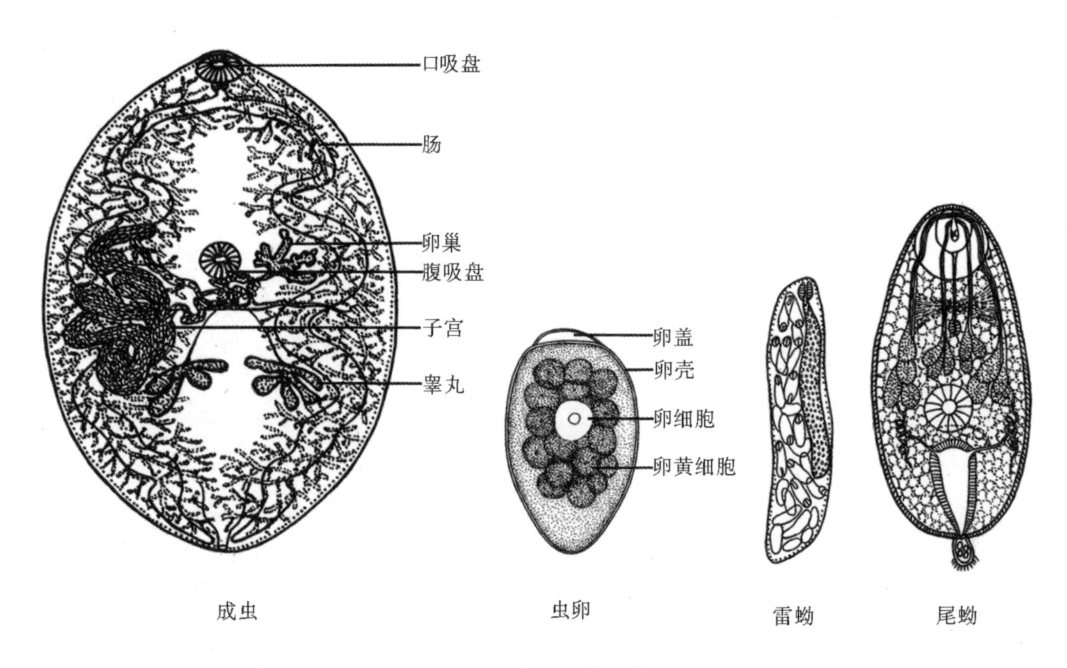

图 3-7 卫氏并殖吸虫形态示意图

(2) 囊蚴 圆球形，直径为 300 ~ 400μm，囊壁两层，外层薄易破裂，内层厚且坚韧，排泄囊内充满折光性颗粒。

(3) 虫卵 椭圆形，金黄色，两侧多不对称，大小为 (80 ~ 118)μm ×(48 ~ 60)μm。前端较宽，后端较窄，卵壳厚薄不均，卵盖明显而稍倾斜。卵内有 1 个卵细胞和 10 余个卵黄细胞，卵细胞常被卵黄细胞所遮而不易清晰见到。

(二) 致病与临床

1. 致病机制 由于卫氏并殖吸虫的童虫或成虫具有游走的特点，其寄生部位不固定，除肺外，尚可寄生于脑、脊髓、大网膜、肝、肠、皮下等组织器官。童虫在人的体腔或组织内移行，可引起出血和渗出性炎症。炎症消退后，可出现纤维化而产生粘连。成虫在组织内寄生，可引起炎症细胞浸润，同时溶解周围组织，形成一囊状空洞，转为脓肿，最后形成囊肿。主要以胸、腹及脑部病变为主。

2. 临床表现 由于卫氏并殖吸虫虫体对人体可造成多组织、多器官、多部位的损害，故临床表现多样而复杂。

(1) 急性期 症状多出现在感染后数天至 1 个月左右。主要是童虫在内脏窜扰所致，患者表现为食欲不振、乏力、低热、皮疹等。重者发病急，毒血症状明显，高热并伴有胸闷、胸痛、咳嗽、气急等，或伴有肝大、腹痛、腹泻等症状。腹部症状常在感染后 2 ~ 10 天内出现，胸部症状在感染后 10 ~ 30 天出现。血液检查常见白细胞增多，嗜酸粒细胞增高明显，一般为 20% ~40%，高者可达 80% 以上。

(2) 慢性期 发病缓慢，主要是虫体入侵器官或组织所致，多在 3 ~6 个月出现症状。由于病变常累及多个器官，损伤程度不一，故临床症状复杂。根据损伤部位不同，临床可分为胸肺型、腹型、肝型、脑脊髓型、游走性皮下包块型及亚临床型等。

胸肺型最为常见，主要表现为咳嗽、胸痛、咳铁锈色痰。痰中可查到虫卵、夏科 - 雷登结晶及嗜酸粒细胞，有时可见成虫。若成虫侵入胸腔，可引起胸膜炎、胸腔积液及胸膜粘连等。皮下包块常出现在感染后 2 个月，具有游走性特征，直径为 1 ~6cm，多为单个散发，偶有多个成串。病变部位皮肤正常，包块初起时质软，后稍硬，无红肿，具痒感或刺痛。多发生在下腹部至大腿之间。其他部位如眼眶、颈部、肩、腋下、乳腺、会阴和阴囊等处也可发现。

 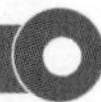

（三）实验室诊断

有关并殖吸虫的诊断，可参见国家卫生行业标准（WS 380—2012）执行。

1. 病原学检查

（1）痰液和粪便检查　收集患者清晨新鲜痰液或收集24小时痰液经10% NaOH消化后取沉渣涂片镜检。涂片镜检可发现虫卵、嗜酸粒细胞及夏科-雷登结晶；粪便中也可查见虫卵。粪便沉淀集卵法可提高检出率。

（2）脑脊液及其他体液检查　脑脊髓型者，脑脊液可见嗜酸粒细胞，蛋白质含量轻度增加，偶可查见虫卵。肺型胸腔积液多呈草黄色或血性，偶见夏科-雷登结晶、胆固醇结晶或虫卵。

（3）组织活检　患者皮下包块或结节可经外科手术切除并进行活检，如检获童虫或查见成虫、虫卵可作为确诊依据。

2. 免疫学检测

（1）皮内试验　常用于普查筛选，阳性符合率可达95%以上，但常有假阳性和假阴性。

（2）酶联免疫吸附试验（ELISA）　检测特异性抗体，敏感性高可达94%以上，可用于个体的辅助诊断和流行病学调查。酶联免疫吸附抗原斑点试验（AST-ELISA）检测血清中循环抗原，实验室检测的阳性率可达98%以上，值得进一步研究。

（3）间接血凝试验（IHA）和斑点金免疫渗滤法（DIGFA）　这些方法也可用于并殖吸虫病的免疫学诊断。此外，基因检测等分子诊断技术的应用也有文献报道。

此外，胸肺型、脑和脊髓卫氏并殖吸虫病患者可通过X线、CT、MRI和B超等影像学检查，辅助诊断。

知识拓展

吸虫的分子生物学检测

关于吸虫的实验室诊断，较常用的方法是病原学检查和免疫学检查，通过查获虫卵、虫体或者抗原抗体反应阳性进行诊断。但有时查获的虫体或虫卵结构遭到破坏、难于辨认，此时可通过分子生物学检测进行诊断。较为常见的是以核糖体基因（18S r DNA、内转录间隔区DNA-ITS等）和线粒体基因（CO Ⅰ、CO Ⅱ等）为分子靶标，通过设计合成引物进行聚合酶链反应（polymerase chain reaction，PCR），扩增样本中分子靶标DNA片段，结合PCR产物琼脂糖凝胶电泳和测序比对进行确诊。

二、斯氏并殖吸虫

斯氏并殖吸虫［*Paraganimus shrjabini*（Chen，1959）Chen，1963］属吸虫纲、复殖目、狸殖属。由陈心陶于1959年首次报道，是中国独有虫种，在国外尚未见报道。主要寄生于果子狸、猫、犬等动物肺部，也可寄生于人体，但在人体内一般不能发育为成虫，可引起皮肤幼虫移行症或内脏幼虫移行症。

斯氏并殖吸虫地理分布可能比卫氏并殖吸虫更为广泛。我国四川、江西、贵州、云南、湖北、湖南、陕西、福建、河南等地区均有发现该虫的报道。斯氏并殖吸虫病的流行因素与卫氏并殖吸虫病相似。

（一）生物学特征

1. 生活史　包括虫卵、毛蚴、胞蚴、雷蚴、尾蚴、囊蚴和成虫等阶段，与卫氏并殖吸虫相似。果子狸、家猫、犬等动物是该虫的终宿主，大鼠、小鼠、蛙、鸡等可以作为本虫的转续宿主。如生食或半生食含有童虫的转续宿主肉类也可感染。成虫寄生在宿主的肺、肝等处，虫卵随粪便排出。第一中间宿主为拟钉螺等小型淡水螺，第二中间宿主为溪蟹或石蟹。人因生食或半生食含活囊蚴的淡水蟹而感染。人是本虫的非正常宿主，从人体检出的虫体大多数是童虫，只有极少数童虫在人体内能发育为成虫（图3-8）。

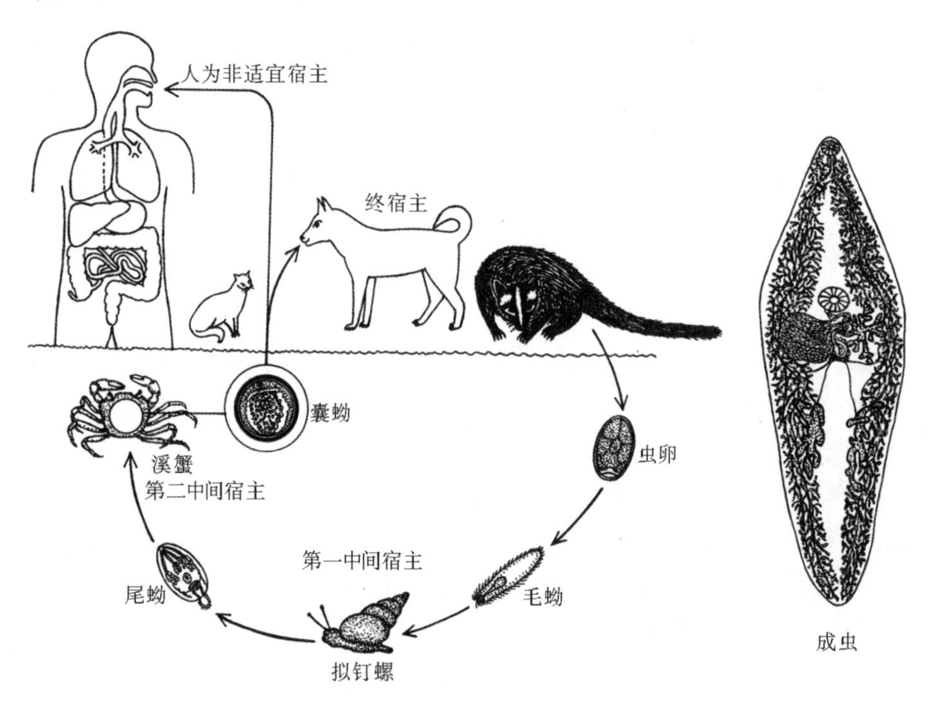

图3-8　斯氏并殖吸虫生活史及成虫形态示意图

2. 形态特征

（1）成虫　虫体狭长，呈梭形，大小为（11.0～18.5）mm×(3.5～6.0)mm。腹吸盘位于虫体的前1/3部分，略大于口吸盘。卵巢分支如珊瑚状，子宫庞大，可掩盖部分卵巢，卵巢与盘曲的子宫并列于腹吸盘后。2个分支状睾丸左右并列于虫体中、后部（图3-8）。

（2）虫卵　大小常因地区、宿主的不同而变化。动物体检出的虫卵大小为（64～87）μm×(40～55)μm；人体检出的虫卵平均大小为79.2μm×45.6μm。虫卵的形状多数不对称，有卵盖。卵壳厚薄不均匀，但不如卫氏并殖吸虫明显。虫卵内含有1个卵细胞和多个卵黄细胞。

（二）致病与临床

人是本虫的非适宜宿主，感染后主要引起游走性皮下结节，也常引起内脏幼虫移行症，导致局部及全身性病理损害，包括脑型并殖吸虫病。

1. 皮肤型幼虫移行症　主要表现为腹部、胸背部、头颈、四肢、腹股沟等部位的游走性皮下结节及包块，其特点是位置表浅、边界不清、质地中等，皮肤无红肿，但有痒感或刺痛。在包块间有时可扪及条索状纤维块。

2. 内脏幼虫移行症　表现因虫体侵犯部位不同而异。若侵入腹腔，可引起腹膜炎症、腹腔脏器粘连，临床上可出现腹痛、腹泻、便血。侵犯肝脏可引起嗜酸性脓肿及肝组织出血性病变，表现为肝区疼痛、肝大、转氨酶升高等。侵犯胸膜则引起渗出性胸膜炎、胸腔积液、胸膜增厚或粘连，临床症状以咳嗽、胸痛、气急等为主。童虫还可侵入心包，患者可出现血性心包积液，心悸气急、肝大、下肢水肿、颈静脉怒张，心包穿刺液内有大量嗜酸粒细胞，病程迁延者可致缩窄性心包炎。此外，童虫也可侵入眼、脑等部位，引起相应的症状和体征。

（三）实验室诊断

当有皮下包块出现时，手术切除并作活组织检查可确诊。病变组织中有时可见童虫及隧道样虫穴，镜检可见嗜酸性肉芽肿、坏死组织及夏科－雷登结晶。免疫学检查对本病的诊断具有重要的参考价值。

PPT

第九节　棘口吸虫

棘口科（Echinostomatidae）吸虫种类繁多，全球已报道的种类超过600种。寄生于人体的棘口吸虫主要分布于东南亚地区，已知的有3亚科7属22种。在我国，已报告的可在人体寄生的棘口吸虫有11种。其中，日本棘隙吸虫（*Echinochasmus japonicus*）宿主主要是鸟禽类，其次是哺乳类和爬行类，少数寄生于鱼类。有的棘口吸虫可在多种动物宿主寄生，在福建和广东局部地区有流行，藐小棘隙吸虫（*E. liliputanus* Looss，1896）在安徽局部地区的人群感染率达到13.71%。人多因食入含囊蚴的鱼、蛙而感染。改变不良饮食习惯，不生食或半生食鱼、蛙等是预防本病的关键。治疗可用吡喹酮和硫双二氯酚。

一、生物学特征

1. 生活史　成虫寄生在鸟禽类和哺乳动物的小肠内，虫卵随粪便排出体外，在水中孵出毛蚴。毛蚴侵入第一中间宿主淡水螺并在其体内发育，经历胞蚴、母雷蚴和子雷蚴阶段发育为尾蚴，成熟尾蚴从螺体中逸出，侵入第二中间宿主软体动物、鱼、蛙或蝌蚪体内成囊，或在其体表和植物上成囊。人或动物因食入含囊蚴的中间宿主而感染。

2. 形态

（1）成虫　虫体呈长形，体表有棘，口吸盘和腹吸盘距离近。口吸盘周围有环口圈或头冠，环口圈或头冠之上有1～2圈头棘。睾丸2个，前后排列在虫体的后部。卵巢位于睾丸之前（图3－9）。

（2）虫卵　卵大（长＞0.1mm），椭圆形，壳薄，有卵盖。

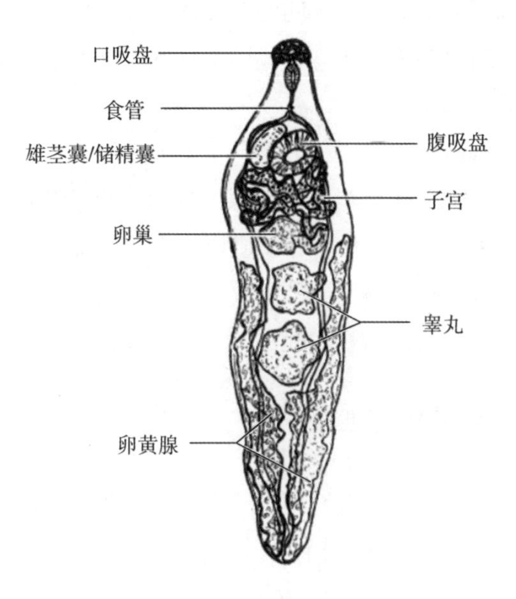

图3－9　棘口吸虫成虫形态示意图

二、致病与临床

成虫多寄生于小肠上段，头部钻入黏膜，引起局部炎症。患者可出现腹痛、腹泻或其他胃肠道症状。严重感染者可能表现为厌食、下肢浮肿、贫血、消瘦、发育不良，甚至死亡。

三、实验室诊断

常用的粪便检查方法包括直接涂片法和沉淀法等。然而，由于多种棘口吸虫的卵在形态上非常相似，因此不易区分。若能获得成虫样本，有助于准确确定种类。

（王立富）

第十节 血吸虫

PPT

学习目标

1. 通过本节的学习，能够掌握日本血吸虫寄生人体的部位、虫卵和成虫的特征，以及日本血吸虫病实验室诊断方法；熟悉日本血吸虫生活史、致病及临床表现；了解日本血吸虫的流行特点。

2. 具有采取合理的实验室诊断方法对日本血吸虫虫卵、毛蚴进行病原学检查，对相关抗原、抗体进行免疫学检测，对日本血吸虫特异性核酸序列进行分子生物学检测的能力。

3. 形成对日本血吸虫病进行健康教育的意识。

裂体吸虫（schistosome）又称血吸虫（blood fluke）。成虫寄生于多种哺乳类动物或人体内。可寄生于人体的血吸虫有6种，即日本血吸虫（*Schistosoma japonicum*）、曼氏血吸虫（*S. mansoni*）、埃及血吸虫（*S. haematobium*）、间插血吸虫（*S. intercalatum*）、湄公血吸虫（*S. mekongi*）和马来血吸虫（*S. malayensis*）。血吸虫是人体血吸虫病（schistosomiasis）的病原体。血吸虫病流行于76个国家和地区，约2亿人受感染。我国是日本血吸虫病流行区，疫区范围涉及长江流域及其以南地区的12个省、自治区和直辖市。

血吸虫病是一种危害严重的人兽共患性疾病，其传播过程涉及自然因素、社会因素等方面。目前，我国主要采取以消灭传染源为主的综合性防治措施，包括健康教育、人畜化疗、钉螺控制、粪便管理、安全用水、个人防护等。吡喹酮是治疗血吸虫病的首选药物，适用于急、慢性各期及伴有并发症的血吸虫病治疗。青蒿琥酯和蒿甲醚等青蒿素类药物对早期童虫具有杀灭作用，可用于抗洪抢险或偶然接触疫水后的预防性治疗。

一、日本血吸虫

日本血吸虫属裂体科（Schistosomatidae）、裂体属（*Schistosoma*）。

（一）生物学特征

1. 生活史 日本血吸虫生活史分虫卵、毛蚴、母胞蚴、子胞蚴、尾蚴、童虫和成虫7个阶段。

成虫寄生于人和多种哺乳动物门脉－肠系膜静脉中，雌虫在寄生的静脉末梢产卵，每条雌虫每日产卵300～3000个。虫卵随血流沉积于宿主的肝脏及肠壁组织内，约经11日发育为含毛蚴的成熟卵，虫卵成熟后10～11日死亡。部分沉积于肠壁的成熟虫卵形成虫卵肉芽肿病变导致肠壁组织炎性坏死并可向肠腔内破溃，虫卵随破溃的肠黏膜进入肠腔后随粪便排出。

虫卵入水后，成熟毛蚴自卵内孵出，毛蚴在水中做直线游动，具有向光性和向上性。遇到中间宿主钉螺时，主动钻入钉螺体，钉螺的分泌物对毛蚴亦有引诱作用。毛蚴侵入螺体后经数小时脱去纤毛，发育为母胞蚴。经1～2个月的发育，母胞蚴体内胚细胞团发育为子胞蚴，成熟子胞蚴从母胞蚴体内逸出。成熟子胞蚴体长可达3000μm以上，其体内有生发细胞，生发细胞不断繁殖形成幼胚，幼胚发育成尾蚴，故子胞蚴能在较长时期内不断产生尾蚴。

尾蚴自螺体逸出，多以静止状态浮于水面，当接触人或哺乳动物时，很快黏附并钻入皮肤或黏膜，尾部脱落，转变为童虫。童虫在体内移行，通过淋巴管或小静脉进入血循环，随血流经右心入肺动脉，再由肺静脉经左心进入体循环，多在第13～14日到达门静脉－肠系膜静脉。雌、雄童虫最早于15～18日合抱，第22日生殖系统发育成熟，第24日开始排卵。感染后35日左右在粪便中可发现虫卵。成虫平均寿命约4.5年（图3－10）。

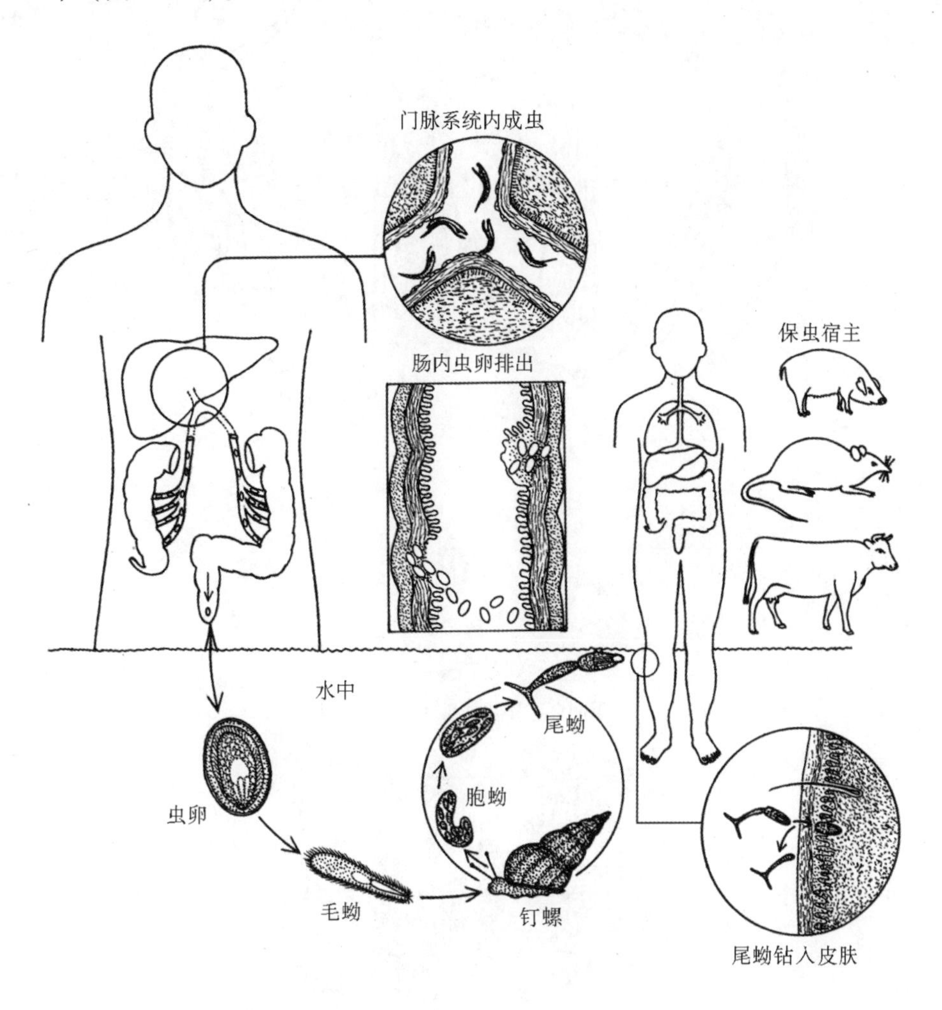

图3－10　日本血吸虫生活史示意图

2. 形态特征

（1）成虫　雌雄异体，两性虫体呈合抱状。雄虫乳白色，圆筒形，平均长10～20mm，虫体最宽处0.5～0.55mm，前端具有口吸盘，其后虫体腹面是腹吸盘，在腹吸盘之后，背腹扁平的虫体两侧向腹面卷曲呈沟状，称抱雌沟（gynecophoral canal）。雌虫呈线状，前细后粗，平均长度12～20mm，中段最宽，为0.1～0.30mm，因肠管内含较多的红细胞消化后残留的物质而呈暗褐色。雌虫常居于雄虫抱雌沟内，与雄虫呈合抱状态（图3－11）。

（2）虫卵　略呈椭圆形，大小平均为89μm×67μm，淡黄色，无盖，壳侧有一短小侧棘，排出的虫卵多为成熟卵。虫卵入水后，在适宜条件下很快孵出毛蚴（图3－11）。

（3）毛蚴　呈长椭圆形，大小平均为99μm×35μm，体表周身被有纤毛，为其运动器官。体前端有突出的钻孔腺，体前半部中央有1个顶腺和2个侧腺（或称头腺），其分泌物是虫卵可溶性抗原（图3－11）。

（4）胞蚴　早期的母胞蚴体小，呈袋状，两端钝圆，大小为61.4μm×38.4μm，晚期母胞蚴可达806.4μm×207.3μm（图3－11）。

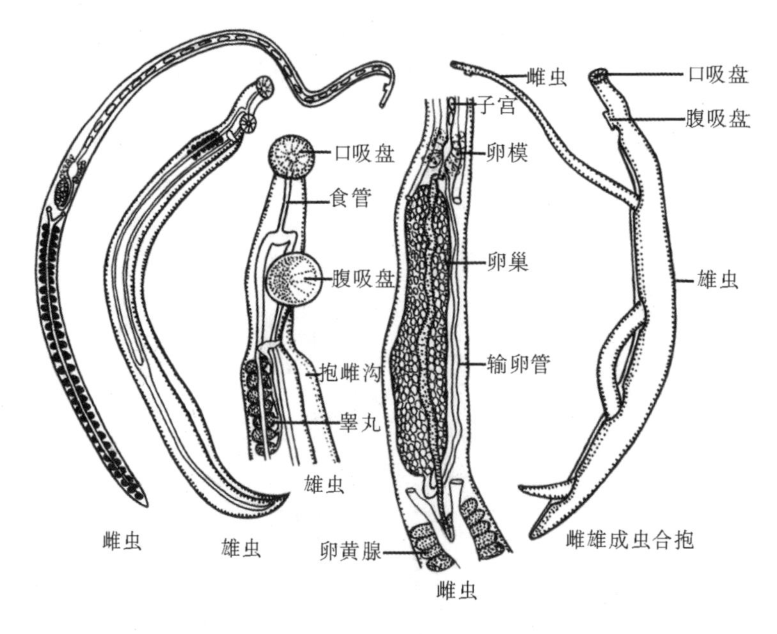

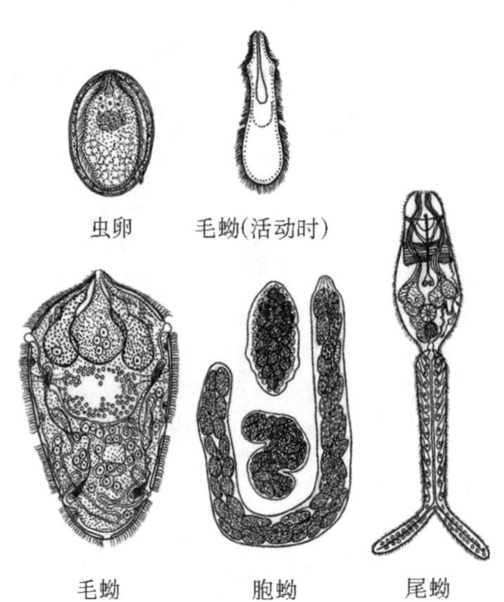

图 3－11 日本血吸虫成虫、幼虫及虫卵形态示意图

（5）尾蚴　分体部和尾部，体部大小为（100～150）μm×（40～66）μm，尾部由尾干和尾叉组成，尾干为（140～160）μm×（20～30）μm，尾叉伸长时可达 50～70μm。体部前端为头器，其中有一头腺，口孔开于头器腹面的亚顶端，腹吸盘位于体后半部。体表具有小棘和感觉器，还具有一层薄的多糖膜结构，称为糖萼，它与抗血清接触后能形成套膜反应（图 3－11）。

微课/视频 9

（二）致病与临床

1. 致病机制　血吸虫尾蚴、童虫、成虫及虫卵均可引起人体组织器官不同程度的病理损害。其中，虫卵是主要的致病虫期，它所诱导的虫卵肉芽肿是血吸虫病的主要病理基础（表 3－3）。

表 3－3　血吸虫致病机制

虫体阶段	致病机制
尾蚴	尾蚴侵入皮肤后可在局部皮肤引起以瘙痒和小丘疹为特点的尾蚴性皮炎。病理变化为局部真皮内毛细血管扩张充血，伴有出血、水肿和中性粒细胞及单核细胞浸润。尾蚴性皮炎发生机制中既有速发型（Ⅰ型）超敏反应，也有迟发型（Ⅳ型）超敏反应

续表

虫体阶段	致病机制
童虫	童虫在宿主体内移行时，所经过的器官（尤其是肺）因机械性损伤而出现一过性的血管炎，毛细血管栓塞、破裂、点状出血和血管周围嗜酸粒细胞和巨噬细胞浸润
成虫	成虫寄生于血管内，利用口、腹吸盘的吸附引起静脉内膜炎；成虫代谢产物，分泌、排泄物及更新脱落的表膜在宿主体内形成抗原抗体免疫复合物，引起Ⅲ型超敏反应
虫卵	虫卵内的毛蚴分泌的可溶性虫卵抗原（SEA）经卵壳微孔释放出，其中的糖蛋白在虫卵周围诱发肉芽肿反应，表现为病变渗出期易液化坏死而致嗜酸性脓肿样损害，以多形核粒细胞浸润为主；肉芽肿及门静脉周围的炎症区中可见浆细胞，以及由抗原抗体复合物在虫卵周围沉着形成的何博礼（Hoeppli）现象。日本血吸虫虫卵肉芽肿的形成受T淋巴细胞调节，尤其是Th1型免疫应答起重要作用，属Ⅳ型超敏反应

2. 临床表现

（1）急性血吸虫病　多见于初次重度感染者，患者有明确疫水接触史，潜伏期1个月左右，半数患者可出现尾蚴性皮炎，有发热、腹痛、腹泻，可有脓血便，体检肝大伴压痛，脾肿大等。个别病例出现偏瘫、昏迷、癫痫等脑型血吸虫病症状。可能是由于虫卵抗原大量释放入血液，形成抗原－抗体免疫复合物，诱发类似血清病的超敏反应（Ⅲ型超敏反应）。

（2）慢性血吸虫病　以腹痛、腹泻或黏液便为主要表现，体检有肝脾肿大。嗜酸粒细胞增高，轻度贫血。肝功能除血清球蛋白增高外，其他指标可在正常范围内。反复粪便检查可发现虫卵，90%以上病例直肠黏膜活检可找到虫卵，多为变性虫卵。血清免疫学检查多为阳性。B超可显示肝脾肿大，肝实质回声改变，门脉分支管壁增厚。患者一般情况尚好，能从事一般体力劳动。

（3）晚期血吸虫病　表现为血吸虫性肝纤维化，临床上主要表现为门脉高压、全身代谢紊乱、肝功能减退等症状和体征。病程后期常并发呕血、腹腔积液，甚至出现黄疸，少数可并发肝昏迷。儿童病例可有生长发育障碍。部分晚期血吸虫患者无明显症状，即使有脾大，仍可坚持参加劳动。

晚期血吸虫病可分为巨脾型、腹腔积液型、结肠肉芽肿型和侏儒型。晚期血吸虫病的并发症主要有上消化道出血和肝性昏迷。上消化道出血最常见，病情危重，死亡率高。

（4）异位血吸虫病　虫卵引起的门脉系统以外组织或器官的损害称为血吸虫病异位损害（ectopic lesion）或异位血吸虫病，如有虫体寄生的则称血吸虫异位寄生（ectopic parasitism）。主要见于大量尾蚴侵入人体，童虫过多所致，或因童虫离开正常移行途径，或虫卵随血管侧支沉着于门脉系统以外的器官组织。异位损害和异位寄生以肺及脑组织内发生率较高。也可发生在胸膜、垂体、脊髓、周围神经、输尿管、膀胱、鞘膜囊壁、阴囊、睾丸、附睾、输精管、前列腺、卵巢、输卵管、子宫、乳房、心脏、甲状腺、肾上腺、皮肤、眼结膜、腮腺、胸大肌、腰大肌等组织器官，但较罕见。

肺型血吸虫病：较为常见，虫卵沉积所致的咳嗽以干咳为主，痰少，白色泡沫状。偶可带血。约半数急性血吸虫患者X线检查见肺部病变。

微课/视频10

微课/视频11

脑型血吸虫病：急性期类似脑膜脑炎，脑脊液蛋白和细胞数增加；慢性期主要为癫痫，尤以局限性癫痫多见。有中枢神经系统症状体征、血吸虫感染史和抗血吸虫病治疗有效可确诊。脑脊液浓缩后做环卵沉淀试验（COPT）或ELISA检测特异性抗体，阳性反应有助于诊断。

（三）实验室诊断

根据流行病学史、临床表现及实验室检测结果对血吸虫病进行诊断。确诊须在粪便中或组织中找到虫卵，或在血清中检测到血吸虫的循环抗原。如果诊断性治疗有效也有助于确诊。

1. 病原学检查 包括粪便检查和直肠活组织检查法。从粪便中检出虫卵或孵出毛蚴以及从直肠黏膜中检获虫卵即可确诊，但粪检阴性并不能排除血吸虫感染。常用的粪便检查方法包括尼龙绢袋集卵法、改良加藤厚涂片法、集卵透明法等。

（1）粪便直接涂片法 在急性血吸虫患者的黏液血便或粪便的血黏液中，常可用此法查到虫卵，方法简便，但漏检率高。

（2）浓集法 此法包括许多改良的方法，主要有尼龙绢袋集卵法，将经尼龙绢袋中浓集的粪渣，先涂片镜检，如未检出虫卵可再将剩余粪渣进行毛蚴孵化。上述镜检与毛蚴孵化相结合，称为尼龙绢袋集卵孵化法，此法检出率较高。

（3）改良加藤厚涂片法 此法主要用于流行病学的调查，可定量计算血吸虫感染者每克粪便中的虫卵数（EPG），EPG 代表感染度，可反映某疫区血吸虫病的流行情况和已采取防治措施的效果。

（4）直肠黏膜活组织检查 用直肠镜在距肛门 10～12cm 的病变部位夹取 3 小块黏膜组织，置 2 块载玻片之间压薄镜检，可查见活卵、变性卵及死卵，如只查见死卵则不能以此作为治疗和疗效考核的依据。此法有出血的危险，小儿少用。直肠显微镜可直视肠壁组织病变，提高虫卵检出率，且不必钳取组织，可避免出血。

2. 免疫学检测

（1）抗体检测 可采用间接血凝试验（IHA）、酶联免疫吸附试验（ELISA）、胶体染料试纸条法（DDIA）、环卵沉淀试验（COPT）、斑点金免疫渗滤试验（DIGFA）等检测患者血清中特异性抗体，特异性和敏感性较高，但不能区别现症与继往感染，与肺吸虫感染等有交叉反应。

（2）抗原检测 血吸虫循环抗原（circulating antigen，CAg）是血吸虫在终宿主体内各发育阶段的活虫体释放至宿主血液或体液中的抗原分子。循环抗原的检出表明宿主体内有活虫体的存在，可反映现症或活动性感染，一旦虫体死亡，则循环抗原停止释放，检测循环抗原的免疫学试验转为阴性。因此，检测循环抗原可评价治疗效果。

血吸虫循环抗原按来源可分为 3 大类，即成虫肠相关抗原（GAA），其包括循环阳极抗原（CAA）和循环阴极抗原（CCA）、成虫表膜相关抗原（MAA）和可溶性虫卵抗原（SEA）。目前，国内已研制出一些针对不同靶抗原的单克隆抗体或多克隆抗体探针的斑点 ELISA 或夹心 ELISA 检测试剂盒，具有一定敏感性和特异性。但循环抗原检测研究历史较短，特别是有关日本血吸虫循环抗原的生化性质、在宿主体内消长及转归、免疫复合物及抗独特型抗体对循环抗原的干扰等，以及抗原检测方法的敏感性均需进一步深入研究。

3. 分子生物学检测 随着血吸虫全基因组序列的解析，以检测血吸虫特异性核酸序列为靶标的分子生物学检测方法逐渐普及。目前正在研究的检测靶序列有日本血吸虫逆转录转座子 SjR2 序列、日本血吸虫基因组 SjG28 基因、SM－1－7（曼氏血吸虫的一段串联重复序列）、DraI（埃及血吸虫基因组中的一段串联重复序列）、血吸虫核糖体 DNA、线粒体 DNA 等。主要采用 PCR、Real－time PCR、LAMP、重组酶聚合酶扩增技术（recombinase aided PCR，RAP）等方法。

二、其他人体血吸虫

寄生于人体的血吸虫主要有 6 种，中国流行的血吸虫仅为日本血吸虫，其他 5 种血吸虫中以曼氏血吸虫和埃及血吸虫较为重要（表 3－4）。

表3-4 寄生人体的6种主要血吸虫的区别

		日本血吸虫	曼氏血吸虫	埃及血吸虫	间插血吸虫	湄公血吸虫	马来血吸虫
雄虫	大小（mm）	(10~20)×(0.5~0.55)	(6~14)×(0.8~1.1)	(10~15)×(0.75~1.0)	(11~14)×(0.3~0.5)	(15~17.8)×(0.2~0.41)	(4.3~9.2)×(0.24~0.43)
	表皮	无结节，有细尖体棘	结节明显，上有束状细毛	结节细小	有结节和细体棘	有细体棘	无结节，有细体棘
	睾丸（个）	6~8	2~14	4~5	4~6	3~6	6~8
雌虫	大小（mm）	(12~28)×0.3	(7~17)×0.25	(20~26)×0.25	(11~26)×0.25	(6.48~11.3)×0.25	(6.5~11.3)×0.21
	卵巢位置	体中部	体中部之前	体中部之后	体中部之后	体中部	体中部
	子宫内卵数（个）	50个以上	常为1个	10~30个	5~50个	较多	较多
虫卵	大小（μm）	(70~105)×(50~80)	(112~182)×(45~73)	(83~187)×(40~73)	(140~240)×(50~85)	(30~55)×(50~65)	(52~90)×(33~62)
	特点	卵圆形或圆形，侧棘短小	长卵圆形，侧棘长而大	纺锤形，一端有小棘	纺锤形，端棘长而细尖	卵圆形，侧棘短小	卵圆形，侧棘短小
	排出途径	粪便	粪便，偶尔尿液	尿液，偶尔粪便	粪便	粪便	粪便
成虫寄生部位		肠系膜下静脉、门脉系统	肠系膜静脉、痔静脉丛	膀胱静脉丛、骨盆静脉丛、直肠小静脉	肠系膜静脉、门脉系统	肠系膜上静脉、门脉系统	肠系膜静脉、门脉系统
宿主病变部位		肝、肠壁	肝、肠壁	膀胱和生殖器官	肝、肠壁	肝、肠壁	肝、肠壁
中间宿主		湖北钉螺	双脐螺	水泡螺	水泡螺	开放拟钉螺	小罗伯特螺
保虫宿主		牛、猪、犬、羊、啮齿类等	狒狒、猴、啮齿类等	狒狒、猴、猩猩、猪等	羊、灵长类、啮齿类等	牛、猪、犬、羊、田鼠等	啮齿类等
流行区		亚洲（中国、菲律宾、印尼）	非洲、拉丁美洲、亚洲	亚洲、非洲及葡萄牙等欧洲国家	喀麦隆、加蓬、乍得、扎伊尔	柬埔寨、老挝	马来西亚

（一）曼氏血吸虫

曼氏血吸虫（*Schistosoma mansoni*，Sambon，1907）分布于非洲、拉丁美洲、亚洲和一些加勒比海岛屿，引起曼氏血吸虫病。

1. 生物学特征 曼氏血吸虫主要寄生在肠系膜静脉、痔静脉丛，偶可在肠系膜上静脉、膀胱静脉丛及肝内门脉。雄虫长6~14mm，体表有明显结节，睾丸2~14个。雌虫长7~17mm，卵巢位于虫体中部之前。子宫内有1或数个虫卵。雌虫每天产卵100~300个。粪便内虫卵呈长卵圆形，长112~182μm，宽45~73μm，卵壳上有长而大的侧棘，是其特征（图3-12）。虫卵偶可见于尿液中。

曼氏血吸虫的中间宿主为水生的双脐螺（*Biomphalaria*），传播螺种因地区而异。在螺体内的发育与日本血吸虫类似。

2. 致病与临床 曼氏血吸虫所致的病变主要为虫卵肉芽肿。肉芽肿分布于肝、肠，也可见于肺、脊髓等处。临床类型可分为肠型（以腹痛、腹泻、黏液血便等症状为主，肝大）、肝脾型（以脾肿大为特征，伴有肝大以及门脉高压症状）、肺心型（肺部血吸虫虫卵沉积，导致肺心病，较日本血吸虫病者为多见）。异位损害常见于脊髓，而少见于脑。在肝脾型患者，可见免疫复合物肾病。

3. 病原学检查 粪便或直肠黏膜中检查虫卵，或粪便孵化检查毛蚴。

（二）埃及血吸虫

埃及血吸虫（*Schistosoma haematobium* Bilharz，1852）分布于非洲、亚洲和葡萄牙，引起埃及血吸虫病。在非洲和西亚，不少国家同时有埃及血吸虫病和曼氏血吸虫病流行。

1. 生物学特征 成虫寄生于膀胱、盆腔静脉丛和直肠小静脉，偶可寄生于门脉系统。雄虫长10～15mm，体表有细小结节。睾丸4～5个，前后排列。雌虫长20～26mm。卵巢在体中部之后，子宫内含卵10～30个，雌虫每日产卵20～290个。虫卵长83～187μm，宽40～73μm，淡黄棕色，一端有小棘（图3－12）。虫卵通常随尿液排出，偶可见于粪内。

埃及血吸虫的中间宿主为水生的水泡螺（*Bulinus*），传播螺种因地区而异。童虫在肝内门脉中生长、发育，然后移行至肠系膜下静脉，通过痔静脉和阴部静脉，进入膀胱和盆腔静脉丛寄生。

2. 致病与临床 虫卵肉芽肿的形成机制同曼氏血吸虫。肉芽肿主要分布于泌尿系统，亦可见于生殖器官。膀胱受损害最为显著，病变部位以膀胱三角及颈部为最常见。输尿管可因肉芽肿病变发生狭窄、阻塞。肾脏病变常继发于输尿管和膀胱病变，可发生肾盂积液、肾盂肾炎等病。患者常见症状为终末血尿，可伴发膀胱癌或输尿管癌。

3. 病原学检查 检查尿沉渣（离心沉淀或通过滤膜滤集）或孵化尿液，可检获虫卵或毛蚴。膀胱镜直接取组织活检，或直肠黏膜活检也可查见虫卵。疫区患者出现终末血尿为一种提示性征象。

（三）湄公血吸虫

湄公血吸虫（*Schistosoma mekongi* Voge，Bruckner and Bruce，1978）分布于老挝、柬埔寨和泰国，引起湄公血吸虫病。

湄公血吸虫成虫的形态类似日本血吸虫。其不同之点：含毛蚴卵较小且较圆，侧棘短小，虫卵大小为（30～55）μm×(50～65）μm，中间宿主为水生的开放拟钉螺（*Tricula aperta*）。

湄公血吸虫寄生于肠系膜上静脉和门脉系统，在人体内引起的病变较日本血吸虫者为轻，但也可出现肝脾肿大和腹腔积液。

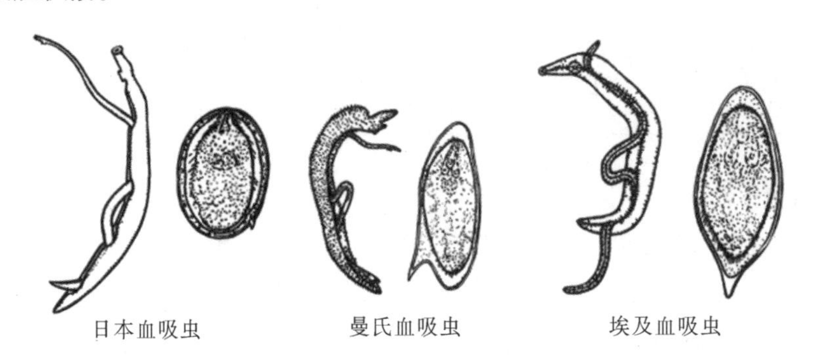

图3－12 3种人体寄生血吸虫和虫卵形态示意图

（四）间插血吸虫

间插血吸虫（*Schistosoma intercalatum* Fisher，1934）主要分布于非洲的喀麦隆、加蓬、乍得和扎伊尔，引起间插血吸虫病。

间插血吸虫成虫寄生部位与日本血吸虫相似，主要为肠系膜静脉和门脉系统。雄虫长11～14mm，体表有结节和细体棘。睾丸4～6个。雌虫长11～26mm。卵巢在体中部之后，子宫内含卵5～50个。虫卵长140～240μm，宽50～85μm，呈纺锤形，一端小棘长而细尖。虫卵随粪便排出。

间插血吸虫的中间宿主为水生的水泡螺，所致的病变主要为虫卵肉芽肿。肉芽肿分布于肝、肠。

（五）马来血吸虫

马来血吸虫（*Schistosoma malayensis* Greer，Ow - Yang and Yong，1988）主要分布于马来西亚，成虫寄生部位与间插血吸虫相似。雄虫长4.3～9.2mm，体表无结节，有细体棘。睾丸6～8个。雌虫长6.5～11.3mm。卵巢在虫体中部，子宫内含虫卵较多。虫卵长52～90μm，宽33～62μm，呈卵圆形，侧棘短小。虫卵随粪便排出。

马来血吸虫的中间宿主为小罗伯特螺，所致病变与间插血吸虫相似。

三、动物血吸虫

动物血吸虫是指禽类或兽类血吸虫。动物血吸虫成虫不寄生人体，但尾蚴可侵入人体，引起尾蚴性皮炎。

我国尾蚴性皮炎流行地区较广，吉林、辽宁、江苏、上海、福建、广东、湖南、四川等地区均有该病的流行。在西北牧区亦存在土耳其斯坦东毕吸虫、土耳其斯坦东毕吸虫结节变种、程氏东毕吸虫等，亦有可能出现皮炎病例。各地皮炎的感染方式以稻田劳动或水生植物（如茭白）种植、鹅鸭的放养为主。也有些是因在湖边或浅河沟岸边泳浴、捕鱼虾而受感染。

尾蚴性皮炎是自限性疾病，如无继发感染，经几天可自愈。治疗主要是止痒及控制因搔抓而致的继发感染。一般可用止痒剂如复方炉甘石洗剂、薄荷樟脑软膏或乙醇溶液；亦可用抗过敏药如苯海拉明、氯苯那敏等止痒。应尽量避免非生产性接触养鸭池塘、沟渠水。

（一）生物学特征

1. 分类和生活史　国内较普通的虫种是寄生于家鸭的毛毕吸虫和寄生于牛的东毕吸虫，其中间宿主为椎实螺科（Lymnaeidae）的萝卜螺属（*Radix*）和土蜗属（*Galla*）等淡水螺类。

现以毛毕属虫种（*Trichobilharzia regenti*）为例描述禽类血吸虫的生活史。*T. regenti* 成虫寄生在鸭的鼻腔静脉血管内，虫卵沉积于鸭鼻腔黏膜并在此孵出毛蚴。当鸭觅食或饮水时，毛蚴离开宿主进入水中并侵入中间宿主淡水螺长萝卜螺（*Radix pereger*）进行无性增殖，发育为尾蚴。成熟尾蚴从螺体逸出，经皮肤侵入终宿主（鸭类），随血液循环到达鼻腔静脉寄生，发育，交配，产卵。当人体接触含有该尾蚴的水体时，尾蚴可侵入人体皮肤，但不能在人体内继续发育成熟。

2. 形态特征

（1）尾蚴　毛毕吸虫尾蚴分体部、尾部。体部（0.202～0.279）mm×（0.064～0.093）mm，前端作漏斗状，有眼点，腹吸盘圆形；尾干（0.249～0.322）mm×（0.038～0.047）mm，尾叉（0.172～0.193）mm×（0.021～0.026）mm。

（2）虫卵　菱形卵或新月形卵。菱形卵长260～280μm，最宽处100～110μm。新月形卵长200～290μm，最宽处90～100μm。卵壳一端稍圆钝，一端稍尖锐，略呈钩状。虫卵内含有毛蚴。

（3）成虫　虫体纤细，近似圆柱形，制片后体长3.4～5.1mm，具口吸盘和腹吸盘，肠支在卵巢后方汇合为一，子宫内含有虫卵，雌虫末端膨大。

（二）致病与临床

1. 致病机制　尾蚴初次入侵皮肤时，其分泌腺产物以及尾蚴死亡后崩解的复杂蛋白质和多糖，都能成为特异致敏原。同种或同类尾蚴再次入侵时，在皮肤迅速受到特异性抗体和免疫细胞的杀伤和破坏。一般认为，尾蚴腺体分泌物是诱发病变的原因，而局部皮肤的炎症反应则属于Ⅰ型和Ⅳ型超敏反应。

2. 临床表现　患者接触尾蚴后5分钟至1小时即可感觉刺痒，出现点状红斑，几小时内发生丘疹。丘疹周围可有红晕，丘疹数量增加或逐渐扩大时可融合成风团块。有些患者可出现荨麻疹和水疱。皮肤反应一般在3～4天达高峰，1周后渐次消退。刺痒感随皮肤病变的发展而加剧，尤以晚上奇痒难眠。可伴有发热、局部淋巴结肿大及局部皮肤水肿等症状和体征。当病变开始消退时，症状也随之缓解。

疫区患者常重复感染，感染次数越多，皮炎出现越早，疹块越大，消退越迟。斑块或脱痂退后留下暂时性色素沉着，约3周后陆续消减，2个月后恢复正常。一般而言，人类对禽类血吸虫尾蚴的反应较剧烈，对兽类的则次之。南方疫区流行季节，患者常反复感染，病变和症状剧烈而持久。奇痒常使患者搔抓。若发生继发感染，则可出现脓疱、淋巴管炎，甚至发热等症状。患者有时也可出现肺部症状如咳嗽等。

（三）实验室诊断

病原学检测困难。目前尚无特异性较好的免疫学诊断方法。患者一般能诉说感染的时间和场所，且症状和体征既明显又典型，所以通过询问病史和检查即可诊断。

（杨胜辉）

第十一节　其他人体寄生吸虫

PPT

一、徐氏拟裸茎吸虫

徐氏拟裸茎吸虫（*Gymnophalloides seoi* Lee，Chai and Hong，1993）隶属于复殖目，裸茎吸虫科（Gymnophallidae），拟裸茎吸虫属（*Gymnophalloides*）。该虫1988年首次从韩国的1例患急性胰腺炎患者的粪检中被发现。

徐氏拟裸茎吸虫在韩国分布广泛，由于其终宿主是候鸟，因而推测徐氏拟裸茎吸虫也可能分布在与韩国相毗邻的中国、日本及俄罗斯东海岸。

人也是徐氏拟裸茎吸虫的终宿主。除人以外，主要终宿主有涉水候鸟蛎鹬等野生鸟类，其感染率可达71.4%。在自然环境中，存在中间宿主牡蛎和自然终宿主蛎鹬的区域，若居民有生食牡蛎的习惯，则有可能发生徐氏拟裸茎吸虫病的流行。韩国沿海村庄中，本虫的持续流行和高感染率的主要原因是牡蛎中后尾蚴感染度高和居民有生吃牡蛎的习惯。

（一）生物学特征

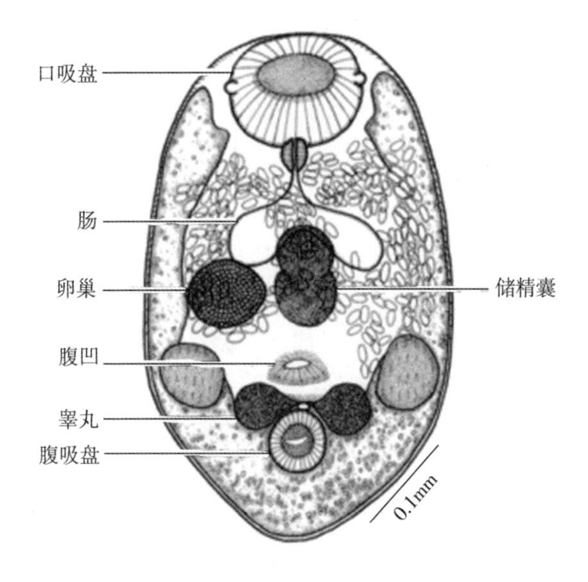

图3-13　徐氏拟裸茎吸虫成虫形态示意图

1. 生活史　成虫主要寄生在人、蛎鹬等鸟类的小肠，也可寄生于胰管、胆囊及胆管。第二中间宿主是牡蛎（*Crassostrea gigas*），后尾蚴通过发达的口吸盘吸附在牡蛎的被膜表面，常成群寄生。徐氏拟裸茎吸虫第一中间宿主尚未明确，根据其他拟裸茎吸虫的生活史推测，其第一中间宿主可能也是牡蛎。

2. 形态特征

（1）成虫　呈短卵圆形，前端钝圆，后端略尖。体长0.33～0.50mm，中部宽0.23～0.33mm；口吸盘位于前端，腹吸盘位于虫体后1/5～1/4处，口、腹吸盘大小比例为1:（0.419～0.579）。虫体的咽发育良好，食管短，肠支呈囊状，常延伸至虫体中部。在虫体腹部后1/3处腹吸盘之前有一凹孔，即腹凹（ventral pit），是拟裸茎吸虫的特征性结构。睾丸2个，卵圆形，左右对称，位于腹凹和腹吸盘之间。储精囊位于肠支和腹凹之间。前列腺发育良好，从腹后部达储精囊。卵巢椭圆形，位于右侧睾丸前方。卵黄腺两个，致密块状。子宫盘曲，大多数位于虫体中部1/3处（图3-13）。

（2）虫卵　小，长20～25μm，宽11～15μm。椭圆形，透亮似小水泡。卵壳薄而透明，有一透明的卵盖（图3-14）。

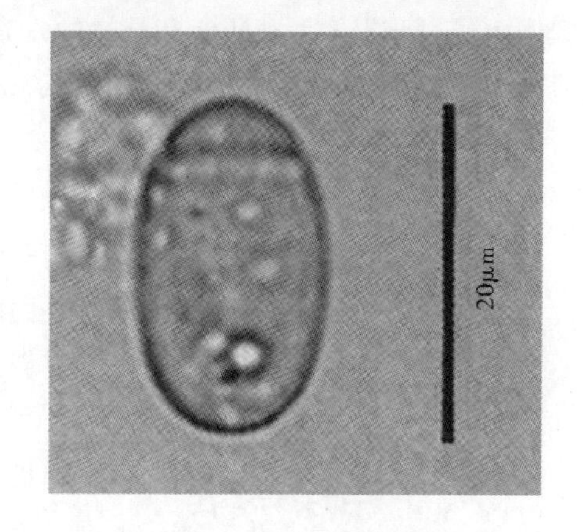

图3-14　徐氏拟裸茎吸虫卵

（3）后尾蚴　呈梨形，体长为310～390μm，口吸盘比腹吸盘大2～3倍。生殖孔不明显，开口在腹吸盘前缘。卵巢和睾丸在虫体后1/3处，由于分泌颗粒掩盖而不容易看见。排泄囊“V”字形，可达口吸盘。

（二）致病与临床

1. 致病机制　徐氏拟裸茎吸虫致病与宿主的易感性、免疫状态、感染虫数及寄生部位密切相关。致病机制主要是虫体引起的机械损伤及分泌代谢产物的化学刺激。动物实验发现成虫发达的口吸盘吸住小肠黏膜，导致绒毛萎缩、滤泡增生，并伴有炎症反应。

2. 临床表现　人体感染徐氏拟裸茎吸虫后，多数表现为胃肠道症状，如腹痛、腹泻、消化不良，还可有发热、消瘦、无力、便秘、反应迟钝、视力减退等症状。有的患者伴随出现口渴、多尿等类似糖尿病的症状。轻度感染者症状往往不明显。

（三）实验室诊断

徐氏拟裸茎吸虫病的诊断较为困难。由于缺乏特征性临床症状，加上虫卵体积很小，成虫日排卵少，常规粪检、醛醚法或改良加藤厚涂片法检查卵容易漏诊。检验人员经验不足时也很容易忽略，虫卵易误判为气泡或某种人为形成结构，只有仔细观察才能辨认。即使粪检发现虫卵，最后确诊仍需进行成虫鉴定。

二、横川后殖吸虫

横川后殖吸虫（*Metagonimus yokogawai* Katsurada，1912），同种异名：横川异形吸虫（*H. yokogawai* Katsurada，1912），是异形科吸虫中较为重要的人兽共患吸虫之一。最早于1911年在我国台湾省发现，为亚洲东部地区常见的吸虫。主要分布在俄罗斯西伯利亚、日本、韩国、印度尼西亚、菲律宾及我国沿海各地，也曾见于西班牙、巴勒斯坦及巴尔干地区。

后殖吸虫的鱼类宿主分布较广，种类较多。据文献记载，能作为横川氏后殖吸虫第二中间宿主的淡水鱼有近40种。在我国有19种鱼类携带后殖属吸虫囊蚴，其中宽鳍鱲、棒花鱼（*Abbottina rivularis*）、花鱼骨（*Hemibarbus maculatus*）和条纹小鱼巴（*Puntius semifasciolata*）等感染较重。

（一）生物学特征

1. 生活史　横川后殖吸虫成虫寄生于人及犬、猫、猪、狐（Healy，1970）和其他食鱼鸟类（如鹈鹕、鸥、鸢）的小肠。小鼠、大鼠、地鼠与豚鼠可作为本虫的实验性宿主。其生活史需要2个中间宿主：第一中间宿主为短沟蜷类淡水螺，如放逸短沟蜷（*Semisulcospira libertina*）、黑龙江短沟蜷（*S. amurensis*）和黑螺（*Melania libertina*，*M. benina*，*M. obliguranoca*）等；第二中间宿主为淡水鱼或咸淡水鱼类，如香鱼（*Plecoglossus allivelis*）及麦穗鱼（*Pseudorasbora parva*）等。虫卵被淡水螺吞食后，在螺体内经过胞蚴、两代雷蚴和尾蚴的发育繁殖后。尾蚴离开螺体，游于水中，遇鱼即在其鳃、鳞下或肌肉中形成囊蚴，终末宿主吞食含囊蚴的鱼类而感染。

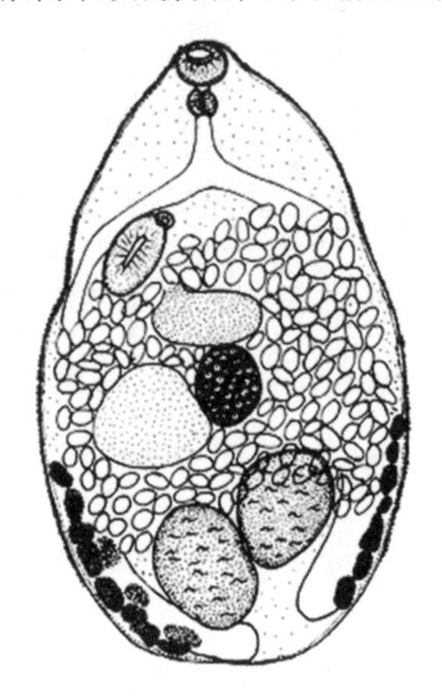

图3－15　横川后殖吸虫成虫形态示意图

2. 形态特征　横川后殖吸虫的虫体呈梨形或椭圆形，前端稍尖，后端钝圆，大小为（1.10～1.66）mm×（0.58～0.69）mm。体表密布鳞棘。口吸盘似球形，腹吸盘呈椭圆形，位于体前1/3处右侧。前咽极短，咽肌发达，食管较长。盲肠伸达体后端。睾丸类圆形，斜列于体后端。卵巢类球形，位于贮精囊的后方。受精囊发达，呈椭圆形，位于卵巢的略右侧。卵黄腺由褐色的大颗粒组成，呈扇形分布于体后1/3处的两侧，每侧有9～13个大小不等的大滤泡。子宫盘曲于生殖孔与睾丸之间的空隙中，内含大量虫卵。贮精囊为横向袋状，位于虫体1/2处的中央。生殖孔开口于腹吸盘的前缘（图3－15）。虫卵为长椭圆形，棕黄色，大小为（28～30）μm×（16～17）μm，有卵盖和小的肩峰，内含毛蚴。

（二）致病与临床

1. 致病机制　横川后殖吸虫成虫寄生于小肠中段，感染早期虫体寄生于肠腺，后期寄生于肠绒毛间。引起肠绒毛萎缩，肠腺增生，并伴随不同程度的炎性反应。受感染的肠黏膜出现绒毛缩短和融合，绒毛尖端水肿，基质内充血和有炎性细胞浸润。值得注意的是，横川后殖吸虫在受免疫抑制的ICR小鼠体内可侵入小肠的黏膜下层与基层，虫卵可随肠壁毛细血管或淋巴管进入心肌、脑、脊髓和其他组织，导致栓塞或肉芽肿反应。

2. 临床表现　感染横川后殖吸虫的患者，多数出现轻至中度的腹痛、腹泻、昏睡、厌食、体重减轻等临床症状。症状的严重程度不但与感染虫体的数量有关，而且与感染个体的易感性和获得性免疫力相关。初次进入流行区被感染的人会遭受严重的疾病，而长期生活在流行区的居民可能仅出现轻微的症状。

（三）实验室诊断

诊断依据是在粪便中查到虫卵。由于横川后殖吸虫卵在形态和大小上与华支睾吸虫卵及异形异形吸虫卵相似，所以确诊时必须结合临床表现和病史。粪检虫卵或对驱虫后获得的虫体进行形态学鉴定。但当人体感染横川后殖吸虫的数量少于100条时，粪检虫卵可能为假阴性，这是由于横川后殖吸虫在人体宿主中每天每条虫体仅排14～64个虫卵所致。此时，血清学试验如ELISA则有助于诊断。

（王立富）

答案解析

思考题

案例1　患者，男性，42岁，农民。

主诉：周期性低热、间歇性胸痛和咳嗽近1个月。

现病史：患者1个月前开始出现食欲不振和乏力，伴随低热（体温约37.8℃），同时伴有下肢无力，咳嗽、带有少量痰液，偶尔咳出少量铁锈色痰。疑为感冒就诊，常规感冒药治疗后未见明显好转。血常规检查显示白细胞计数增高，嗜酸粒细胞明显增高（35%）。胸部X线显示肺部纹理增粗，肝功能检测显示转氨酶轻度升高，结核菌素纯蛋白衍生物（PPD）实验阴性。经问询得知患者发病前曾生

食河蟹。

既往史：患者否认高血压、糖尿病等慢性病史。无手术史。无药物过敏史。

基本检查：面色晦暗，双肺肺呼吸音低，腹部平软肝脾肋下未触及。

问题

（1）患者可能是什么寄生虫感染？为什么？

（2）为明确诊断还需进行哪些实验室诊断？

（3）本病例寄生虫卵有何特点？如何跟其他虫卵进行鉴别？

案例2　患者，女性，78岁，湖北人。

主诉：腹痛腹泻加重2周。

现病史：患者长期腹痛腹泻，症状反复发作，曾在多家医院就诊，均诊断为慢性肠胃炎，治疗效果不佳。胃镜检查未见异常。半个月前因上述症状加重入院，入院1周出现呕血、黑便一次。追问病史有疫水接触史。入院体检：巩膜黄染，中上腹明显压痛，肝大，降乙状结肠可扪及，腹移动性浊音阳性，B超显示肝脏硬化。直肠黏膜组织活检发现日本血吸虫卵。

既往史：20年前出现腹部疼痛，解黄色稀便，每日5~6次，无脓血，伴上腹胀满、反酸、食欲减退，无呕吐、发热，经对症治疗缓解。无手术史。无药物过敏史。

问题

（1）该患者的诊断是什么？为什么会出现现在的症状？

（2）该病的感染方式是什么？怎样预防该疾病的发生？

案例3　患者，男性，45岁，广东人。

主诉：腹胀、肝区隐痛半年，黄疸、低热1周。

现病史：近半年来，患者自觉上腹部不适，伴有间歇性腹胀、肝区隐痛，食欲明显下降，体重减轻约5kg。近1周症状加重，出现黄疸及低热表现。入院体检：体温37.8℃，肝区轻度压痛，无反跳痛，可触及肝脏轻度肿大。血常规显示轻度贫血，肝功能检查示胆红素升高，ALT、AST轻度异常。腹部B超：显示肝脏回声增粗，胆管轻度扩张，胆囊内可见悬浮物。腹部CT：进一步确认胆管扩张，肝脏形态改变。

既往史：长期有食用生鱼片、醉虾等习惯。

问题

（1）患者可能是什么寄生虫感染？为什么？

（2）为明确诊断还需进行哪些实验室诊断？

（3）怎样预防该疾病的发生？

书网融合……

重点小结

题库

第四章　医学绦虫

学习目标

1. 通过本章的学习，掌握猪带绦虫、牛带绦虫、细粒棘球绦虫和曼氏迭宫绦虫等人体常见绦虫诊断阶段（成虫、幼虫、虫卵）的基本形态特征；熟悉常见绦虫的生活史要点和人体感染方式；了解常见绦虫的致病机制及其防治原则。

2. 具有对常见绦虫进行形态学鉴别，选择合理的方法进行检查，并结合临床资料进行正确诊断的能力。

3. 树立服务意识，养成健康的饮食和生活习惯，注重检查方案的合理性。

绦虫（cestode）又称带虫（tapeworm），属于扁动形物门绦虫纲（Cestoda），均营寄生生活。成虫一般寄生于脊椎动物或人的消化道内，幼虫寄生于中间宿主组织中。成虫带状，体分节，背腹扁平，两侧对称，体前端具有固着器官，无体腔和消化器官，多为雌雄同体。生活史中有 1～2 个中间宿主。绦虫的危害主要是机械性损伤和毒性作用。幼虫、成虫可分别致病，或两者均能致病，幼虫的危害远大于成虫。粪便检查可查绦虫节片或虫卵，活组织检查可查幼虫，免疫学检测对寄生于组织内的绦虫有重要的辅助诊断价值。

第一节　概　述

PPT

寄生于人体的绦虫有 10 多种，分属于圆叶目（Cyclophyllidea）和假叶目（Pseudophyllidea）。

一、生物学特征

成虫背腹扁平，带状，通常呈白色或乳白色，有时呈淡黄色，长度可从数毫米到数米。虫体自前而后为头节（scolex）、颈部（neck）和链体（strobila）3 部分。头节细小，位于虫体的前端，其上有固着器官（holdfast），圆叶目绦虫有 4 个圆形吸盘（sucker），有的虫种还有顶突（rostellum）和小钩；假叶目绦虫有沟槽（bothrium）。绦虫借助固着器官附着于宿主肠壁。颈部短而纤细，不分节，具生发功能。链体节片为由颈部向后连续长出。链体由数个至数千个节片组成，是虫体的主要部分。依据生殖器官发育程度的不同，链体节片可分为 3 种：幼节（immature proglottid）、成节（mature proglottid）和孕节（gravid proglottid）。

绦虫无体腔和消化器官，靠体壁吸收营养。体壁由皮层（tegument）和皮下层组成。皮层表面具有许多细小指状的微毛（microthrix），大幅增加了吸收营养的面积，并有助于虫体附着于肠壁。虫体实质组织中散布有许多由钙和镁的碳酸盐组成的石灰小体（calcareous body），可能具有缓冲平衡酸碱作用。绦虫成节每一节片中均有雌、雄生殖系统各 1 套，个别虫种有 2 套。子宫呈囊状或管状，位于节片中部。圆叶目绦虫的子宫无子宫孔，故孕节子宫随着其内储存的虫卵增多而膨大，部分虫种的子宫还可向主干两侧发出分支，孕节成熟后自链体脱落，虫卵得以散出；假叶目绦虫具有子宫孔，其虫卵可经子宫孔排出。

绦虫生活史复杂，圆叶目绦虫生活史需要 1 个中间宿主，假叶目绦虫生活史需要 2 个中间宿主。大多数绦虫成虫寄生于脊椎动物或人的消化道中，幼虫可有 1 或多个发育阶段，需要不同的中间宿主。绦虫在中间宿主体内的发育阶段称中绦期（metacestode）。常见的中绦期有囊尾蚴（cysticercus）、棘球蚴（hydatid cyst）、泡球蚴（alveolar hydatid cyst）、似囊尾蚴（cysticercoid）、裂头蚴（plerocercoid）和多头蚴（coenurus）等。有的绦虫幼虫和成虫均能寄生于人体，如链状带绦虫、曼氏迭宫绦虫；有的绦虫仅幼虫寄生于人体，如细粒棘球绦虫、多房棘球绦虫；有的绦虫仅成虫寄生于人体，如肥胖带绦虫。成虫寄生在消化道可引起消化道损害，幼虫寄生在人体组织器官内可造成严重的病理损伤，危害远较成虫大。

圆叶目和假叶目绦虫的主要生物学特征比较见表 4－1。

表 4－1　假叶目绦虫与圆叶目绦虫生物学特征

生物学特征	假叶目	圆叶目
虫卵	椭圆形，具有盖，排出时内含 1 个卵细胞和数个卵黄细胞	圆球形，无盖，排出时内含 1 个六钩蚴
成虫头节附着器	沟槽	吸盘
生活史	需要水环境及 2 个中间宿主	需 1 个中间宿主
发育阶段	虫卵、钩球蚴、原尾蚴、裂头蚴、成虫	虫卵、六钩蚴、中绦期（囊尾蚴、似囊尾蚴、棘球蚴、泡球蚴）、成虫
第一中间宿主	甲壳类或桡足类节肢动物	中间宿主：猪、牛、羊、鼠或节肢动物
第二中间宿主	鱼、蛙等	无

二、常见种类

我国常见人体绦虫有 10 多种，分属于假叶目的裂头科和圆叶目的带科、膜壳科和囊宫科，它们的幼虫或成虫致病（表 4－2）。

表 4－2　常见人体绦虫种类及其致病

科	属	种	主要致病阶段/引起的疾病
裂头科 Diphyllobothriidae	迭宫属 *Spirometra*	曼氏迭宫绦虫 *S. mansoni*	裂头蚴/裂头蚴病
	裂头属 *Diphyllobthrium*	阔节裂头绦虫 *D. latum*	成虫/阔节裂头绦虫病
带科 Taeniidae	带属 *Taenia*	链状带绦虫 *T. solium*	成虫/猪带绦虫病 幼虫/囊虫病
		肥胖带绦虫 *T. saginata*	成虫/牛带绦虫病
		亚洲带绦虫 *T. asiatica*	成虫/亚洲带绦虫病
	棘球属 *Echinococcus*	细粒棘球绦虫 *E. granulosus*	棘球蚴/包虫病
		多房棘球绦虫 *E. multilocularis*	泡球蚴/泡型包虫病或多房包虫病

续表

科	属	种	主要致病阶段/引起的疾病
膜壳科 Hymenolepididae	膜壳属 *Hymenolepis*	微小膜壳绦虫 *H. nana*	成虫/微小膜壳绦虫病
		缩小膜壳绦虫 *H. diminuta*	成虫/缩小膜壳绦虫病
	假裸头属 *Pseudanoplocephala*	克氏假裸头绦虫 *P. craufordi*	成虫/假裸头绦虫病
囊宫科 Dilepididae	复孔属 *Dipylidium*	犬复孔绦虫 *D. caninum*	成虫/犬复孔绦虫病

第二节 链状带绦虫

PPT

链状带绦虫（*Taenia solium* Linnaeus，1758）也称猪带绦虫、猪肉绦虫和有钩绦虫。成虫寄生于人体小肠内，引起猪带绦虫病（taeniasis suis），人常因吃生的、半生的猪肉而食入活囊尾蚴而感染；幼虫寄生于人体组织，引起囊尾蚴病（cysticercosis），俗称囊虫病，人常因误食虫卵而感染，也可因有成虫的寄生而引起自体内感染。

猪带绦虫呈世界性分布，主要流行于撒哈拉以南非洲、中美洲、南美洲、东亚和南亚等地区。国内病例散发于全国27个省、自治区和直辖市，目前以云南、贵州、四川等西南各省和西藏自治区感染率较高。本病的流行与猪的饲养方法不当和居民有生食或半生食猪肉的习惯密切相关。对绦虫的防治，可采取“驱（治）、管、检”综合防治措施。成虫感染可用槟榔、南瓜子合剂驱虫，或用吡喹酮、阿苯达唑治疗。囊虫病患者常用吡喹酮、阿苯达唑等药物治疗，或手术摘除囊尾蚴。预防本病的主要措施：不食生的或没有煮熟的猪肉；管理好粪便，改进猪饲养方式，提倡圈养，不用未经无害化处理的人粪施肥；加强肉类检疫工作，严禁“米猪肉”流入市场。

一、生物学特征

微课/视频1

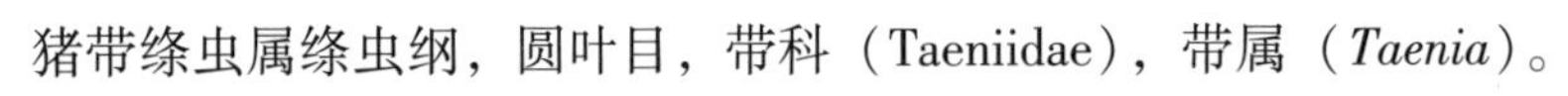
猪带绦虫属绦虫纲，圆叶目，带科（Taeniidae），带属（*Taenia*）。

（一）生活史

生活史过程包括成虫、虫卵、六钩蚴和囊尾蚴。人是其唯一的终宿主，同时也可作为其中间宿主，猪和野猪是其主要的中间宿主。

成虫寄生于人体小肠，脱落的孕节或孕节破裂后散出的虫卵随粪便排出。孕节或卵如被中间宿主吞食后，卵内的六钩蚴在其小肠内孵出并钻入肠壁，随血液循环到达猪的全身各处，经60～70天发育为囊尾蚴。囊尾蚴主要是寄生在运动较多的肌肉，以股内侧肌为最多，其次为深腰肌、肩胛肌、咬肌、腹内斜肌和膈肌及心肌。含囊尾蚴的猪肉俗称“米猪肉”“豆猪肉”或“米糁肉”。成熟的囊尾蚴呈椭圆形，位于肌纤维间结缔组织内，其长径与肌纤维平行，乳白色、半透明。人若食入生的或未煮熟的“米猪肉”，囊尾蚴在小肠内经胆汁的刺激作用而翻出头节，附着于肠壁，经2～3个月发育为成虫，成虫寿命可长达25年以上。

人作为中间宿主时，感染猪囊尾蚴的方式有3种：自体内感染、自体外感染和异体感染。当患者体内有成虫寄生时，由于患者的反胃、呕吐、肠道的逆蠕动可将虫卵或孕节返入胃中而造成自体内感染；由于患者的不良卫生习惯，误食自体排出的虫卵而引起自体外感染；误食其他患者排出的虫卵可引起异体感染。卵内六钩蚴在人的小肠中孵出，钻入肠壁并随血液循环进入各组织而发育为囊尾蚴（图4－1）。囊尾蚴在人体内可存活3～10年，最终死亡并钙化。

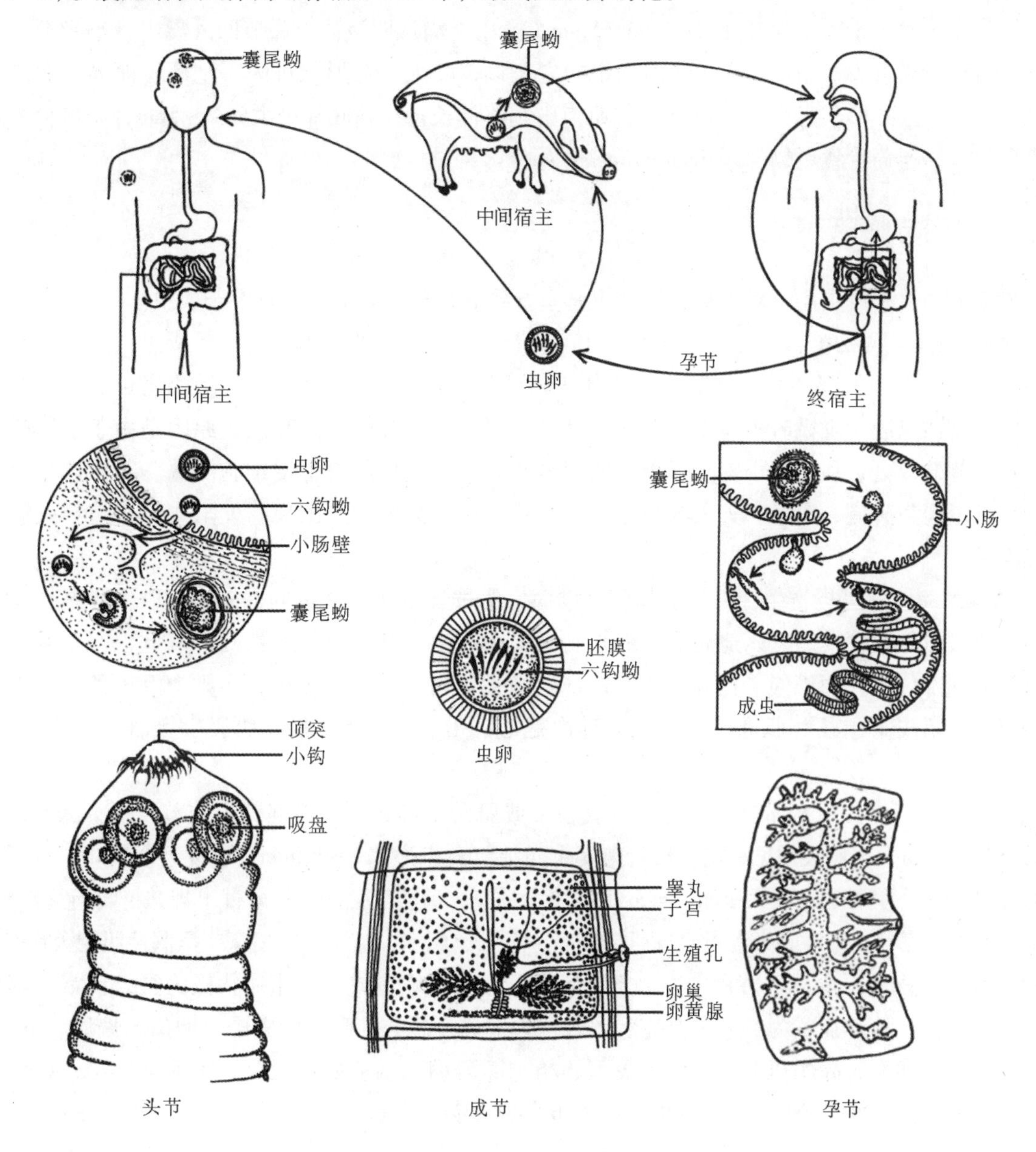

图4－1 猪带绦虫生活史及虫体形态示意图

（二）形态特征

1. 成虫 乳白色，背腹扁平，长2～4m。头节近似球形，直径0.6～1mm，除有4个杯状吸盘外，还具有顶突。顶突上有小钩25～50个，内外两圈相间排列；颈部纤细，长5～10mm，直径约为头节的一半；链体有节片700～1000个，幼节宽大于长，成节近方形，孕节长大于宽。每一成节具发育成熟的雌、雄生殖器官各1套。睾丸呈滤泡状，有150～200个，散布在节片的背侧；卵巢位于节片后1/3中央的腹侧，分3叶，由左右两大叶和在子宫与阴道间的一中央小叶组成。孕节子宫发达，其他器官均萎缩退化。子宫由主干向两侧分支，每侧7～13支，侧支分支呈不规则的树枝状。每一孕节内含虫卵3万～5万个（图4－1）。

2. 虫卵 卵壳薄且透明，极易破裂脱落。镜检所见到的多是脱去卵壳虫卵，其呈球形或卵圆形，直径 31～43μm。胚膜较厚，约 2.9μm，棕褐色，在光镜下呈放射状条纹。胚膜内为六钩蚴，直径14～20μm，具 3 对小钩（图 4－1）。

3. 幼虫 即猪囊尾蚴（cysticercus cellulosae），俗称囊虫（bladderworm）。呈囊状，半透明，乳白色，常如黄豆粒大小，大小为（8～10）mm×5mm。囊内充满透明液体，头节凹入囊内呈小米粒大小的白点，其结构与成虫头节相似。在人体内寄生的囊尾蚴，其大小与形状可因寄生部位而异，在疏松结缔组织和脑中多呈圆形，直径 5～10mm；在肌肉中则略伸长；在脑底部可大到 2～5cm，亦可分支或呈葡萄状突起，称葡萄状囊尾蚴（cysticercus racemosus）。

二、致病与临床

猪带绦虫幼虫和成虫均可对人致病，幼虫是主要致病阶段，其危害性远大于成虫。

1. 成虫致病 成虫寄生于人体小肠内，引起猪带绦虫病。一般体内只有 1 条成虫寄生，多者可达 6～7 条。多数患者无明显症状，一般是发现自己粪便中有节片排出时求诊。少数患者可表现为腹部不适、恶心、食欲亢进、饥饿时腹痛以及消化不良、腹泻、体重减轻等。其主要原因是由于虫体夺取营养，以及头节的吸盘、顶突和小钩吸附于肠壁刺激肠黏膜，损伤肠壁上皮细胞所致。若虫体代谢产物被吸收，可表现为头痛、头晕、失眠等神经系统症状。极少数患者可出现肠梗阻或因头节穿破肠壁而导致腹膜炎。

2. 幼虫致病 囊尾蚴寄生于人体引起囊尾蚴病，俗称囊虫病，严重危害人体健康。囊尾蚴在人体寄生部位造成占位性病变，可压迫周围组织并刺激组织产生炎症，引起囊虫病，其危害程度因在人体寄生的数量和部位不同而不同。在人体各部位寄生的囊尾蚴可以少则数个，多则上百个甚至更多。常见寄生部位包括皮下组织、肌肉、脑和眼，其次是心、舌、口、肺、肝、腹膜、上唇、乳房、子宫、神经鞘和骨等。

（1）皮下及肌肉囊虫病 在患者皮下、黏膜下或肌肉中形成圆形或椭圆形结节，以头部及躯干多见，因患者自己易发现而较常见。皮下及肌肉囊虫病结节大小为 0.5～1.5cm，硬度近似软骨，数目可由 1～2 个至数千个，手可触及，无压痛，与皮下组织无粘连，活动度良好。常分批出现并可自行逐渐消失。轻度感染者可无症状，重度感染者可出现肌肉酸痛、发胀、麻木，甚至肌肉痉挛或呈假性肌肥大症等。

（2）脑囊虫病 对人体危害最大。由于囊尾蚴压迫脑组织造成的临床症状极为复杂，常以癫痫发作、颅内压增高、精神症状为三大主要症状，表现为头痛、恶心、呕吐、失语、抽搐、偏瘫、痴呆等。临床上可分为癫痫型、高颅压型、脑膜脑炎型、精神障碍型、脑室型、混合型和亚临床型，以癫痫型最多见，占比超过 50%。脑囊虫病的病程常 3～6 年甚至数十年。

（3）眼囊虫病 囊尾蚴可寄生于眼的任何部位，但多数在眼球深部、玻璃体及视网膜下。通常只累及单眼，只有少数累及双眼。症状轻者表现为视力障碍，重者可致失明。当眼囊尾蚴死亡后，其分解产物产生强烈刺激，造成眼内组织变性，导致视网膜炎、脉络膜炎、化脓性全眼球炎，甚至造成视网膜脱离，并发白内障、青光眼，最终眼球萎缩而失明。

三、实验室诊断

微课/视频 2

1. 病原学检查 对于带绦虫病，粪检虫卵或节片，肛周查虫卵以及驱虫后检查成虫和节片是病原诊断的主要依据；对于囊虫病，活组织检查发现猪囊尾蚴是确诊依据。

（1）检查虫卵 粪便检查虫卵方法可用直接涂片法、改良加藤厚涂片法、自然沉淀法和离心沉淀法。对可疑患者需要进行连续多次的粪便检查。有时虫卵可黏附在肛门周围皮肤，因此也可用肛门拭子法（棉签拭子法和透明胶带纸法）查虫卵。操作时应注意防止虫卵感染。

由于各种带绦虫的虫卵形态在光镜下很难区别，所以查见虫卵只能诊断为带绦虫感染，但根据粪便中排出的节片或服药驱虫检获的节片形态可鉴定虫种。

（2）检查孕节　将粪检或药物驱虫后检获的孕节放在两张载玻片中间夹压，观察子宫每侧分支数及分支形态，可鉴定虫种。也可用注射器吸取适量墨水从孕节后端正中部缓慢注入子宫，待子宫分支显现后进行观察。

（3）检查头节　药物驱虫后检获虫体头节，或对患者服药后24小时粪便用水淘洗检获头节。把头节放在两张载玻片中间夹压，置显微镜低倍镜下观察其形状、吸盘及有无顶突和小钩等，可鉴定虫种。检获头节可作为疗效考核指标。

（4）检查成节　将驱虫后检获虫体的成节置于显微镜下观察成节的卵巢分叶情况，必要时可染色后观察。

（5）检查囊尾蚴

1）组织学检查　手术摘取皮下结节或肌肉包块，将组织放在两张载玻片中间夹压，低倍镜下观察，或送病理做切片，查到猪囊尾蚴即可确诊。

2）囊尾蚴孵化法　剥离手术摘取的皮下结节或肌肉包块结节的内囊，置于50%胆汁生理盐水中，于37℃温箱中孵化，活囊尾蚴多在10～60分钟可见头节伸出，检查头节即可确诊。

3）眼底镜检查　眼囊虫病可用眼底镜检查，可通过查到活动的虫体而确诊。

2. 免疫学检测　因囊尾蚴寄生于组织中，给病原学检查带来困难，而免疫学检测有辅助诊断价值，尤其对于无明显体征的深部组织囊虫病，如脑囊虫的诊断有重要参考价值。

（1）检查抗体　取猪囊尾蚴粗抗原、囊液抗原或重组抗原可以检测患者血中的抗囊尾蚴抗体。通常用患者的血清和脑脊液做检查，但对脑脊液的抗体检测阳性率明显低于检测血清。间接血凝试验（IHA）和酶联免疫吸附试验（ELISA）检出率较高，特异性较好，但应注意与棘球蚴的交叉反应。

（2）检查抗原　检测循环抗原，既可判定现症患者，又可考核杀虫疗效。

1）Dot-ELISA　以抗囊液多克隆抗体检测脑囊虫患者血清中循环抗原。

2）单抗胶乳凝集试验　用抗猪囊尾蚴单克隆抗体交联胶乳免疫微球，检测患者脑脊液和血清内的囊尾蚴抗原。

3. 分子生物学检测　对手术摘取的疑似囊尾蚴样本或组织进行PCR扩增对诊断囊虫病有参考价值。

此外，询问患者有无食用过“米猪肉”，以及粪便中有无节片排出的病史有助于猪带绦虫病的诊断；询问患者有无猪带绦虫病史有助于囊虫病的诊断。CT、MRI等影像学检查对脑和其他深部组织的囊虫病诊断有重要的辅助诊断价值。

PPT

第三节　肥胖带绦虫

肥胖带绦虫（*Taenia saginata* Goeze，1782）也称牛带绦虫、牛肉绦虫或无钩绦虫，成虫寄生于人体小肠内，引起牛带绦虫病（taeniasis bovis），人主要因食入生的或未煮熟的含牛囊尾蚴的牛、羊肉或通过厨具间接污染了牛囊尾蚴的食物而感染。牛带绦虫病呈世界性分布，主要流行于非洲、东欧及中东一些国家和地区。国内主要流行在牧区及少数民族居住的地区，如西藏、新疆、内蒙古、宁夏、贵州、广西、四川、青海等地区。预防的主要措施包括不食生的或没有煮熟的牛、羊肉；避免患者或带虫者排出的虫卵或孕节污染牧草、水源等。患者可用南瓜子、槟榔合剂驱虫，或用吡喹酮、阿苯达唑治疗。

一、生物学特征

牛带绦虫属圆叶目，带科（Taeniidae），带属（*Taenia*）。

（一）生活史

与猪带绦虫生活史相似，生活史包括成虫、虫卵、六钩蚴和囊尾蚴阶段。人是牛带绦虫的唯一终宿主，但不能作为中间宿主；其中间宿主有牛、羊、长颈鹿、羚羊和美洲驼等。

成虫寄生于人的小肠，孕节多单节脱离链体。孕节蠕动能力强，可主动逸出肛门，或随粪便排出体外。孕节或其破裂后散出的虫卵污染牧场，若被中间宿主食入后，卵内六钩蚴在中间宿主小肠内孵出并钻入肠壁，随血液循环到达寄生部位，经60～70天发育为牛囊尾蚴（cysticercus bovis）。人如果生食或半生食含牛囊尾蚴的牛肉，囊尾蚴内的头节在小肠内翻出并附着于肠壁，经8～10周发育为成虫。成虫寿命可达20～30年或更长时间（图4－2）。

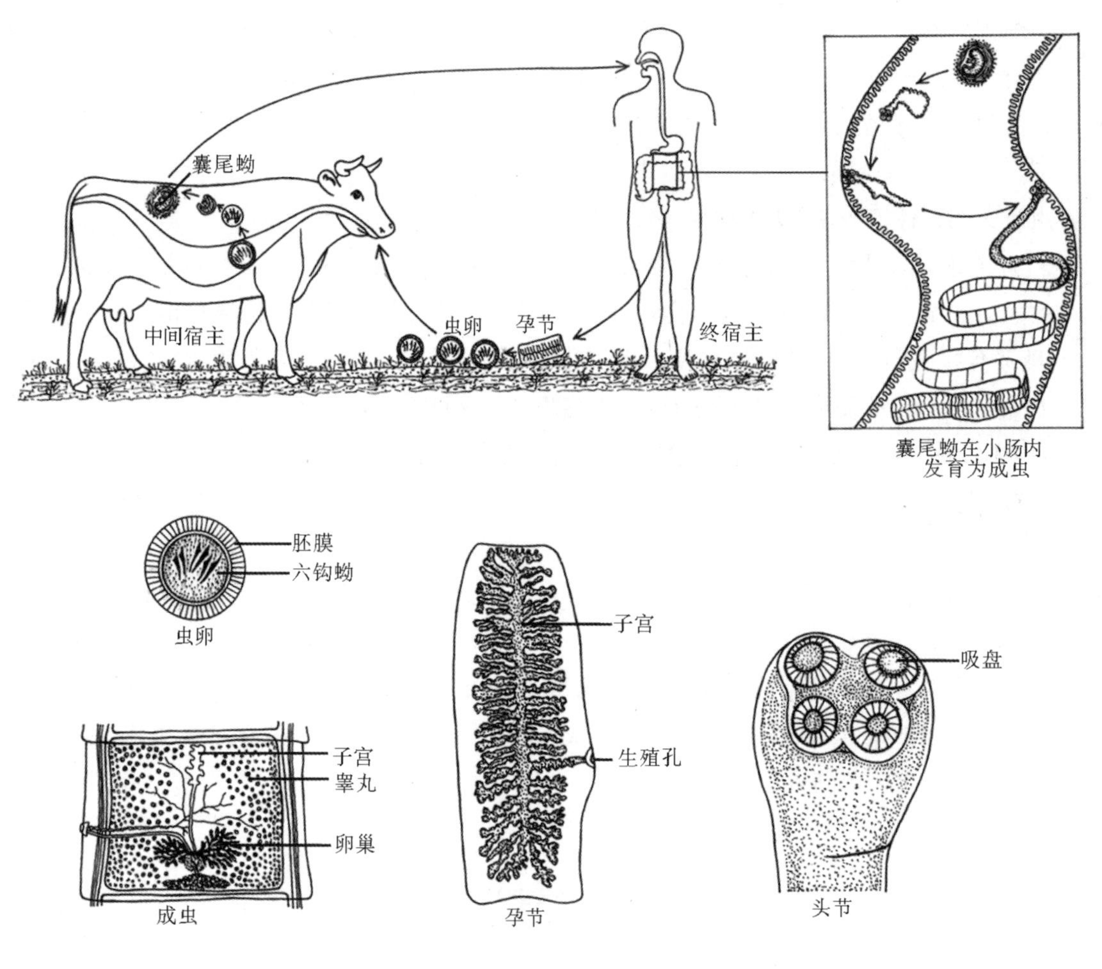

图4－2 牛带绦虫生活史及虫体形态示意图

（二）形态特征

牛带绦虫（图4－2）与猪带绦虫的形态相似，其主要区别见表4－3。牛带绦虫和猪带绦虫的虫卵形态相似，光镜下无法鉴别。

表4-3 猪带绦虫和牛带绦虫的鉴别要点

鉴别要点	猪带绦虫	牛带绦虫
体长	2~4m	4~8 m
节片	700~1000节，薄、略透明	1000~2000节，肥厚、不透明
头节	球形，直径约1.0mm，有顶突、小钩（25~50个）	近方形，直径1.5~2.0mm，无顶突和小钩
成节	卵巢分3叶，睾丸150~200个	卵巢分2叶，睾丸657~973个
孕节	子宫每侧分7~13支，末端分支呈树枝状	子宫每侧分15~30支，分支排列较整齐
囊尾蚴	头节有小钩，可寄生于人体	头节无小钩，不寄生于人体

二、致病与临床

牛带绦虫成虫致病与猪带绦虫成虫相似，但幼虫不对人体致病。寄生于小肠的成虫可引起肠黏膜的机械性损伤，还可消耗宿主营养。在人体内寄生虫体多为1条，但在流行区多条感染者也常见，曾有体内寄生多达31条者的报道。患者症状多不明显，或仅有腹部不适、腹痛及体重减轻等表现，偶可引起肠梗阻或阑尾炎等并发症。因孕节蠕动能力强，多能主动逸出肛门，可引起肛周不适或瘙痒症状。

三、实验室诊断

牛带绦虫仅成虫寄生于人体，用病原学检测方法易确诊。

1. 检查孕节 多数患者会自带排出的孕节求诊。检查方法与检查猪带绦虫孕节方法相同，可根据子宫每侧分支数和分支情况与猪带绦虫区别。

2. 检查虫卵 由于孕节节片肥厚，在肠道内不易破裂，故粪便中虫卵检出率低。但孕节主动逸出肛门后，常有节片破裂，虫卵黏附于肛周皮肤，因此用肛周透明胶纸法或棉签拭子法检查虫卵，阳性率较高。根据虫卵形态还不能确诊感染的带绦虫虫种，但牛带绦虫感染较易结合肛周主动逸出的孕节检查进行确诊。

3. 检查头节 检查药物驱虫后检获的头节，检查方法与检查猪带绦虫头节方法相同，可根据头节形状及有无顶突和小钩而确定虫种。

4. 检查成节 将驱虫后检获的成节置于显微镜下观察，可根据卵巢分叶数与猪带绦虫区别。

此外，询问患者有无生食或半生食牛肉的习惯、是否食入过未煮熟的牛肉及是否排出过节片，有助于诊断牛带绦虫病。

（彭礼飞）

第四节 亚洲带绦虫

PPT

亚洲带绦虫（*Taenia asiatica*）成虫寄生于人体小肠，引起亚洲带绦虫病（taeniasis asiatica）。主要是通过生食或半生食动物内脏（如猪肝）而感染。流行病学调查表明亚洲带绦虫广泛分布于东亚和东南亚一些地区，如韩国、新加坡、泰国、印尼、马来西亚、菲律宾、缅甸、越南，故也曾称为亚洲牛带绦虫（*Taenia saginata asiatica*）。我国在台湾、云南、贵州、广西和四川等地区有区域性流行。防治措施同牛带绦虫。

一、生物学特征

（一）生活史

成虫寄生于人的小肠，人是亚洲带绦虫的唯一终宿主，其自然中间宿主是家猪、野猪以及其他一些野生动物。中间宿主因食入人粪中的孕节或虫卵而感染，在小肠上段，六钩蚴孵出，钻入肠壁内进入到血液循环中，在内脏发育为囊尾蚴，主要是肝脏，偶见于网膜、浆膜及肺。囊尾蚴具有亲内脏性，这一点与牛带绦虫的亲肌肉性不同。囊尾蚴的发育成熟时间约 4 周。人因食入含囊尾蚴的动物内脏而感染，约需 4 个月的时间发育为成虫。

（二）形态特征

1. 成虫 形态与牛带绦虫相似，体长 4 ~ 8m，也有不足 1m 者，由 260 ~ 1016 个节片组成。头节呈方形，有 4 个吸盘，似有发育不良的顶突，略有突起或凹陷，无小钩。成节中卵巢分两叶，大小不一，睾丸滤泡状，630 ~ 1190 个。孕节中子宫每侧分支为 11 ~ 32 个，侧支上的分支较多，孕节后缘常有突出物。

2. 虫卵 与其他带绦虫卵很难鉴别，椭圆形，直径 33.8 ~ 43μm，内含 1 个六钩蚴。

3. 囊尾蚴 较小，类似猪带绦虫的囊尾蚴。乳白色，椭圆形或近似圆形，头节有顶突和 2 圈发育不良的小钩，囊壁外表面有小的疣状物。

二、致病与临床

临床症状与传统牛带绦虫病相似。多数表现为消化道及轻度神经症状，包括肛门皮肤瘙痒、恶心、腹痛等。常有孕节从肛门逸出的症状，多数患者的排节片史为 1 ~ 3 年，也可长达 30 年。目前尚未见亚洲带绦虫的囊尾蚴寄生于人体的报道。

三、实验室诊断

病原学检查如仅检获虫卵无法确定虫种，需通过患者排出的孕节或试验性驱虫后获得虫体以鉴别虫种。询问病史也很重要，如是否来自流行区、有无生食或半生食动物肝脏、有无排节片史等，均有助于初步判断。研究表明一些免疫学和分子生物学方法有助于虫种鉴别，具有辅助及鉴别诊断的价值。

（秦元华）

第五节　棘球绦虫

PPT

一、细粒棘球绦虫

细粒棘球绦虫［*Echinococcus granulosus*（Batsch，1786）Rudolphi，1805］又称包生绦虫。成虫寄生于犬科动物的小肠，幼虫寄生于人和多种食草动物的组织脏器中，可引起严重的人畜共患病，即囊型棘球蚴病（cystic echinococcosis，CE），或称包虫病（hydatid disease 或 hydatidosis）。人体主要是被犬身上的虫卵污染手指后经口感染，也可因食用被虫卵污染的水或食物，或在剪毛、皮毛加工等过程中接触虫卵而误食感染。

细粒棘球绦虫呈世界性分布。我国 23 个省、自治区和直辖市已证实有当地感染者。2015 年第三次全国人体重要寄生虫病现状调查数据表明，西藏、新疆、青海和宁夏等省、自治区流行较严重。包虫病已被列入《全国包虫病等重点寄生虫病综合防治实施方案（2024—2030年）》，其防治措施包括：养成良好的饮食卫生习惯，避免与犬密切接触，防止虫卵感染；加强卫生检疫，严格处理病畜内脏和尸体，避免被犬科动物食入；捕杀病犬或定期检查和驱虫治疗，减少传染源。治疗患者目前以外科手术为主，结合局部或全身用药，可获得较好效果，但术中应注意防止发生继发性感染及过敏性休克。用阿苯达唑、吡喹酮或甲苯达唑等药物治疗，具有一定效果。

（一）生物学特征

细粒棘球绦虫属于圆叶目、带科、棘球属（*Echinococcus*）。

1. 生活史　包括成虫、虫卵、六钩蚴、棘球蚴和原头蚴，终宿主是犬、狼等食肉动物，中间宿主包括羊、牛、骆驼、鹿等动物和人。

成虫寄生在终宿主的小肠，孕节或虫卵随宿主粪便排出，污染动物皮毛和周围环境如草地、水源、牧场、土壤等。虫卵和孕节被中间宿主羊、牛等动物及人吞食后，卵内六钩蚴在小肠孵出并钻入肠壁，随血液循环到达肝、肺等组织器官，经3～5个月发育为棘球蚴（图4－3）。棘球蚴被终宿主食入后，其所含的每个原头蚴可发育为一条成虫。从感染到虫体发育成熟排出虫卵和孕节需6～9周，成虫寿命5～6个月。

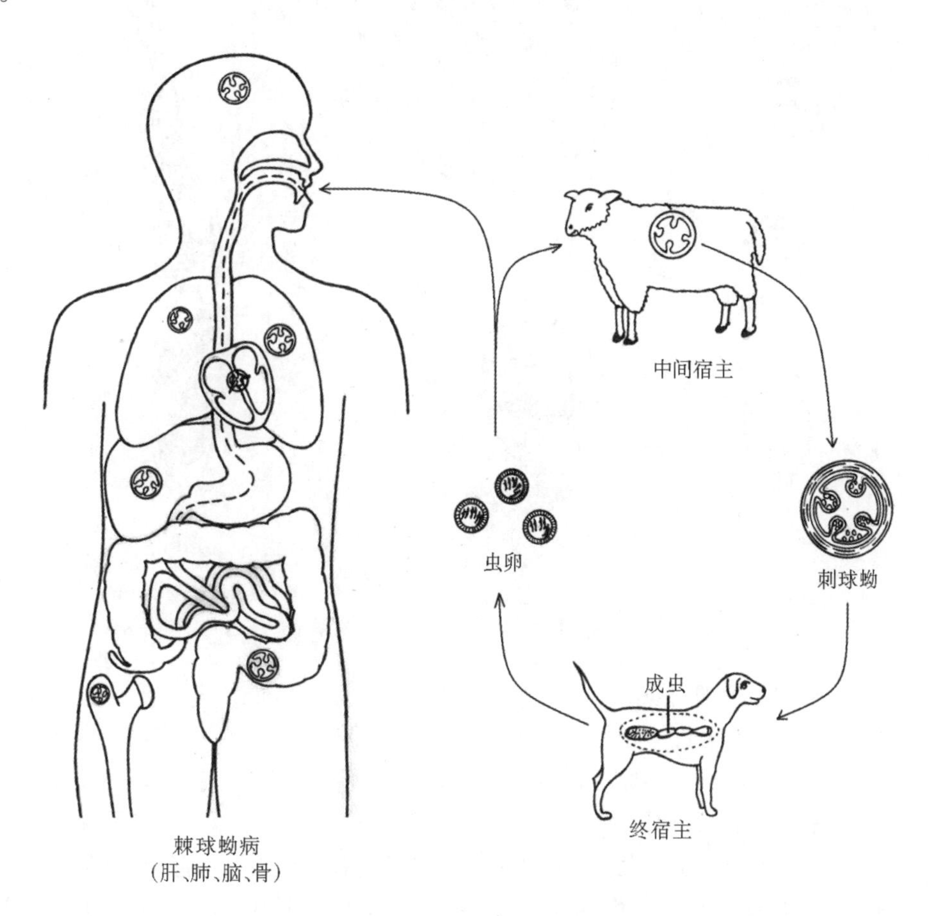

图4－3　细粒棘球绦虫生活史示意图

犬是细粒棘球绦虫的主要终宿主，狼、狐等则是重要的终宿主。犬、狼、狐等常因吞食含棘球蚴的病畜内脏而感染，成虫脱落的孕节或散出的虫卵随粪便排出而污染动物皮毛和周围环境。

人可作为细粒棘球绦虫的中间宿主。当人误食虫卵或孕节后，卵内六钩蚴孵出，经肠壁随血液循环侵入组织，部分被宿主消灭，部分发育为棘球蚴。棘球蚴在人体可存活40年甚至更久。

2. 形态特征

（1）成虫　虫体形态较小，体长2～7mm，常由头颈部、幼节、成节及孕节各一节组成，偶见多1～2节。头节呈梨形，直径约0.3mm，其上有顶突和4个吸盘。顶突伸缩能力很强，上有两圈大小相间呈放射状排列的小钩28～50个。成节的结构与带绦虫相似，生殖孔开口于节片一侧的中部略后，睾丸45～65个，均匀地散布在生殖孔前后方。孕节较长，可超过虫体全长的一半，生殖孔开口于节片中部，子宫为具不规则囊状分支的长囊状结构。每个孕节内有虫卵200～800个（图4－4）。

（2）虫卵　形态与猪、牛带绦虫卵相似，在光镜下难以区别（图4－4）。

（3）幼虫　称棘球蚴或包虫，为球形或近球形囊状体，直径从数毫米至数百毫米不等。棘球蚴的形状、大小与寄生时间长短、寄生部位和寄生宿主有关。

棘球蚴为单房型囊，由囊壁和囊内含物组成。囊壁分角皮层（laminated layer）和生发层（germinal layer）。囊壁外有一层致密的宿主纤维组织包绕形成外囊。囊内含物包括生发囊（brood capsule）、原头蚴（protoscolex）和囊液（hydatid fluid）等，有的还有子囊（daughter cyst）和孙囊（granddaughter cyst）（图4－4）。

微课/视频3

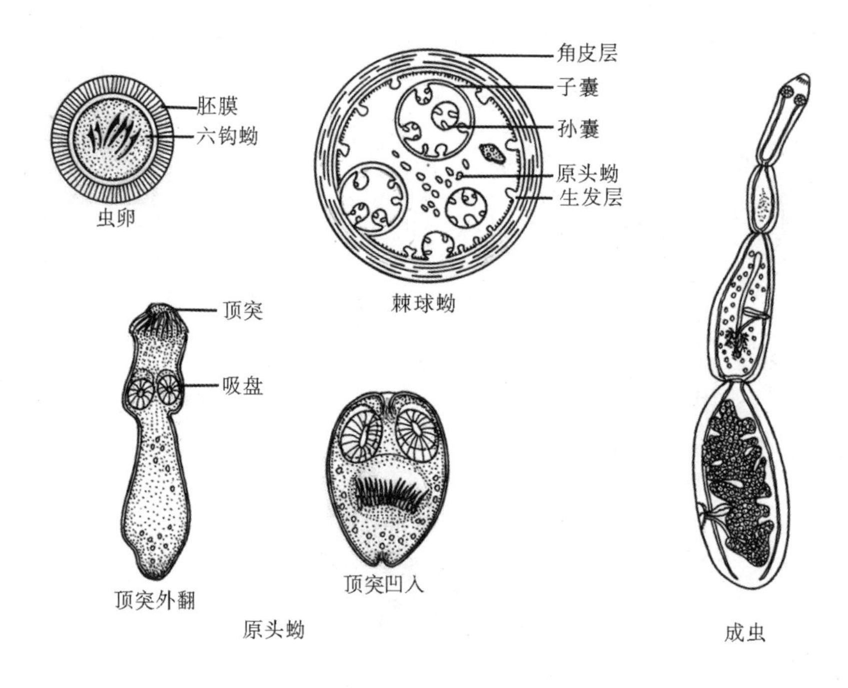

图4－4　细粒棘球绦虫形态示意图

囊壁角皮层无细胞结构，呈排列规则，明暗相间的板层状，厚约1mm，乳白色，半透明，似粉皮状，脆弱易破裂。生发层又称胚层，由许多细胞核、少量的肌纤维及一些石灰小体组成，厚7～15μm。生发层具有生发功能，可向囊内芽生出许多原头蚴及生发囊。原头蚴又称原头节，与成虫头节相似，但体积小，无顶突腺。原头蚴呈椭圆形或圆形，大小为170μm×122μm，头节向内翻卷，顶突和吸盘凹入体内而保护着头节上小钩。棘球蚴囊因大小和发育程度不同，其内可有数千至数万，甚至数百万个的原头蚴。

生发囊又称育囊，直径约1mm，囊壁为单一生发层，向囊内可长出5～40个原头蚴，也可向囊外生长为外生性原头蚴，后者危害性更大。子囊除可由母囊的生发层形成外，也可由原头蚴或生发囊进一步发育而成。子囊结构与母囊相似，囊内可生长原头蚴、生发囊以及与子囊结构相似的孙囊。有的囊不能形成原头蚴和生发囊，称为不育囊（infertile cyst）。

囊液又称棘球蚴液，无色透明或微带黄色，内含多种蛋白、肌醇、卵磷脂、尿素及少量糖、无机盐和酶，对人体有抗原性。从囊壁上脱落的原头蚴、生发囊和子囊可悬浮在囊液中，统称为囊砂或棘球蚴砂（hydatid sand）。棘球蚴破裂后，囊内棘球砂进入体腔或其他组织可引起继发性棘球蚴病。

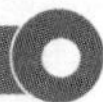

（二）致病与临床

1. 致病机制　棘球蚴对人体的危害以机械性损害为主。由于棘球蚴的不断生长，机械性地压迫周围组织和邻近器官，可引起组织细胞萎缩、坏死。棘球蚴致病严重程度取决于棘球蚴的体积、数量、寄生部位和寄生时间。侵入肠壁的六钩蚴随门静脉侵入肝脏，大多数在肝脏形成棘球蚴；少数六钩蚴通过肝脏血窦、肝静脉、右心侵入肺脏；通过肺微血管、左心进入循环者可进入全身各器官组织，故棘球蚴可以在人体各器官组织寄生，以肝常见，肺次之，其他部位有腹腔、胸腔、脑、脾、盆腔、肾、肌肉、眼、心、甲状腺、骨、卵巢、膀胱和皮下等。棘球蚴生长缓慢，一般感染半年后囊的直径为0.5～1.0cm，以后每年增长1～5cm，最大可长到数十厘米。因只有棘球蚴长到一定大小后，才可造成明显危害，故棘球蚴病潜伏期长，许多患者儿童期感染，成年后发病。原发的棘球蚴感染多为单个，继发感染常为多个，可同时累及数个器官。同时，棘球蚴生长过程中，棘球蚴液的渗出或溢出也可有毒性作用或引起过敏反应。

2. 临床表现　棘球蚴病的临床表现极为复杂，主要如下。

（1）局部压迫和刺激症状　在棘球蚴寄生的部位有轻微疼痛和坠胀感。肝脏受累可有肝区疼痛、肝大或压迫胆道产生阻塞性黄疸；肺内寄生可有胸痛、咳嗽、咯血、呼吸困难；脑内寄生则引起颅压增高及癫痫等；骨内寄生易造成骨折或骨碎裂。

（2）包块　肝、腹棘球蚴病常可触及不同大小包块，位置表浅的棘球蚴形成的包块叩诊时可有震颤感。

（3）超敏反应　可有皮肤瘙痒、荨麻疹、血管神经性水肿、嗜酸粒细胞增多等，特别值得一提的是，当棘球蚴破裂，大量囊液溢出可引起过敏性休克甚至死亡。

（4）全身中毒症状　如食欲减退、消瘦、发育障碍、恶病质等全身性症状。

微课/视频4

（三）实验室诊断

1. 病原学检查　取胸腔积液、腹腔积液、痰和尿液等体液，直接涂片观察或经离心浓集后取沉渣观察，如发现棘球蚴砂即可确诊。经手术取出棘球蚴也可确诊。但应禁止以诊断为目的的穿刺检查，以防引起过敏性休克和继发性棘球蚴病。

2. 免疫学检测　棘球蚴寄生于宿主脏器、组织中，生长缓慢，病原检测特别是早期病原确诊困难，免疫学检测常作为辅助诊断本病的主要手段。检测方法包括间接血凝试验（IHA）、酶联免疫吸附试验（ELISA）、对流免疫电泳（CIEP）、免疫印迹技术（Western blot，WB）、免疫胶体金法等。

（1）间接血凝试验　一般采用人、羊肝棘球蚴囊液作抗原。主要用于检测囊液的特异性IgM抗体，其敏感性和特异性较高，交叉反应较小。

（2）ELISA　用囊液粗抗原做试验，结果与IHA相似。使用纯化抗原及特异性抗原可提高特异性，但敏感性降低。ELISA改进方法，如亲和素-生物素-酶复合物酶联免疫吸附试验（ABC-ELISA）、PVC薄膜快速ELISA、斑点酶联免疫吸附试验（Dot-ELISA）等具有敏感性与特异性好等特点。

（3）免疫印迹技术　用囊液粗抗原、原头节粗抗原或纯化抗原做实验，细粒棘球绦虫患者检测血清有特异反应条带。

（4）循环免疫复合物　用特异的单克隆抗体作探针，用ELISA检测患者血清中循环抗原和循环免疫复合物具有高度的敏感性、特异性和重现性。可提高检出率，并可对疗效进行评价。

目前认为对棘球蚴病的免疫诊断应采取综合方法，经皮内试验阳性者，再加2～3项血清学试验以提高诊断准确率。

此外，X线、B超、CT及MRI等影像学检查对棘球蚴病的诊断和组织定位有重要价值，尤其是超声诊断极为普遍。世界卫生组织包虫病非正式工作组（WHO-IWGE）基于B超、CT和MRI影像学诊断标准，将肝CE的影像学分为5型，包括单囊型（CE1）、多子囊型（CE2）、内囊塌陷型（CE3）、实变型（CE4）和钙化型（CE5），可判断体内病灶生物学活性状态。

棘球蚴生长缓慢，在较长时间内无症状和体征，即使有临床症状也多无特异性，早期较难确诊。对棘球蚴病疑似患者，要根据流行病学史、临床表现、影像学及实验室检查结果综合诊断。询问病史对诊断有重要参考价值。棘球蚴病患者多有在流行区居住、工作、旅游或狩猎史，或与犬、牛、羊等动物及其皮毛的接触史；部分患者在非流行区有从事对来自流行区的动物运输、屠宰、畜产品和皮毛加工等接触史。患者早期可无任何临床症状，腹部无痛性包块对诊断有重要参考价值。

二、多房棘球绦虫

多房棘球绦虫［*Echinococcus multilocularis*（Leuckart，1863）Vogel，1955］的形态和生活史与细粒棘球绦虫相似，但成虫主要寄生于狐。其幼虫期称多房棘球蚴或泡球蚴（alveolar hydatid），可寄生于人体组织器官，引起危害严重的泡型棘球蚴病（alveolar echinococcosis，AE），又称泡型包虫病（alveolar hydatid disease）或多房性包虫病（multilocular hydatid disease）。多房棘球绦虫主要流行于北半球高纬度的寒冷地区或冻土地带，我国主要分布在西藏、宁夏、新疆、青海、甘肃和四川等地区。人群多因捕猎、饲养狐狸，或剥制狐皮而感染，藏族居民则因与野犬密切接触而易感染。本病的防治基本与细粒棘球绦虫相同。

（一）生物学特征

1. 生活史 包括成虫、虫卵、六钩蚴、泡球蚴和原头蚴。成虫主要寄生于狐，其次是犬、狼和猫等动物的小肠内。中间宿主为野生啮齿类动物如田鼠、麝鼠、仓鼠、大沙鼠、棉鼠以及褐家鼠等。终宿主排出孕节和虫卵污染地面，鼠类常因觅食终宿主粪便而感染。当带有泡球蚴的鼠或动物内脏被狐、犬和狼等终宿主吞食后，一般经45天，原头蚴在小肠内发育为成虫，其孕节和虫卵随粪便排出。地甲虫因喜食狐粪而在其消化道内和体表常携带有虫卵，鼠类可因食入地甲虫而感染（图4－5）。

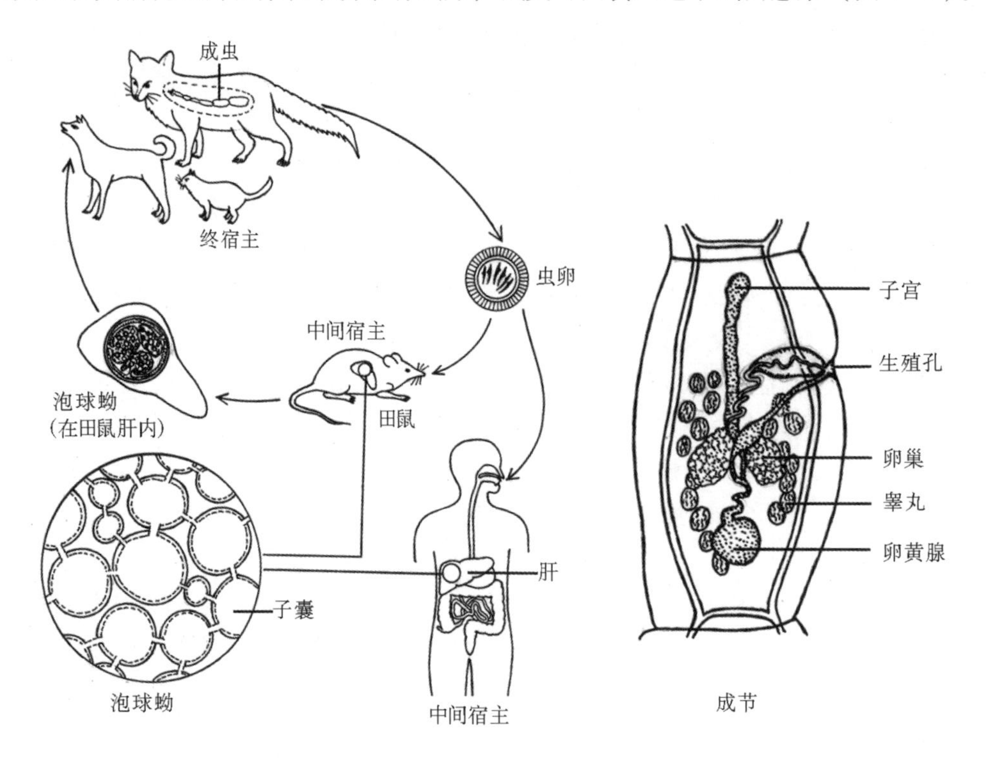

图4－5 多房棘球绦虫生活史及虫体形态示意图

人是多房棘球绦虫的非适宜中间宿主，人因误食虫卵或孕节而感染，卵内六钩蚴在小肠内孵出，随血液循环侵入组织（主要是肝脏），并发育为泡球蚴。

2. 形态特征

（1）成虫　体长1.2～3.7mm，常有4～5个节片。头节具有顶突和4个吸盘，顶突上有小钩13～34个。成节生殖孔位于节片中部偏前，有睾丸26～36个，分布于生殖孔之后。孕节子宫为简单囊状，无侧囊，内含虫卵200～400个（图4－5）。

（2）虫卵　形态与其他带绦虫卵相似，光镜下难以区别。

（3）泡球蚴　由许多小囊泡相互连接、聚集而成，呈淡黄色或灰白色的囊泡状团块（图4－5）。囊泡圆形或椭圆形，直径为0.1～3mm，囊泡内含透明胶状物，有原头蚴。寄生于人体的囊泡内只含胶状物而多无原头蚴。囊泡外壁角皮层很薄且常不完整，整个泡球蚴与宿主组织间无纤维组织层与宿主组织分隔。泡球蚴多以外生性出芽增殖不断向周围组织扩张产生新囊泡，形成葡萄状的囊泡群。

细粒棘球绦虫和多房棘球绦虫的鉴别要点见表4－4。

表4－4　细粒棘球绦虫和多房棘球绦虫的鉴别要点

鉴别要点	细粒棘球绦虫	多房棘球绦虫
虫体	2～7mm	1.2～3.7mm
节片数	3～4节	4～5节
头节	顶突伸缩力强，28～48个小钩	顶突小，13～34个小钩
成节	睾丸45～65个，均匀分布于生殖孔前、后方	睾丸26～36个，均在生殖孔后方
孕节	生殖孔常偏后，子宫具有不规则分支和侧囊	生殖孔常偏前，子宫无侧囊
幼虫	称棘球蚴，单房性，内含囊液和棘球蚴砂，外有纤维组织包绕	称为泡球蚴，多房性，内含胶状物、原头蚴、无被膜包绕
终宿主	犬、狼等犬科动物	狐、犬、狼、猫等
中间宿主	牛、羊、鹿等偶蹄类动物	啮齿类

（二）致病与临床

1. 致病机制　泡球蚴致病通常比细粒棘球蚴更为严重，主要危害包括直接侵蚀、毒性损害和机械压迫三个方面。泡球蚴病几乎100%原发于肝，它在肝实质内不断弥漫性芽生增殖，形成泡球蚴小囊，并逐渐波及整个肝，严重破坏肝组织，病灶与正常肝脏组织之间形成“炎症微环境”，可引起肝功能衰竭而导致肝昏迷，或诱发肝硬化、门静脉高压，并发消化道大出血而死亡。

2. 临床表现　患者多右上腹出现缓慢增长的肿块或肝大，有结节感，肝区疼痛，有压迫、坠胀感等，另有腹痛、黄疸以及门脉高压等。几乎所有患者都有食欲不振、消化不良等肝功能损害症状，晚期患者有恶病质现象。本病症状类似肝癌，但其病程通常较长，多在1～5年。当泡球蚴侵入肝静脉，可随血液循环转移至肺、脑等其他组织引起继发感染，从而出现相应症状。

（三）实验室诊断

用于囊型棘球蚴病的各种实验室检测方法均适用于泡型棘球蚴病。

询问病史，了解患者是否来自流行地区，是否有狐、犬接触史具有一定参考价值。此外，注意泡球蚴病与肝癌、肝包虫病、肝硬化、肝脓肿等疾病的鉴别。

（张传山　贺　平）

第六节　曼氏迭宫绦虫

PPT

曼氏迭宫绦虫（*Spirometra mansoni* Joyeux and Houdemer，1928）成虫主要寄生于猫科和犬科动物，

偶见寄生于人体。中绦期裂头蚴可侵犯人体各种器官和组织，引起曼氏裂头蚴病（sparganosis mansoni），尤其以眼和脑裂头蚴病危害更严重。患者常因食入未煮熟的蛙、蛇、鸡肉或局部敷贴含有裂头蚴的蛙肉而感染，也可因饮用生水或游泳时误吞含原尾蚴的剑水蚤而感染。曼氏裂头蚴病多流行于东亚和东南亚，在我国已有超1500例报道，主要分布于广东、湖南、福建等27个省、自治区和直辖市。曼氏迭宫绦虫成虫感染者可用吡喹酮、阿苯达唑进行驱虫。裂头蚴病主要以手术摘除虫体，也可注射2～4ml 40%乙醇普鲁卡因局部杀虫。

一、生物学特征

曼氏迭宫绦虫属假叶目、裂头科（Diphyllobothriidae）、迭宫属（*Spirometra*）。

（一）生活史

生活史包括成虫、虫卵、钩球蚴、原尾蚴和裂头蚴等发育阶段，完成生活史需经3个宿主（图4－6）。终宿主主要是猫、犬等食肉动物，第一中间宿主是剑水蚤，第二中间宿主是蛙。一些脊椎动物如蛇、鸟类或猪等可作为其转续宿主。人可作为曼氏迭宫绦虫的第二中间宿主、转续宿主以及终宿主。

成虫寄生在终宿主的小肠内，产出虫卵随宿主粪便排出，在水中孵出钩球蚴（coracidium）。钩球蚴被第一中间宿主剑水蚤吞食后，在其体腔内发育为原尾蚴（procercoid）。当带有原尾蚴的剑水蚤被蝌蚪吞食后，随着蝌蚪发育为蛙，原尾蚴发育为裂头蚴。裂头蚴具有很强的移行能力，常移行至蛙的肌肉，特别是在大腿或小腿的肌肉中寄居。如裂头蚴感染的蛙被蛇、鸟类或猪等转续宿主吞食后，裂头蚴可移行至转续宿主腹腔、肌肉或皮下等处继续生存，但不能发育为成虫。猫、犬等终宿主吞食了含裂头蚴的第二中间宿主蛙或转续宿主后，裂头蚴在其肠内经约3周发育为成虫。成虫在猫体内可存活3.5年左右。人因生食或半生食蛙、蛇肉类、误食剑水蚤或伤口、眼部敷贴蛙肉而感染。

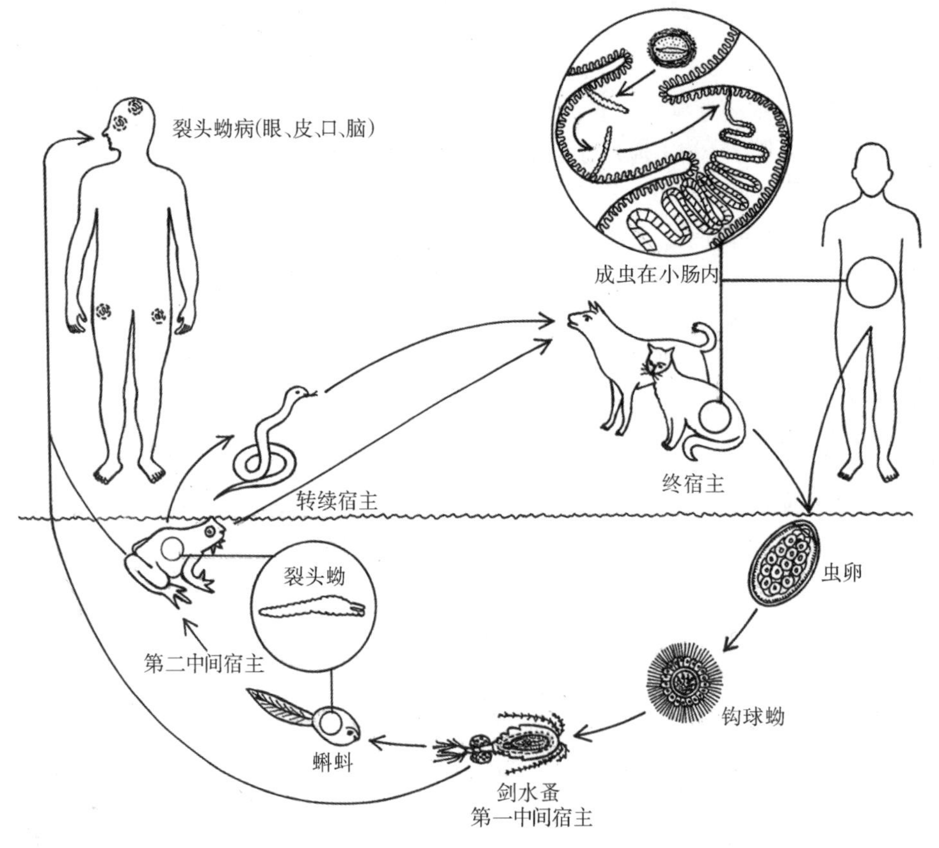

图4－6　曼氏迭宫绦虫生活史示意图

（二）生物学特征

1. 成虫　带状，大小为（60～100）cm×（0.4～0.8）cm。头节呈指状，大小为（1～1.5）mm×（0.4～0.8）mm，其背、腹面各有1条纵行的吸槽，为固着器官。颈部细长。链体有节片约1000个，后端的节片长、宽相近，其他节片一般宽度大于长度。成节和孕节的结构相似，每节有雌、雄生殖器官各1套。睾丸呈小泡状，有320～540个，散布在节片靠中部的实质中。雄性生殖孔开口于节片前部中央腹面。卵巢分2叶，位于节片后部，阴道细管状，纵行开口于雄性生殖孔之后，其另一端膨大为受精囊，与输卵管连接。卵黄腺呈滤泡状，散布在实质的表层。子宫位于节片中部，呈紧密重叠的螺旋状盘曲，基部宽而顶端窄，开口于阴门略下（图4－7）。

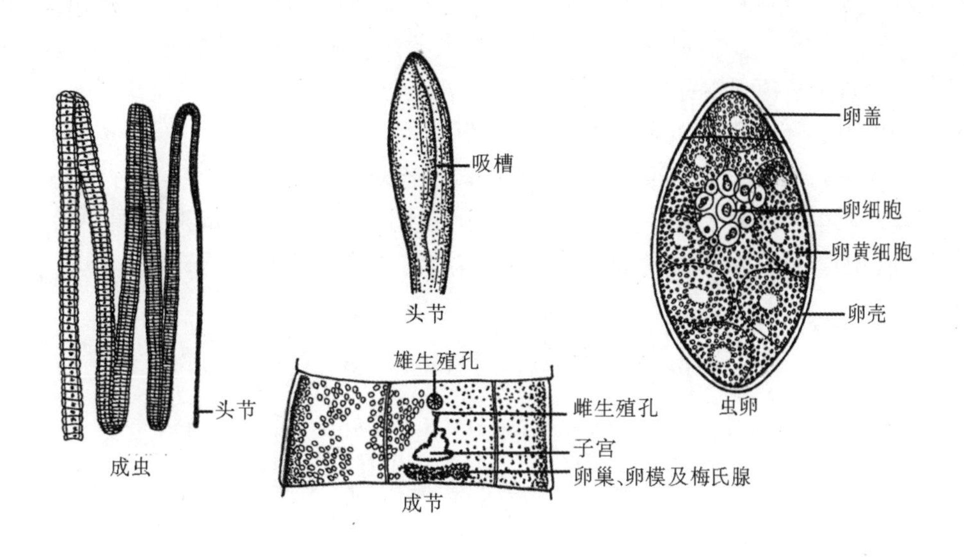

图4－7　曼氏迭宫绦虫形态示意图

2. 卵　椭圆形，两端稍尖，大小为（52～76）μm×（31～44）μm，浅灰褐色，卵壳较薄，具卵盖，内有1个卵细胞和多个卵黄细胞（图4－7）。

3. 裂头蚴　带状，乳白色，大小为（30～360）mm×（3～10）mm，虫体不分节但有横皱褶。体前端稍膨大，顶端中央有一明显凹陷，体后端钝圆。虫体伸缩能力很强，在组织常蜷缩成团。

二、致病与临床

微课/视频5

人可作为曼氏迭宫绦虫的第二中间宿主、转续宿主或终宿主，成虫和幼虫均可致病，但以裂头蚴致病为主。

1. 成虫致病　成虫偶可寄生人体，对人的致病作用不强，一般无明显症状或可能因虫体机械和化学刺激出现中、上腹不适、微疼、恶心呕吐等轻微症状。

2. 幼虫致病　裂头蚴寄生于人体引起裂头蚴病，其危害远较成虫大，严重程度因裂头蚴移行和寄居部位不同而异。寄生于人体的常见部位依次是：四肢躯体皮下、眼、口腔颌面部、脑和内脏等，寄生部位与感染方式有一定关系。裂头蚴在寄生部位可形成直径为1～6cm的嗜酸性肉芽肿囊包。囊包壁为纤维结缔组织，囊内常有裂头蚴1～2条，多者可达10余条，常蜷缩成团。患者临床表现有局部肿胀、游走性包块、疼痛、奇痒等症状或有虫爬感。皮下裂头蚴病多累及四肢躯干浅表部，游走性的皮下结节直径为0.5～5cm。眼裂头蚴病多累及单侧眼睑或眼球，常出现眼睑红肿，重者有视力障碍，甚至失明。口腔颌面部裂头蚴病多在口腔黏膜及颊部形成硬结，直径为0.5～3cm。脑裂头蚴病较少见，但危害严重，临床表现似脑瘤，有阵发性头痛史、癫痫，甚至导致瘫痪、死亡。

三、实验室诊断

微课/视频 6

1. 病原学检查 粪便检查虫卵或节片可用于曼氏迭宫绦虫成虫感染的确诊。裂头蚴病主要靠局部手术取出虫体确诊，必要时可用检获的活虫进行实验室感染动物，鉴定成虫予以确诊。通常情况下，人的感染度不高，大多数患者只有 1～2 条虫体寄生，且寄生深部组织的虫体不易发现，难以获得虫体，所以病原学检查检出率不高。

2. 免疫学检测 是检测裂头蚴感染较好的辅助诊断手段，特别有助于对裂头蚴的早期感染、深部组织寄生的诊断。可通过制备裂头蚴粗抗原、组分抗原或重组抗原检测血清中的特异性抗体，方法包括酶联免疫吸附试验（ELISA）、金标免疫渗滤法（DIGFA）、间接荧光抗体试验（IFA）和酶联免疫印迹（ELIB），但裂头蚴粗抗原与囊尾蚴、卫氏并殖吸虫、日本血吸虫等蠕虫感染者血清存在交叉反应，利用特异性的基因重组抗原或组分抗原可提高检测的准确性。

3. 分子生物学检测 也可用于裂头蚴感染的诊断，特别是对于检获的虫体不易鉴别，如寄生的组织退化变性或钙化时，用 PCR 方法或核酸探针法可辅助诊断。

询问有无生食或半生食蛙、蛇等动物肉类史，有无生饮水或有无局部敷贴蛙肉史，对诊断有一定参考价值。此外，CT、MRI 和 B 超等影像学技术也有助于对脑裂头蚴病的诊断。

（吕志跃）

PPT

第七节　阔节裂头绦虫

阔节裂头绦虫［*Diphyllobothrium lutum*（Linnaeus，1758）Lühe，1910］，同种异名为［*Dibothriocephalu latus*（Linnaeus，1758）Lühe，1899］，又称为阔节绦虫（broad tapeworm）或鱼绦虫（fish tapeworm）。成虫主要寄生于犬、猫、熊等食肉动物，也可寄生于人体小肠，其幼虫（裂头蚴）寄生于鳟鱼、鲈鱼、鲑鱼和鲫鱼等淡水鱼类，人因食入生的或未熟的含裂头蚴的鱼而感染。引起阔节裂头绦虫病（diphyllobothriasis latum）。

阔节裂头绦虫主要分布于欧洲、北美和亚洲的亚寒带及温带的湖泊地区。俄罗斯患病人数最多，我国东北及台湾有 10 余例报道。

一、生物学特征

（一）生活史

阔节裂头绦虫的生活史与曼氏迭宫绦虫大致相同，不同点在于其第二中间宿主是鱼类，犬科动物、猫、熊和人是其终宿主。

成虫寄生在人，以及犬、猫、熊、狐等食肉动物的小肠内。虫卵随宿主粪便排出后，在水中发育孵出钩球蚴。钩球蚴在水中可生存数日并能耐受一定低温。当钩球蚴被第一中间宿主剑水蚤吞食后，在其体内经过 2～3 周，发育为原尾蚴。当受感染的剑水蚤被第二中间宿主淡水鱼类吞食后，原尾蚴可在鱼的肌肉、性腺、卵及肝等内脏器官内发育为裂头蚴，裂头蚴可随着鱼卵排出。当大的肉食鱼类吞食小鱼或鱼卵后，裂头蚴可侵入大鱼的肌肉和组织内继续生存。终宿主食入含裂头蚴的鱼肉或组织时，裂头蚴在其肠内经 5～6 周发育为成虫。成虫在终宿主体内的寿命 10～15 年，甚至可更长。食生鱼及生鱼片，或用盐腌、烟熏的鱼肉或鱼卵、果汁浸鱼以及在烹制鱼过程中尝味等都易造成感染。

（二）形态特征

1. 成虫　外形和结构与曼氏迭宫绦虫相似（图4－8），较大，长2～10m，最宽处20mm，具有3000～4000个节片。乳白色或淡黄色，头节细小，呈匙形，大小为（2～3）mm×(0.7～1.0)mm，其背、腹侧各有一条吸槽，颈部细长。成节的宽度显著大于长度。睾丸数较多，为750～800个。子宫盘曲呈玫瑰花状，开口于生殖腔之后。卵巢为双叶状，位于节片后1/3处。孕节较宽，结构与成节基本相同。

2. 虫卵　近似卵圆形（图4－8），大小为（55～76）μm×(41～56)μm，浅灰褐色，卵壳较厚，一端具有明显的卵盖，另一端有一小棘；虫卵排出时，卵内胚胎已开始发育。

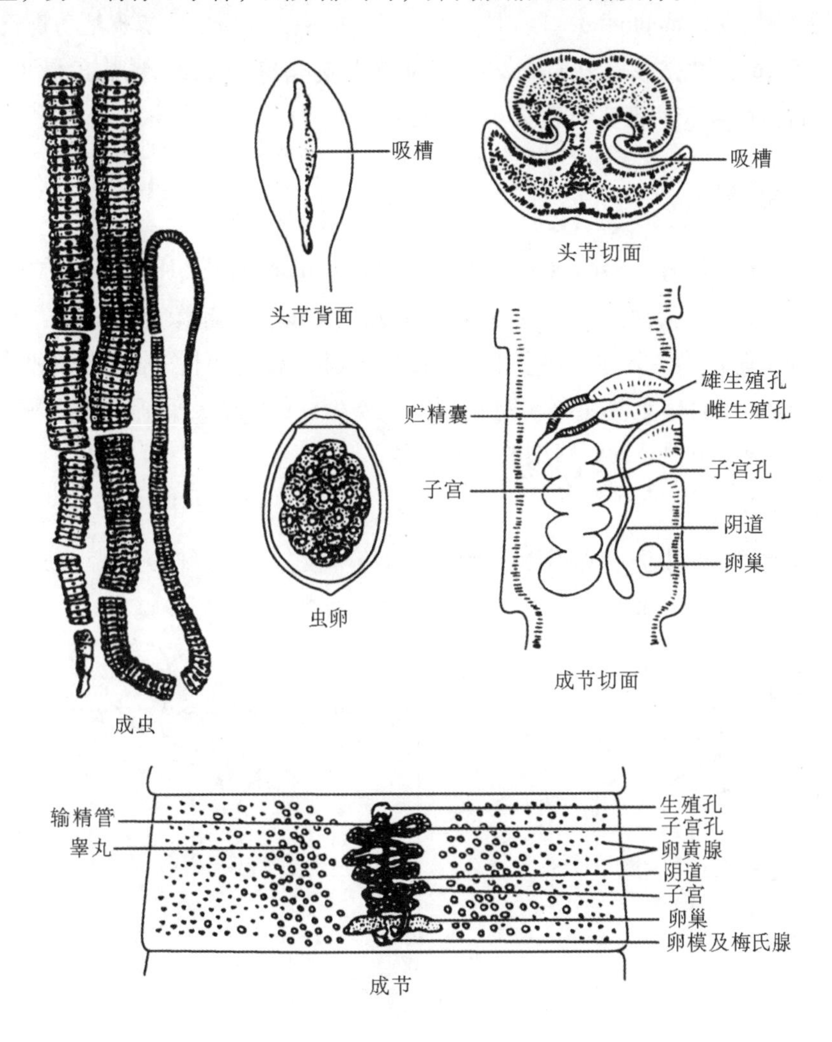

图4－8　阔节裂头绦虫形态示意图

二、致病与临床

成虫寄生于人体小肠，是主要致病阶段，裂头蚴偶可寄生在人体组织，如肺部和腹膜外。

成虫致病作用不强，多数感染者无明显症状，仅间或有疲倦、乏力、四肢麻木、腹泻或便秘以及饥饿感、嗜食盐等轻微症状。极少数患者因虫体扭结成团时可导致肠道、胆道口阻塞，甚至出现肠穿孔。由于与造血机能有关的维生素 B_{12} 被虫体大量吸收，或虫体代谢产物损害了宿主的造血功能，约有2%的阔节裂头绦虫患者并发绦虫性贫血，一旦驱虫后贫血即很快好转。

三、实验室诊断

从患者粪便中检获虫卵或孕节即可确诊。虫种的鉴别可依靠分子生物学的检测方法。

PPT

第八节 膜壳绦虫

膜壳绦虫属圆叶目（Cyclophyllidea）、膜壳科（Hymenolepididae），多数是动物寄生绦虫。可寄生于人体的膜壳绦虫包括膜壳属（*Hymenolepis*）的微小膜壳绦虫和缩小膜壳绦虫，以及假裸头属（*Pseudanoplocephala*）的克氏假裸头绦虫。

一、微小膜壳绦虫

微小膜壳绦虫［*Hymenolepis nana*（V. Siebold，1852）Blanchard，1891］又称短膜壳绦虫（dwarf tapeworm）。成虫主要寄生于鼠类小肠，亦可寄生于人体小肠，引起微小膜壳绦虫病（hymenolepiasis nana）。微小膜壳绦虫呈世界性分布，在温带和热带地区较多见。人体多是误食虫卵或含有似囊尾蚴的中间宿主昆虫而感染，而自体重复感染可造成顽固性寄生。感染者可用吡喹酮、阿苯达唑驱虫治疗。加强灭鼠和养成良好卫生习惯是预防感染的主要措施。

（一）生物学特征

1. 生活史 包括成虫、虫卵、六钩蚴、似囊尾蚴等阶段，人可以作为终宿主或中间宿主，微小膜壳绦虫的发育既可在同一宿主体内完成，也可经中间宿主完成（图4－9）。

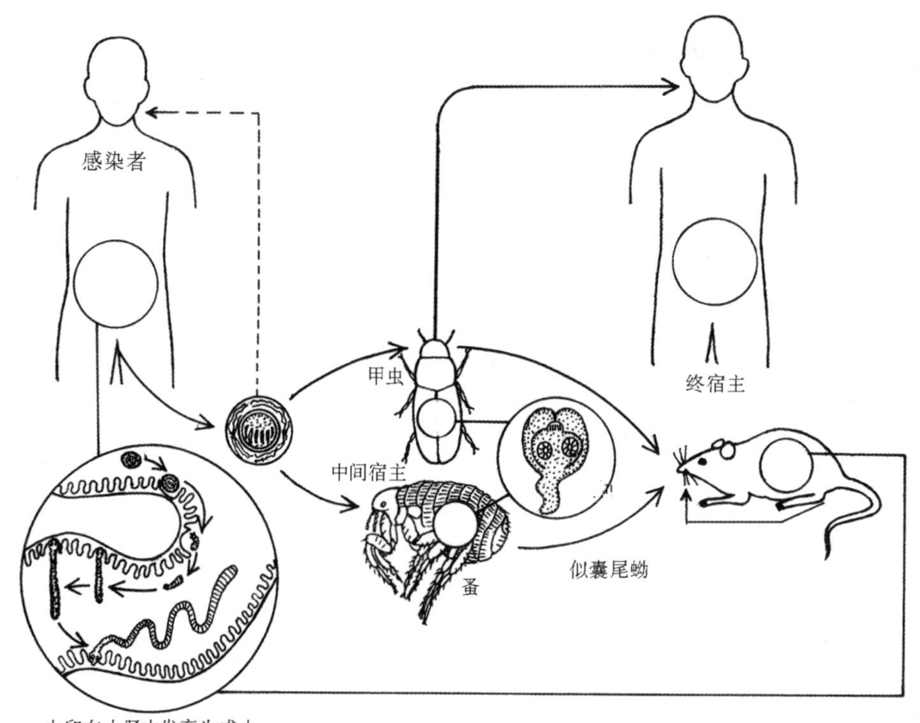

图4－9 微小膜壳绦虫生活史示意图

（1）直接感染　成虫寄生在宿主的小肠，孕节或虫卵随粪便排出体外。虫卵如被鼠或人吞食后，可直接在其体内发育。在宿主肠道内，六钩蚴孵出，进入肠绒毛，约经4天发育为似囊尾蚴，6天后虫体回到肠腔，以头节吸盘固着在肠壁上，发育为成虫，成虫寿命为4～6周。从吞食虫卵到发育为成虫并开始产卵，在人体内需2～4周。

（2）自体内感染　若孕节在肠腔内停留时间较长，在消化液作用下释出虫卵，孵出的六钩蚴同样可钻入肠绒毛，经历上述直接感染的发育过程，造成宿主自体内重复感染。

（3）经中间宿主发育　虫卵如被中间宿主印鼠客蚤、犬蚤、猫蚤等多种蚤类幼虫和面粉甲虫（*Tenebrio* sp.）和拟谷盗（*Tribolium* sp.）食入，六钩蚴在其体内发育为似囊尾蚴，鼠和人也可因吞食带有似囊尾蚴的中间宿主昆虫而感染。

2. 形态特征

（1）成虫　大小为（5～80）mm×（0.5～1）mm。头节呈球形，直径0.13～0.4mm，具有4个吸盘和1个可伸缩的顶突。顶突上有20～30个小钩。颈部细长。链体由100～200个节片组成，多者可达1000个，所有节片均宽大于长。成节具3个较大的圆球形睾丸，横向排列在节片中部；卵巢叶状，位于节片中央；卵黄腺球形，位于卵巢之后的腹面。孕节子宫袋状，占据整个节片，内充满虫卵（图4－10）。

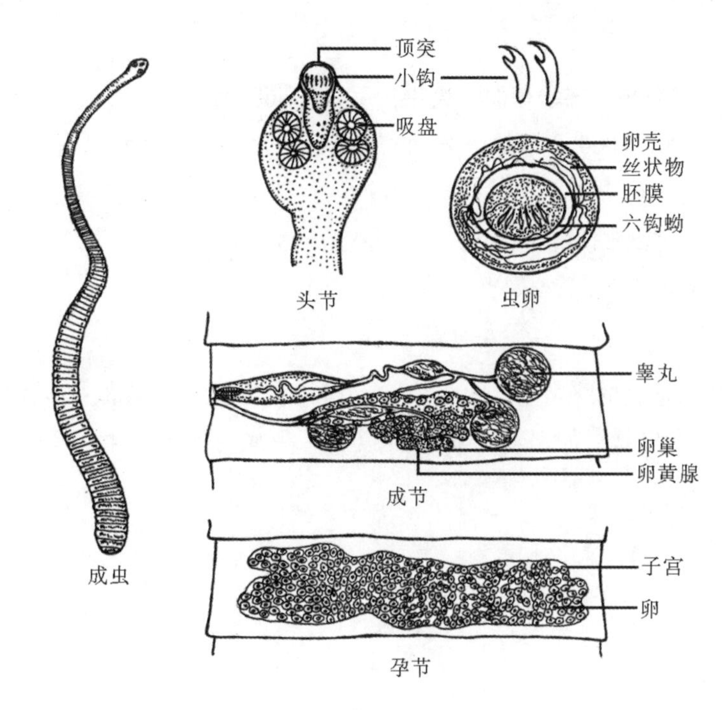

图4－10　微小膜壳绦虫形态示意图

（2）虫卵　圆形或近圆形，大小为（48～60）μm×（36～48）μm，无色透明，卵壳很薄，其内有较厚的胚膜，在胚膜两端略凸起处各发出4～8根丝状物，或称极丝，波浪状的延伸在卵壳和胚膜之间，极丝的存在是鉴别该虫卵与缩小膜壳绦虫卵的重要依据。胚膜内含有一个六钩蚴。

（二）致病与临床

成虫寄生在小肠，其头节小钩和体表微毛对肠壁造成机械损伤，虫体分泌物对机体产生毒性作用。人体感染数量少时，一般无明显症状；感染严重者，尤其是儿童，可有恶心、呕吐、食欲不振、腹痛、腹泻等消化系统症状和头痛、头晕、烦躁和失眠，甚至惊厥等神经系统症状。少数患者可出现皮肤瘙痒和荨麻疹等过敏症状。

（三）实验室诊断

从患者粪便中查到虫卵或孕节可确诊。常用生理盐水涂片法检查虫卵，用水洗沉淀法或浮聚浓集法可提高检出率。粪便中虫卵具感染性，检查时注意做好防护。

二、缩小膜壳绦虫

缩小膜壳绦虫［*Hymenolepis diminuta*（Rudolphi，1819）Blanchard，1891］又称长膜壳绦虫，是鼠类消化道常见寄生虫，偶可寄生于人，引起缩小膜壳绦虫病（hymenolepiasis diminuta）。人因误食含有似囊尾蚴的中间宿主昆虫而感染。该虫呈世界性分布，国内多为散在分布。感染者可用吡喹酮、阿苯达唑驱虫治疗。

（一）生物学特征

1. 生活史 与微小膜壳绦虫相似，但必须经过中间宿主昆虫体内的发育。成虫寄生在终宿主小肠中，孕节和虫卵随粪便排出体外，虫卵如被中间宿主蚤类、甲虫、蟑螂、倍足类和鳞翅目等昆虫吞食后，在其体内经7～10天，发育成为似囊尾蚴。含有似囊尾蚴的中间宿主被鼠或人吞食后，在其肠腔内经12～13天发育为成虫。

2. 形态特征

（1）成虫 与微小膜壳绦虫基本相似，大小为（200～600）mm×(3.5～4.0)mm。头节球形，顶突凹入，无小钩。链体有800～1000个节片，节片宽度大于长度。成节通常具有2～5个睾丸。孕节子宫为边缘不整齐的囊状。

（2）虫卵 多为圆形或椭圆形，大小为（60～79）μm×(72～86)μm，黄褐色，卵壳较厚，胚膜两端无丝状物，卵壳与胚膜间有透明胶状物。胚膜内含一个六钩蚴。

（二）致病与临床

人不是缩小膜壳绦虫适宜的终宿主，虫体常自动排出。因此，感染者一般无明显症状，或仅有轻微的消化系统和神经系统症状，如恶心、腹胀、腹痛、头痛、失眠和磨牙等，严重者可出现眩晕、贫血。

（三）实验室诊断

方法同微小膜壳绦虫，用定量透明法检出率高，且可定量。

三、克氏假裸头绦虫

克氏假裸头绦虫（*Pseudanoplocephala crawfordi* Baylis，1925）成虫主要寄生在猪和鼠的小肠，偶可寄生于人体，人体因为偶然误食含似囊尾蚴的昆虫而感染。克氏假裸头绦虫分布在日本、印度、斯里兰卡，我国主要在上海、陕西、甘肃、福建、广东等10多个省、自治区和直辖市的猪和褐家鼠中传播流行，已报道的人体感染病例20余例。感染者可用吡喹酮、阿苯达唑驱虫治疗。

（一）生物学特征

1. 生活史 与缩小膜壳绦虫相似。成虫寄生在宿主小肠内，随粪便排出的虫卵或孕节被中间宿主赤拟谷盗、大黄粉虫、黑粉虫等昆虫食入后，经30～50天发育成似囊尾蚴，猪或人因吞食了含有似囊尾蚴的中间宿主而感染，发育为成虫。

2. 形态特征 成虫形态与缩小膜壳绦虫相近。乳白色，约有2000多个节片。在人体或猪体内寄生的虫体较大，为（97～167）cm×(0.3～1.0)cm。头节近圆形，有4个吸盘，无小钩。成节中具有睾丸24～43个。孕节中子宫呈囊袋状，含2000～5000个虫卵。虫卵与缩小膜壳绦虫相近，但较大，直径约为84～108μm，卵壳表面有颗粒状突起，卵壳与胚膜间有透明胶状物，胚膜与六钩蚴之间有明显空隙。

（二）致病与临床

感染者一般无明显症状，感染虫数多时或可有消化系统和神经系统症状，如恶心、呕吐、食欲不振、乏力、消瘦、腹痛、腹泻、失眠和情绪不安等，腹痛多为阵发性隐痛，以脐周围较明显，腹泻一般每日3～4次，便中可见黏液。

（三）实验室诊断

从患者粪便中检获虫卵或孕节即可确诊，应注意与缩小膜壳绦虫相鉴别。

（秦元华）

第九节 其他人体寄生绦虫

PPT

一、犬复孔绦虫

犬复孔绦虫（*Dipylidium caninum* Linnaeus，1758）是犬和猫的常见寄生虫，成虫偶可感染人体引起犬复孔绦虫病（dipylidiasis caninum）。人因误食含似囊尾蚴的病蚤而感染。犬和猫的感染率很高，人体复孔绦虫病比较少见，患者多为婴幼儿，我国仅有数例报告，散在分布于北京、辽宁、山西、山东、河南、河北、四川、湖南、福建、广东、广西等地区。感染者可用吡喹酮、阿苯达唑驱虫治疗。

（一）生物学特征

1. 生活史 成虫寄生于犬、猫的小肠内，孕节脱落后常主动逸出宿主肛门或随粪便排出。当节片破裂后，虫卵散出，如被中间宿主蚤类的幼虫食入，则在其肠内孵出六钩蚴，然后进入血腔内发育。随着蚤幼虫羽化为成虫，六钩蚴也发育成似囊尾蚴。1个蚤体内的似囊尾蚴可多达56个。被感染的蚤活动迟缓，当犬、猫舔毛时，病蚤中的似囊尾蚴得以进入终宿主体内，然后在其小肠内释出，经2～3周，发育为成虫。人体感染常因与猫、犬接触时误食病蚤引起。

2. 形态特征

（1）成虫 大小为（10～15）cm×(0.3～0.4)cm，约有200个节片（图4－11）。头节近似圆球形，横径0.3～0.4mm，具有4个吸盘和1个发达的可伸缩的顶突，顶突上有排成1～7圈的小钩。近颈部的幼节短而宽，往后接近方形，成节和孕节为长方形。每个节片都具有雌、雄生殖器官各2套，并呈两侧对称排列。2个生殖腔孔对称地分列于节片两侧缘的近中部。成节有睾丸100～200个。卵巢2个，位于两侧生殖腔后内侧，靠近排泄管，每个卵巢后方各有1个呈分叶状的卵黄腺。孕节子宫呈网状，内含若干个储卵囊，每个储卵囊内含2～40个虫卵。

（2）虫卵 球形，直径35～50μm，具2层薄的卵壳，内含1个六钩蚴。

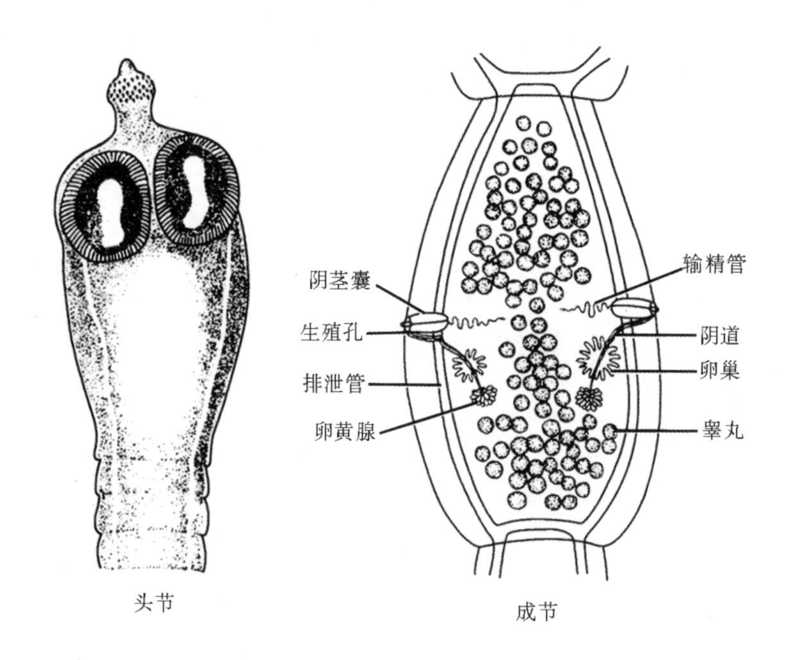

图 4－11　犬复孔绦虫形态示意图

（二）致病与临床

人体感染后的临床表现主要与感染的数量有关。一般可无明显症状，感染严重者尤其是儿童可有食欲不振、消化不良、腹部不适等，时有腹痛、腹泻，或因孕节自动从肛门逸出而引起肛门瘙痒和烦躁不安等。

（三）实验室诊断

主要依靠粪便检查，找到虫卵或孕节即可确诊。

二、西里伯瑞列绦虫

西里伯瑞列绦虫（*Raillietina celehensis* Janicki，1902）属代凡科（Davaineidae）、瑞列属（*Raillietina*），是哺乳动物和鸟类的常见寄生虫，偶可感染人体，引起西里伯瑞列绦虫病（raillietinasis celehensis）。人通常因误食含似囊尾蚴的蚂蚁而感染。西里伯瑞列绦虫广泛分布于热带和亚热带，主要分布于东南亚，以及日本和非洲和澳洲的一些国家。我国台湾、福建、广东、广西、浙江和江苏等地区有病例报道。感染者可用吡喹酮、阿苯达唑驱虫治疗。

（一）生物学特征

1. 生活史　成虫主要寄生于鼠类的肠道，孕节脱落随宿主粪便排出体外。蚂蚁为其中间宿主。鼠因吞食带似囊尾蚴的蚂蚁而感染。

2. 形态特征

（1）成虫　大小约为 32cm × 0.2cm，近 200 个节片。头节钝圆，横径为 0.46mm，4 个吸盘上均缀有细小的刺，顶突常缩在四周微凸的浅窝内，其上具有 2 排长短相间的斧形小钩。成节略呈方形，生殖孔都开口在虫体同侧。卵巢分两叶，呈蝶翅状，卵黄腺状于卵巢后方，略作三角形。孕节外形略呈椭圆，各节连续似念珠状，孕节内充满圆形或椭圆形的储卵囊，有 300 多个，每个储卵囊中含虫卵 1 ~ 4 个。

（2）虫卵　呈橄榄形，大小约 45μm × 27μm，具有内外 2 层薄壳，内为圆形的六钩蚴。

（二）致病与临床

本虫致病力轻微。感染者一般并无明显的临床症状，偶见腹痛、腹泻、肛门瘙痒以及夜间磨牙、流涎、食欲不振或消瘦等，有的患者出现贫血、白细胞增多现象。

（三）实验室诊断

实验室诊断主要靠粪检虫卵和孕节。多数患者大便中常有白色、能伸缩活动的米粒大小的孕节排出。

三、司氏伯特绦虫

司氏伯特绦虫［*Bertiella studeri*（Blanchard，1891）Stiles and Hassall，1902］属于裸头科（Anoplocephalidae）、伯特属（*Bertiella*），是猴等灵长类动物常见寄生虫，人偶可感染而患司氏伯特绦虫病（bertiellosis studeri），人常因误食含似囊尾蚴的中间宿主螨类而感染。该病主要分布于非洲和东南亚，我国安徽有病例报道。感染者可用吡喹酮、阿苯达唑驱虫治疗。

（一）生物学特征

1. 生活史　司氏伯特绦虫完成生活史通常需要两个宿主。成虫主要寄生于猴、猩猩和长臂猿等灵长类动物肠内，孕节随粪便排出体外，虫卵被中间宿主螨类吞食后，在其体内发育为似囊尾蚴。终宿主因食入含带似囊尾蚴的螨类而感染。

2. 形态特征

（1）成虫　长150～450mm，个别可达700mm，宽可达10mm。头节稍扁，顶端顶突退化，具4个卵圆形吸盘。孕节子宫中充满虫卵。

（2）虫卵　呈不规则的卵圆形，大小为（45～46）μm×（49～50）μm，卵壳内有1个具有双角突起的梨形结构，内含六钩蚴，双角突起尖端可达卵壳。

（二）致病与临床

成虫寄生于肠道内，致病力微弱，但也可引起腹痛和呕吐。

（三）实验室诊断

可以通过粪检虫卵和孕节而确诊。

四、线中殖孔绦虫

线中殖孔绦虫（*Mesocestoides lineatus* Goeze，1782）属于圆叶目，中殖孔科（Mesocestoididae）绦虫，成虫寄生于犬、狐和猫等肉食类动物，偶可寄生于人体小肠，引起线中殖孔绦虫病（mesocestoidiasis lineatus），人因食入含有四盘蚴的第二中间宿主而感染。线中殖孔绦虫呈世界性分布，但人体病例不多，可见于北美、欧洲、非洲和亚洲的日本和朝鲜，我国黑龙江及吉林有病例报道。感染者可用吡喹酮、阿苯达唑驱虫治疗。

（一）生物学特征

1. 生活史　目前线中殖孔绦虫生活史还不完全清楚，一般认为需要3个宿主才能完成生活史。成虫寄生于犬、狐和猫等肉食类动物小肠内，排出的孕节释出的虫卵可能被作为第一中间宿主的粪食性昆虫食入，其后再进入第二中间宿主如鸟类、爬行类、两栖类体内发育为感染期幼虫四盘蚴。终宿主因食入含有四盘蚴的第二中间宿主而感染，并在其体内发育为成虫。

2. 形态特征

（1）成虫　长 30～250mm，宽可达 3mm。头节大而略方，具 4 个椭圆形的吸盘，无顶突和小钩，成节宽略大于长，或近方形，生殖孔位于腹面正中。孕节似桶状，其内有子宫和一特化的卵圆形的副子宫器，虫卵形成卵团位于副子宫器内。顶端顶突退化，具 4 个卵圆形吸盘。孕节子宫中充满虫卵。

（2）虫卵　呈椭圆形，无色透明，大小为（40～60）μm ×（35～43）μm，具有 2 层薄膜，内含六钩蚴。

（二）致病与临床

人感染线中殖孔绦虫一般无明显症状，但也可出现消化不良、轻微腹痛、腹胀、腹泻或营养不良、消瘦、厌食等消化道症状。患者粪便中可出现米粒大小白点状孕节。

（三）实验室诊断

可以通过检查粪便中的孕节予以确诊。

五、巨颈带绦虫

巨颈带绦虫（*Taenia taeniaformis*）又名带状带绦虫、带状泡尾绦虫等。成虫寄生于猫、犬等食肉动物，分布较广。中绦期幼虫称带状囊尾蚴或叶状囊尾蚴（cysticercus fasciolaris），寄生在啮齿类动物的肝脏，特别在鼠类极为常见，幼虫偶可感染人类，人因误食虫卵而感染。

（一）生物学特征

1. 生活史　寄生在终宿主体内的成虫，其孕节随宿主粪便排出后，节片可释放出虫卵污染外界环境。鼠、兔等中间宿主吞食了虫卵后，六钩蚴在消化道逸出，钻入小肠壁，随血流进入肝脏，经过 2～3个月发育成链尾蚴。猫等动物捕食了带有链尾蚴的鼠或其他啮齿动物后，链尾蚴进入小肠，头节吸附在肠壁上，约经 1 个月后发育为成虫。

2. 形态特征　成虫体长 15～60cm，头节外观粗壮，顶突肥大，呈半球形突出，4 个吸盘也呈半球形，向侧方突出，头节后颈部极不明显。因此又称为“粗头绦虫”或“肥颈绦虫”。幼虫长链状，头节裸露而不内嵌，后接一假分节的链体，后端为一小伪囊。

（二）实验室诊断

人体感染罕见，以检出幼虫为确诊依据。

六、水泡带绦虫

水泡带绦虫（*Taenia hydatigena*）属圆叶目带科带属，成虫寄生于犬、猫、狼、狐狸等食肉动物，中绦期幼虫称细颈囊尾蚴（cysticercus tenuicollis），寄生于猪、黄牛、山羊等多种家畜及野生动物的肝脏浆膜、网膜及肠系膜等处。幼虫可感染人体，引起细颈囊尾蚴病，常因误食虫卵而感染，国内人体感染报告见于贵州省。

（一）生物学特征

1. 生活史　成虫寄生于终末宿主小肠内，孕节随同宿主的粪便排出体外，虫卵污染草、饲料和水，可被中间宿主家畜和野生动物吞食，六钩蚴在中间宿主消化道孵出，钻入肠壁血管内，随血液循环进入肝脏表面发育为细颈囊尾蚴，有时也寄生于腹膜腔内、肠系膜和网膜甚至胸腔内。犬、猫可因吞食含细颈囊尾蚴的内脏而被感染。

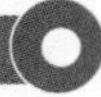

2. 形态特征 成虫长75～500cm，前部节片短而宽，向后节片逐渐加长。子宫每侧有5～10个大侧枝，每枝再分小枝。细颈囊尾蚴俗称水铃铛，呈囊泡状。囊壁乳白色，泡内充满透明液体。囊泡可从黄豆至鸡蛋大小。囊壁上有一不透明的乳白色结节，为其内陷翻转的头节和颈部所在。结节翻转出来后，能见到细长的颈部和其游离端的头节。但在组织中寄生时，由于其囊泡外通常有一层由宿主组织反应形成的厚膜，故在外观上常容易与棘球蚴相混淆。

（二）致病与临床

人体感染后可出现不同的症状，如食欲差、恶心、呕吐消瘦和腹痛等。

（三）实验室诊断

手术找到幼虫检查可予以确诊，CT、超声波检查有一定鉴别价值。

（贺　平　张传山）

答案解析

思考题

案例1　患者，男性，48岁。

主诉：发作性抽搐、意识不清1天。

现病史：神清语明，感觉及共济查体未见明显异常，在背部可触及直径约为1.0cm的包块，包块与皮下组织无粘连、无压痛。MRI检查显示：左侧颞叶皮层及颞顶交界区有囊性病灶。手术摘取背部包块检查：可见1.2cm×1.0cm×1.0cm囊性肿物，囊内壁有米粒大小白点，压片镜检可见头节，并着生有小钩，为猪带绦虫囊尾蚴。

既往史：既往体健。否认有肝炎、肺结核等传染病病史，否认有糖尿病、高血压病史，否认外科手术史，否认食品及药物过敏史，否认家族精神病史。不喜生食，半年前在东南亚某国旅游时曾食入过疑似未煮熟猪肉。

问题

（1）该患者诊断为囊虫病的依据是什么？

（2）试述囊虫病的致病机制与常见临床症状。

（3）囊虫感染的方式有哪些？本例患者的感染方式可能是什么？

案例2　患者，男性，28岁，农民。

主诉：以“体检发现肝占位4年余，腹痛15天”为主诉入院。

现病史：15天前患者出现间断性右上腹疼痛不适，无发热、寒战等不适症状。查体：腹部平坦，上覆有压痛，无反跳痛，肝脾未触及。入院超声检查提示肝右叶可见一大小约13.6cm×10.9cm的类圆形混合性回声病灶，伴有强回声壁，厚度不均，内可见多数分隔样结构，呈“囊中囊”样。腹部增强CT提示肝顶叶、肝左内叶及右前叶一占位灶，以囊性为主，其内并可见分隔，母囊密度较子囊密度高，最大截面大小约12.9cm×12.5cm，增强后未见明显强化。术中打开外囊，可见清亮囊液和数枚粉皮样物，涂片镜检可见原头蚴。

既往史：患者长期居住于牧区，有犬、羊接触史；患者于4年前就诊于当地医院体检发现肝占位性病变，因患者无特殊不适，未行处理。

问题

（1）该患者是什么寄生虫感染？诊断依据有哪些？

（2）该寄生虫有哪些感染途径？患者临床表现有哪些？

书网融合……

重点小结

题库

第五章 医学原虫

原虫（Protozoa）属原生动物亚界（Subkingdom Protozoa），为单细胞真核动物，个体微小，但能独立完成全部生理功能，如摄食、代谢、呼吸、排泄、运动和生殖等。原虫分布广泛，种类繁多，迄今已发现65000余种，多数营自生或腐生生活，部分营寄生生活。医学原虫（medical protozoa）是指寄生于人体管腔、体液、组织或细胞内的致病或非致病原虫，分属叶足纲、动鞭纲、孢子纲和动基裂纲。

PPT

第一节 概 述

医学原虫有40余种，其中能引起人体发病、危害健康的有10余种。

一、生物学特征

（一）生活史

医学原虫的生活史包括原虫生长、发育和繁殖的各个阶段以及从一个宿主传播到另一个宿主的整个过程。原虫的生活史一般都含有结构与活力不同的几个阶段或期。滋养体（trophozoite）是指原虫生活史中具有运动、摄食和繁殖能力的阶段，往往是原虫致病的主要阶段。当生活环境出现不利因素时，这些原虫的滋养体开始团缩、排出水分并分泌成囊物质，形成包囊（cyst）或卵囊（oocyst）。包囊期虽然不食不动，但对外界有较强的抵抗力，并且是大多数原虫的感染阶段，能够转换宿主，在流行病学上具有重要的传播意义。根据医学原虫的传播方式，可将其生活史分为以下3种类型。

1. 人际传播型 此类原虫生活史简单，完成生活史只需一个宿主，通过直接、间接接触或经中间媒介在人群中传播。有的原虫整个生活史只有滋养体一个发育阶段，一般以直接接触的方式传播，如阴道毛滴虫通过性接触传播；有的原虫生活史有滋养体和包囊两个发育阶段，一般通过饮水或食物进行传播，如溶组织内阿米巴和蓝氏贾第鞭毛虫的生活史即属此种类型。

2. 循环传播型 此类原虫在完成生活史和传播过程中，需要两种或两种以上的脊椎动物作为终宿主和中间宿主，并在两者之间进行传播。如刚地弓形虫在终宿主（猫或猫科动物）和中间宿主（人和多种动物）之间进行传播。

3. 虫媒传播型 此类原虫完成生活史需在吸血节肢动物体内以无性或有性繁殖方式发育至感染阶段，然后通过虫媒叮咬、吸血将病原体传播给人或其他动物，如疟原虫和利什曼原虫的生活史即属此种类型。

（二）形态

原虫体积微小，介于2～200μm。形态因种或种内不同的生活阶段而异，大多为球形或卵圆形，部分呈梭形或不规则形状。其基本结构是由细胞膜、细胞质和细胞核三部分构成。

1. 细胞膜 也称质膜（plasma membrane）或表膜（pellicle），是包裹细胞表面的生物膜，电镜下观察，可见一层或一层以上的单位膜结构，其外层是由蛋白质和脂质双分子层与多糖分子结合形成细胞被（cell coat）或糖萼（glycocalyx），内层由紧贴的微管和微丝支撑，使原虫保持一定的形状，维持自身的稳定。原虫表膜是其与宿主和外界环境直接接触的界面，可不断更新，而且具有配体、受体、酶类和抗原等成分，参与原虫摄食、排泄、感觉、运动、侵袭、逃避宿主免疫效应等生物学功能，在与宿主的相互作用中具有重要的意义。

2. 细胞质 由基质、细胞器和内含物组成。大多数原虫的细胞质有内、外质之分。外质透明，呈凝胶状，具有运动、摄食、感觉、呼吸、排泄和保护等功能；内质呈溶胶状，含有线粒体、高尔基复合体、内质网、核蛋白体、溶酶体等细胞器和食物泡、淀粉泡、拟染色体等内含物，是营养物质储存和新陈代谢的主要场所。有些原虫的细胞质均匀一致，无内、外质之分。由细胞质形成的运动细胞器如伪足（pseudopod）、鞭毛（flagellum）或纤毛（cilium），是原虫分类的重要形态特征。有的原虫还具有胞口、胞肛、波动膜、轴柱和动基体等结构。

3. 细胞核 位于细胞质内，由核膜、核质、核仁及染色质组成。寄生的原虫多数为泡状核，圆形，1个核仁位于中央或略偏位，染色质少而呈颗粒状分布于核质或核膜内缘；少数为实质核，体积较大，形状不一，大量染色质分散于少量核质中，具1个以上核仁，染色较深，如纤毛虫的核。经特殊染色后，细胞核的形态特征是鉴别某些医学原虫的重要依据。

（三）生殖

原虫具有无性生殖和有性生殖2种生殖方式，有些原虫的生活史发育有世代交替现象。

1. 无性生殖（asexual reproduction）

（1）二分裂（binary fission） 细胞核先分裂为2个，然后细胞质分裂，最后形成2个子代虫体，如溶组织内阿米巴滋养体的繁殖。

（2）多分裂（multiple fission） 细胞核先进行分次分裂，达到一定数量后，细胞质再分裂并包绕每个已分裂的细胞核，形成多个子代虫体，如疟原虫的裂体增殖（schizogony）和孢子增殖（sporogony）。

（3）出芽生殖（budding） 母体细胞先经不均等分裂，产生1个或多个芽体，再分化发育形成新个体，如弓形虫滋养体的内二芽分裂（endodyogeny）。

2. 有性生殖（sexual reproduction）

（1）配子生殖（gametogony） 为雌、雄配子结合形成合子的过程，如疟原虫在按蚊体内的配子生殖。

（2）接合生殖（congjugation） 2个虫体暂时地结合在一起，交换核质后分离，各自分裂成2个新的子代虫体。接合生殖是较低级的有性生殖方式，仅见于纤毛虫。

3. 世代交替（alternate of generation） 有些原虫的生活史发育过程中，无性生殖和有性生殖相互交替出现，称为世代交替。如疟原虫在人体内进行无性生殖，而在蚊媒体内则进行有性生殖。

二、致病特点

原虫致病与虫体的种、株、寄生部位、感染虫数、宿主的营养与免疫状态等有关。原虫的致病特点可总结为以下3个方面。

（一）增殖及播散作用

侵入人体的原虫增殖到一定数量后，人体可表现出明显的损害或出现相应的临床症状。如疟原虫经过数次红细胞内期裂体增殖，血中疟原虫的密度达到阈值后即可致病。其次是播散作用，当虫体增殖到相当数量时，可向临近或远方组织、器官播散，并造成相应组织器官病变。如寄生于结肠的溶组织内阿米巴滋养体，可从结肠壁溃疡病灶侵入血管，随血流到达肝、脑等器官并引起相应脏器的病变。

（二）毒性作用

原虫在宿主体内发育繁殖，其分泌物、排泄物、死亡虫体分解物等均可通过不同途径损伤宿主细胞、组织和器官。如溶组织内阿米巴滋养体可通过分泌的酶类物质造成宿主细胞的溶解破坏，进而导致肠壁溃疡。

（三）机会性致病

免疫功能正常的个体感染某些原虫后无明显的临床症状，而处于隐性感染状态。但当机体免疫功能低下或缺乏时（如艾滋病患者、长期接受免疫抑制剂治疗或晚期肿瘤患者），这些原虫的繁殖能力和致病力增强，使患者出现明显的临床症状和体征，甚至危及生命。此类原虫称为机会性致病原虫（opportunistic protozoa）。常见的机会性致病原虫有弓形虫、隐孢子虫和蓝氏贾第鞭毛虫等。

三、分类

原虫在生物学分类上属于原生生物界（Protista），原生动物亚界（protozoa）下的6个门，其中3个门，即肉足鞭毛门（Sarcomastigophora）、顶复门（Apicomplexan）和纤毛门（Ciliophora），包含引起人体疾病的虫种，即医学原虫。常见的医学原虫及其生物学分类见表5－1。

表5－1　常见医学原虫及其分类

门（Phylum）	纲（Class）	目（Order）	科（Family）	种（Species）
肉足鞭毛门 Sarcomastigophora	动鞭纲 Zoomastigophora	动基体目 Kinetoplastida	锥虫科 Trypanosomatidae	杜氏利什曼原虫 *Leishmania donovani*
				热带利什曼原虫 *L. tropica*
				巴西利什曼原虫 *L. braziliensis*
				布氏冈比亚锥虫 *Trypanosoma brucei gambiense*
				布氏罗得西亚锥虫 *T. b. rhodesiense*
				克氏锥虫 *T. cruzi*
	叶足纲 Lobosea	双滴虫目 Diplomonadida	六鞭毛科 Hexamitidae	蓝氏贾第鞭毛虫 *Giardia lamblia*
		阿米巴目 Amoebida	内阿米巴科 Entamoebidae	溶组织内阿米巴 *Entamoeba histolytica*
				结肠内阿米巴 *E. coli*
				哈门内阿米巴 *E. hartmani*
				齿龈内阿米巴 *E. gingivalis*
				布氏嗜碘阿米巴 *Iodamoeba butschilii*
			棘阿米巴科 Acanthamoebidae	卡氏棘阿米巴 *Acanthamoeba castellanii*
		裂核目 Schizopyrenida	双鞭阿米巴科 Dimastiamoebidiae	福氏耐格里阿米巴 *Naegleria fowleri*

续表

门（Phylum）	纲（Class）	目（Order）	科（Family）	种（Species）
顶复门 Apicomplexan	孢子虫纲 Sporozoea	真球虫目 Eucoccidiida	疟原虫科 Plasmodiidae	间日疟原虫 *Plasmodium vivax*
				恶性疟原虫 *P. falciparum*
				三日疟原虫 *P. malariae*
				卵形疟原虫 *P. ovale*
			弓形虫科 Toxoplasmatidae	刚地弓形虫 *Toxoplasma gondii*
			肉孢子虫科 Sarcocystidae	人肉孢子虫 *Sarcocystis hominis*
			爱美虫科 Eimeriidae	贝氏等孢子虫 *Isospora belli*
			隐孢子虫科 Cryptosporidae	微小隐孢子虫 *Cryptosporidium parvum*
纤毛门 Ciliophora	动基裂纲（Kinetofragminophorea）	毛口目 Trichostomatida	小袋科 Balantidiidae	结肠小袋纤毛虫 *Balantidium coli*

第二节　溶组织内阿米巴

PPT

溶组织内阿米巴（*Entamoeba histolytica* Schaudinn，1903），亦称痢疾阿米巴，主要寄生在结肠，引起肠阿米巴病（intestinal amoebiasis），并可随血流或直接扩散至肝、肺、脑、皮肤等处引起肠外阿米巴病（extraintestinal amoebiasis）。该病呈世界性分布，热带及亚热带地区较为普遍。急性或慢性侵入性肠阿米巴病患者常用治疗药物有甲硝唑（metronidazole）或替硝唑（tinidazole），而对于带包囊者的治疗应选择肠壁不易吸收且副作用小的药物，如巴龙霉素（paromomycin）、喹碘方（iodoquinofonum）和二氯尼特（diloxanide）等。

一、生物学特征

微课/视频 1

（一）生活史

溶组织内阿米巴生活史简单，其基本过程为包囊—肠腔内滋养体—包囊（图 5－1），感染阶段为成熟四核包囊，致病阶段为滋养体，人是其适宜宿主。人常因摄入被四核包囊污染的食物或水而感染。四核包囊经口进入消化道，在回肠末端或结肠的中性或碱性环境中，由于囊内的虫体运动以及肠道内酶的作用，虫体脱囊而出，脱囊后虫体随即分裂发育为 8 个滋养体，定居于结肠上段的黏膜皱褶或肠陷窝内，以肠黏液、细菌为食，进行二分裂增殖。滋养体可侵入肠黏膜，吞噬红细胞，破坏肠壁，引起肠壁溃疡而致肠阿米巴病，也可随血流进入肝、肺、脑、皮肤等组织或器官，引起肠外阿米巴病。滋养体在肠腔内下移的过程中，随着肠内容物的脱水和肠内环境改变等因素的刺激而形成圆形的包囊前期，然后分泌成囊物质形成包囊，再经二次核分裂形成四核包囊，随粪便排出体外。

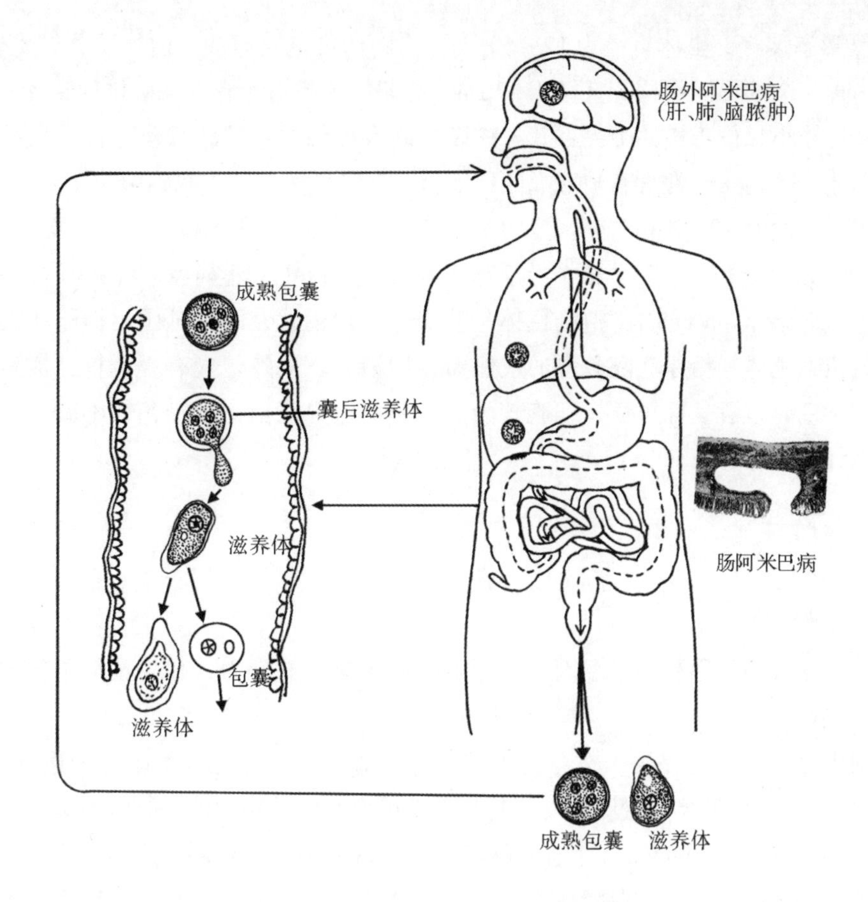

图 5－1　溶组织内阿米巴生活史示意图

滋养体在外界自然环境中只能短暂存活，即使被宿主吞食也会在通过上消化道时被消化液所杀灭，因此不具感染性。而四核包囊则可在外界潮湿环境中存活并保存感染性数日至 1 个月，但在干燥环境中易死亡。

（二）形态特征

溶组织内阿米巴有包囊和滋养体 2 个发育阶段（图 5－2）。

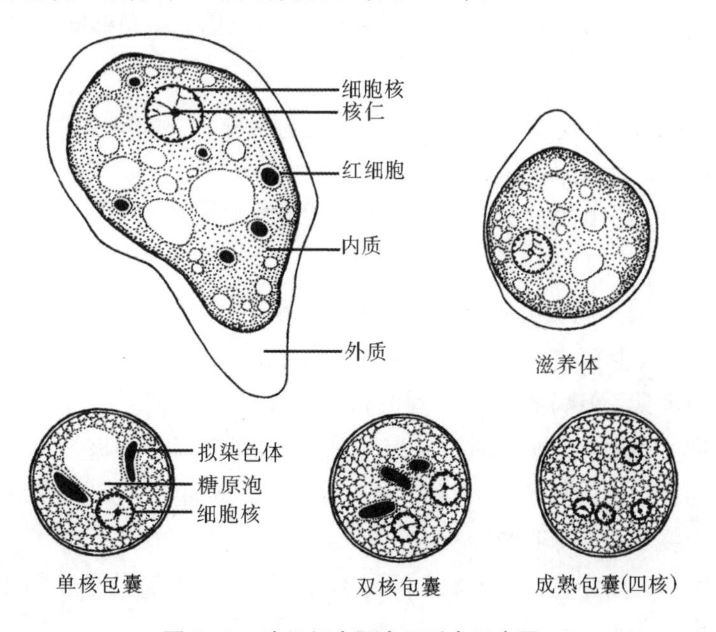

图 5－2　溶组织内阿米巴形态示意图

1. 滋养体　形态多变，虫体直径为12～60μm，借助伪足定向运动。内外质分界明显，外质透明，内质颗粒状，内含1个球形泡状核，直径4～7μm。纤薄的核膜内侧缘有一层排列整齐、大小均匀的核周染色质粒，核仁较小，位于核的中央，其与核膜之间有纤细的网状核纤丝连接。从有症状的患者组织中分离的滋养体，其内质中常含有被吞噬的红细胞，有时可见白细胞和细菌。

2. 包囊　球形，直径10～20μm，囊壁厚125～150nm，内含1～4个核。包囊的核与滋养体的核形态相同，但稍小。未成熟包囊含1～2个核，经铁苏木素染色，包囊呈蓝褐色，可见拟染色体（chromatoid body）和糖原泡（glycogen vacuole）。拟染色体呈蓝黑色，短棒状、两端钝圆；糖原泡大而圆，无色透明，呈空泡状；拟染色体和糖原泡随包囊的成熟而逐渐消失。成熟包囊有4个核，拟染色体和糖原泡多已消失。碘液染色时包囊呈棕黄色，细胞核为浅棕色，边界清晰；拟染色体不着色，为透明的棒状结构；糖原泡棕红色，边界模糊。

二、致病与临床

（一）致病机制

溶组织内阿米巴致病作用受到诸多因素的影响，如原虫虫株毒力、寄生环境中的理化、生物因素以及宿主的免疫状态。

溶组织内阿米巴滋养体具有侵入宿主组织或器官、适应宿主的免疫反应和表达致病因子的能力。其致病机制为滋养体通过表达半乳糖/乙酰氨基半乳糖可抑制性凝集素（Gal/GalNAc inhibitable lectin）、阿米巴穿孔素（amoebapore protein）、半胱氨酸蛋白酶（cysteine proteinases）等致病因子，通过接触溶解宿主细胞、破坏宿主细胞外间质或降解宿主抗体、补体等，在结肠壁及肠外组织、器官形成病灶而致病。

滋养体对肠壁组织的损害，是从局部肠黏膜损伤、黏膜下脓肿继而发展为黏膜下层液化坏死，形成口小底大的烧瓶样溃疡，多见于回盲部及乙状结肠，严重者溃疡可深达肌层，邻近溃疡融合致使大片黏膜脱落造成腹泻和血便等症状。若溃疡穿破肠壁，可造成局限性腹腔脓肿或弥散性腹膜炎。肠黏膜下层或肌层的滋养体若进入血流，可经门静脉进入肝脏，引起继发性阿米巴肝脓肿。阿米巴肺脓肿多见于阿米巴肝脓肿直接经横隔向胸腔破溃所致，少数经由血液直接播散引起，有时可引起纵隔、心包、脑、脾等部位的脓肿，也可波及邻近组织、器官如体表皮肤、生殖器等引起溃疡或炎症。

（二）临床表现

溶组织内阿米巴病的潜伏期为2～26天，以2周较为多见。起病可突然或隐匿，呈暴发性或迁延性，可分为肠阿米巴病和肠外阿米巴病。

1. 肠阿米巴病　溶组织内阿米巴滋养体侵袭肠壁引起肠阿米巴病，临床上可分为急性或慢性阿米巴病。

（1）急性阿米巴病　临床症状可从轻度、间歇性腹泻至暴发性、致死性痢疾不等。主要为消化道症状，典型患者临床表现为腹痛、腹泻，粪便性状为带有特殊腥臭味的黏液血便。从急性型可突然发展成急性暴发型，较为少见，但病情严重，常伴有并发症，死亡率高。

（2）慢性阿米巴病　表现为长期间歇性腹泻、腹痛、腹胀、体重下降及贫血，可持续1年或更久。有些患者可出现阿米巴肿，也称阿米巴肉芽肿（amebic granuloma），无明显临床症状，多见于盲肠和升结肠，病理活检或免疫学检查可明确诊断。

肠阿米巴病的并发症有肠穿孔、肠出血、阑尾炎等，其中最严重的是肠穿孔及继发性细菌性腹膜炎，预后较差，死亡率高。

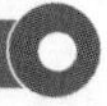

2. 肠外阿米巴病　是肠黏膜下层或肌层的溶组织内阿米巴滋养体进入静脉、经血行播散至其他器官引起的阿米巴病。包括阿米巴肝脓肿、肺阿米巴病、脑阿米巴病及皮肤阿米巴病。其中以阿米巴肝脓肿（amebic liver abscess）最常见。

三、实验室诊断

（一）病原学检查

1. 生理盐水涂片法　此法是诊断急性肠阿米巴病最常用的方法，可在稀便或脓血便中检出活动的溶组织内阿米巴滋养体，并常伴有黏集成团的红细胞和少量白细胞，滋养体内可见被虫体摄入的红细胞。滋养体在外界抵抗力弱，离体后会迅速死亡，故粪便应新鲜并及时检查，温度较低时要注意保温，收集粪便的容器要清洁，无化学药品及尿液污染。肠外阿米巴脓肿穿刺液、内镜活检组织、皮肤病变刮拭物等，也可用涂片法检查。

2. 碘液涂片法　此法适用于带虫者或慢性患者症状间歇期。取成形粪便检查包囊，可用碘液染色以示包囊的胞核。由于每日排出包囊的数量时多时少，应每隔1天检查1～2次，多次检查，可提高检出率。

微课/视频2

3. 浓集法　可用硫酸锌漂浮法、汞碘醛离心沉淀法或醛醚沉淀法，以提高包囊的检出率。

4. 体外培养　适于标本虫体量少时应用，比涂片法更为敏感，但不宜作为常规检查。培养出的滋养体必要时需做红细胞吞噬、同工酶分析或基因检测等实验，以确认是溶组织内阿米巴或其他非致病性阿米巴，如迪斯帕内阿米巴。

（二）免疫学检测

由于溶组织内阿米巴病的病原学检查极易漏诊和误诊。因此，临床怀疑为溶组织内阿米巴病患者可采用免疫学检测进行辅助诊断。常用的方法有酶联免疫吸附试验（ELISA）、间接血凝实验（IHA）、间接荧光抗体试验（IFA）、胶体金试验等。

1. 抗体检测　常采用ELISA等方法检测患者血清中抗溶组织内阿米巴滋养体的特异性IgG与IgM。血清IgM出现早，具有早期诊断价值。特异性IgG抗体可在患者的血液中存在10年以上，难以区别是新近感染还是既往感染。研究表明，Gal/GalNAc凝集素的特异性IgG抗体在体内存在时间较短，是诊断急性阿米巴病的一项较特异的血清学方法。

2. 抗原检测　单克隆抗体检测血清和唾液中Gal/GalNAc黏附凝集素抗原阳性与溶组织内阿米巴感染高度相关。血清中存在凝集素抗原是阿米巴病的重要标志，不仅是诊断早期侵袭性阿米巴病的一项良好指标，而且是考核疗效的良好指标。

（三）分子生物学检测

采用PCR技术和DNA探针技术检测粪便标本、脓肿穿刺液、粪便培养物、活检的肠组织、皮肤溃疡分泌物中溶组织内阿米巴滋养体的DNA。目前根据溶组织内阿米巴29kDa/30kDa富半胱氨酸蛋白基因设计特异性引物，以PCR扩增SSU rRNA（small subunit ribosomal RNA）基因限制性内切酶位点多态性分析可以鉴别溶组织内阿米巴传播类型、种、株、毒力及免疫原性，具有良好的特异性和敏感性，检测该基因对阿米巴病的诊断和治疗具有重要意义。

四、人体非致病性阿米巴

除溶组织内阿米巴外，其他生活在人体消化道的阿米巴均为非致病性肠腔共栖型原虫，一般不具致病性。但在重度感染或宿主防御功能减弱时也可产生不同程度的黏膜浅表炎症，在合并细菌感染时可引起腹泻或肠功能紊乱。这些阿米巴原虫与溶组织内阿米巴有相同或相似的形态特点，在人体粪便检查时易被误诊为致病性的溶组织内阿米巴感染，因此在临床上具有鉴别诊断的意义。

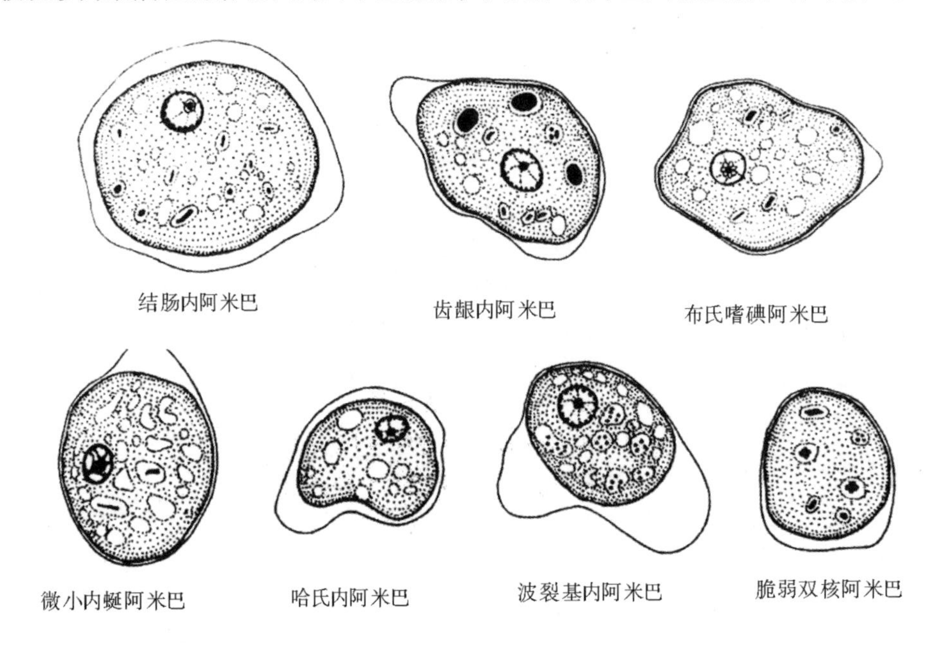

图5－3　非致病性阿米巴形态示意图

（一）迪斯帕内阿米巴

迪斯帕内阿米巴（*Entamoeba dispar* Brumpt，1925）与溶组织内阿米巴形态相同、生活史相似，但遗传背景不同，是一个独立的虫种。可通过同工酶分析、ELISA 和 PCR 进行分析鉴别。溶组织内阿米巴感染后无论是否出现临床症状，都可诱导机体产生特异性抗体，而迪斯帕内阿米巴为肠腔共栖型原虫，不入侵组织与宿主免疫系统接触，所以无相应特异性抗体产生。因此，在流行病学调查和临床诊断中，如果粪便检查有四核包囊而血清抗体持续阴性者，应考虑为迪斯帕内阿米巴感染。

（二）结肠内阿米巴

结肠内阿米巴（*Entamoeba coli* Grassi，1897）是人体肠道内最常见的共栖原虫，其形态与溶组织内阿米巴相似。滋养体直径为15～50μm，核仁大而偏位，核周染色质粒大小不一、排列不齐。胞质呈颗粒状，含空泡和食物泡，多内含细菌但不含红细胞。伪足短小，运动迟缓。包囊比溶组织内阿米巴包囊大，直径10～35μm，有1～8个核，核与滋养体的相似，成熟包囊具8个核，未成熟包囊（1、2、4核包囊）胞质内可见糖原泡和草束状的拟染色体。成熟包囊被人吞食后，在小肠内脱囊，经数次胞质分裂后形成8个后包囊滋养体，移行到结肠内形成成熟滋养体并以二分裂法繁殖。该原虫生活在结肠，但不侵入组织，感染者无临床症状。粪便检查发现滋养体或包囊即可诊断，但应与溶组织内阿米巴相鉴别。结肠内阿米巴呈世界性分布，但以热带与亚热带地区多见。

（三）哈氏内阿米巴

哈氏内阿米巴（*Entamoeba hartmani* Von Prowazek，1912）形态、生活史与溶组织内阿米巴相似，但虫体较小，滋养体直径为4～12μm，胞质内不含吞噬的红细胞。包囊直径为4～10μm，未成熟包囊内有1～2核，糖原泡明显，拟染色体呈细杆状或米粒形，成熟包囊内有4个核。该虫对人不致病。为区别溶组织内阿米巴和哈氏内阿米巴，常用PCR方法进行鉴别。

（四）微小内蜒阿米巴

微小内蜒阿米巴（*Endolimax nana* Wenyon and F. W. O′Connor，1917）滋养体直径6～12μm，胞质

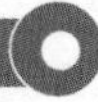

量少，颗粒状并含空泡。核有一粗大明显核仁，但无核周染色质粒。滋养体以其短小、钝性而透明的伪足做迟缓运动。成熟包囊含4核，直径5～10μm。一般认为该虫为非致病性原虫，但有报道该虫感染与慢性腹泻有关。该虫体积比哈氏内阿米巴小，且含粗大核仁。胞核与布氏嗜碘阿米巴相似，但包囊较小。微小内蜒阿米巴的诊断以粪检为主，由于其虫体较小，故粪检不易检出。

（五）布氏嗜碘阿米巴

布氏嗜碘阿米巴（*lodamoeba butschlii* Von Prowazek，1912）滋养体直径为8～20μm，胞质内含粗大的颗粒和空泡，有大而明显的胞核，核仁与核膜间围绕有一层几乎无色的颗粒，这一结构是鉴别的主要特征之一，无核周染色质粒。包囊直径5～20μm，成熟包囊仅有1个核，主要特点是胞质含圆形或卵圆形边缘清晰的糖原泡，常把核推向一侧，碘染色呈棕色团块，铁苏木素染色为泡状空隙。应注意与耐格里阿米巴的鉴别诊断，特殊的糖原泡和核结构是鉴定布氏嗜碘阿米巴的主要依据。布氏嗜碘阿米巴分布广泛，但在粪便中检出率偏低。

（六）齿龈内阿米巴

齿龈内阿米巴（*Entamoeba gingvalis* Gros，1849）生活史仅有滋养体期。滋养体直径为5～15μm，伪足内外质界限分明，活动迅速。食物泡常含有细菌、白细胞，偶有红细胞。胞核的核仁居中而明显，有核周染色质粒。在口腔疾病患者或正常人口腔中均可检获，以前者检出率较高。在牙周病、牙周炎的患者口腔中检出率达50%以上。偶有子宫内感染的报告，曾在子宫置避孕器的妇女阴道和宫颈涂片中查见齿龈内阿米巴。齿龈内阿米巴为非致病性原虫，呈世界性分布。该虫生活史无包囊期，因此该虫以直接接触或由飞沫进行传播。

（梁韶晖）

第三节　致病性自由生活阿米巴

PPT

自然界存在多种自生生活阿米巴，其中一些为潜在的致病原，可以侵入人体的中枢神经系统或其他器官，引起严重的损害甚至死亡。如双鞭毛阿米巴科的耐格里属（*Naegleria* spp.）和棘阿米巴科的棘阿米巴（Acanthamoeba spp.）等。致病性自生生活阿米巴多存在于淤泥、池塘、温泉或游泳池中，人们通过接触受污染的水体而感染。迄今为止全球有200多例肉芽肿性阿米巴脑炎病例报告。棘阿米巴多见于污染的土壤和水体中，现已分离到7个致病种，其中以卡氏棘阿米巴（*A. castellanii*）为多见，感染对象主要为抵抗力低下的人群，现已知可经损伤的皮肤、眼结膜、呼吸道或生殖道等侵入人体，引起棘阿米巴性皮肤损害、棘阿米巴性角膜炎（*Acanthamoeba* keratitis，AK）和肉芽肿棘阿米巴脑炎（granulomatous amoebic encephalitis，GAE）。AK是一种严重的致盲性角膜感染，宿主细胞的炎症反应是致病的主要因素。GAE是致命的中枢神经系统感染，主要发生于免疫功能低下人群（器官移植、艾滋病等），致死率高达95%～98%。目前，针对致病性自由生活阿米巴感染尚缺乏特效药。两性霉素对耐格里属阿米巴可能有效；磺胺嘧啶和庆大霉素对棘阿米巴有一定疗效。

一、耐格里属阿米巴

（一）生物学特征

耐格里属阿米巴有滋养体和包囊期，滋养体分为阿米巴型和鞭毛型，寄生于人体的为阿米巴型滋养体，呈长形，直径为 10～35μm，虫体一端有宽大圆形的伪足，在其另一端形成细小指状的伪尾区（uroid），形态多变。自生生活状态下滋养体胞质内含有食物泡和伸缩泡，以二分裂增殖，可形成包囊。当在不适环境中或将滋养体放入蒸馏水中时，滋养体可暂时生出 2～9 根鞭毛，此阶段称为鞭毛型滋养体，直径为 10～15μm，长圆形或梨形，此型不分裂，也不直接形成包囊，常在短时间内变回到阿米巴型滋养体。滋养体的核为泡状核，核仁大而居中。

在组织切片中，虫体常较小，8～15μm，空泡状胞质。包囊呈圆形，直径 7～10μm，囊壁光滑有孔，核与滋养体相似。

滋养体在人体内不能形成包囊，在外界环境中滋养体可因无水干燥而形成包囊。在培养液或具有营养的环境中，滋养体则通过囊壁上的小孔逸出。这类阿米巴均生活在水体、淤泥中。当人们接触受其污染的水体时，滋养体可以侵入鼻腔黏膜增殖，再沿嗅神经移行，通过筛状板而入颅寄生致病（图 5－4）。

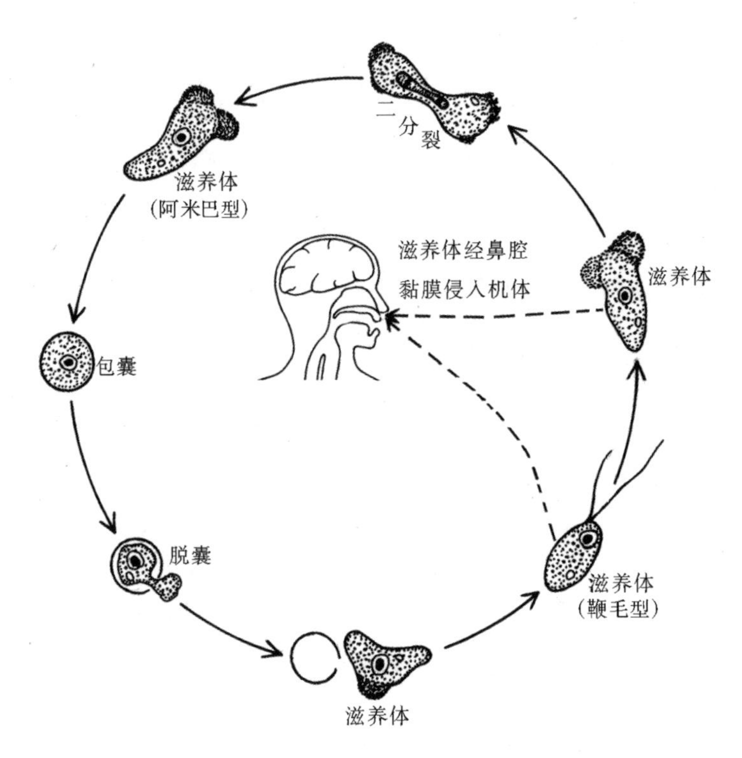

图 5－4　福氏耐格里阿米巴生活史及感染途径示意图

（二）致病与临床

致病性自生生活阿米巴具有突破人体防御功能，侵入人体，进而在人体内增殖而致病的特征。由耐格里属阿米巴引起的原发型阿米巴脑病（primary amoebic meningoencephalitis，PAM），多见于健康的青少年，大部分有近期游泳历史。潜伏期为 1～7 天，病程进展表现为发病急，并迅速恶化，病症凶险，死亡率高。早期以上呼吸道感染症状为主，有味觉或嗅觉的改变，接着出现高烧、厌食、恶心呕吐等。大多数患者出现头痛和脑膜刺激症状。经 1～2 天即出现脑水肿的征象，最终昏迷和呼吸衰竭，患者多因快速进展的脑水肿及颅内高压诱发脑疝，最快可在 1 周内死亡。病理切片检查则可见类似细菌性脑膜脑炎的特征，以中性粒细胞浸润为主，可见嗜酸粒细胞、单核细胞或淋巴细胞等。宿主组织中仅可查到滋养体。

（三）实验室诊断

将脑脊液离心涂片、病变组织或分泌物涂片立即镜检，可见活动的滋养体。也可将其涂于有大肠

埃希菌的无营养琼脂培养平板上，培养24小时以上，置于倒置显微镜直接观察有无滋养体或包囊。其他可用单克隆抗体、DNA探针、PCR或同工酶分析辅助诊断或鉴别虫种。相关标本也可经宏基因组测序进行诊断。

二、棘阿米巴

（一）生物学特征

棘阿米巴滋养体呈长圆形，15～45μm，体表面有细小棘状突起，称棘状伪足，呈无定向的缓慢运动。胞核呈泡状，含一大而致密的核仁，有时含食物泡，无鞭毛。包囊圆形，直径9～27μm，具2层囊壁，外壁呈皱缩状，内壁光滑呈多形性。棘阿米巴属滋养体在外周不良条件下形成包囊，而在利于生长的条件下脱囊形成滋养体，在病变组织内也可查到包囊。经皮肤黏膜的溃疡或开放性创口、穿透性角膜外伤、损伤的眼结膜、呼吸道及生殖道侵入人体，寄生于脑、眼、皮肤等部位致病，多血行播散至中枢神经系统（图5－5）。

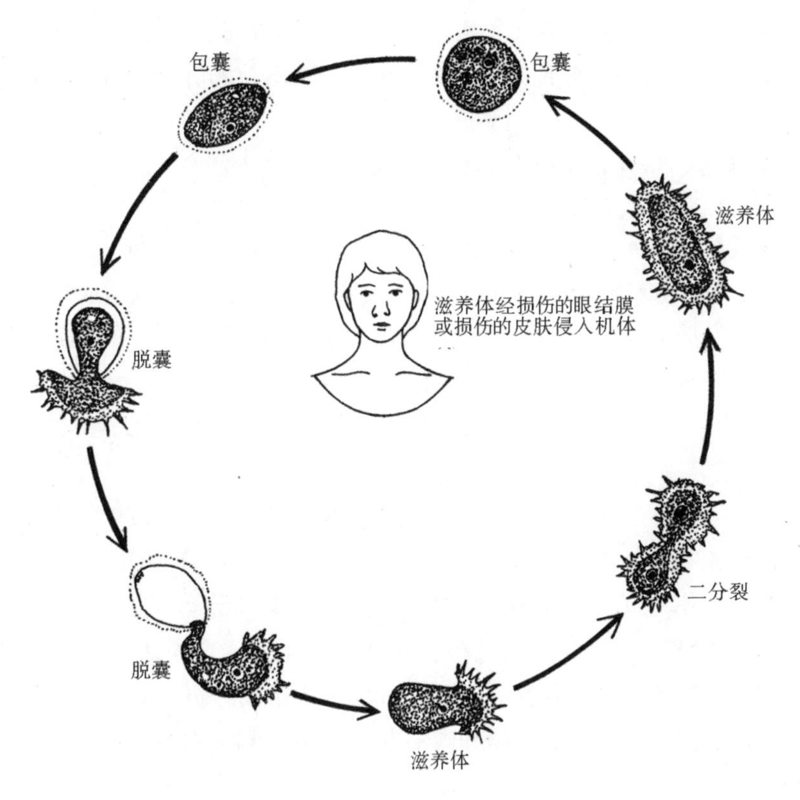

图5－5　棘阿米巴生活史及感染途径示意图

（二）致病与临床

棘阿米巴感染引起的肉芽肿性阿米巴脑膜脑炎（granulomatous amoebic meningoencephalitis，GAM），呈亚急性或慢性过程，潜伏期也较长，以占位性病变为主。脑脊液中以淋巴细胞为主。病理表现以肉芽肿性改变多见。患者多表现为精神障碍、乏力、发热、头痛、偏瘫、假性脑膜炎、视力障碍和共济失调等。皮肤损害表现为慢性溃疡、皮下结节或脓肿，活检时常可发现阿米巴病原体，75%的艾滋病患者有此并发症。此外，棘阿米巴还可引起肾上腺、肾脏、肺、肝等器官的炎症，受累器官有时出现坏死或出血，病灶中可见滋养体和包囊。艾滋病、肝病、糖尿病、器官移植、肿瘤、长期使用激素或接受化疗的患者和妊娠期妇女为高危人群。AK患者眼部有异物感、疼痛、畏光、流泪、结膜炎、视物模糊等，反复发作可致角膜溃疡甚至出现角膜穿孔等，许多病例与佩戴角膜接触镜有关，由于近年来角膜接触镜的广泛使用，AK 的发病率也呈逐年增加的趋势。

（三）实验室诊断

同耐格里属阿米巴的诊断。

（刘　森）

第四节　杜氏利什曼原虫

PPT

学习目标

1. 通过本节学习，掌握杜氏利什曼原虫无鞭毛体和前鞭毛体形态、生活史和实验室检查方法；熟悉杜氏利什曼原虫所引起的疾病及其临床表现；了解其流行和防治。

2. 具有辨认无鞭毛体和前鞭毛体镜下形态并能描述其形态结构特征，归纳杜氏利什曼原虫生活史基本特点等的能力。

3. 弘扬爱国主义精神，培育科学探索精神和奉献精神。

杜氏利什曼原虫［*Leishmania donovani*（Laveran and Mesnil，1903）Ross，1903］为内脏利什曼病（visceral leishmaniasis，VL）或黑热病（kala - azar）的病原体。生活史包括前鞭毛体及无鞭毛体两个时期，前鞭毛体寄生于节肢动物（白蛉）的消化道内，是杜氏利什曼原虫的感染阶段。感染方式是白蛉叮刺吸血传播。无鞭毛体寄生于人或哺乳动物的单核巨噬细胞内，是杜氏利什曼原虫的致病阶段。内脏利什曼病（黑热病）通常有三大症状：长期不规则发热，脾（95%以上）、肝、淋巴结肿大和全血细胞减少性贫血。

黑热病主要流行于东非、北非、欧洲的地中海沿岸地区和国家，以及中、南美洲的部分国家。亚洲流行于印度、中国、孟加拉、尼泊尔和前苏联的中亚地区。1949 年以前，中国利什曼病流行广泛，疫区包括山东、河北、河南、江苏、安徽、陕西、甘肃、新疆、宁夏、青海、四川、山西、湖北、辽宁、内蒙古及北京等 16 个省、自治区和直辖市。据 1951 年调查，全国共有 53 万黑热病患者，之后开展了大规模防治工作，取得了显著的效果。经过 20 世纪 60 年代的努力防治，大部分流行区均已基本消除，仅在甘肃、四川、陕西、山西、新疆和内蒙古等地区有残留病例报告。进入 21 世纪，我国黑热病疫情出现了反复，并有回升和扩大的势头。2022 年全国报告内脏利什曼病病例 240 例，较 2019 年的 161 例增加 49.1%。其中山西 110 例、陕西 34 例、河北和河南各 23 例，占全国的 79.2%（190/240）。治疗药物是五价锑剂葡萄糖酸锑钠，对于少数经锑剂反复治疗无效的患者，可用喷他脒（pentamidine）或二脒替（stilbamidine）等芳香双脒剂治疗或与五价锑合并使用，效果更佳。黑热病防治原则是在流行区采取查治患者、杀灭病犬和消灭传播媒介白蛉的综合措施。

微课/视频 3

一、生物学特征

（一）生活史

生活史包括前鞭毛体（promastigote）及无鞭毛体（amastigote）两个时期。前鞭毛体寄生于白蛉的消化道内，是杜氏利什曼原虫的感染阶段。无鞭毛体寄生于人或哺乳动物的单核巨噬细胞内，是杜氏利什曼原虫的致病阶段。感染方式是白蛉叮刺吸血。

1. 在白蛉体内发育　当雌性白蛉叮刺患者或受感染的动物宿主时，血液或皮肤内含无鞭毛体的巨噬细胞被吸入胃内，经24小时，无鞭毛体发育为早期前鞭毛体。虫体呈卵圆形，鞭毛也开始伸出体外。48小时后发育为粗短的前鞭毛体或梭形前鞭毛体，体形从卵圆形逐渐变为宽梭形或长度超过宽度3倍的梭形，此时鞭毛亦由短变长。第3、4天出现大量成熟前鞭毛体，活动力明显加强，并以纵二分裂法繁殖。虫体逐渐向白蛉前胃、食管和咽部移动。1周后具感染力的前鞭毛体大量聚集在白蛉的口腔及喙。当白蛉叮刺健康人时，前鞭毛体即随白蛉唾液进入人体，并在人体内进一步发育。

2. 在人体内发育　当感染有前鞭毛体的雌性白蛉叮刺人吸血时，前鞭毛体随白蛉分泌的唾液进入人体的皮下组织。一部分前鞭毛体可被多核白细胞吞噬消灭；一部分则进入巨噬细胞内寄生，发育为无鞭毛体，并进行分裂繁殖，大量繁殖的无鞭毛体最终导致巨噬细胞破裂。游离的无鞭毛体又进入其他巨噬细胞，重复上述增殖过程（图5－6）。

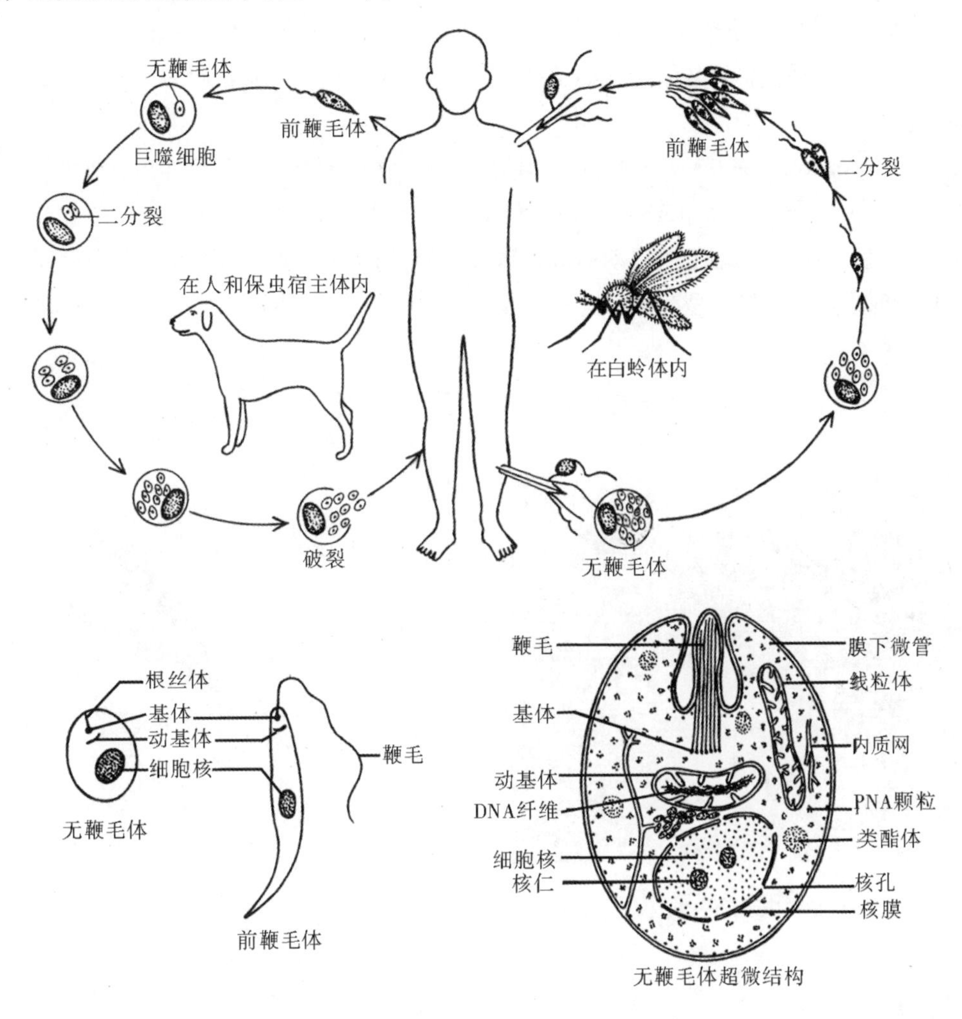

图5－6　杜氏利什曼原虫生活史及形态示意图

知识拓展

榜样的力量

——钟惠澜院士迎难而上，证实我国犬和黑热病的关系

20世纪30年代，黑热病在我国多地流行，死亡率很高。国际黑热病权威者认为中国的黑热病与

犬没有关系。但钟惠澜院士在一些患者家养的犬身上发现了黑热病病原体，并推测犬与人黑热病之间的关系。为了确认犬的黑热病病原体和人患病的关系，钟院士想在自己身上做实验，但因自身曾经感染过黑热病，有了免疫性，担心结果不够准确。他的妻子李懿征得知情况后自愿接受在自己身上做实验，将病犬骨髓液注射到她体内造成感染，随后在她的骨髓片里查找到了病原体，然后她的骨髓液接种到田鼠身上，田鼠也感染了病原体。钟院士用科学事实第一次向世界证明，我国犬黑热病和人类黑热病的相互关系。另外，钟院士首先提出用骨髓穿刺法和“钟氏黑热病补体结合试验法”，对当时我国黑热病的预防、早期诊断和治疗做出了重要贡献。

（二）形态特征

1. 无鞭毛体（amastigote） 通常称利杜体（Leishman – Donovan body，LD body），虫体很小，卵圆形，大小（2.9 ~ 5.7）μm ×（1.8 ~ 4.0）μm。瑞氏染液染色后，细胞质呈淡蓝或淡红色。内有一个较大而明显的圆形核，呈红色或淡紫色。动基体（kinetoplast）位于核旁，着色较深，细小、杆状。在高倍镜下，可见虫体前端从颗粒状的基体（basal body）发出一根丝体（rhizoplast）。基体和根丝体在普通光学显微镜下难以区分（图 5 – 7）。

2. 前鞭毛体（promastigote） 成熟的虫体呈梭形或长梭形，前端有一根伸出体外的鞭毛，为虫体运动器官。虫体大小为（14.3 ~ 20）μm ×（1.5 ~ 1.8）μm，核位于虫体中部，动基体在前部。基体在动基体之前，鞭毛由此发出。活的前鞭毛体运动活泼，鞭毛不停地摆动，常以虫体前端聚集成团，排列成菊花状。体外培养有时也可见到粗短型前鞭毛体和梭形前鞭毛体，这与不同的发育程度有关（图 5 – 8）。

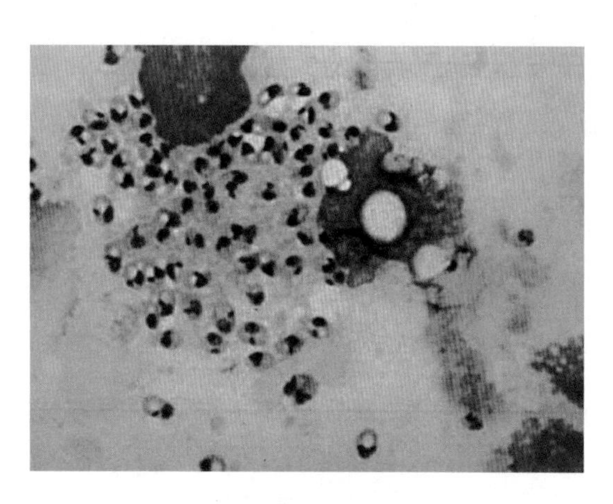

图 5 – 7 杜氏利什曼原虫无鞭毛体（吉姆萨染色）

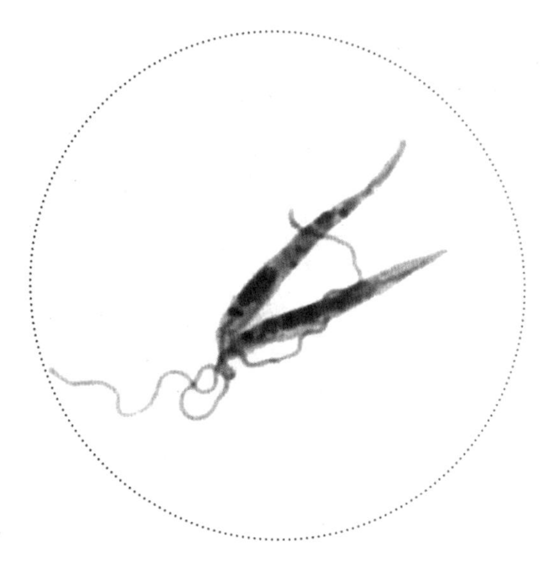

图 5 – 8 杜氏利什曼原虫前鞭毛体（吉姆萨染色）

二、致病与临床

（一）致病机制

无鞭毛体在巨噬细胞内繁殖，使巨噬细胞大量破坏和增生。此外，浆细胞也大量增生。细胞增生是脾、肝、淋巴结肿大的主要原因。后期则因网状纤维结缔组织增生而变硬。由于肝脏受损，白蛋白合成减少；肾功能受损，由尿液排出的白蛋白增加，以致血浆白蛋白减少；由浆细胞大量增生，导致球蛋白量增加，故出现白蛋白/球蛋白比例倒置。由于巨噬细胞代偿性增生导致脾功能亢进，血细胞在脾脏大量被破坏，白细胞、红细胞及血小板减少，造成全血细胞减少性贫血。此外，免疫性溶血也是产生贫血的重要原因。

（二）临床表现

1. 内脏利什曼病（黑热病）　典型症状：长期不规则发热，脾（95%以上）、肝、淋巴结肿大和全血细胞减少性贫血。患者若不加以适当治疗，大都在发病后1~2年内病情恶化而死亡。人体感染杜氏利什曼原虫后，经过4~7个月或最长10~11个月的潜伏期，即可出现全身性症状和体征。

（1）发热　典型病例的临床表现是缓慢起病，多为长期不规则发热，常呈双峰热型，病程可达数月，但全身中毒症状不明显。

（2）脾、肝、淋巴结肿大　脾大是内脏利什曼病的最主要体征，由于无鞭毛体在巨噬细胞内繁殖，导致巨噬细胞大量破坏和增生。巨噬细胞大量增生主要发生在脾、肝、淋巴结、骨髓等器官。此外，浆细胞也大量增生。细胞增生是脾、肝、淋巴结肿大的主要原因。

（3）贫血　是内脏利什曼病的重要症状，由于脾功能亢进，血细胞在脾脏大量被破坏，白细胞、红细胞及血小板减少，造成全血细胞减少性贫血。此外，免疫性溶血也是产生贫血的重要原因。贫血在发病初期不明显，但随病程发展而逐渐加重，晚期患者多有严重的贫血。

（4）并发症　由于全血细胞减少、免疫功能受损，患者易并发各种感染性疾病。如合并肺炎、坏死性口腔炎（亦称“走马疳”）和急性粒细胞缺乏症。肺炎由溶血性链球菌、葡萄球菌、流感杆菌以及肺炎球菌感染所致，是导致黑热病死亡的主要原因。急性粒细胞缺乏症是黑热病的另一严重并发症，如不及时治疗，可导致患者死亡。合并感染HIV的黑热病患者，由于机体免疫系统的全面崩溃和利什曼原虫在体内的多器官寄生，预后很差，死亡率极高。

2. 黑热病后皮肤利什曼病　这种病例在印度、孟加拉国和苏丹颇为常见。部分黑热病患者在用锑剂治疗过程中或在治愈后数年甚至十余年后仍可发生皮肤黑热病，患者在面部、四肢或躯干等部位出现许多含有利什曼原虫的皮肤结节，结节呈大小不等的肉芽肿，或呈暗色丘疹状，常见于面部及颈部，有的酷似瘤型麻风。

3. 淋巴结型黑热病　无黑热病病史，病变局限于淋巴结的内脏利什曼病又称淋巴结型黑热病。临床表现主要是全身多处淋巴结肿大，肿大的淋巴结以腹股沟和股部最多见，其次是颈部、腋下和上滑车，再次是耳后、锁骨上和腋窝处，一般如花生米和蚕豆大小，局部无明显压痛或红肿。摘取淋巴结作连续切片常可查见利什曼原虫。患者的一般情况大多良好，少数可有低热和乏力，肝、脾很少触及，嗜酸粒细胞常增多。本病多数患者可以自愈。

4. 皮肤利什曼病　皮肤利什曼病常发生皮肤溃疡，溃疡中常有脓液流出。当溃疡发生在肘、膝及手腕关节部位时，可使人丧失劳动力；若发生继发感染，则可并发淋巴管炎，面部的皮肤溃疡，愈合后可残留瘢痕。患者以青壮年为主，媒介为吴氏白蛉，其病原体为杜氏利什曼原虫婴儿亚种或婴儿利什曼原虫。

三、实验室诊断

（一）病原学检查

1. 穿刺检查

（1）涂片染色法　以骨髓穿刺涂片法最为常用，查到无鞭毛体，即判为阳性结果。以髂骨穿刺简便安全，婴幼儿以胸骨穿刺为宜，虫体检出率为80%~90%。淋巴结穿刺多选肿大的淋巴结，如腹股沟、肱骨上滑车、颈淋巴结等，检出率在46%~87%。也可做淋巴结活检。脾脏穿刺检出率较高，达90.6%~99.3%，但不安全，一般少用或不用。

（2）培养法　将上述穿刺物接种于NNN培养基，置22~25℃温箱内培养。约1周后，在培养基上清中若查见运动活泼的前鞭毛体，即判为阳性结果。该法较涂片法更为敏感，但需较长时间。用 Schneider 氏培养基，效果更好，3 天即可出现前鞭毛体。培养过程应严格无菌操作。

（3）动物接种法　把穿刺物接种于金地鼠、BALB/c 小鼠等，1～2 个月后取肝、脾作印片涂片，瑞氏染液染色镜检。查到无鞭毛体，即判为阳性结果。

2. 皮肤活组织检查　在皮肤结节处用消毒针头刺破皮肤，取少许组织液，或用手术刀刮取少许组织作涂片，染色镜检。

注意事项：应注意与播散型组织胞浆菌病鉴别，该病是一种经呼吸道传播的、多见于热带和亚热带的真菌。患者有长期发烧、肝脾肿大、血细胞减少等症状。组织胞浆菌的孢子较利什曼原虫无鞭毛体稍大，外膜较厚，菌体内有一弯月形着紫红色的结构，子孢子直径 2～4μm，卵圆形，多累及单核巨噬细胞系统。骨髓涂片所见病原体与利什曼原虫相似，但无动基体类似结构。可用真菌培养法或组织胞浆菌皮内试验来确定诊断。临床诊断还需与儿童白血病和恶性组织细胞病（恶性组织细胞增生症）鉴别。

（二）免疫学检测

1. 检测血清抗体　采用酶联免疫吸附试验（ELISA）、间接血凝试验（IHA）、对流免疫电泳（CIE）、间接荧光抗体试验（IFA）、直接凝集试验和 Dip－stick 法等检测患者血清中特异性抗体，敏感性及特异性均较高，但血清抗体短期内不易消失，该方法不能用于疗效考核。直接凝集试验和 rk39 免疫层析试条法操作简便，无须仪器设备，为基层首选方法。

2. 检测血清循环抗原　单克隆抗体－抗原斑点试验（McAb－AST），诊断内脏利什曼病的阳性率可达 97.03%，假阳性率仅 0.2%。敏感性、特异性、重复性均好，且具有简易可行、仅需微量血清等优点，必要时还可做定量测定。该法还具有确定现症感染、可用于疗效考核等优点。

（三）分子生物学检测

1. PCR 方法　检测利什曼原虫敏感性、特异性均高。以动基体小环 DNA 基因序列设计的特异性引物均可用于利什曼病的诊断，本方法特别适用于合并 HIV 感染的利什曼病的诊断。常用 PCR 方法包括单纯性 PCR 法、巢式（或复合）PCR 法、PCR－ELISA 法及 PCR－杂交法，可用于检测的样本有血液、各种穿刺物（包括骨髓、脾和淋巴结等）和皮肤样本等。

经实验证实以下两对杜氏利什曼原虫特异性引物均可用于中国黑热病的诊断：RV1－RV2（5′－CTTTTCTGGTCCCGCGGGTAGG－3′，5′－CCACCTGGCCTATTTTACACCA－3′），该引物 PCR 扩增片段大小为 145bp；K13A－K13B（5′－GTGGGGGAGGGGCGTT－3′，5′－ATTTTACACCAACCCCCAGTT－3′），其扩增片段大小为 120bp。采用这 2 对引物检测我国的黑热病的敏感性均较高，理论上可检测到 0.1 个原虫/ml 血。

2. kDNA 探针杂交法　该法敏感、特异，取材方便，可用于犬利什曼病的现场流行病学调查及防治。

（四）血常规检测

全血细胞减少，白细胞首先下降，一般为 1.5×10^9～3.5×10^9/L，主要是中性粒细胞减少，嗜酸粒细胞亦减少。血小板减少，常为 40×10^9～50×10^9/L。贫血常为中度，多为正常红细胞、正常色素性贫血。

黑热病诊断应根据流行病学史、临床表现以及病原学检查、免疫学或分子生物学检测结果予以诊断。①黑热病流行区内的居民，或曾在白蛉活动季节（5～9 月）在流行区居住过的人员。②长期不规则发热，脾脏呈进行性肿大，肝脏轻度或中度肿大，白细胞计数降低，贫血，血小板减少或有鼻衄及齿龈出血等症状。③用直接凝集试验（DAT）、间接荧光抗体试验（IFA）、rk39 免疫层析试条（ICT）、酶联免疫吸附试验（ELISA）等方法检测特异性抗体呈阳性反应或应用其他方法（应用单克隆抗体和分子生物学技术等）检测呈阳性反应。④在骨髓、脾或淋巴结等穿刺物涂片上查见利什曼原虫无鞭毛体，或将穿刺物注入 NNN 培养基内培养出利什曼原虫前鞭毛体。诊断分类：符合①和②为疑似病例；符合①、②和③为临床诊断病例；符合①、②、③和④为实验室确诊病例。

（刘俊琴）

PPT

第五节 锥 虫

寄生于人体的锥虫主要有布氏锥虫和枯氏锥虫。布氏锥虫又称非洲锥虫，可致非洲锥虫病，也称非洲昏睡病；枯氏锥虫又称美洲锥虫，是美洲锥虫病或称恰加斯病的病原体。布氏锥虫包括布氏冈比亚锥虫（*Trypanosoma brucei gambiense* Dutton，1902）与布氏罗得西亚锥虫（*T. b. rhodesiense* Stephens and Fantham，1901），是人体涎源性锥虫，其传播媒介是吸血舌蝇。枯氏锥虫（*Trypanosoma cruzi* Chagas，1909）属人体粪源性锥虫，是枯氏锥虫病即恰加斯病（Chagas'disease）的病原体。主要分布于南美和中美，故又称美洲锥虫病。国内恰加斯病为输入性病例，实验诊断采用血涂片查见锥鞭毛体即可确诊；治疗药物有硝基呋喃类衍生物硝呋莫司。防治原则是治疗患者，杀灭锥蝽和尽量消灭保虫宿主。

一、生物学特征

（一）生活史

包括在人或哺乳动物体内和在舌蝇体内两个阶段。在人体内寄生阶段的虫体为锥鞭毛体（trypomastigote），分细长型、中间型和粗短型。在病程的早期存在血液、淋巴液内，晚期可侵入脑脊液。在三型锥鞭毛体中，仅粗短型对舌蝇具有感染性。舌蝇吸入含锥鞭毛体的血液，在中肠内，粗短型进行繁殖，并转变为细长的锥鞭毛体，以二分裂法增殖。约在感染 10 天后，锥鞭毛体从中肠经前胃到达下咽，然后进入唾腺。在唾腺内，锥鞭毛体附着于细胞上，转变为上鞭毛体（epimastigotes）。最后转变为对人具感染性的循环后期锥鞭毛体（metacyclic trypomastigotes）。当这种舌蝇刺吸入血时，循环后期锥鞭毛体随涎液进入皮下组织，转变为细长型，繁殖后进入血液（图 5－9）。

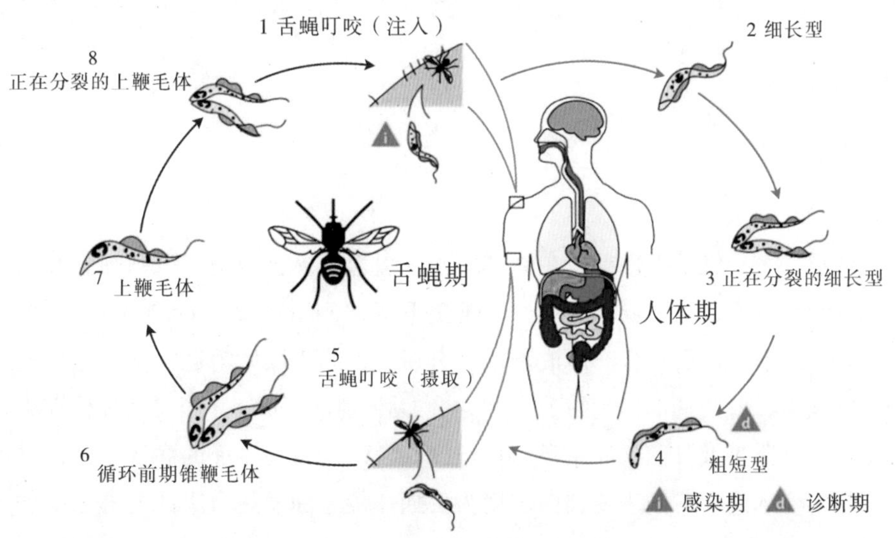

图 5－9 布氏锥虫生活史示意图

枯氏锥虫的生活史有无鞭毛体、上鞭毛体和锥鞭毛体三个阶段。分别在人体或多种哺乳动物如狐、松鼠、犬、猫、家鼠等和锥蝽体内发育。锥蝽为传播媒介，雌性或雄性锥蝽的成虫、幼虫、若虫都能吸血。当锥蝽自人体或哺乳动物吸入含有锥鞭毛体的血液后，锥鞭毛体在锥蝽肠道内发育和增殖，最后发育为循环后期锥鞭毛体。当受感染的锥蝽吸血时，循环后期锥鞭毛体随锥蝽粪便经皮肤伤口或黏膜进入人体。侵入局部的锥鞭毛体进入末梢血液或附近的网织内皮细胞，转变为无鞭毛体，进行增殖，形成假囊（充满无鞭毛体的细胞），约5天后一部分无鞭毛体经上鞭毛体转变为锥鞭毛体，锥鞭毛体破假囊而出，再进入血液，再侵入新的组织细胞。此外，还可通过输血、母乳、胎盘或食入被传染性锥蝽粪便污染的食物而获得感染。

（二）形态特征

在人体内寄生的是锥鞭毛体。经姬氏液或瑞氏液染色后，锥鞭毛体胞质呈淡蓝色，有1个核居中，呈红色或红紫色。动基体为深红色，点状。波动膜为淡蓝色。细胞质内有深蓝色的异染质颗粒。细长型长20～40μm，宽1.5～3.5μm，前端较尖细，有一游离鞭毛可长达6μm，动基体位于虫体后部近末端。粗短型长15～25μm，宽3.5μm，游离鞭毛短于1μm，或者鞭毛不游离，动基体位于虫体近后端。动基体为腊肠型，内含DNA，一端常生出细而长的线粒体。鞭毛起自基体，伸出虫体后与虫体表膜相连。当鞭毛运动时，表膜伸展成波动膜（图5－10）。

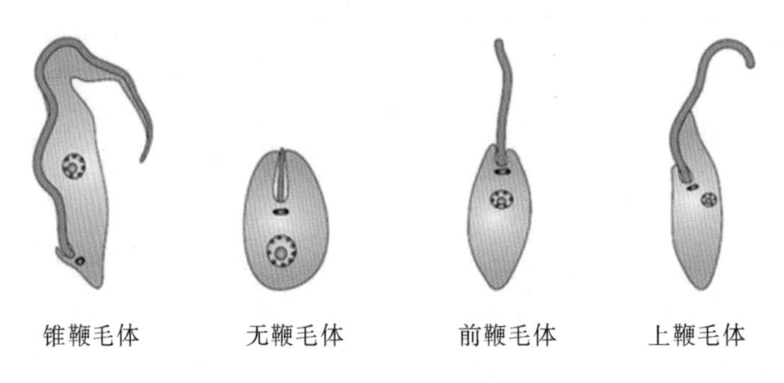

图5－10　布氏锥虫鞭毛体形态示意图

枯氏锥虫在它的生活史中，因寄生环境不同，有三种不同形体：无鞭毛体、上鞭毛体和锥鞭毛体。无鞭毛体（amastigote）存在于细胞内，圆形或椭圆形，大小为2.4～6.5μm，具有核和动基体，无鞭毛或有很短鞭毛。

二、致病与临床

锥鞭毛体是致病阶段。

（一）初发反应期

舌蝇叮咬人体后，布氏锥虫锥鞭毛体在局部增殖，引起由淋巴细胞、组织细胞及少数嗜酸粒细胞和巨噬细胞组成的细胞浸润，导致局部红肿，称锥虫下疳（trypanosomal chancre）。锥虫下疳约在感染后第6天出现，初为结节，以后肿胀，形成硬结，有痛感，约3周后消退。枯氏锥虫侵入部位的皮下结缔组织出现炎症反应，叮咬局部出现结节，称为恰加肿（Chagoma）。如侵入部位在眼结膜则出现一侧性眼眶周围水肿、结膜炎及耳前淋巴结炎（Romana 征）。这两种体征的病变都是以淋巴细胞浸润和肉芽肿为特点。锥虫侵入组织后的主要临床表现为头痛、倦怠和发热、广泛的淋巴结肿大以及肝脾肿大。还可出现呕吐、腹泻或脑膜炎症状。心脏症状为心动过缓、心肌炎等。此期持续4～5周，大多数患者自急性期恢复，病程进入隐匿期，有些患者则转为慢性期。

（二）血淋巴期

枯氏锥虫进入血液和组织间淋巴液后，出现全身淋巴结肿大，淋巴结中的淋巴细胞、浆细胞和巨噬细胞增生。感染后5～12天，血中出现锥虫。患者出现发热、头痛、关节痛、肢体痛等症状。颈部后三角部淋巴结肿大（Winterbottom 征）是冈比亚锥虫病的特征。还可出现深部感觉过敏（Kerandel 征），脾充血、肿大。可发生心肌炎、心外膜炎及心包积液。

（三）慢性期

枯氏锥虫侵入中枢神经系统可在发病后几个月或数年才出现。锥虫入侵后发生弥漫性软脑膜炎，脑皮质充血和水肿，神经元变性，胶质细胞增生。患者主要表现为个性改变、无欲状态，以后出现异常反射，深部感觉过敏、共济失调、震颤、痉挛、嗜睡，最后昏睡。布氏锥虫慢性期常出现在感染后10～20年后，主要病变为心肌炎、食管与结肠的肥大和扩张，继之形成巨食管（megaesophagus）和巨结肠（megacolon）。患者进食和排便均感严重困难。在慢性期，血中及组织内很难找到锥虫。心脏病变是慢性期最常见的后遗症和致死原因。

三、实验室诊断

（一）病原学检查

取患者血液涂片吉姆萨染色镜检。布氏锥虫也可取患者淋巴液、脑脊液、骨髓穿刺液、淋巴结穿刺物涂片检查。

（二）免疫学检测

常用酶联免疫吸附试验（ELISA）、间接荧光抗体试验、间接血凝试验等方法检测患者血清中特异性抗体。

（三）分子生物学检测

近年来将 PCR 及 DNA 探针技术应用于锥虫病诊断，其特异性、敏感性均较高。

（程　洋）

第六节　蓝氏贾第鞭毛虫

PPT

蓝氏贾第鞭毛虫（*Giardia lamblia* Stiles，1915）简称贾第虫。主要引起以腹泻和消化不良为主要症状的蓝氏贾第鞭毛虫病（giardiasis，简称贾第虫病）。本病呈全球性分布，多见于温带和热带地区。据 WHO 估计全球每年约有50万新感染病例。在经济落后、卫生状况差、缺乏清洁饮用水的地区发病率可达10%～20%。个别地区儿童的感染率可高达50%～70%。目前，贾第虫病已被列为全世界危害人类健康的10种主要寄生虫病之一。饮用被包囊污染的水源是造成贾第虫病流行，尤其是暴发性流行的重要原因。水源污染的来源包括人和动物的粪便，因此加强人畜动物粪便的管理，防止水源污染是预防蓝氏贾第虫感染的重要措施。治疗常用药物有甲硝唑、氯硝唑等。

一、生物学特征

（一）生活史

蓝氏贾第鞭毛虫的生活史属人际传播型，包括滋养体和包囊两个期。滋养体是致病阶段，主要寄生在人和某些哺乳动物的十二指肠或上段小肠，有时也可在胆囊内寄生，借吸盘吸附于小肠黏膜表面，以纵二分裂法繁殖。包囊为传播阶段，成熟的四核包囊由感染者粪便排出，经污染的水源或食物被宿主吞食后，在十二指肠碱性消化液的作用下脱囊形成滋养体（图5-11）。滋养体随肠道内容物到达回肠下段或结肠腔，在肠道内环境不利的情况下，分泌囊壁形成包囊，随粪便排出体外。

微课/视频4

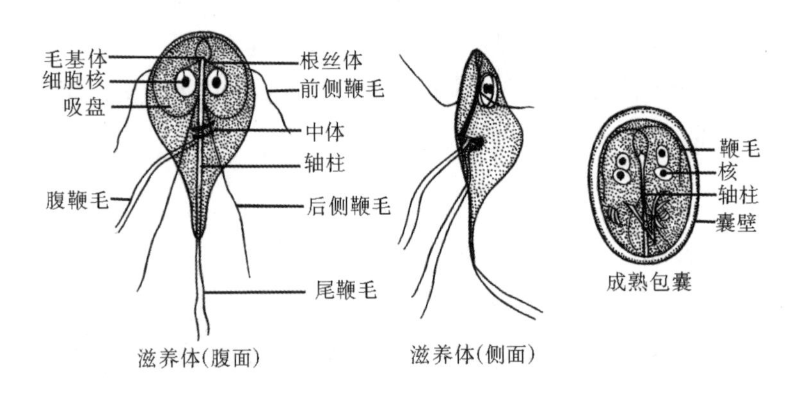

图5-11　蓝氏贾第鞭毛虫滋养体和包囊形态示意图

（二）形态特征

1. 滋养体　呈倒置梨形，大小长9.5~21μm，宽5~15μm，厚2~4μm。腹面前半部向内凹陷形成吸盘，借此吸附在宿主肠黏膜上。有4对鞭毛，按其位置分别为前侧鞭毛、后侧鞭毛、腹鞭毛和尾鞭毛各1对，依靠鞭毛的摆动，可活泼运动（图5-12）。经铁苏木素染色后可见有1对并列在吸盘底部卵圆形的泡状细胞核（图5-13）。虫体有轴柱1对，纵贯虫体中部连接尾鞭毛，将虫体分为均等的两半，轴柱不伸出体外。

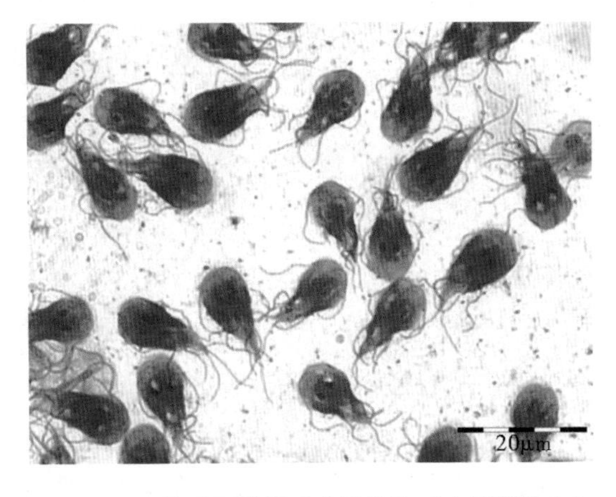

图5-12　蓝氏贾第鞭毛虫滋养体（吉姆萨染色）

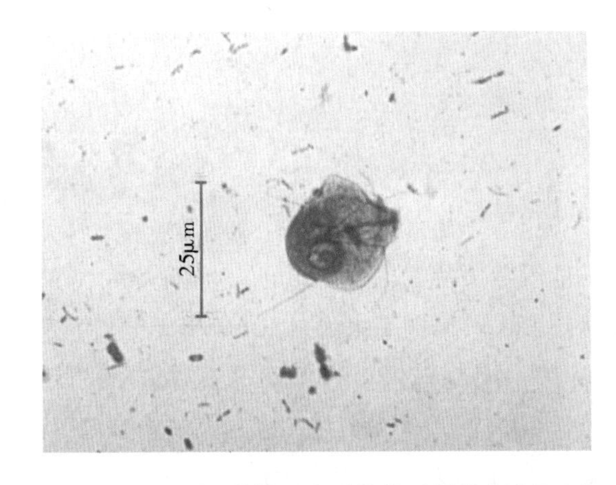

图5-13　蓝氏贾第鞭毛虫滋养体（铁苏木素染色）

2. 包囊　为椭圆形，囊壁较厚，大小为（10~14）μm×(7.5~9)μm。碘液染色后呈黄绿色，囊壁与虫体之间有明显的空隙，未成熟的包囊有2个核，成熟的包囊内含4个核，多偏于一端。囊内可见鞭毛、丝状物、轴柱等结构（图5-14）。

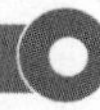

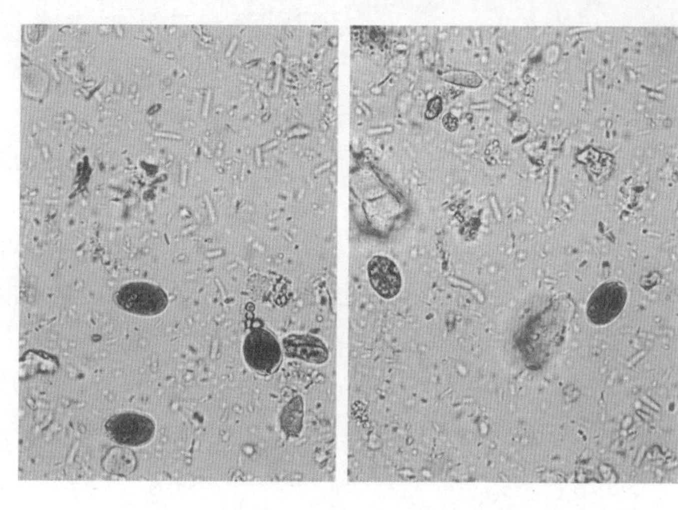

图 5-14　蓝氏贾第鞭毛虫包囊（碘染色）

二、致病与临床

（一）致病

滋养体是主要致病阶段。虫体借助吸盘吸附于肠黏膜表面，对小肠微绒毛造成机械性损伤和破坏，影响营养物质的吸收。如果有大量虫体寄生，会增加对小肠绒毛吸附和遮盖的面积，加重吸收障碍。同时，虫体寄生所产生的酶类和代谢物质，对小肠黏膜的损伤具有协同作用。电镜下可见滋养体侵入肠黏膜细胞，其吸盘可损伤小肠黏膜微绒毛。小肠活检发现：肠黏膜绒毛短而钝，黏膜柱状上皮高度降低，绒毛萎缩，肠黏膜固有层膜出现中性粒细胞、嗜酸粒细胞等炎性细胞浸润。

（二）临床表现

蓝氏贾第鞭毛虫感染的潜伏期平均为 1～2 周，最长者可达 45 天。急性期患者以腹泻为主，腹泻粪便为水样、恶臭、一般无血、偶见黏液，常伴有发热、明显的腹胀和腹痛。此类患者需与急性病毒性肠炎、细菌性痢疾、食物中毒、急性肠阿米巴病、肠产毒性大肠埃希菌引起的“旅游者腹泻”等进行鉴别。若经抗菌对症治疗无效者，需考虑蓝氏贾第鞭毛虫病。亚急性期患者主要表现为间歇性排恶臭软便或呈稀粥样，伴有肠胀气、腹胀或腹部痉挛性疼痛、恶心、呕吐、厌食等消化道症状；慢性期患者症状反复发作，患者表现为周期性稀便、恶臭，病程可达数年。粪便内无黏液和脓血。儿童患者如出现腹泻和营养不良、发育障碍，应考虑蓝氏贾第鞭毛虫感染。蓝氏贾第鞭毛虫偶可侵入胆道系统，引起胆囊炎或胆管炎。此外，有相当一部分感染者（成人 13%，儿童约 17%）并不表现任何的临床症状，而成为无症状带囊者，是重要的传染源，应予以警惕。

三、实验室诊断

（一）病原学检查

1. 粪便检查　为最常用的实验室诊断方法，包括粪便直接涂片法和浓集法。通常在腹泻患者的水样稀便中查找滋养体，在慢性期患者或带囊者成形粪便中检查包囊。

（1）急性期粪便检查　取水样稀便进行生理盐水直接涂片，镜下可查到呈翻滚状态的梨形滋养体，需采新鲜粪便及时检查，冬季送检标本需注意保温。

（2）慢性期粪便检查　此期粪便多已成形，内含包囊。一般 2% 碘液直接涂片检查。但为了提高包囊的检出率，常选用醛－醚沉淀法或 33% 硫酸锌漂浮法等浓集法，采用碘盐水涂片镜检。由于感染者粪便中包囊的排出具有间歇性的特点，因此，1 次粪便检查结果阴性，不能排除蓝氏贾第鞭毛虫感染的可能性，需隔日采集粪检，连续检查 3 次以上。对于流行病学调查时的大量样本，可先用 10% 的甲醛或硫柳汞 - 碘 - 甲醛溶液固定，然后再行显微镜检查，可提高检出率。

2. 十二指肠引流液检查 多次粪便检查阴性，而临床又不能排除本虫感染的病例，可用此法。在引流液内查得滋养体即可确诊。

3. 肠内试验法 亦称肠检胶囊法（entero - test capsule）。具体做法是让患者禁食后吞下一特制的装有尼龙线的胶囊，将线的游离端固定于口外侧皮肤上。由于吞下的胶囊在体内溶解，尼龙线即可自动松开伸展。经 3 ~ 8 小时（或过夜）后尼龙线即可到达十二指肠或空肠，将线拉出后，用带胶皮手套的手指将尼龙线上的黏液（可含滋养体）捋在玻片上，镜检。本法较十二指肠引流液检查简便易行，患者（尤其是儿童）易于接受，检出率也高，可替代十二指肠引流液检查。

（二）免疫学检测

常用的方法包括酶联免疫吸附试验（ELISA）、间接荧光抗体试验（IFA）和对流免疫电泳（CIE）等方法，检测患者血清中特异性抗体和粪便中的包囊抗原。其中 ELISA 具有简单易行、检出率高（92% ~98.7%）等特点，适用于流行病学的调查。

1. 检测抗体 在载体上包被蓝氏贾第鞭毛虫的包囊囊壁抗原，检测人血清中的蓝氏贾第鞭毛虫特异性 IgG 和唾液中的特异性 IgA 抗体，可用于蓝氏贾第鞭毛虫感染的筛查和流行病学调查研究。

2. 检测抗原 主要检测粪便中蓝氏贾第鞭毛虫包囊囊壁抗原。其敏感性可达 100%，特异性可达 95%。常用的检测蓝氏贾第鞭毛虫抗原的 ELISA 方法包括斑点 - ELISA（DOT - ELISA）、双抗体夹心法 - ELISA（double antibody sandwich ELISA）和抗原捕获法 - ELISA（antigen - capture ELISA）等。免疫磁性分离法 - 间接荧光抗体测定法（IMS - IFA）是目前国际上最为常用的标准抗原捕获方法。其原理是利用带有蓝氏贾第鞭毛虫抗体的磁珠与蓝氏贾第鞭毛虫特异性反应，形成的磁珠 - 蓝氏贾第鞭毛虫复合物，在磁场的作用下，使此种复合物与其他干扰物分开，然后用酸性液将磁珠与蓝氏贾第鞭毛虫解体、分离，进行免疫荧光染色，再用荧光、微分干涉显微镜检测计数。IMS - IFA 还可同时检测多份粪样，并可增加蓝氏贾第鞭毛虫包囊的回收率。

（三）分子生物学检测

目前，常用的分子生物学诊断方法包括 PCR、基因芯片技术、原位杂交技术、DNA 探针技术、环介导等温扩增等。对蓝氏贾第鞭毛虫进行鉴定和基因分型的靶基因主要有：核糖体小亚单位 rRNA 基因、ITS1 - 5.8S rDNA - ITS2、贾第素基因、谷氨酸脱氢酶基因、延伸因子 1 基因和磷酸丙糖异构酶基因等。根据检测目的不同，可选用不同方法。PCR 方法可以对蓝氏贾第鞭毛虫进行检测、基因分型和流行病学调查，Real - time PCR 可对环境样品蓝氏贾第鞭毛虫含量进行定量分析，多重 PCR 可同时检测多种寄生虫，基因芯片技术可同时对多个不同目的基因进行检测。

（刘　森）

第七节　阴道毛滴虫

PPT

阴道毛滴虫（*Trichomonas vaginalis* Donne，1837）是寄生在人体生殖及泌尿系统的鞭毛虫。女性感染阴道毛滴虫可导致阴道炎、尿道炎甚至宫颈炎，男性感染阴道毛滴虫多为无症状，也可引起轻度尿道炎和前列腺炎。阴道毛滴虫呈世界性分布，是流行率较高的致病性原虫之一，全球阴道毛滴虫感染率为10%～25%，近年来感染率有上升趋势。美国CDC估计美国每年约有300万感染者，非洲男性非淋球菌尿道炎有1/3可能由滴虫引起。本虫在我国的流行也很广泛，各地区感染率为1.25%～12.9%。滴虫性阴道炎患者和无症状带虫者是本病的传染源。主要通过性交而感染，是最流行的非病毒性性传播疾病。近年来研究还发现阴道毛滴虫感染与宫颈癌、不良妊娠、前列腺癌等相关，并可能增加HIV感染率。对无症状的带虫者及患者都应及时诊治，尤其夫妇双方必须同时用药方能根治。常用的口服药物为甲硝咪唑（灭滴灵，metronidazole），局部可用滴维净。阴道保持酸性环境效果可抑制阴道毛滴虫感染，因此可用1∶5000高猛酸钾液冲洗阴道来防治阴道毛滴虫感染。同时需注意个人卫生与经期卫生等。

一、生物学特征

（一）生活史

阴道毛滴虫生活史简单，仅有滋养体期，人类是目前已知的唯一宿主。滋养体主要寄居在女性阴道，以后穹隆多见，也可侵入尿道、膀胱、子宫和尿道旁腺等器官；男性感染者一般寄生于尿道或前列腺，也可侵及睾丸、附睾或包皮下组织。虫体主要以纵二分裂增殖为主，能够吞噬细菌、尿道上皮细胞及红细胞，自身可被巨噬细胞吞噬，干燥环境中很容易死亡。滋养体既是该虫的繁殖阶段，又是感染阶段，通过直接或间接接触方式而传染。

（二）形态特征

滋养体活体呈无色透明状，有折光性，体态多变，活动力强（图5－15）。固定染色后则呈椭圆形或梨形，大小为（10～30）μm×（5～15）μm，具4根前鞭毛和1根后鞭毛，外侧前1/2处有波动膜，后鞭毛向后伸展与虫体波动膜外缘相连，经吉姆萨染色清晰可见（图5－16）。虫体借助鞭毛的摆动前进，并以波动膜的波动做旋转式运动。胞核位于前端1/3处，为椭圆形泡状核，核的上缘有5个排列成杯状的基体，由此发出5根鞭毛。轴柱纤细透明，纵贯虫体，自后端伸出使虫体呈梨形，因富于黏性，常可见附有上皮细胞或碎片等。胞质内有深染的颗粒，沿轴柱平行排列。

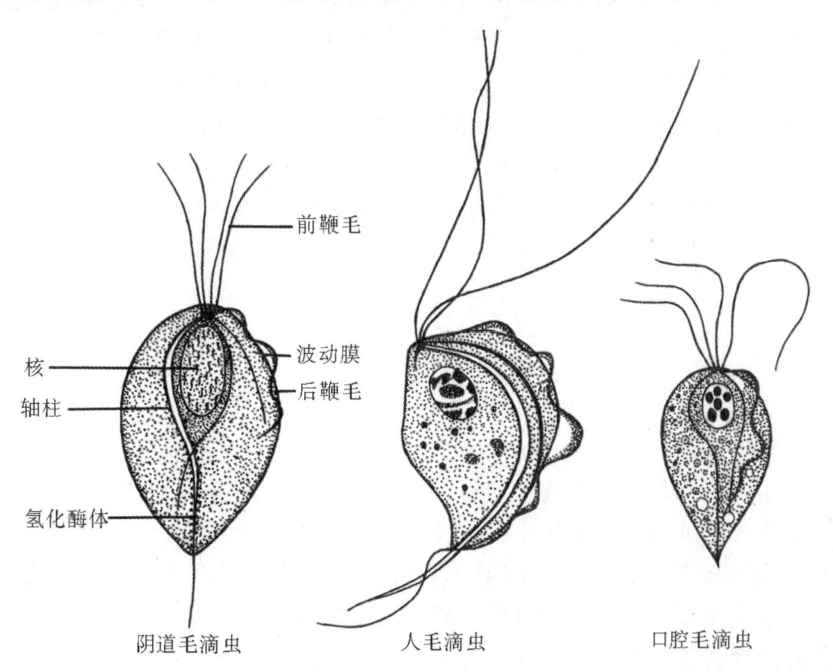

图5－15 阴道毛滴虫、人毛滴虫和口腔毛滴虫形态示意图

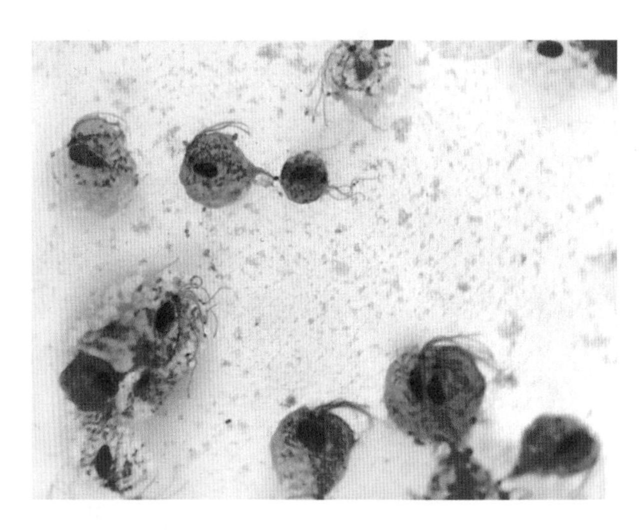

图 5－16 阴道毛滴虫（吉姆萨染色）

二、致病与临床

（一）致病

阴道毛滴虫主要侵犯生殖道内的鳞状上皮细胞，引起滴虫病，潜伏期为 4～28 天。阴道毛滴虫的致病力随虫株及宿主生理状态而变化。正常情况下，健康妇女的阴道环境，因乳酸杆菌分解糖原而保持酸性（pH 3.8～4.4），可抑制虫体或其他细菌生长繁殖，此为阴道的自净作用。如果泌尿生殖系统功能失调，如妊娠、月经后，阴道内 pH 接近中性，有利于滴虫和细菌生长，滴虫的繁殖消耗糖原，降低了乳酸的浓度，使阴道的 pH 转变为中性或碱性，滴虫得以大量繁殖的同时，促进继发性细菌感染，加重炎症反应。

（二）临床表现

女性感染阴道毛滴虫后可发展为滴虫性阴道炎或带虫者，半数以上女性感染者无临床症状或症状不明显。有些感染者由于虫株致病强或阴道环境变化的原因，虫体繁殖并发细菌感染，出现阴道壁黏膜充血、水肿、上皮细胞变性脱落、白细胞浸润等病变。患者主诉阴部瘙痒、白带增多、外阴红斑、异味。严重时外阴感到灼热刺痛，性交痛，甚至影响工作或睡眠。阴道检查时可见阴道分泌物增多，呈灰黄色，带泡状，伴有臭味，也有呈乳白色的液状分泌物，当伴细菌感染时白带呈脓液状或粉红状。在阴道毛滴虫侵犯尿道时可有尿频、尿急和尿痛症状，有时还可见血尿。男性感染者多表现为无症状带虫状态，在尿液或精液中可查见虫体，但可导致配偶连续重复感染。有时也引起尿痛、夜尿、前列腺炎和附睾炎等症状。

三、实验室诊断

微课/视频 5

（一）病原学检查

阴道后穹隆的分泌物、尿液沉淀物或前列腺液中查见阴道毛滴虫滋养体为确诊依据。常用的检查方法有生理盐水直接涂片法或涂片染色法（PAS 染色、瑞氏或吉姆萨染色）镜检滋养体。冬季送检应注意标本保温。也可用培养法，常用培养基包括 Diamond 培养基、改良 Diamond 培养基、肝浸培养基、InPouch TV 培养基等。将分泌物加入培养基内，37℃温箱内孵育 48 小时后镜检，检出率较高，可作为疑难病例的确诊及疗效评价的依据。

（二）免疫学检测

用 ELISA 或 LAT（胶乳凝集试验），检测阴道分泌物中的阴道毛滴虫抗原。

（三）分子生物学检测

主要有 DNA 原位杂交技术、核酸探针技术、PCR 等。

（陈　琳）

微课/视频 6

PPT

第八节　疟原虫

学习目标

1. 通过本节的学习，掌握四种疟原虫的形态和生活史，疟疾的实验室诊断方法；熟悉疟原虫的致病机制和疟疾的临床特征；了解疟疾的流行和防治。

2. 具有运用病原学、免疫学和分子生物学检测方法进行人体常见疟原虫（恶性疟原虫和间日疟原虫）感染的实验室诊断能力。

3. 通过学习疟疾防治的中国方案，培养爱国主义情感，增强民族自信心。

疟原虫（*Plasmodium* spp.）是脊椎动物的细胞内寄生虫，感染后导致疟疾（malaria）。已报道疟原虫种类至少有 150 多种，多数虫种寄生于人类与哺乳动物宿主，少数寄生于鸟类和爬行类动物。目前已发现寄生于人体的疟原虫有五种，即间日疟原虫（*Plasmodium vivax* Grassi and Feletti，1890）、恶性疟原虫［*Plasmodium falciparum*（Welch，1897）Schaudinn，1902］、三日疟原虫［*Plasmodium malariae*（Laveran，1881）Grassi and Fetti，1890］、卵形疟原虫［*Plasmodium ovale*（Graig，1900）Stephens，1922］和诺氏疟原虫［*Plasmodium knowlesi*（Franchini，1927）Sintonet Mulligan，1932］。2004 年，有学者发现诺氏疟原虫是一种感染长尾猕猴和短尾猕猴的疟原虫，多分布在马来西亚、泰国、缅甸和菲律宾等地，可以感染人，严重者可引起感染者死亡。

一、生物学特征

（一）生活史

人体常见 4 种疟原虫的生活史基本相同，现以间日疟原虫为例叙述寄生人体疟原虫的生活史。疟原虫的生长、发育分为 2 个阶段，需要人和按蚊两个宿主。在人体内进行无性增殖，所以人是疟原虫的中间宿主；在雌性按蚊体内进行有性生殖和裂体增殖，按蚊为疟原虫的终宿主（图 5－19），4 种常见人体疟原虫在人体内发育阶段比较详见表 5－2。

表 5－2　4 种常见人体疟原虫在人体内发育阶段比较

	间日疟原虫	恶性疟原虫	三日疟原虫	卵形疟原虫
完成红细胞外期的时间	6～8 天（速发型）1 年以上（迟发型）	6～7 天	12～16 天	9 天
红内期发育周期	48 小时	36～48 小时	72 小时	48 小时
红内期发育场所	周围血	环状体及成熟配子体在周围血，其余各期均在内脏毛细血管中	周围血	周围血
寄生的红细胞类型	网织红细胞	各时期的红细胞	较衰老的红细胞	网织红细胞

续表

	间日疟原虫	恶性疟原虫	三日疟原虫	卵形疟原虫
无性体与配子体出现于末梢血液中的相隔时间	2~5天	7~11天	10~14天	5~6天

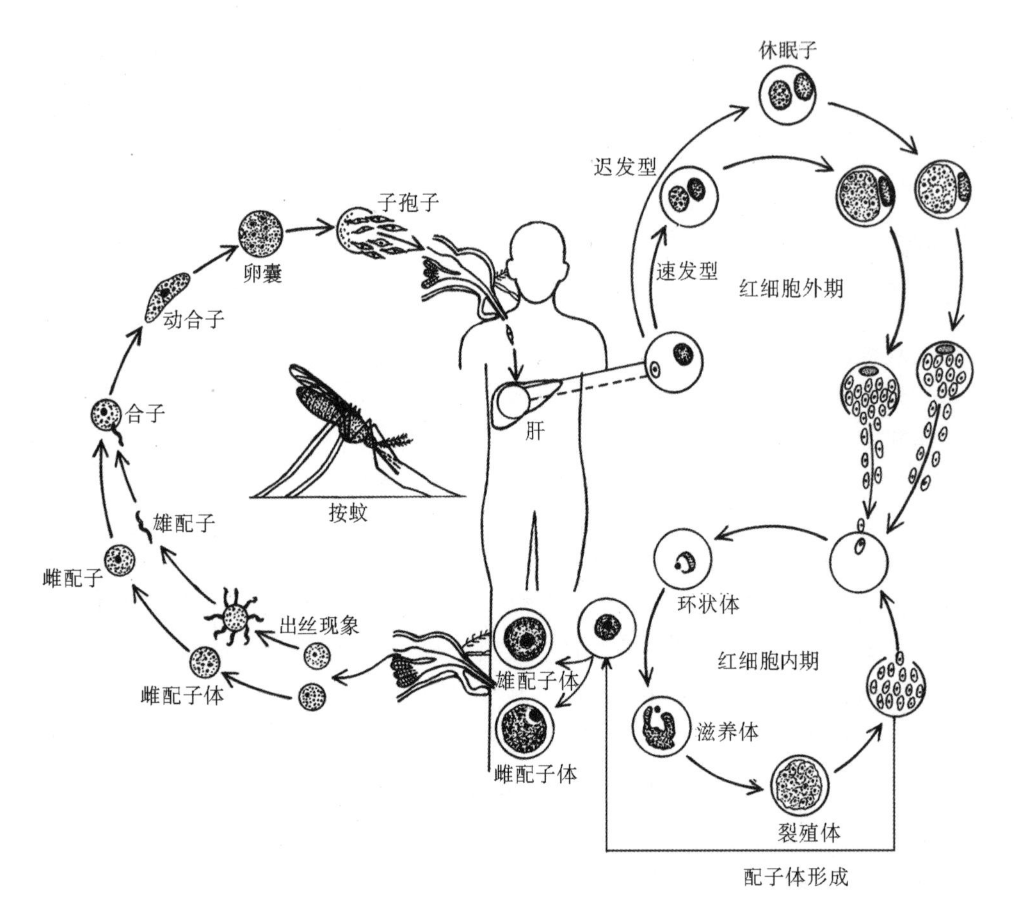

图5-17 间日疟原虫的生活史示意图

1. 在人体内的发育 分肝细胞内的红外期和红细胞内的红内期两个发育阶段。

(1) 红细胞外期 (exo-erythrocytic stage) 包括裂殖体和裂殖子。疟原虫感染人体的虫期为子孢子 (sporozoite)。当雌性按蚊刺吸人血时，蚊唾液腺内的子孢子随唾液进入人体，约在30分钟内子孢子经血流到达肝脏，侵入肝细胞。子孢子在肝细胞内发育成裂殖体 (schizont)，并以二分裂法进行裂体增殖产生裂殖子 (merozoite)。约1周后，裂殖体发育成熟，数以万计的裂殖子从被寄生的肝细胞破裂散出，进入血循环，一部分裂殖子被吞噬细胞吞噬，一部分则侵入红细胞内发育。间日疟原虫和卵形疟原虫的子孢子具有遗传学上不同的两种类型，即速发型子孢子 (tachysporozoite, TS) 和迟发型子孢子 (bradysporozoite, BS)。TS进入肝细胞后迅速发育繁殖，产生许多裂殖子，在感染后7~8天进入血流，侵入红细胞内发育；BS进入肝细胞后发育慢，经不同时间 (数月至数年余) 的休眠期后，才发育为裂殖体并继续分裂为裂殖子，再进入血流。BS引起疟疾复发。

(2) 红细胞内期 (erythrocytic stage) 由肝细胞释放出的裂殖子入血，继而侵入红细胞内先后发育为滋养体和裂殖体，裂殖体胀破红细胞，裂殖子继续侵入新的红细胞完成无性裂体增殖周期，而部分裂殖子侵入红细胞后发育成有性生殖阶段的配子体。

1) 滋养体 (trophozoite) 是疟原虫在红细胞内摄取营养和发育的阶段。早期滋养体又称为环状体 (ring)。间日疟原虫和卵形疟原虫经8~10小时，恶性疟原虫约经10小时，三日疟原虫约经24小时，虫体的细胞质以伸出伪足方式增大，同时胞质中出现少量疟色素（hemozoin）；随着虫体继续发育，疟色素增多，伪足增加，出现多种形态，虫体有1～3个空泡。受染的红细胞胀大可达1倍，颜色变淡，并出现能染成淡红色的小点，称薛氏小点（Schüffner′s dots）。在恶性疟患者的外周血液中常只见到滋养体早期，这是因为经进入晚期滋养体期后，受染红细胞会黏附于各种器官组织的毛细血管中继续发育。

2）裂殖体（schizont）　约经40小时，间日疟原虫晚期滋养体发育成熟，虫体变圆，胞质内空泡消失，核开始分裂，称为未成熟裂殖体（immature schizont）。之后核继续分裂，胞质随之分裂，疟色素渐趋集中。最后，分裂的每一小部分胞质包绕一个胞核，形成裂殖子。这时含有裂殖子的虫体称为成熟裂殖体（mature schizont）。在红细胞受染后48小时左右，由于裂殖子的运动，导致红细胞破裂，裂殖子逸出进入血液。在血液中的裂殖子，一部分被吞噬细胞吞噬，一部分侵入新的网织红细胞，重复裂体增殖过程。

3）配子体形成　部分疟原虫在红细胞内不进行裂体增殖，而发育为雌性配子体（female gametocyte，即 macrogametocyte）或雄性配子体（male gametocyte，即 microgametocyte），这是疟原虫有性生殖的开始。成熟的雌雄配子体如被适宜的按蚊随同血液吸入蚊胃后，即可继续发育。否则经一定时间后即变性死亡。

2. 在蚊体内发育　当雌性按蚊吸血时，红细胞内各期疟原虫均可随血液进入蚊体，仅雌雄配子体可进一步发育，其他各期均逐渐死亡。雌雄配子体在蚊胃内发育为雌雄配子，并在蚊胃内进行有性的配子生殖（gametogony），进而在蚊胃壁进行无性的孢子增殖（sporogony）。

（1）配子生殖（gametogeny）　进入蚊胃的雌雄配子体结合（受精）后成为合子（zygote），合子再发育成动合子（ookinete）。成熟动合子穿过蚊胃壁，在蚊胃弹性纤维膜（基底膜）下形成球形的卵囊（oocyst）。

（2）孢子增殖（sporogony）　卵囊形成后即进入疟原虫的孢子增殖阶段，形成子孢子。子孢子可主动地从卵囊壁钻出或因卵囊破裂后散出而进入蚊血腔。到达蚊唾腺内的子孢子才具有传染性。在子孢子进入蚊唾腺管后，当雌蚊再刺吸人血时，便可随唾液进入人体。

（二）形态特征

常见疟原虫的红细胞内期可分为环状体或称早期滋养体、大滋养体、裂殖体和配子体等发育阶段，其形态特征见表5－3。

表5－3　间日疟原虫与恶性疟原虫形态特征（在染色的薄血片标本）

	间日疟原虫	恶性疟原虫
环状体	细胞质淡蓝色，成环状，较大，约为红细胞直径的1/3；核1个，红色；通常红细胞内只寄生一个原虫，偶有2个	环纤细，约等于红细胞直径的1/5；核1个，但2个也很常见；红细胞可含2个以上原虫，虫体常位于红细胞的边缘
大滋养体	虫体由小渐大，活动显著，有伪足伸出，空泡明显，故虫体形状不规则；疟色素黄棕色，小杆状	体小结实，不活动；疟色素集中一团，黑褐色。原虫此时开始集中在内脏毛细血管，外周血中不易见到
未成熟裂殖体	核开始分裂成2～4个时虫体仍活动，核愈多则虫体渐呈圆形，空泡消失；疟色素开始集中	外周血中不易见到。虫体仍似大滋养体，但核分裂成多个，疟色素集中
成熟裂殖体	裂殖子12～24个，平均16个，排列不规则；疟色素集中成堆，虫体占满胀大了的红细胞	外周血中不易见到。裂殖子8～36个，通常18～24个，排列不规则；疟色素集中成一团，虫体占红细胞体积的2/3～3/4
雄配子体	虫体呈圆形，略大于正常红细胞，胞质蓝而略带红色，核疏松，淡红色，常位于中央；疟色素分散	腊肠形，两端钝圆，胞质蓝而略带红色，核疏松，淡红色，位于中央；疟色素黑褐色，小杆状，分布于核周较多

续表

	间日疟原虫	恶性疟原虫
雌配子体	圆形占满胀大的红细胞，胞质蓝色，核结实，较小，深红色，偏于一侧；疟色素分散	新月形，两端较尖，胞质蓝色；核致密，深红色，位于中央；疟色素黑褐色，分布于核周围
被寄生红细胞的变化	除环状体外，其余各期均胀大；色淡；大滋养体期开始出现较多鲜红色的薛氏点（Schüffner's dots）	大小正常或略缩小；色泽与正常和细胞相同；常有数颗粗大紫褐色的茂氏点（Maurer's dots）

各种疟原虫的超微结构基本相似，现仅简要介绍红细胞内期的裂殖子。裂殖子通常呈圆形或梨形。虫体前端突出，形似截圆锥体称为顶突（apical prominence），虫体外被表膜复合膜，体内具一个胞核及一些细胞器（图 5－18）。

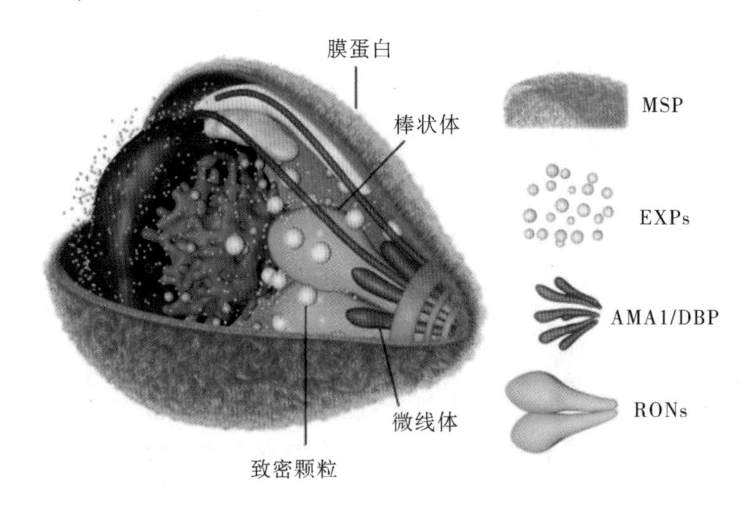

图 5－18　疟原虫裂殖子超微结构模式图

MSPs：裂殖子表面膜蛋白，EXPs：输出蛋白；AMA1/DBP：顶部膜蛋白 1/达菲结合蛋白；RONs：棒状体蛋白

二、致病与临床

疟原虫红细胞内期是主要致病阶段。红细胞外期的疟原虫对肝细胞虽有损害，但常无明显临床症状。

（一）潜伏期

疟原虫子孢子侵入人体到疟疾发作前这段时间称为潜伏期，包括子孢子侵入肝细胞、红细胞外期发育成熟所需时间，加上疟原虫经数代红细胞内期裂体增殖达一定数量所需时间的总和；输血感染疟疾仅需红内期裂体增殖一段时间。

疟原虫潜伏期长短主要取决于疟原虫的种、株的生物学特性，也与感染疟原虫的数量与方式、机体免疫力以及服用抗疟药等有关系。在我国，不同种株间日疟原虫的潜伏期长短差别明显，短潜伏期为 8～31 天，长潜伏期 6～12 个月，甚至 2 年，这与速发型子孢子和迟发型子孢子在人体肝细胞内的发育时间有关。潜伏期的长短一般间日疟短为 11～25 天，长为 6～12 个月，个别可长达 625 天。恶性疟潜伏期为 7～27 天，三日疟为 18～35 天。但侵入人体疟原虫数量多，或经输血输入大量无性体，或机体免疫力降低时，潜伏期常较短；服抗疟药者潜伏期可能延长。

（二）疟疾发作

疟疾发作的原因主要是红细胞内期疟原虫裂殖子胀破红细胞，裂殖子和疟原虫膜蛋白、核酸和疟色素以及红细胞碎片等一并进入血流；其中一部分可被多形核白细胞及单核吞噬细胞系统的细胞吞食，产生内源性热原质，与疟原虫代谢产物共同作用于下丘脑的体温调节中枢引起发热、寒战。

周期性发作为疟疾典型症状之一，典型的疟疾发作表现为周期性的寒战、发热和出汗退热 3 个连续阶段。这种周期性特点与疟原虫红细胞内期裂体增殖周期一致，即和裂殖子从所寄生的红细胞释出的时间一致。间日疟和卵形疟为隔日发作 1 次；三日疟为隔 2 天发作 1 次；恶性疟起初为隔日发作 1 次，以后则出现每天发作或间歇期不规则，这主要与恶性疟原虫密度相对较高有关。

发作的次数主要取决于治疗适当与否以及人体免疫力增长的速度。未经治疗的无免疫力的初发患者，可连续发作数次或十余次。若无重复感染，随着发作次数的增多，人体对疟原虫产生了免疫力，大部分原虫被消灭，发作自行停止。

急性疟疾患者经过若干次发作后，由于人体对疟原虫产生免疫力；或经不彻底药物治疗，疟疾发作症状可以暂时停止，镜下很难检测到外周血内疟原虫，但体内仍有少量残存的红内期疟原虫，在一定条件下又大量增殖，经过数周或数月，在无再感染的情况下，又可出现疟疾发作的临床症状，称为再燃（recrudescence）。疟疾初发后，红细胞内期疟原虫已被彻底清除，未经蚊媒传播感染，但肝细胞的内迟发型子孢子在某种因素作用下结束休眠，开始裂体增殖，产生大量裂殖子，释放入血，侵入红细胞又出现疟疾发作，称为复发（relapse）。再燃或复发都与不同种、株疟原虫的遗传特性有关。例如恶性疟原虫和三日疟原虫都不引起复发，只有再燃；而间日疟和卵形疟则既有再燃又有复发。间日疟原虫的不同地理株，在复发表现型上有很大差别。一般在初发后 2 ~ 3 个月内出现复发称为近期复发，经 3 个月以上的称为远期复发。我国某些地区间日疟也出现近期和远期复发类型。疟疾患者多次发作后表现出不同程度的贫血、脾肿大症状也是疟疾患者的主要体征之一。

重症疟疾（severe malaria），也称凶险型疟疾（pernicious malaria），常发生在恶性疟高度流行区的儿童、少年以及疟区无免疫力的人群（包括成人），由于误诊、延迟治疗或治疗不当而致。临床表现为：剧烈头痛、谵妄、急性神经紊乱、高热、昏睡或昏迷、惊厥。因为含有成熟红内期疟原虫的红细胞多在深部血管中聚集，且以脑部为主，所以患者常有昏迷症状。昏迷并发感染或呕吐和惊厥是常见的死因。儿童脑型疟的死亡率为 5% ~6% 。

总之，大多数发作症状典型，发热期与无症状期交替，较易辨认。恶性疟原虫所致的并发症，其症状和体征常不典型，容易和其他疾病混淆，如感冒、病毒性肝炎以及各种病因所致的昏迷。

（三）感染免疫

疟原虫有着非常复杂的生活史，宿主的免疫系统对疟原虫的免疫应答也是十分复杂。

1. 固有免疫（innate immunity）　疟原虫感染人体后，可以诱导宿主免疫系统起到保护作用。但剧烈的免疫应答同时可能引起强烈的促炎反应，导致宿主生命危险，这其实是固有免疫中炎症因子风暴的原因。固有免疫调控其实是疟原虫与宿主之间相互制约的一种作用。比如疟原虫侵入人体肝细胞后为什么不会诱导强烈的炎症反应引起症状，红细胞内期为什么会释放大量的膜蛋白、核酸物质引起强烈免疫应答，导致疟疾症状等。本质其实是疟原虫为了能够逃避宿主的固有免疫进化而来的能力。因此，深入地了解疟原虫不同时期激活的固有免疫途径对疟疾发病机制以及未来的预防、治疗都有重要意义。

2. 适应性免疫（adaptive immunity）　人体在感染疟疾后将诱导产生一定的免疫力，表现在人感染疟原虫后，即便不予治疗，随着疟疾发作次数增多，患者的临床症状也会明显减轻甚至消失。该现象表明人体感染疟原虫后将产生带虫免疫（premunition）。这种免疫力能抑制疟原虫在红细胞内的发育，使虫数明显减少，维持低水平的原虫血症。临床症状消失，对再感染有一定的抵抗力。但宿主体内疟原虫被药物杀灭，免疫力则逐渐消失。疟原虫免疫逃避的机制十分复杂，与疟原虫在细胞内寄生、抗原变异和基因多态性和主动调控宿主的免疫应答等因素有关。

3. 按蚊对疟原虫的免疫反应 进入蚊体内的配子体，只有1/20～1/10的能发育成动合子，当动合子穿过蚊胃上皮细胞后，只有极少数卵囊成熟，孢子生殖产生大量的子孢子释放到蚊血淋巴中，但能在唾液腺内发育成感染性子孢子的也只有很少一部分。由此可见，按蚊的免疫系统能抑制疟原虫的发育。按蚊对疟原虫的杀灭作用主要是通过黑化包被反应进行的。此外，受染按蚊产生的一氧化氮（NO）和抗菌肽也对疟原虫在蚊体内的发育具有一定的抑制作用。黑化包被反应是一种体液性黑化反应（humoral melanization），是由前酚氧化酶级联反应介导引起的。

微课/视频7

三、实验室诊断

依据我国《疟疾诊疗指南》，通过询问患者病史，对生活在疟疾流行区或曾于流行季节到过流行区的不明原因发热、脾大患者可提供疑似疟疾诊断的线索，应首先考虑或排除疟疾的可能性。具有疟疾典型的周期性发作史，对疟疾的诊断甚有帮助，确诊必须依据实验室病原学的检查结果。

（一）病原学检查

从患者外周血液中检出红内期疟原虫，是WHO推荐疟疾诊断的“金标准”，不仅能确诊并鉴定虫种，还能识别疟原虫虫期和原虫密度。一般从受检者的耳垂或手指尖采血作薄血膜和厚血膜涂片，以吉氏染液或瑞氏染液染色后镜检。恶性疟在初发时仅能查到环状体，配子体在外周血中出现时间则在查到环状体后10天左右，恶性疟患者外周血虫密度相对较高。除重度感染者外，一般在外周血中不易查见恶性疟原虫的滋养体和裂殖体，因虫体多在内脏血管中。其余3种疟原虫血检不受时间的限制。通常薄血膜涂片经染色后原虫形态结构完整、清晰，可辨认原虫的种类和各发育阶段的形态特征，适用于临床诊断，但虫数较少容易漏检。厚血膜涂片在制作过程中原虫皱缩，变形，而且红细胞溶解，鉴别有困难，但原虫较集中，易被发现，熟识其形态特征后可提高检出率。因此，最好1张玻片上同时制作厚、薄两种血膜，常先检查厚血片可较快找到疟原虫确立诊断，再检查薄血片确定虫种。疟原虫镜检法费时、费力，对低疟原虫血症和混合感染容易漏诊、误诊，但因操作简单、经济实用，仍是基层单位检测疟疾的主要手段。

受染红细胞比重减小，取抗凝血离心（1500r/min，离心3～5分钟），取上层红细胞涂片可提高原虫的检出率。在疟疾初发时原虫血症密度较低，一次血检阴性的可疑患者应在48～72小时反复涂血片镜检以提高原虫检出的阳性率。

（二）免疫学检测

该方法简便、快速，是疟疾快速诊断常用方法，但由于产品敏感性和特异性的不同，检测结果仅供参考，不能作为诊断最终依据，也不能用于判定抗疟治疗效果。

1. 检测特异性抗体 在疟原虫感染并出现原虫血症几天后，即可在血清中测出疟疾抗体，在2～4周达高峰，原虫消失后3～6个月内抗体逐渐下降到较低水平。当重复感染后或复发时抗体水平可很快升高，并持续较高水平。常用血清学诊断方法为酶联免疫吸附试验（ELISA）、间接荧光抗体试验（IFA）和间接血凝试验（IHA）等。这些方法操作简便，具有较高的特异性和敏感性，多用于疟疾的流行病学调查。血清中特异性抗体的检测结果可起辅助诊断的作用。

2. 检测血清循环抗原 该方法可用于疟疾的临床诊断、疗效考核和流行病学调查。利用血清学方法检测疟原虫循环抗原，能更好地说明受检对象是否有感染。常用的方法有放射免疫试验、抑制法酶联免疫吸附试验、夹心法酶联免疫吸附试验等。近年来，TDR推出一种由单抗等制备的免疫浸条，用于检测疟原虫感染患者血浆中的特异抗原，简便易行。其中Para Sight TM（Becton Dickinson）、ICT

Malaria PfTest（ICT Diagnostics Sydney）和 OPtiMALR（Flow Inc Portland，OR）诊断试剂盒在国外已商品化并在小规模现场应用。以上试剂盒使用的靶抗原主要是 HRP－2、pLDH 和 pGDH 等。利用免疫层析技术，根据待测血样通过检测线时的颜色反应来判断是否有疟原虫感染。该方法无须贵重仪器，操作简便易学，可直接读取结果，使快速诊断成为可能。

（三）分子生物学检测

包括核酸探针技术和 PCR 技术，可用于检测疟疾患者血清中疟原虫 DNA。

1. DNA 探针技术 应根据疟原虫种类设计相应的特异性的探针。该技术的敏感性和特异性均优于传统的镜检法和免疫学诊断技术。但因为操作繁锁、同位素污染等缺点而应用较少。

2. PCR 方法 常根据疟原虫的 SSU rRNA、CSP 基因序列设计特异性的引物，进行扩增。该技术敏感性和特异性较高且可用于虫种和虫株鉴定。巢式 PCR 等方法可进一步提高诊断的敏感性和准确性。但 PCR 方法仍费力耗时，需重复试验确定是否混合感染。如何在单次反应中检测多个虫种、虫株或基因型成为近年来研究的热点。可采用巢式 PCR、RT－PCR、环介导等温扩增（LAMP）和 real－time PCR 等技术进行检测条件的优化。

巢式 PCR 以疟原虫核糖体小亚基 18sRNA（18s SSU rRNA，18s）序列为检测靶标，第一轮扩增所用的引物是 rPLU1 和 rPLU2，第二轮扩增以第一轮 PCR 产物为模板，以通用引物 rPLU3 和 rPLU4 进行扩增。该对引物同样设计在疟原虫的保守区域，且扩增的区段在 rPLU1 和 rPLU2 为引物扩增的内部。这样通过两轮的扩增，检测的敏感性大大增加了，经过核酸电泳观察扩增的条带就可以确定疟疾的感染。但这时不能确定是哪种疟原虫感染或哪几种疟原虫混合感染。因此以已确定感染疟原虫的第一轮 PCR 产物为模板分别应用 rPALl 和 rPAL 引物对扩增恶性疟原虫，扩增片段大小为 205bp；应用 rVIV1 和 rVIV2 引物对扩增间日疟原虫，扩增片段大小为 117bp；应用 rMAL1 和 rMAL2 引物对扩增三日疟原虫，扩增片段大小为 144bp；应用 rOVA1 和 rOVA2 引物对扩增卵形疟原虫，扩增片段大小为 787bp。通过核酸电泳来确定是哪种或哪几种疟原虫感染。

知识拓展

中国疟疾消除

2021 年 6 月 30 日，WHO 发布新闻公报称，中国正式获得 WHO 消除疟疾认证。中国疟疾感染病例由 20 世纪 40 年代的年均发病人数 3000 万减少至零，是一项了不起的壮举。中国疟疾消除不仅是对我国卫生事业的巨大贡献，也是为人类健康和世界人权进步做出的一大贡献。中国科学家从中草药中发现并提取了特效抗疟药物青蒿素，挽救了全球特别是发展中国家数百万人的生命。中国探索总结出的“1－3－7”工作模式被正式写入 WHO 技术文件向全球推广应用，加快了全球消除疟疾的步伐。

第九节 巴贝虫

PPT

巴贝虫（*Babesia*）是一种寄生于红细胞内的原虫，属球虫纲（Coccidea）、梨形目（Piro plasmida）、巴贝科（Babesiidae），可引起巴贝虫病（babesiasis）。该病是人畜共患病，主要通过硬蜱叮咬传播，还可通过输血和母婴途径传播。自 1957 年在欧洲报道首例人体巴贝虫病以来，全球已发现的巴贝虫虫种约 100 多种，感染病例几百例，而实际感染数量更高。感染人体的巴贝虫主要为微小巴贝虫（*Babesia microti*）（也称田鼠巴贝虫）、分歧巴贝虫（*B. divergens*）和邓肯巴贝虫（*B. duncani*）。也有文献报道牛巴贝虫（*B. bovis*）和犬巴贝虫（*B. canis*）也可感染人。我国云南、内蒙古、台湾和浙江等地区也有巴贝虫病报道，但未进行种属的分类。

大多数人体巴贝虫病例为无症状或亚临床表现，不需或仅需止痛药和退热药对症治疗。对于无症状的患者，目前推荐使用奎宁加克林霉素进行治疗。伴有溶血的严重病例需输血，同时给予奎宁加克林霉素治疗。临床试验和实验室研究都已证实了上述联合用药的疗效，但毒性也较明显，包括听力障碍、低血压、胃肠不适等。

一、生物学特征

（一）生活史

巴贝虫生活史需经历节肢动物宿主（硬蜱）和哺乳动物宿主或人体内发育。无性生殖阶段寄生于牛、田鼠等哺乳动物或人的红细胞内，哺乳动物和人为中间宿主；有性生殖阶段寄生于传播媒介硬蜱体内，硬蜱为终宿主。巴贝虫生活史包括在哺乳动物红细胞内发育和蜱体内发育2个阶段，至少经历3个繁殖期：配子生殖（gamogony），在蜱肠中配子的形成和融合；孢子增殖（sporogony），在蜱唾液腺中的无性繁殖；裂体增殖（merogony），在脊椎动物宿主中的无性繁殖。

媒介硬蜱吸食巴贝虫感染的脊椎动物血液，红细胞内的巴贝虫被吸入，虫体在蜱消化管的肠上皮细胞内进行有性的配子生殖，形成合子和初级合子。产生可动的初级合子通过血淋巴循环迁移到蜱的组织细胞，在血细胞、肌细胞、马氏管细胞，特别是卵巢细胞内进一步发育、繁殖形成次级动合子。最后次级动合子进入硬蜱唾液腺，在唾液腺细胞内快速多分裂形成子孢子（sporozoites）。在蜱卵巢内的虫体可经卵传播，虫体可侵入蜱卵，在其后孵化出的幼蜱组织中继续繁殖，通过幼虫到若虫或若虫到成虫的跨期传递（transstadial transmission）。当幼蜱第一次吸血时，虫体进入唾液腺的腺泡，几天内形成感染性的子孢子。巴贝虫通过卵巢对雌蜱进行两代或多代传播，又称为垂直传播。当感染性蜱再次叮咬吸血时，将巴贝虫子孢子注入人、兽宿主体内，虫体侵入红细胞。在红细胞内以出芽的方式无性增殖为裂殖子，并破坏红细胞膜，导致溶血，裂殖子则可继续感染其他红细胞。在红细胞内，多数裂殖子通过二分裂方式变为滋养体，可呈环状体、二联体和四联体（maltese cross），形成2个，有时4个虫体。一些滋养体则可变为配子母细胞。最后，细胞破裂，释出虫体又侵入新的红细胞。

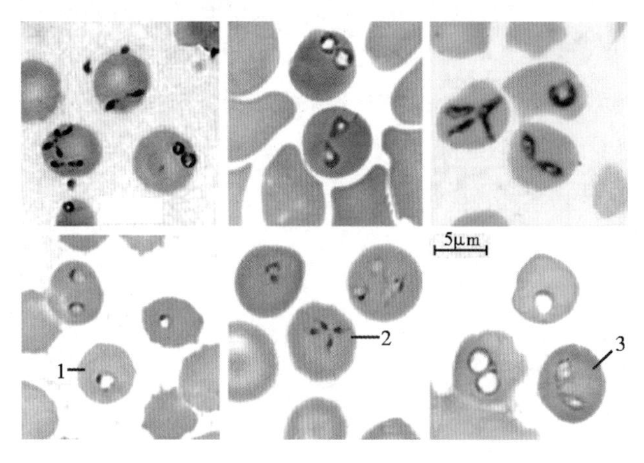

图5－19　人体红细胞内巴贝虫

1. 二联体型；2. 四联体型；3. 环状体型

（二）形态特征

在红细胞内，典型的寄生虫体呈梨形，也可是圆形、环形，偶尔为不规则形。常排列呈特征性的角度，尖削端相对。电镜下观察，其顶端复合器（apical complex）位于虫体宽钝端。虫体大小为4.0μm×1.5μm。虫体细胞核经吉姆萨染色为紫红色，呈圆形或块状。胞质染成蓝色，其边缘着色较深。在常规血涂片中，可见到红细胞内有多个巴贝虫呈环状排列或形成梨形小体。易诊断为红内期疟原虫，但巴贝虫较疟原虫环状体小，虫体不构成色素等可区别（图5－19）。

二、致病与临床

（一）发病机制与病理学改变

巴贝虫经硬蜱传播侵入哺乳动物体内后，特异性地侵袭红细胞。在红细胞内分裂、增殖，并产生毒性物质。其主要致病因子包括化学性和机械性两类，尤以化学性致病因子最为重要。感染巴贝虫病的动物，其肺、脑和肾等器官毛细血管中的红细胞呈线状或集落状凝集，以致引起血液淤积和毛细血管堵塞，受侵器官出现局部缺血直至发生组织坏死。由于肝脏窦状隙血液淤积而导致肝肿胀、细胞变性乃至坏死，以中心静脉周围最为多见。

（二）临床表现

人体巴贝虫病的临床表现可有轻型、中型和重型之分。轻型患者仅有低热，略有疲惫和不适感、轻微头痛、虚弱乏力以及食欲缺乏等。中型起病急骤，高热达39～40℃，恶寒战栗，大汗不止。头痛剧烈，肌痛，甚至周身关节疼痛。有时畏光，精神抑郁或烦躁不安，神志恍惚。可能出现恶心、呕吐，但无脑膜刺激症状。脾脏有轻度至中度肿大，淋巴结无异常。无发疹现象。重症起病时临床表现同中型。危重患者溶血性贫血发展迅速，伴发黄疸、蛋白尿、血尿及肾功能障碍等。有脾脏摘除史的患者临床表现常较严重。重型多于起病后5～8天内死亡。严重的感染常常发生在脾切除、原发性和继发性免疫功能低下以及年老体衰的个体。儿童感染巴贝虫通常表现为轻度或无症状。脾切除或并发感染者，尤其是HIV感染可加重巴贝虫感染的症状。

三、实验室诊断

凡是有脾切除史、近期内未到过疟疾流行区、无近期输血史和血涂片检查发现有独特的细胞学特征（梨状寄生虫、无寄生虫色素颗粒）者，应考虑巴贝虫病。巴贝虫病的确诊依靠血涂片检查时在红细胞内找到寄生虫。急性发热并伴有溶血性贫血患者可怀疑为巴贝虫病。受感染者一般有近期被蜱叮咬史。输血后如果出现发热性的溶血症，也应考虑检查巴贝虫病。

（一）病原学检查

血涂片染色镜检是最常用的方法。巴贝虫对红细胞的感染率较疟原虫高。外周血片用瑞氏或吉姆萨染色，红细胞内巴贝虫如深染的环形和亮蓝色的胞浆。微小巴贝虫裂殖子1.5～2.0μm，分歧巴贝虫裂殖子1～3μm。依据感染的宿主不同，所见虫体形态上有差异。血涂片中可查见原虫的持续时间为3～12周，在脾切除患者可长达7个月。血片检查费时，需有经验，要与恶性疟原虫相鉴别。低原虫血症可能造成误诊，需采用其他方法进一步检查。

（二）免疫学检测

间接荧光抗体试验（IFA）检测人、田鼠巴贝虫感染敏感性高，特异性强，重复性好，特别是慢性感染，是目前首选的方法。感染后13个月到6年抗体滴度仍可升高。在免疫功能低下患者常呈假阴性，HIV感染和脾切除者一般滴度很低。分歧巴贝虫的感染严重，通常因时间紧急不宜用血清学方法诊断。在血红蛋白尿出现7～10天血清中可测出抗体。IFA方法也可用于不同种巴贝虫感染的诊断，因为田鼠巴贝虫与分歧巴贝虫之间的血清学交叉反应很低，但IFA检测巴贝虫感染与疟原虫感染有轻度交叉反应。

（三）分子生物学检测

PCR方法更为灵敏，已用于巴贝虫感染的早期诊断，可检出大约3个裂殖子。PCR常扩增高保守区核小亚基DNA（nssDNA），对扩增片段进行序列分析，并与已知其他序列做同源性比较，可鉴定感染的虫种。有原虫血症的巴贝虫患者血中可检出巴贝虫 DNA，反映了有活动性感染。PCR 技术也已应用于巴贝虫病的流行病学调查工作中。

（四）动物接种

对于难以通过患者血样镜检确定的病例，接种入田鼠腹腔中，或小牛、狗的静脉内（视怀疑的虫种而定），然后逐日或隔天检查血片，连续观察 4 周，若出现原虫血症则证实本病。

注意鉴别诊断：蜱咬史和其他全身症状易与立克次体病相混淆，可根据血片检出原虫来鉴别。人体血膜涂片红细胞内的巴贝虫很易与恶性疟原虫的环状滋养体相混淆，但其环状体小于恶性疟原虫，并且在一个感染的红细胞中常多至 4 ~ 5 个虫体，最主要的区别特征是受巴贝虫感染的红细胞无色素颗粒。此病因为很少见，一般医务人员对该病缺乏认识，而容易导致误诊或漏诊。重症有溶血和血清胆红素明显升高，必须注意与其他伴有黄疸的疾病和病毒性肝炎等相鉴别。

（程　洋）

PPT

第十节　刚地弓形虫

学习目标

1. 通过本节的学习，掌握刚地弓形虫生活史及其各期形态，刚地弓形虫感染的实验室诊断方法；熟悉刚地弓形虫的致病机制和临床表现；了解刚地弓形虫的流行和防治。

2. 具有运用病原学、免疫学和分子生物学检测方法进行刚地弓形虫感染的实验室诊断的能力。

3. 养成正确的饮食卫生习惯，服务健康中国战略。

刚地弓形虫（*Toxoplasma gondii* Nicolle and manceaux，1908）是一种在人和多种动物之间广泛传播的细胞内寄生原虫，可引起人兽共患弓形虫病（toxoplasmosis）。

弓形虫病呈世界性分布，人体感染较普遍。传染源主要有家畜、家禽及野生动物，尤其是猫及猫科动物。造成其广泛流行的原因：多种生活史期，如卵囊、包囊、假包囊及速殖子，都具有感染性；中间宿主广，家畜、家禽、鸟类、爬行类等动物均易感；可在终宿主与中间宿主之间、中间宿主与中间宿主之间交叉传播；包囊可长期存在于中间宿主组织内；猫的卵囊排放量大，对外界环境抵抗力强。

人的感染有多种途径，以经口感染为主。常见感染方式：食入未煮熟的含弓形虫的肉类、蛋类、奶类；经损伤的皮肤和黏膜；接触被卵囊污染的土壤、水源；抚摸玩耍宠物猫；经输血或器官移植；经胎盘传播；节肢动物携带卵囊传播。

预防弓形虫感染，应防止猫粪中的卵囊污染食物和饮水，加强肉类检疫、改变不卫生的食肉习惯、不吃生或半生的肉。注意个人卫生，保护免疫功能缺陷或低下的人群。妊娠期妇女应进行产前弓形虫抗体定期检查，不接触猫、犬等动物。弓形虫病目前尚无特效药物，乙胺嘧啶、磺胺类药物如磺胺嘧啶、乙酰螺旋霉素、阿奇霉素、克林霉素等有一定疗效。乙胺嘧啶与磺胺类药联用，效果更好。对妊娠期妇女，可用乙酰螺旋霉素等药物治疗。

微课/视频 8

一、生物学特征

（一）生活史

弓形虫生活史复杂，需要 2 个宿主。在猫及猫科动物体内进行有性生殖和无性生殖，既是终宿主又是中间宿主。在人或其他动物体内进行无性生殖，仅是中间宿主。弓形虫对中间宿主选择极不严格，除人和哺乳动物外，鸟类和鱼类等都可成为中间宿主；且在中间宿主的寄生部位也较复杂，除红细胞以外的有核细胞均可寄生。弓形虫生活史有5个阶段：滋养体（trophozoite）、包囊（cyst）、卵囊（oocyst）、裂殖体（schizont）和配子体（gametocyte）。在宿主有核细胞内增殖的滋养体称为速殖子（tachyzoite），此时含速殖子的有核细胞又称为假包囊（pseudocyst）。包囊内的滋养体称为缓殖子（brachyzoite）（图5-20）。

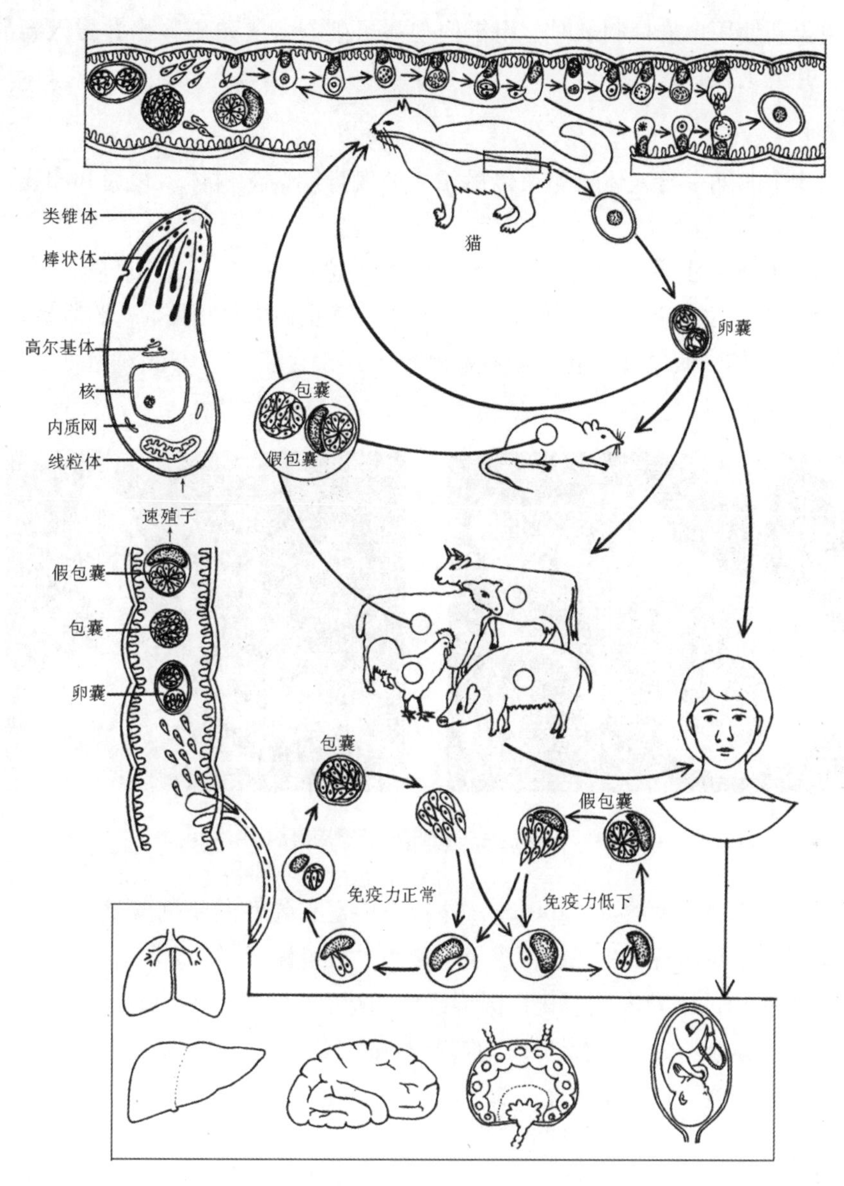

图5-20　弓形虫生活史及虫体形态示意图

1. 终宿主体内发育　猫及猫科动物食入被成熟卵囊污染的食物或水，或捕食含弓形虫包囊或假包囊的动物内脏、肉类，子孢子、缓殖子或速殖子在其小肠逸出，侵入肠上皮细胞增殖形成裂殖体，成熟后释出的裂殖子侵入新的肠上皮细胞形成第二、三代裂殖体，经数代裂体增殖后，部分裂殖子发育为雌、雄配子体，继续发育为雌、雄配子，经受精为合子，最后发育为卵囊。卵囊从上皮细胞内逸出进入肠腔，随粪便排出体外。刚排出的卵囊无感染力，需在适宜条件下才能发育为具有感染性的成熟卵囊。弓形虫除在猫肠上皮细胞内进行有性生殖外，也可在猫的其他组织细胞内进行无性生殖，发育过程与中间宿主体内相同。

2. 中间宿主体内发育 人或其他动物吞食了猫及猫科动物排出的成熟卵囊或动物肉类中的包囊或假包囊，在其肠内逸出子孢子、缓殖子或速殖子，即侵入肠壁，经淋巴液或血液循环扩散到脑、淋巴结、肝、心、肺、肌肉等全身各组织器官，在有核细胞内经内二芽殖、二分裂繁殖形成假包囊。经裂体增殖，假包囊破裂，释出的速殖子再侵入新的组织细胞，如此反复增殖。免疫功能正常的机体，部分速殖子侵入宿主细胞内，如脑、眼、骨骼肌的细胞，虫体不进行迅速增殖，而分泌物质形成囊壁。虫体在囊壁内缓慢增殖，胀破宿主细胞后形成包囊。包囊在体内可存活数月、数年，甚至终生。当机体免疫功能低下或长期使用免疫抑制剂时，组织内包囊可破裂，缓殖子释出并侵入新的组织细胞，形成包囊或假包囊，并继续发育繁殖。

（二）形态特征

弓形虫生活史 5 个时期中与人体致病及传播相关的发育期为滋养体、包囊和卵囊，人体仅见滋养体和包囊。

1. 滋养体 呈弓形或新月形，一端较尖，一端较钝；一边扁平，另一边较膨隆。大小为 (4～7)μm × (2～4)μm。经吉姆萨或瑞氏染色后，可见胞核呈紫红色，位于虫体中央稍偏后，胞浆呈蓝色，内有少量颗粒。有核细胞内寄生的虫体（假包囊）呈纺锤形或椭圆形，一般含几个至十几个速殖子。速殖子扫描电镜如图 5－21 所示。

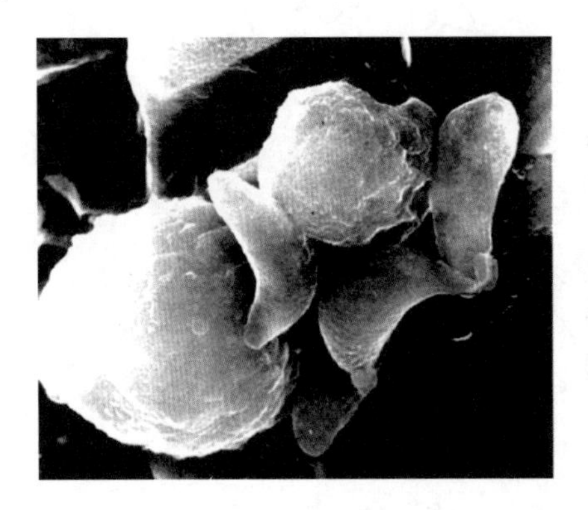
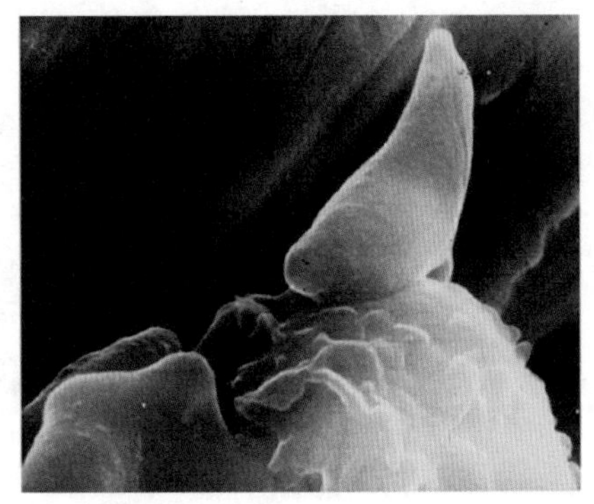

图 5－21 弓形虫速殖子扫描电镜图

2. 包囊 圆形或椭圆形，直径 5～100μm，外被一层富有弹性的坚韧囊壁，囊内含有数十个至数千个缓殖子。缓殖子形态与速殖子相似，仅缓殖子略小，核稍偏后。

3. 卵囊 从猫粪排出的卵囊未孢子化，圆形或椭圆形，大小为 10～12μm；外为两层光滑透明的囊壁，其内充满均匀小颗粒。成熟卵囊含 2 个孢子囊（sporocyst），每个孢子囊内含 4 个子孢子，呈新月形，一端较尖，一端较钝，相互交错在一起。

二、致病与临床

（一）致病机制

弓形虫的致病作用与虫株毒力和宿主的免疫状态有关。根据虫株的侵袭力、增殖速度、是否形成包囊及对宿主的致死率等，刚地弓形虫可分为强毒株和弱毒株。强毒株侵入机体后迅速繁殖，可引起急性感染和死亡；弱毒株侵入机体后，增殖缓慢，在脑或其他组织形成包囊，很少引起死亡。国际上公认的强毒株是 RH 株，弱毒株是 Beverley 株。

速殖子是弓形虫的主要致病阶段，虫体在有核细胞内发育增殖，破坏细胞，刺激淋巴细胞、巨噬细胞浸润，导致组织的急性炎症和坏死。包囊内缓殖子是慢性感染的主要形式，因缓殖子增殖，包囊

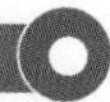

增大，压迫周围组织；包囊破裂可引起迟发型超敏反应，产生肉芽肿，病变多见于脑、眼等部位。

人类对弓形虫缺乏有效的固有免疫，感染弓形虫后，机体免疫反应首先在血清中可检测到IgM抗体，1个月后为IgG抗体。细胞介导的免疫在宿主保护性免疫反应中起主导作用。免疫功能正常者感染弓形虫后，多为无症状的带虫状态，呈隐性感染。当宿主免疫功能抑制或免疫系统受损时，组织内包囊活化，缓殖子转化为速殖子，出现播散性感染，导致复发或致死性传播。

（二）临床表现

人体感染弓形虫后绝大多数没有明显的症状和体征，属隐性感染。妊娠期妇女及免疫缺陷患者感染后常出现严重损害。临床上弓形虫病分为先天性弓形虫病和获得性弓形虫病。

1. 先天性弓形虫病 发生于初孕妇女，经胎盘感染胎儿。妊娠前3个月感染，症状较严重，可致流产、早产、畸胎或死产。妊娠后期感染，损害较轻。先天性弓形虫病主要累及大脑和眼，如脑积水、脑钙化、视网膜脉络膜炎和精神、运动障碍等。亦可见发热、皮疹、呕吐、腹泻、黄疸、肝脾肿大、贫血、心肌炎、癫痫等表现。

2. 获得性弓形虫病 出生后由外界获得的感染，多为隐性感染，属机会致病性寄生虫病。在艾滋病等免疫功能缺陷疾病时可转为急性重症，甚至恶化而导致死亡。常见临床类型：淋巴结肿大，是最常见的获得性弓形虫病症状，患者淋巴结肿大、变硬，有象皮样感，伴有长时间低热，疲倦，肌肉不适等；脑炎、脑膜炎、癫痫和精神异常等中枢神经系统病症；眼病，视网膜脉络膜炎等，较先天性弓形虫病少见；其他，如消化系统损害、心肌炎、支气管炎和肺炎等。

知识拓展

弓形虫的另一面

感染弓形虫的老鼠从谨慎变为轻率，因侵占猫的领地而容易被猫捕食。弓形虫感染与亢奋类精神行为障碍，以及暴力、冒险等异常行为相关。孕期接触弓形虫虫源性成分诱导子代孤独症样行为。慢性弓形虫感染与多种精神行为异常之间存在相关性，可能潜移默化地改变着人类的群体人格。

可能是宿主学习、记忆以及防御行为最重要的脑区被弓形虫包囊寄生，从而使其行为发生改变。具体机制还需进一步阐述。

三、实验室诊断

（一）病原学检查

常用方法有直接涂片染色法、组织切片检查法、动物接种法和细胞培养法。

1. 直接涂片染色法 取急性期患者的腹腔积液、胸腔积液、羊水、眼房水、脑脊液或血液等离心，沉淀涂片；或骨髓、淋巴结穿刺物涂片；经瑞氏或吉姆萨染色，镜检弓形虫速殖子。此法简便，但阳性率不高，阴性者不能排除感染。

2. 组织切片检查法 取患者的病变组织，如淋巴结、胎盘、心内膜组织、脑组织等活检标本，作组织切片检查弓形虫的速殖子或包囊。组织切片中的速殖子形态多变，结构不清晰，较难确认，可结合酶法或免疫荧光法提高敏感性和特异性。包囊呈球形，囊壁清楚，大小不一，内含缓殖子，数量不等，可达数千个。因包囊长期存活于组织内，发现包囊并不能表明是现症患者。

3. 动物接种法 将病变组织分泌物或抽出液接种于小鼠腹腔，1周后取腹腔液镜检速殖子，阴性时需盲传至少3代。该法阳性率高，但需要4周以上才能获得结果。

4. 细胞培养法 将标本接种于体外培养的单层有核细胞，如HeLa、HFF细胞等，经3～5天可查见速殖子或假包囊。该法优于动物接种法，可分离虫株，但需要细胞培养设备及相关技术。

（二）免疫学检测

主要检测血清中抗弓形虫特异性抗体，该法简便易行，敏感性和特异性均较好，是目前最常用的方法。常用于检测的抗体有 IgG 和 IgM。IgM 抗体是急性感染出现较早的敏感标志，一般在感染后 1 周出现，维持 3 ~ 6 个月，个别感染者可持续 1 年，有的甚至长达数年。IgG 抗体通常在感染后 1 ~ 2 周出现，1 ~ 2 个月后达高峰，以后按不同的速率下降，并可终生持续阳性。IgG 阳性不能区分是急性还是慢性感染，是现症感染还是既往感染。IgM 阴性可排除近几个月内的弓形虫感染，但对 IgM 阳性的正确解释比较困难，不能认为 IgM 阳性就可诊断为新近获得的感染，故 IgM 阳性者最好补做其他证实性试验。通常 2 种或 2 种以上的检测方法联合应用，以提高检出率和准确度。

1. 染色试验（DT） 为经典的特异血清学方法，活滋养体在致活因子参与下与样本内特异抗体作用，阳性者多数虫体表膜被破坏，不再为亚甲蓝着色。根据镜检虫体是否蓝染来判别，镜检见半数以上虫体不着色为阳性，半数以上虫体着色为阴性。

2. 间接血凝试验（IHA） 本法特异、灵敏、快速、简易，具有良好的特异性与敏感性，适用于流行病学调查及筛选检测。

3. 酶联免疫吸附试验（ELISA） 本法特异性高，敏感性强，简便快速，操作易自动化控制。用于检测患者血清特异性抗体或弓形虫循环抗原，广泛用于早期急性感染和先天性弓形虫病的检测。

4. 间接荧光抗体试验（IFA） 以虫体为抗原，采用荧光标记的二抗检测特异抗体。此法具有高度的特异性、敏感性与稳定性，简便快速，有早期诊断价值。

（三）分子生物学检测

PCR 及其衍生技术、核酸分子杂交技术、LAMP 技术、基因芯片技术等分子生物学技术可测定体液和组织中的弓形虫 DNA 用于诊断弓形虫病，具有敏感、特异、快速、可重复和操作简便等优点。但该法影响因素较多，如引物特异性、实验条件的差异等都会导致结果的假阳性。需结合其他佐证资料或免疫学检测结果判定。宏基因组二代测序（mNGS）对弓形虫脑炎的诊断具有较好的价值。

另外，还可进行血常规检查和影像学检查。弓形虫患者外周血白细胞数正常或轻度升高，嗜酸粒细胞常增多。脑弓形虫病可借助脑 CT 扫描或磁共振技术辅助诊断。胎儿的先天性弓形虫病，脑室扩大最为常见，且往往是双侧对称的，也可以是单侧的。大多数免疫缺陷伴弓形虫脑炎的患者，CT 扫描可显示双侧脑的多发性病变。70% ~ 80% 艾滋病伴发的弓形虫脑炎 CT 扫描可见多发性环状增生性病变，多位于皮质髓质连接区及基底神经节，病变的特征是低密度的。

第十一节　隐孢子虫

PPT

隐孢子虫（*Cryptosporidium* Tyzzer，1907）是一种重要机会致病性人兽共患原虫，可引起人与动物以腹泻为主要症状的隐孢子虫病（cryptoporidiasis），也是引起艾滋病、肿瘤及其他免疫功能低下患者死亡的主要病原体之一。现已发现的隐孢子虫有 20 余种，感染人的隐孢子虫主要是人隐孢子虫（*C. hominis*）和微小隐孢子虫（*C. parvum*）。

已有 6 大洲 90 多个国家 300 多个地区报道有隐孢子虫感染者和患者。我国于 1987 年首次发现人体隐孢子虫病病例，随后在江苏、安徽、内蒙古、福建、山东和湖南等地区陆续有该病病例报道。隐孢子虫患者和带虫者是本病主要传染源。实验证实，牛、羊、猫、犬和兔等动物的隐孢子虫卵囊亦可感染人，成为畜牧地区和农村的重要动物源性传染源。本病经口传播，如饮用水源污染，易引起暴发流行。人对隐孢子虫普遍易感。婴幼儿、艾滋病患者、接受免疫抑制剂治疗的患者，以及免疫功能低

下者则更易感染隐孢子虫。

卵囊是隐孢子虫的感染阶段，食入被患者和病畜粪便污染的水或食物，是人群感染和传播隐孢子虫病最主要的方式和途径。因此，加强人畜粪便管理，注意个人卫生是防止本病流行的基本措施。对于免疫功能低下人群，尤其是艾滋病患者要特别加强保护，提高机体免疫功能。饮用煮沸的开水是防止感染的一项重要措施。目前，尚缺乏对本病的有效治疗药物。硝唑尼特（NTZ）是 FDA 批准的唯一可用于治疗婴幼儿隐孢子虫病的药物，但其不能用于治疗免疫缺陷患者的隐孢子虫病。国内用大蒜素治疗，有一定疗效。国外有用巴龙霉素、螺旋霉素治疗患者的报道，但其疗效尚不确定。

一、生物学特征

（一）生活史

隐孢子虫生活史简单，不需要转换宿主，在一个宿主体内就可以完成整个生活史（图 5－22）。生殖方式包括无性生殖（裂体增殖）、有性生殖（配子生殖）和孢子增殖。其生活史阶段包括卵囊、子孢子、滋养体、Ⅰ型裂殖体、Ⅱ型裂殖体、配子体、配子及合子等。该虫寄生于宿主小肠上皮细胞刷状缘。感染者体内形成的卵囊随粪便排出体外，污染食物或水源。人或家畜食入含卵囊的食物或饮水而感染。

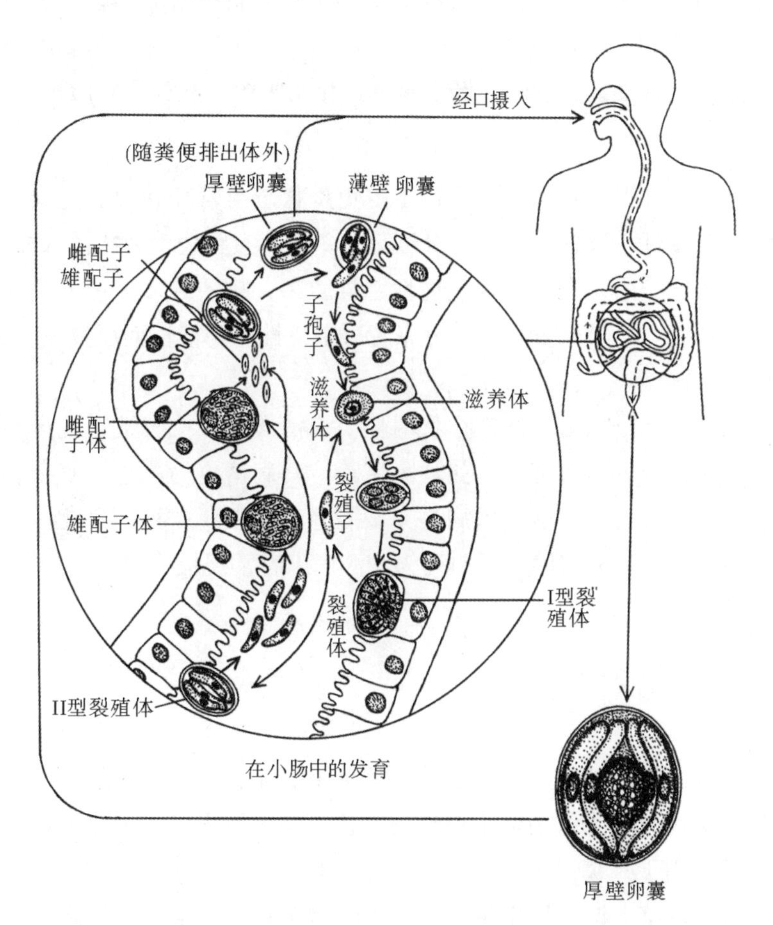

图 5－22　隐孢子虫生活史示意图

成熟卵囊被人或其他脊椎动物吞食后，在消化液作用下卵囊破裂释出子孢子，侵入肠上皮细胞发育为滋养体，而后进行裂体增殖形成含 8 个裂殖子的Ⅰ型裂殖体，Ⅰ裂殖体破裂释出裂殖子，再侵入肠上皮细胞行裂体增殖；部分裂殖子侵入肠上皮细胞则发育成含 4 个裂殖子的Ⅱ型裂殖体。Ⅱ型裂殖体成熟后破裂释出的裂殖子则发育为雌、雄配子体，再经减数分裂发育为雌、雄配子，并结合形成合子。合子经孢子增殖发育为薄壁卵囊或厚壁卵囊。薄壁卵囊内的子孢子直接在肠腔内逸出后，侵入肠上皮细胞，形成宿主自体内重复感染。两种卵囊都可排出体外，薄壁卵囊在外界环境中不能生存而死亡，也不具有感染性；厚壁卵囊随宿主粪便排出体外，即具有感染性。整个生活史发育过程需 5 ~ 11 天。

（二）形态特征

卵囊呈圆形或椭圆形，无色透明，直径 4 ~ 6μm，成熟囊卵内含 4 个子孢子和由颗粒物组成的团块状残留体（residual body），子孢子为香蕉形或弯曲的腊肠形。改良抗酸染色，卵囊为玫瑰红色，残留体呈暗黑（棕）色，背景为蓝绿色。

二、致病与临床

（一）致病机制

隐孢子虫主要寄生于小肠上皮细胞刷状缘纳虫泡内，空肠近端是该虫最常见的寄生部位，严重者可扩散到整个消化道。由于虫体的寄生，造成被寄生部位肠黏膜细胞的损害。表现为黏膜凹陷；肠绒毛萎缩，变短变粗，或融合、移位和脱落；上皮细胞脱落。但轻度感染者肠黏膜可无明显变化。虫体寄生破坏了肠绒毛的正常生理功能，影响了肠黏膜的消化与吸收，从而导致腹泻。

（二）临床表现

隐孢子虫病的临床症状和严重程度取决于宿主的免疫状态与营养状况。免疫功能正常者，症状较轻，病程长短不一，具自限性，通常 1 ~2 周，最短 1 ~2 天。主要表现为急性水样腹泻，一般无脓血，日排便 2 ~20 次。但严重感染的幼儿可出现喷射性水样腹泻，排便量多。患者常伴有腹痛、腹胀、恶心、呕吐、食欲减退或厌食、口渴和发热。部分患者可由急性转为慢性而反复发作，多数病程 20 天至 2 个月，亦有长达数年者。

免疫功能受损者感染隐孢子虫后，通常症状明显，病情严重，持续性霍乱样水泻最为常见，一日数次乃至数十次。同时并发肠外器官寄生，如呼吸道等，其病情更为严重、复杂。艾滋病患者感染隐孢子虫后，病情加重，甚至死亡。隐孢子虫病是艾滋病患者最主要致死病因之一。有报道称，80% 左右的艾滋病患者死于本病，故国外将隐孢子虫列为艾滋病患者常规检测项目。

三、实验室诊断

微课/视频 9

（一）病原学检查

查获粪便中隐孢子虫卵囊即可确诊。隐孢子虫卵囊经生理盐水直接涂片法和碘液染色法镜检时均不着色，但其他杂质（如酵母菌等）可着上碘液的颜色。临床腹泻患者采用此两种方法联合使用，可进行卵囊的初筛，特别适用于卵囊较多的隐孢子虫腹泻患者。这两种方法的缺点是湿片检查不能在油镜下观察，卵囊少时容易漏检。浓集法中以 Sheather 蔗糖浮聚法为常用，经离心后卵囊浮于液面，取上层液体滴片镜检。该法可提高检出率，但因镜检卵囊需经验，常规检查中使用受限。多用直接涂片染色法检查粪便中卵囊，常见染色方法如下。

1. 金胺－酚染色法 染色后在荧光显微镜下可见卵囊为圆形，发出乳白色略带绿色的荧光，中央淡染，似环状。酵母菌对此法不显色，但有时出现非特异性荧光，应注意鉴别。本法简便、敏感，适用于批量标本的过筛检查，对阳性及可疑标本可用改良抗酸染色法进一步检查。该方法需要荧光显微镜。

2. 改良抗酸染色法　染色后背景为蓝绿色，卵囊呈玫瑰红色，内部结构清晰，极易辨认，易与显深蓝色的酵母菌区别。但有时背景出现非特异性红色抗酸颗粒，易与卵囊混淆，应注意鉴别。

3. 金胺酚－改良抗酸染色法　先用金胺－酚染色，再用改良抗酸染色法复染，染后显微镜检查，其卵囊同抗酸染色。而非特异性颗粒呈蓝黑色，颜色与卵囊不同，有利于卵囊的检查，提高了检出率和准确性。

（二）免疫学检测

1. 特异性抗体检测　常用 ELISA、IFA 检测患者血清中特异性 IgG、IgM、IgA 抗体，其敏感性和特异性较好，但 IgG 抗体阳性无法用于现症患者的诊断。

2. 卵囊抗原检测　粪便标本经乙酸乙酯或蔗糖等离心浓集后，取浓集物置载玻片上，用特异性单克隆抗体 IFA 法于荧光显微镜检查隐孢子虫卵囊抗原，该法特异性和敏感性均较高，但价格昂贵。

（三）分子生物学检测

应用 PCR 技术检测粪便标本中隐孢子虫卵囊 DNA，敏感度可达 5 个/ml 样本。但粪便中干扰 PCR 反应的杂质较多，需在检测前对卵囊加以纯化。另外，因卵囊有一层坚固的囊壁，常规方法提取卵囊 DNA 效果较差，需在提取 DNA 前裂解卵囊。

（陈盛霞）

PPT

第十二节　其他致病性孢子虫

一、等孢球虫

等孢球虫（*Isospora*）又称囊等孢球虫，是人类和哺乳类、鸟类和爬行类动物肠道内的寄生性原虫。已报道的有十余种，其中仅贝氏等孢球虫（*I. belli*）和纳塔尔等孢球虫（*I. natalensis*）寄生于人体，引起等孢球虫病（isosporiasis）。国内仅有贝氏等孢球虫病例报道。

等孢球虫病呈世界性分布，主要流行于热带、亚热带地区。免疫力低下者较易感，艾滋病患者的感染率为 3%～20%，等孢球虫病是艾滋病患者腹泻的主要病因之一。贝氏等孢球虫仅感染人体，无保虫宿主，因此，注意个人卫生、饮食卫生和食品卫生是有效的预防措施。乙胺嘧啶、磺胺异噁唑对本病有一定疗效，免疫抑制患者的慢性感染可用复方磺胺甲噁唑。

（一）生物学特征

1. 生活史　生活史简单，在一个宿主体内完成整个生活史。人或其他动物因食入成熟卵囊而感染。卵囊进入宿主消化道后，囊内子孢子在小肠逸出并侵入肠上皮细胞发育为滋养体，经裂体增殖发育为裂殖体，裂殖子逸出后侵入附近的肠上皮细胞继续进行裂体增殖。部分裂殖子在肠上皮细胞内形成雌雄配子体，雌雄配子结合形成合子发育为卵囊，卵囊随粪便排出体外。卵囊内孢子囊可在宿主体内或体外形成。

2. 形态特征　卵囊呈长椭圆形，大小为（20～33）μm×（10～19）μm。未成熟卵囊内含有 1 个大而圆的细胞，成熟卵囊内含有 2 个椭圆形孢子囊，每个孢子囊含有 4 个半月形的子孢子和一个残留体（图 5－23）。

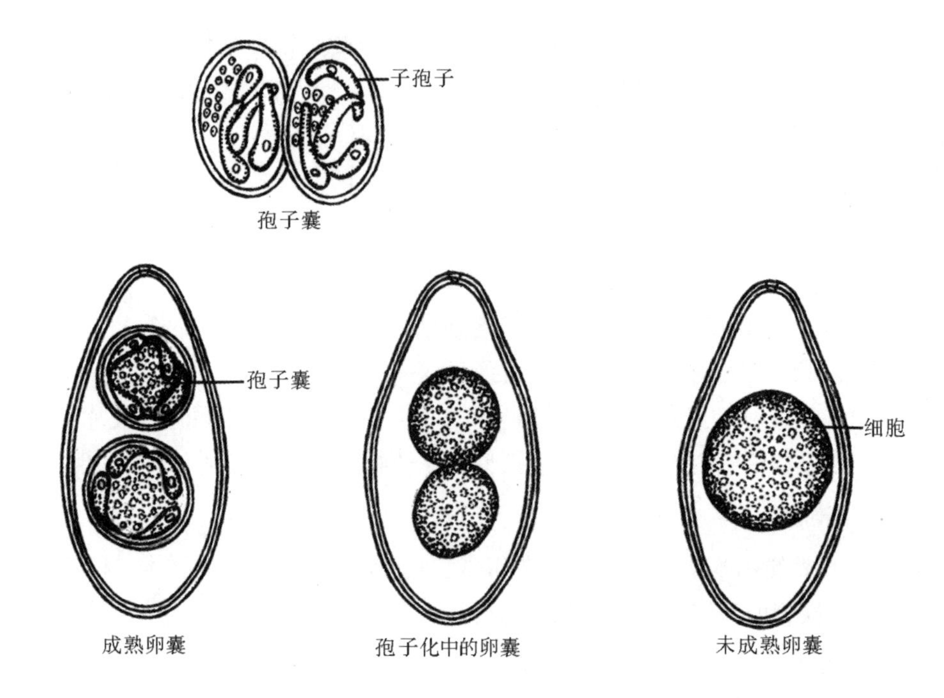

图 5-23　贝氏等孢球虫孢子囊和卵囊形态示意图

（二）致病与临床

贝氏等孢球虫主要寄生于小肠黏膜上皮细胞，严重患者可扩散至整个消化道，甚至淋巴结、脾和肝等器官组织。感染轻者肠黏膜病变不明显，重者可出现肠绒毛扁平或膨大呈鼓槌状，肠上皮细胞老化、脱落速度加快，小肠固有层淋巴细胞、浆细胞和嗜酸粒细胞增多等。

人体感染贝氏等孢球虫病情轻重与机体的免疫状态有关，免疫功能正常者无明显症状或具自限性，数日至数周后可缓解。免疫功能低下人群可出现腹泻、腹痛、厌食等；起病急，有发热、持续性水样或脂肪性腹泻、体重减轻等症状，甚至死亡。如卵囊在肠内孢子化，在十二指肠脱囊，进行连续的裂体增殖和配子生殖，则可引起慢性病程，且常有复发。婴幼儿感染症状较成人重。艾滋病患者感染贝氏等孢球虫，除出现消化系统症状外，还可出现肠外症状。

（三）实验室诊断

病原学检查方法是目前诊断的主要手段，在粪便中查见该虫卵囊或十二指肠活组织检查发现肠内各期虫体即可确诊。因卵囊微小，常规直接涂片容易漏诊，改良加藤厚涂片法检测效果较好。常用浓集法提高检出率，如 Sheather 蔗糖浮聚法、硫酸锌浮聚法、沉淀法等。卵囊比重较小，无色透明，浓集涂片后用碘液染色或改良抗酸染色镜检。

二、肉孢子虫

肉孢子虫（*Sarcocystis*）是一种广泛寄生于人类和哺乳动物、鸟类、爬行动物细胞内的寄生原虫，引起肉孢子虫病（sarcocystosis）。肉孢子虫可寄生于人体小肠和肌肉组织。寄生于人体小肠的肉孢子虫有两种，即以牛为中间宿主的牛人肉孢子虫（*S. bovihominis*）和以猪为中间宿主的猪人肉孢子虫（*S. suihominis*），2 种肉孢子虫终宿主均为人、猕猴和黑猩猩，由于均寄生于人肠道，故统称为人肠道肉孢子虫。寄生于人肌肉中的肉孢子虫为耐氏肉孢子虫（*S. nesbitti*），又称人肌肉肉孢子虫，人是其中间宿主。

肉孢子虫病呈世界性分布，我国云南、广西、山东、甘肃和西藏等地区均有病例报道。人体自然感染率为 4.0% ~21.8%，家畜感染率高达 70% ~100%。肉孢子虫囊可在牛、猪体内持续生存数月乃至1～2年，因此，居民有吃生牛肉或生猪肉习惯的地区均可呈地方性流行。此外，肉孢子虫还可由缓殖子通过粪便污染而传播。终宿主一次感染，可持续排孢子囊数周至数月，且可反复感染。孢子囊的生命力很强，可在中间宿主中广泛传播。

预防人肠道肉孢子虫病应加强猪、牛等动物的饲料管理，加强肉类卫生检疫，不食生的或未煮熟肉类，养成良好的饮食卫生习惯，切生、熟肉的刀具、砧板要分开，防止人粪便污染水源和饲料。复方新诺明、乙胺嘧啶和甲硝唑等对本病有一定疗效。

（一）生物学特征

1. 生活史 人肌肉肉孢子虫生活史未完全清楚。人肠道肉孢子虫的生活史需两种宿主，终宿主为人和某些肉食动物，中间宿主为牛或猪。人因生食牛、猪等中间宿主肌肉中的肉孢子虫囊而感染。成熟肉孢子虫囊进入人体消化道后，在胃蛋白酶作用下，囊壁破裂释放出缓殖子，侵入小肠黏膜杯状细胞，经配子生殖形成圆形或卵圆形配子体，进而发育为雌雄配子，形成合子，移入黏膜固有层内，经孢子生殖形成卵囊。经8～10天发育为成熟孢子囊。卵囊壁破裂后，孢子囊释放入肠腔，随粪便排出体外。

中间宿主牛或猪食入孢子囊污染的饲料，子孢子在小肠脱囊而出，穿破肠壁血管，随血流进入多种器官的血管内皮细胞，以内二芽殖法2次裂体增殖，产生裂殖子，也称速殖子。第二代裂殖子经血行扩散进入肌细胞，形成肉孢子虫囊发育为裂殖体，产生大量香蕉形裂殖子（缓殖子）。整个发育期2～4个月。肉孢子虫裂体增殖代数因虫种而异。

肉孢子虫有严格的宿主特异性，在其中间宿主和终宿主中，只有在其中一个宿主体内发育成熟才能感染另一个宿主，即只有孢子化的孢子囊才能感染中间宿主；同样只有成熟肉孢子虫囊中的缓殖子，才能感染终宿主。在中间宿主和终宿主体内成熟的虫体不产生自体感染。

2. 形态特征

（1）卵囊 长椭圆形，大小为（16～21）μm×（13～16）μm，内含2个孢子囊，每个孢子囊内含4个子孢子。因卵囊壁薄而脆弱常在肠内自行破裂，孢子囊即脱出。孢子囊呈椭圆形，无色透明，大小为（13.6～16.4）μm×（8.3～10.6）μm。

（2）肉孢子虫囊 又称包囊或肉孢子囊，寄生在中间宿主的肌肉中，呈圆柱形或纺锤形，大小差别很大。通常长径为1cm或更小，横径1～2mm；大的长径可达5cm，横径可达1cm。囊壁结构因虫种和不同发育期而有差别，内有许多间隔把囊内虫体分隔成簇（图5－24）。

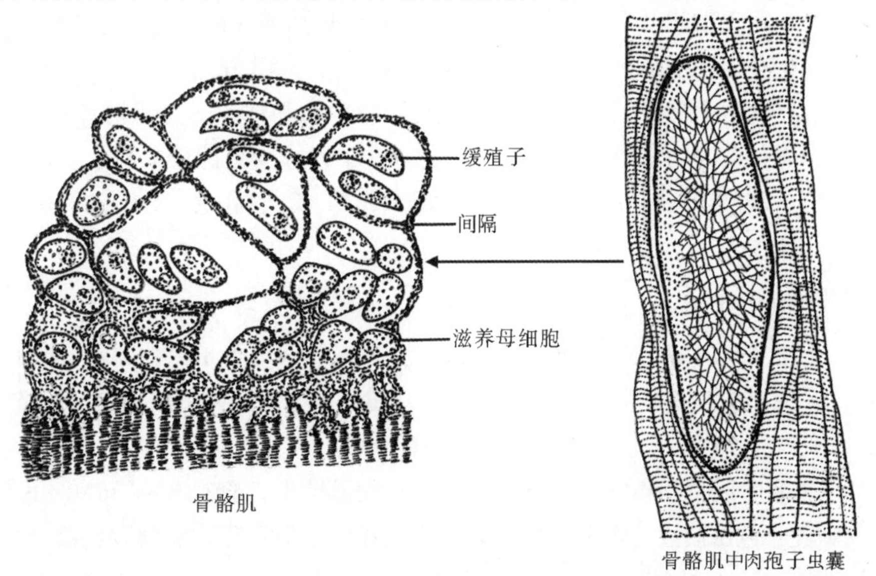

图5－24 肌肉中的肉孢子虫囊形态示意图

（二）致病与临床

人体感染人肠道肉孢子虫后，症状表现轻重不一，甚至无症状。重症感染时，可出现消化道症状，如间歇性腹痛、腹胀、腹泻、食欲不振、恶心、呕吐，严重者可发生贫血、坏死性肠炎等。多数患者嗜酸粒细胞增高。

人肌肉肉孢子虫感染一般不出现临床症状，少数表现为肌肉疼痛、发热、皮疹、心肌炎症等症状。在人肌肉中的肉孢子虫囊可破坏所侵犯的肌细胞，并可致邻近细胞压迫性萎缩，伴有肌痛、皮下肿胀等；如囊壁破裂可释放出有剧毒的肉孢子毒素（sarcocystin），作用于神经系统、心、肾上腺、肝和小肠等，严重可致患者死亡。

（三）实验室诊断

1. 病原学检查 自患者粪便中查出肉孢子虫孢子囊或卵囊即可确诊，可用活组织检查肌肉内的肉孢子虫囊。

（1）浓集法 粪便中的肉孢子虫孢子囊数量通常不多，因此需用浓集法。用比重1.15以上的糖溶液或盐溶液（NaCl或$ZnSO_4$）浮聚孢子囊。

（2）活组织检查 动物宿主常用压片镜检肌肉组织中肉孢子虫囊，或蛋白酶消化法检查缓殖子。

2. 免疫学检测 以缓殖子为抗原，采用IHA、IFA、ELISA等检测患者血清中抗肉孢子虫抗体。本法敏感性好，但虫种间有交叉反应，难以鉴别虫种。

3. 分子生物学检测 PCR扩增或DNA探针等方法可提高检出率。

三、环孢子虫

环孢子虫（*Cyclospora*）又称圆孢子虫，是寄生于人体引起腹泻的肠道原虫。其中卡耶塔环孢子虫（*Cyclospora cayetanensis*）是重要虫种之一。Soave（1986）首次从腹泻患者的粪便中分离到此虫，我国1994年于福建首次报道人体感染此虫。

环孢子虫性腹泻呈世界性分布，多见于发展中国家，大部分为热带地区。几乎所有的脊椎动物可成为环孢子虫的宿主（也有人认为人是环孢子虫的唯一宿主），人因食用受环孢子虫污染的食物或水而感染。美国HIV血清阳性腹泻患者环孢子虫感染率为11%，我国其感染率占腹泻患者的7%～8%，农村人群感染率较高，免疫功能低下者更易感。环孢子虫的传播途径尚不清楚，一般认为是经水传播。环孢子虫病暴发多发生在温暖季节。

注意个人卫生、饮食卫生和饮水卫生，避免粪便污染食物和饮水等是预防环孢子虫的有效方法。消毒食品用具，对预先包装好的水果和蔬菜也要彻底清洗，以减少被感染的机会。治疗的药物首选甲氧苄啶（TMP）或复方磺胺甲噁唑和磺胺甲基异噁唑（SMZ）联合用药。对磺胺类药物过敏者，可单独用TMP或环丙沙星治疗。

（一）生物学特征

1. 生活史 一般认为其生活史与隐孢子虫相似，所不同的是环孢子虫的卵囊必须在宿主体外孢子化才具有感染性。环孢子虫是在宿主肠细胞内完成无性生殖和有性生殖的，卵囊在体外完成孢子化需4～5天。

2. 形态特征 主要阶段是卵囊。人粪便中分离的卵囊呈球形，直径8～10μm，酸快速染色（acid-fast-stain）的卵囊着色由淡红色至深红色不等。淡染者囊壁不着色，囊内颗粒淡红色；深染者囊内颗粒呈深棕色，囊壁染色相对较浅。孢子囊呈卵圆形，大小为4μm×6μm。环孢子虫卵囊与隐孢子虫卵囊外形相似，环孢子虫卵囊略大。

（二）致病与临床

环孢子虫引起腹泻的确切机制目前还不清楚。内镜检查和肠组织活检显示，部分环孢子虫患者的十二指肠远端红斑明显，呈轻度或中度急性炎症，部分绒毛不同程度的萎缩，陷窝肥大。由此认为，环孢子虫是通过不断侵入、破坏宿主的小肠上皮细胞而出现腹泻症状。

环孢子虫的典型临床症状是腹泻、不同程度贫血以及营养不良。主要症状为水样腹泻，可由发热、不适和腹痛突然起病。一般可在数日或数周内自愈，但也有持续数月至数年的。长期患病可引起吸收不良和体重减轻。免疫缺陷患者可引起难治性严重腹泻。环孢子虫腹泻不易与隐孢子虫或其他肠道病原引起的腹泻区别。

（三）实验室诊断

1. 病原学检查 粪便镜检发现特征性的卵囊可确诊。粪便涂片经改良抗酸染色后容易发现卵囊，需多次粪检。有时当原虫处于细胞内期时，只能靠肠组织活检才能确诊。

2. 免疫学检测 血清特异性抗体检测显示以 IgG 抗体多见，部分病例出现 IgG 和 IgM 双阳性。用单克隆抗体 IFA 技术检查环孢子虫卵囊也可辅助诊断。

3. 分子生物学检测 PCR、荧光定量 PCR 技术检查环孢子虫均有较好的敏感性和特异性。

四、微孢子虫

微孢子虫（microsporidia）是一群专性细胞内生长的寄生原虫，能广泛感染节肢动物、鸟类、哺乳动物和人。迄今报道的微孢子虫有 150 多个属、1200 多个种。至少有 7 个属的微孢子虫能感染人，包括肠上皮微孢子虫属（*Enterocytozoon*）的毕氏肠微孢子虫（*E. bieneusi*），脑炎微孢子虫属（*Encephalitozoon*）的肠脑炎微孢子虫（*E. intestinalis*）等，以及微粒子虫属（*Nosema*）、匹里虫属（*Pleistophora*）、粗糙多孢微孢子虫属（*Trachipleistophora*）、条纹微孢子虫属（*Vittaforma*）和腕虫属（*Brachiola*）的某些种。最近分子进化和系统分类研究认为微孢子虫应归于真菌。

微孢子虫病是一种人兽共患病，呈世界性分布。人对微孢子虫均易感，但男性多于女性，免疫低下或免疫抑制患者更易感染本病。有报道，约 20% 有慢性腹泻的艾滋病患者系微孢子虫感染所致，微孢子虫是艾滋病患者慢性腹泻的常见病原体之一。

人类感染微孢子虫的来源尚未完全清楚，可能有以下几种：①人源性，微孢子虫可能是人体固有寄生虫，人体免疫功能低下时呈显性感染，无症状携带者可能是传染源之一；②动物源性，某些家禽和哺乳动物可能是人类罹患本病的传染源，从家兔、豚鼠、小鼠、大鼠、麻雀及鸽子等动物中发现或分离出微孢子虫，可能是感染动物的排泄物通过消化道或呼吸道传播；③水源性，用氯处理城市供水，能有效控制水环境中微孢子虫感染，说明表层水可能是微孢子虫的感染源。

饮水需煮沸消毒，避免食用生的或未煮熟的肉类及其制品，注意个人卫生，免疫功能低下的人避免与敏感动物接触等是预防微孢子虫病的有效措施。目前对该病尚无特效治疗药物。可试用阿苯达唑、磺胺异噁唑、烟曲霉素及甲硝唑等药物。

（一）生物学特征

1. 生活史 微孢子虫包括孢子、分裂体、母孢子和成孢子细胞等发育阶段。生活史包括裂体增殖和孢子增殖 2 个阶段，且都在同一宿主体内进行，3 ~ 5 天为 1 个周期。当成熟孢子被人吞食后，孢子可伸出极管，将具有感染性的孢子质注入宿主细胞浆内，在靠近细胞核处发育为裂殖体（或称分裂体），并以二分裂或多分裂方式进行繁殖，不断地在细胞之间进行扩散。进入孢子增殖阶段后，裂殖体在宿主细胞中发育为孢子母细胞，后者继续分裂为成孢子细胞，最后发育成熟为感染性孢子。受感染的宿主细胞破裂，释放出感染性孢子，通过粪便排出体外（图5－25）。有些种类的微孢子虫能在宿主细胞的纳虫泡中生长繁殖，而有的则直接在宿主细胞的胞质中发育。一个肠细胞内可见到不同发育阶段的虫体。

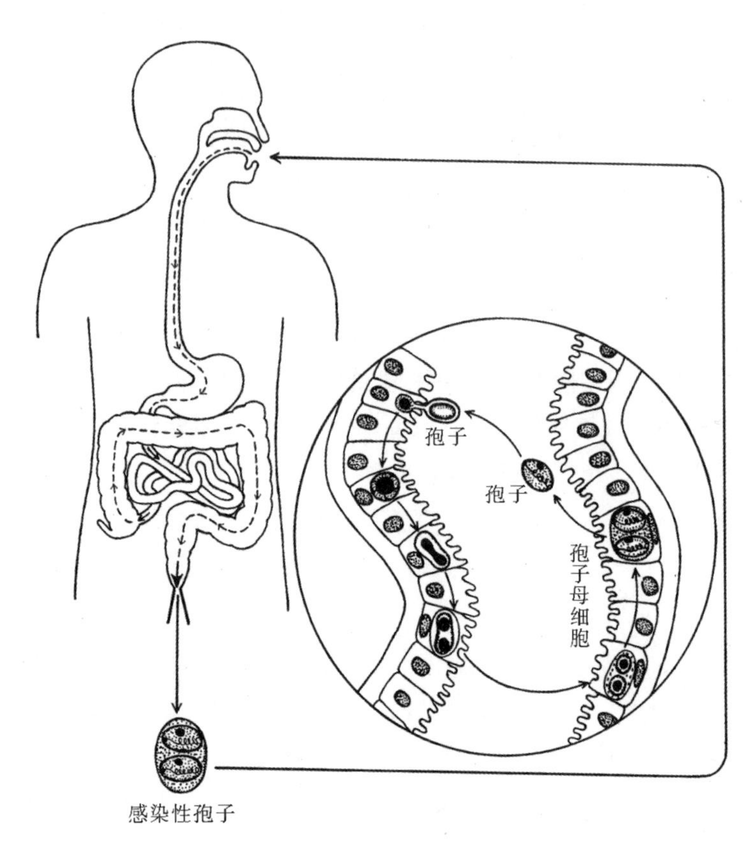

图5－25　微孢子虫生活史示意图

2. 形态特征　成熟孢子呈椭圆形或卵圆形，大小为（1～3）μm×（1.5～4.0）μm。细胞内没有线粒体、过氧化物酶体及典型的扁平囊状高尔基器，但具有完整的细胞核。电镜下可见孢子壁由3层组成，由内到外为质膜层、内孢子层（电子透明层）和外孢子层（电子致密层）。细胞核1～2个，位于孢子体中后2/3处，被螺旋状盘绕的细长极丝缠绕。根据孢子大小、极丝的缠绕圈数和排列方式、胞核数量可以鉴别不同种属的微孢子虫。

（二）致病与临床

微孢子虫属机会致病寄生虫，其致病性随宿主的免疫状态不同而不同。人体可能通过吞食成熟孢子而感染，随着微孢子虫在肠壁细胞内生长繁殖，逐渐向周围细胞扩散或经血循环播散至肝、肾、脑、肌肉等其他组织器官，引起不同程度的损害。局灶性肉芽肿、血管炎及血管周围炎是微孢子虫的典型病理损害。

人微孢子虫病起病缓慢，潜伏期为4～7个月，临床症状依感染部位不同而异。

1. 肠道微孢子虫病　以毕氏肠微孢子虫感染最为多见。好发于空肠，其次为十二指肠远端。临床表现与隐孢子虫病和等孢球虫病相似，出现慢性腹泻和吸收不良。大便为水样，每天4～8次，持续1个月以上，无黏液脓血，而常见有未消化的食物。还有恶心、腹绞痛、食欲下降及低热等症状。绝大多数病例为HIV阳性或艾滋病患者，多伴有其他病原体感染，如巨细胞病毒、蓝氏贾第鞭毛虫、隐孢子虫等。

2. 其他部位感染　因微孢子虫经消化道进入人体后，通过血液循环播散而致。①中枢神经系统损害：感染者有头痛、嗜睡、神志不清、呕吐、躯体强直及四肢出现痉挛性抽搐等症状。②眼部损害：

微孢子虫角结膜炎患者有畏光、流泪、异物摩擦感、眼球发干、视物模糊等症状，部分患者有低热并伴乏力。③微孢子虫肌炎：患者出现进行性全身肌肉乏力与挛缩，体重减轻，有低热及全身淋巴结肿大。④微孢子虫肝炎：患者早期有全身乏力、消瘦，偶有腹泻，继之出现黄疸，腹泻加重，伴有发热，并迅速出现肝细胞坏死。

（三）实验室诊断

1. 病原学检查 电镜检查孢子是目前确诊和鉴定的“金标准”。但其敏感性较低，且制备样品和检查过程耗时，尤其是体液或粪便样本。利用染色的活组织印片、涂片或切片光镜检查，也具有诊断价值。常见染色方法有吉姆萨染色和改良三色染色等。

（1）吉姆萨染色法 孢子卵形，孢子质灰蓝色，核深粉色，近核处可见一空白区。有杂菌时孢子不易识别，因此，此法检查体液标本比粪便标本识别率高。

（2）改良三色染色法 孢子被染成粉红色，有些孢子内可见斜行条纹，背景呈绿色或蓝色。某些细菌、酵母及杂质也可着色。该方法优于吉姆萨染色法，因可提高孢子与背景的分辨率，但标本要求新鲜。

另外，鸡胚、小鼠腹腔接种、细胞培养等方法可在体外培养微孢子虫，便于更好地了解其特性，更准确地诊断和鉴别微孢子虫。

2. 免疫学检测 IFA 或 ELISA 检查宿主血清特异性抗体可作为辅助诊断微孢子虫的方法，用微孢子虫单克隆抗体或多克隆抗体免疫荧光技术检测虫体抗原具有较好的前景。

3. 分子生物学检测 PCR、巢式 PCR、原位杂交等分子生物学技术也可用于微孢子虫检测，敏感性和特异性均高。

（陈盛霞）

第十三节 人芽囊原虫

PPT

人芽囊原虫（*Blastocystis hominis*）是一种寄生于人体消化道中的寄生性原虫，是寄生虫检查中最常见的寄生虫种类之一。其分类学地位一直争议不断，多年来，该虫被归类于寄生在人类肠道内的无害酵母菌。1967 年，Zierdt 根据其生理及超微结构方面的特点而将其归为原虫，并指出其为引起人类腹泻的病原之一。近年来，分子遗传学和生物学研究表明，芽囊原虫属可能包含许多不同种，依不同宿主而有不同的命名，目前已经证实至少 9 种芽囊原虫可以感染人类。2007 年，有些学者建议停止使用人芽囊原虫（*Blastocystis hominis*）的称呼，而改用芽囊原虫属（*Blastocystis* spp.）。人芽囊原虫的分布呈全球性，尤以热带、亚热带及发展中国家最为常见，其最有可能的传染方式为粪 - 口传染，当被感染的人粪便中带的包囊被其他人接触到，进入口中便会感染。预防人芽囊原虫感染的关键是消除传染源和切断传播途径。发现带虫者或患者应及时治疗。常用药物为甲硝唑（灭滴灵），对甲硝唑有抗性的虫株可用复方新诺明、痢特灵（呋喃唑酮）等，二碘羟基喹啉（双碘喹啉）也有效。

一、生物学特征

（一）生活史

人芽囊原虫主要寄生在人体消化道的回盲部，也可见于消化道其他部位，完成生活史只需 1 个宿主，但其生活史尚不完全清楚，根据大量研究推测其发育过程：包囊—空泡型/阿米巴型—包囊（图 5 - 26）。包囊在体外培养的条件下可脱囊形成空泡型虫体，并主要以二分裂方式大量增殖。随后空泡型可转变为阿米巴型，或转变为颗粒型。阿米巴型虫体可吞噬细菌，进一步发育成包囊。一般认为阿米巴型为致病期，包囊为感染期，但研究发现滋养体也可成功感染动物。其感染方式是通过受污染的食物或饮水进入机体。包囊在室温下可在外界环境中存活 19 天。包囊有薄壁包囊和厚壁包囊之分，薄壁包囊可以在肠腔内增殖，造成自体感染，而厚壁包囊则与粪 - 口传播的肠外途径有关。人芽囊原虫的生殖方式有有性生殖和无性生殖功能。虫体的生殖方式主要为二分裂法、孢子生殖、裂体生殖、内二芽殖。

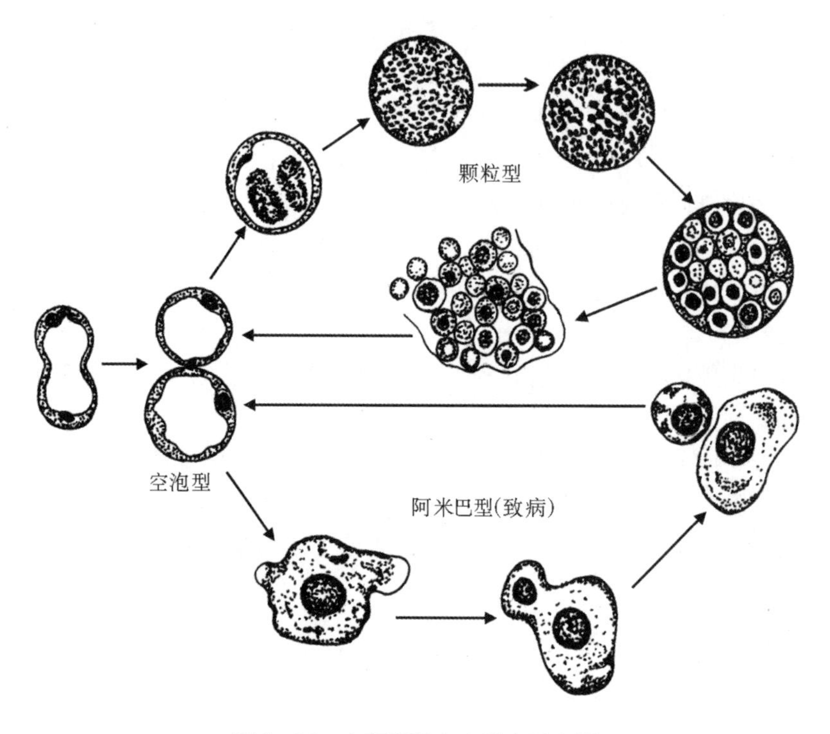

图 5 - 26　人芽囊原虫生活史示意图

（二）形态特征

人芽囊原虫形态结构多样，有空泡型、颗粒型、阿米巴型和包囊 4 种基本形态，通常我们将空泡型、颗粒型、阿米巴型归为滋养体。在体外培养时可见空泡型、颗粒型、多空泡型、无空泡型、阿米巴型和包囊型 6 种形态。在成形的人粪中典型形态为空泡型虫体，光镜下碘染空泡型虫体呈圆形或卵圆形，直径 6 ~ 40μm，多为 4 ~ 15μm，虫体中央有一大的透亮的空泡，空泡占据细胞 90% 的空间，空泡中常含有碳水化合物和脂肪。空泡和细胞膜之间形成月牙状间隙，内含细胞质，细胞核被挤在空泡边缘，核呈月牙形或块状，数目 1 ~ 4 个。颗粒型由空泡型发育而成，虫体中心内充满圆形颗粒状物质，只有在培养基中血清含量高时可见此型。阿米巴型外形多变，有伪足突起，虫体可做缓慢移动，胞质中含细菌或颗粒状物质。多空泡型虫体含多个核，核与核之间有胞质相连（图 5 - 27）。包囊圆形或卵圆形，直径 3 ~ 5μm，具有由多层纤维层组成的囊壁，囊壁厚 5 ~ 100nm，胞质中有 1 ~ 4 个核，含小液泡和糖原沉着。与空泡型和颗粒型虫体相比，包囊对温度变化、高渗和低渗环境以及空气有较强的耐受。

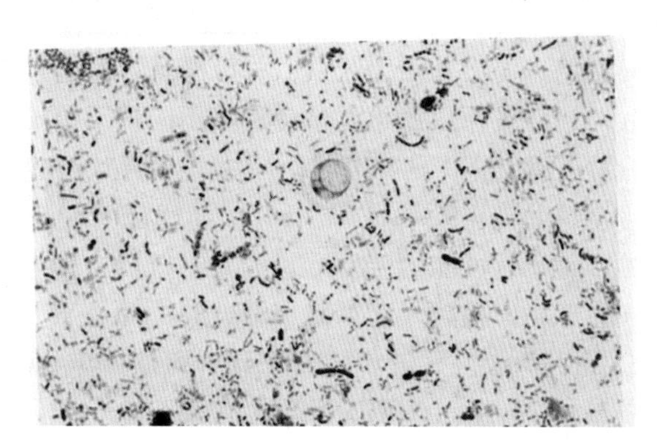

图 5 - 27　人芽囊原虫形态 - 空泡型（瑞氏 - 吉姆萨染色）

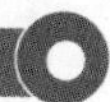

二、致病与临床

人芽囊原虫被认为是一种机会致病性寄生虫，感染者多无临床症状，少数感染者出现消化道症状，可有腹泻、腹部不适、腹痛或腹部绞痛、恶心、呕吐等症状，严重的急性感染者可能会出现水样腹泻和发热。疲劳、食欲减退、胃胀及其他非特异性消化道症状也可能与人芽囊原虫感染有关。

流行病学研究结果提示，人芽囊原虫感染与肠易激综合征有关。肠易激综合征属于胃肠功能紊乱性疾病，少数人芽囊原虫感染者不能自愈，可致慢性感染，出现此综合征，可持续存在或间歇发作3个月以上，包括腹痛或腹部不适，排便后缓解，大便次数改变，大便性状异常（黏液便），严重影响患者的生活质量和工作。婴幼儿、免疫力低下、HIV感染者以及免疫缺陷人群中该原虫感染率较高，提示其具有一定的机会致病性。严重的人芽囊原虫感染可能影响儿童的生长发育。

近年来有些文献指出它的感染与消化道疾患，甚至与大肠直肠癌有关。关于该虫的致病性目前仍存在争议，感染者及症状轻微者一般不需要治疗。

三、实验室诊断

（一）病原学检查

在粪便中检获虫体即可诊断，常用病原学检查方法包括生理盐水直接涂片法、碘液染色法、三色酸染色法、固定染色法（如吉姆萨、瑞氏染色法、汞碘醛法）、改良抗酸染色法、浓集法及培养法等，其中培养法的检出率最高。由于虫体较小，形态多样，极易漏诊和误诊。显微镜检时应注意与白细胞、脂肪滴以及其他原虫，如溶组织内阿米巴、脆弱双核阿米巴、哈门氏内阿米巴、微小内蜒阿米巴的包囊和隐孢子虫卵囊及真菌鉴别。

（二）免疫学检测

有酶联免疫吸附试验（ELISA）和间接荧光抗体试验（IFA）等，但尚未用于临床。

（三）分子生物学检测

如PCR等，具有敏感性高、特异性强等特点，目前已广泛应用于科研领域，在临床上可用于辅助诊断。

（陈　琳）

PPT

第十四节　结肠小袋纤毛虫

结肠小袋纤毛虫（*Balantidium coli* Malmsten，1857）属小袋科、动基裂纲，是人体最大的寄生原虫。然而，对于结肠小袋纤毛虫的分类地位，学术界至今仍存在较大争议。该虫寄生于人体结肠内，可侵犯宿主的肠壁组织引起肠壁损伤，引起结肠小袋纤毛虫痢疾（balantidial dysentery），并偶尔造成肠外感染。结肠小袋纤毛虫呈世界性分布，流行于热带和亚热带地区，在菲律宾等地尤为常见。我国山西、河南和山东以南各地区均有散发的病例报告。人群感染率一般低于1%，但与猪等动物密切接触者以及免疫力低下者感率较高。猪是重要的保虫宿主，感染率为20%～100%。应加强人粪和猪粪的管理和无害化处理，防止包囊对食物和水源的污染，注意个人卫生和饮食卫生，以预防该病的流行。甲硝唑或黄连素为有效治疗药物。

一、生物学特征

（一）生活史

结肠小袋纤毛虫生活史有滋养体和包囊 2 个阶段。包囊是其感染阶段，随污染的食物、饮水经口感染宿主，在胃肠道中受消化液的作用，包囊内的虫体脱囊而出转为滋养体，并下行至结肠内定居。滋养体在结肠内以淀粉颗粒、细菌和肠壁细胞为食，主要以横二分裂法进行繁殖，有时也进行接合生殖或出芽生殖。在一定条件下滋养体可侵入肠壁。一部分滋养体随肠蠕动抵达结肠下段，由于受到粪便内水分减少的影响，虫体缩小、变圆，同时分泌一层囊壁将自身包围，形成包囊而随粪便排出。包囊期基本上是结肠小袋纤毛虫生活史中的静止期，包囊内的虫体不再进行分裂增殖。部分滋养体随粪便排出体外后也可形成包囊。人体内的滋养体很少形成包囊，而在猪肠内的滋养体则可形成大量包囊。人因食入包囊污染的食物、饮水而感染，也可通过蝇或其他昆虫携带传播（图 5 - 28）。

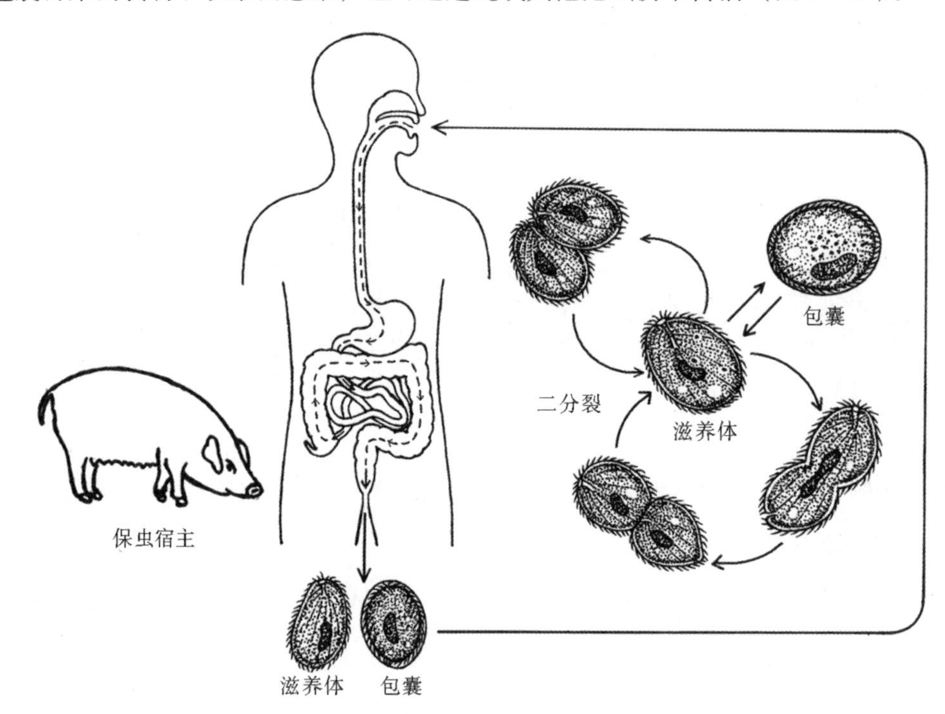

图 5 - 28　结肠小袋纤毛虫生活史示意图

（二）形态特征

1. 滋养体　呈椭圆形，无色透明或淡灰略带绿色，大小为（30 ~ 200）μm ×（25 ~ 120）μm，腹面略扁平，背面隆起，表面凹凸不平，全身披有纤毛，可借纤毛的摆动迅速旋转前进（图 5 - 29）。虫体极易变形，前端有一凹陷的胞口，下接漏斗状胞咽，颗粒食物借胞口纤毛的运动进入虫体形成食物泡，消化后的残渣经胞肛排出体外。虫体中、后部各有一伸缩泡，具有调节渗透压的功能。苏木素染色后可见 一个肾形的大核和一个圆形的小核，后者位于前者的凹陷处。

2. 包囊　呈圆形或椭圆形，直径为 40 ~ 60μm，淡黄或淡绿色，囊壁厚而透明，染色后可见胞核（图 5 - 29）。

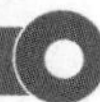

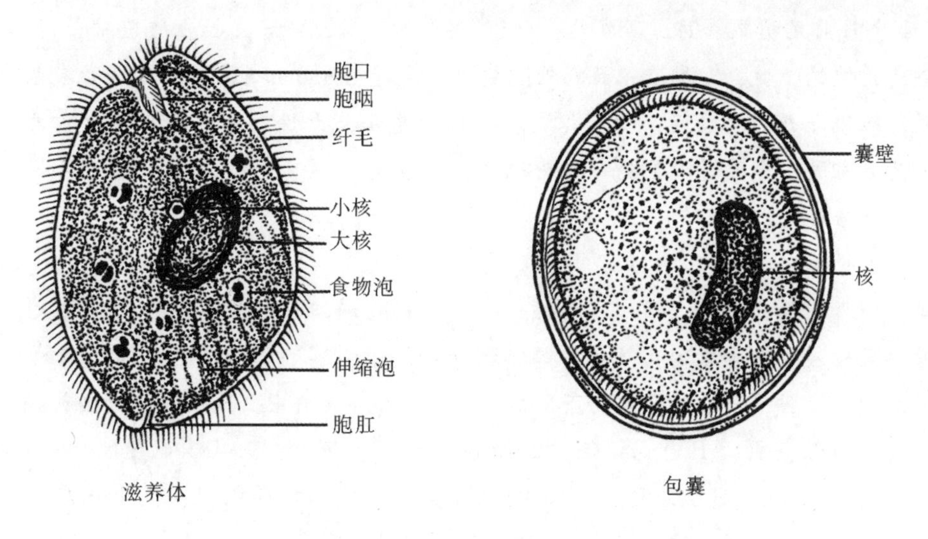

图 5-29 结肠小袋纤毛虫滋养体和包囊形态示意图

二、致病与临床

近年来研究资料表明，结肠小袋纤毛虫可能是一种机会致病性原虫，疾病的发生，除了虫体本身因素外，尚与其寄生环境和宿主机体的免疫状态密切相关。滋养体寄生于结肠，大量繁殖，可分泌透明质酸酶并借助机械运动侵犯结肠黏膜甚至黏膜下层，引起溃疡。严重病例可出现大面积结肠黏膜的破坏和脱落，病理变化颇似溶组织内阿米巴痢疾。多数感染者为无症状型，但粪便中可有虫体排出，因此，这部分感染者在流行病学上有重要意义。重度感染可致消化功能紊乱。急性期亦称痢疾型，患者可有腹痛、腹泻和黏液血便，并伴有里急后重，有的出现脱水、营养不良及消瘦。急性期治疗不当或不及时可转为慢性，患者长期周期性腹泻，粪便呈粥样或水样，常带黏液而无脓血。亦可腹泻与便秘交替出现，并伴有腹胀或回盲部及乙状结肠部压痛。该虫滋养体偶可经淋巴管侵袭肠外组织，如肝、肺或泌尿生殖器官等，曾报道从 1 例慢性鼻炎的鼻分泌物中查见滋养体。

三、实验室诊断

取患者粪便直接涂片法查到滋养体或包囊可确诊，由于人体结肠小袋纤毛虫滋养体在肠腔内很少形成包囊，检查时应以查滋养体为主。滋养体自粪便排出后，通常 6 小时即死亡，故送检粪便应新鲜；由于滋养体较大且具有运动性，直接涂片法检查新鲜粪便很容易查见。结肠小袋纤毛虫的排出常呈间歇性，反复送检可提高检出率。由于虫体较大，一般不易漏检，对虫体鉴定存疑时可进行苏木素染色，以助鉴别。必要时可行乙状结肠镜进行活组织检查。对于高度怀疑结肠小袋纤毛虫病，但多次粪检阴性的患者，可考虑进行原虫培养后检查，常可以用阿米巴培养基培养结肠小袋纤毛虫。

（陈　琳）

答案解析

思考题

案例 1　患者，女性，12 岁。

主诉：发热，伴阵发性上腹隐痛。

现病史：1个月前无明显诱因出现发热，体温38～39.5℃，伴阵发性上腹隐痛，尤以发热时疼痛明显。饮食差，大便稍干燥，无黏液脓血。外院超声示左肝内8.6cm×8.0cm混合性包块。胸部CT示双肺下叶背段纤维化灶并胸膜粘连，心包积液。心脏彩超示先天性动脉导管未闭（管型），心包腔少量积液。诊断为肝脓肿，先天性心脏病。以头孢曲松钠和克林霉素等静脉滴注治疗10余天，仍发热、腹痛。有阿米巴病接触史。

既往史：先天性心脏病。

基本检查：消瘦，面色苍白，颈部、下颌、腋下、腹股沟均可触及多个淋巴结肿大，质韧，活动度可，无触痛，无粘连。双肺未闻及啰音，心率130次/分，律齐，心音有力，第二肋间可闻及2～3/6级收缩期吹风样杂音。腹平软，肝于右肋下1.5cm，剑下6cm，质中，边缘钝，肝区叩痛，脾未触及。

实验室检查：血红蛋白（Hb）85g/L，白细胞（WBC）计数19.40×10^9/L，中性粒细胞（N）65%，淋巴细胞（L）26%，C反应蛋白（CRP）62mg/L，白蛋白30.9g/L。大小便常规、肾功能、血电解质、心肌酶学正常。抗结核抗体（－）。胸部X线摄片、彩色多普勒超声心动图和腹部CT（平扫＋增强）检查示：先天性动脉导管未闭；肝左叶可见一10.0cm×19.5cm低密度灶，增强后边界清，呈典型双环征，壁有强化。血培养（－）。

诊断和治疗：入院经常规抗感染治疗，患儿体温37.5～38.6℃，仍腹痛。入院治疗2周后在超声引导下行肝脓肿穿刺引流术，置血液透析管引流，引出果酱色黏稠液200ml。引流物检查出溶组织内阿米巴滋养体。术后予甲硝唑液静脉滴注和反复循环冲洗脓腔。患儿体温恢复正常，腹痛消失，肝脾未扪及。复查血常规正常。术后第7天行腹部超声示肝左外叶包块较入院时明显缩小。术后第9天好转出院，先天性心脏病择期手术治疗。

问题

（1）如何诊断阿米巴肝脓肿？

（2）如何进行阿米巴肝脓肿与原发性肝癌、细菌性肝脓肿的鉴别诊断？

（梁韶晖）

案例2　患者，男性，43岁，山西人。

主诉：因半个月前出现不规律发热，最高体温39.9℃、头痛、乏力，经当地卫生院抗生素治疗效果欠佳，近日连续2次出现鼻出血入院治疗。

现病史：半个月前患者出现间断性发热，最高体温39.9℃，时有头痛、乏力、食欲不振，当地卫生院以细菌感染抗生素治疗效果不佳，用药情况不详。近1周内连续2次出现鼻出血，且出现头晕眼黑等症状。

入院检查：体温39.1℃，心率96次/分，血压100/70mmHg；神清，精神欠佳，贫血面容；心肺听诊未见明显异常，腹部平软，全腹无明显压痛，肝于肋缘下未触及，脾于肋缘下两横指，质软，有轻压痛；腋下及腹股沟可触及蚕豆大小的淋巴结，无压痛。患者自诉既往体健，发病前一直在山里放羊。

实验室检查：血常规：WBC 2.5×10^9/L，RBC 3.10×10^{12}/L，HGB 63g/L，PLT 48×10^9/L；尿常规：PRO（＋），潜血（＋＋）；粪常规：正常；外周血涂片：白细胞分类未见明显异常，红细胞大小不一，个别偏大，血小板散在分布；骨髓涂片：增生性贫血骨髓象，在油镜下骨髓片中见到多个3～5mm大小的卵圆形小体；腹部B超：肝脾肿大，其余未见异常。经五价锑剂治疗后情况好转。

问题

（1）请问该患者骨髓片中的3～5mm大小的卵圆形小体可能是什么？

（2）请描述该卵圆形小体的形态结构特征。

（刘俊琴）

案例3 患者，女性，29岁，江苏人。

主诉：因阴道瘙痒8天就诊。

现病史：主诉白带多伴有恶臭，瘙痒难忍。

入院检查：妇科检查见患者外阴红肿，阴道及宫颈充血，阴道分泌物呈黄色，稀薄泡沫状，有腥臭味，阴道清洁度为Ⅳ度。取阴道分泌物实验室检查，阴道pH为6.8。采用盐水法及涂片吉姆萨染色后镜检，镜下可见椭圆形或梨形多种形态原虫，有鞭毛及波动膜。

问题

（1）该患者的诊断为阴道毛滴虫感染，请问医生的诊断依据是什么？

（2）医生叮嘱患者的丈夫一起使用甲硝唑进行治疗，原因是什么？

（陈 琳）

案例4 患者，男性，44岁，江苏人。

主诉：由家属陪同转院送往三甲医院急诊科，患者在非洲尼日利亚务工8个月，回国时身体状况良好，回国后3天出现不规律发热，最高体温达39.7℃、头痛、乏力，并逐渐出现意识障碍、昏迷症状。

现病史：发热已有10天，高热达39.7℃，发病起初是高热、头痛、咳嗽、乏力，患者自认为可能是肺炎“二阳”，经当地卫生院断断续续输液、打抗生素治疗5天，期间自感症状缓解，但很快出现呼吸加促、昏迷症状。

入院检查：体温39.3℃，心率96次/分，血压90/55mmHg；昏迷，贫血面容，四肢远端淤血症状明显；心肺听诊未见明显异常，腹部平软，全腹无明显压痛，肝于肋缘下未触及，脾于肋缘下两横指，质软，有轻压痛。既往体健无家族遗传病史，发病前跟随工程队在非洲尼日利亚野外务工8个月。

实验室检查：血细胞分析：白细胞计数10.2×10^9/L，单核细胞绝对值1.0×10^9/L，中性粒细胞绝对值6.2×10^9/L。尿常规：白细胞（+）、亚硝酸盐阳性。采集患者的骨髓、外周血涂制厚、薄片，干燥、固定后吉姆萨染色，镜检如下。

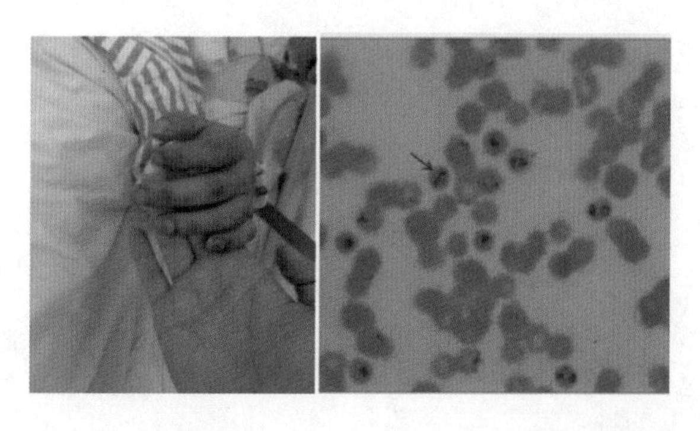

问题

（1）你对该患者的初步诊断是什么？为何会有以上症状？

（2）结合该病的发生发展特点分析，该患者还要进行哪些诊断，该如何进一步救治，你的医嘱有哪些？

（程　洋）

案例5　患者，男性，42岁。

主诉：反复发热、乏力、纳差3个半月，腹泻10天。

现病史：体温38℃，心率84次/分，神志清楚，发育正常，营养中等。外周血红细胞数及血红蛋白含量减少，血生化电解质正常，白蛋白球蛋白倒置，转氨酶、乳酸脱氢酶、碱性磷酸酶等均升高。抗HIV抗体阴性，PCR法查弓形虫阳性。血培养查见真菌，骨髓涂片检查到寄生虫（类别难定）。淋巴结及肝穿刺标本均见原虫。给予支持疗法，用乙酰螺旋霉素和TMP等治疗。入院后96小时，因血压下降、呼吸循环衰竭死亡。

查体：浅表淋巴结在颌下可探及2个、左腋下1个，双侧腹股沟各1个黄豆大小淋巴结，压之不痛。肝右肋下5cm，质偏硬，脾左肋下3cm，未扪及包块。

问题

（1）该患者诊断为弓形虫病的依据有哪些？

（2）为什么检查抗HIV抗体？

（陈盛霞）

书网融合……

重点小结

题库

第六章　寄生人体的节肢动物

学习目标

1. 通过本章的学习，掌握医学节肢动物、变态、全变态、不完全变态、虫媒病、机械性传播和生物性传播的基本概念；熟悉蝇蛆、虱、潜蚤、疥螨、蠕形螨、粉螨、舌形虫等医学节肢动物的致病；了解蝇蛆、虱、潜蚤、疥螨、蠕形螨、粉螨、舌形虫和其他医学节肢动物的形态特征。

2. 具有对蝇蛆、虱、潜蚤、疥螨、蠕形螨和粉螨感染进行诊断的能力，能主动与医生等相关人员进行及时有效沟通。

3. 树立虫媒病防治的健康教育意识。

节肢动物的躯体及附肢均分节。节肢动物的生活史分为全变态和不完全变态两种类型，其生态特点（季节消长、幼虫滋生地、成虫栖息地和各期嗜血习性等）与传病和防制有密切的关系。节肢动物对人体的危害可分为直接危害和间接危害。医学节肢动物的综合防制包括环境防制、化学防制、物理防制、生物防制、遗传防制和法规防制，其中环境防制是节肢动物防制的基本措施。

节肢动物种类繁多，占动物总数的87%，而且分布广泛。许多节肢动物与人类健康关系密切，如医学节肢动物（medical arthropod）。医学节肢动物是指危害人畜健康的节肢动物，由于绝大多数节肢动物属于昆虫纲，故医学节肢动物学（medical arthropodology）又称为医学昆虫学（medical entomology）。医学节肢动物学是研究医学节肢动物的形态、分类、生活史、生态、传病和防制方法的科学。它是人体寄生虫学、病原生物学、传染病学、公共卫生学的重要组成部分。人类许多传染病与节肢动物的传播有关，如按蚊传播疟疾、库蚊传播乙型脑炎、伊蚊传播登革热、白蛉传播黑热病、蚤传播鼠疫等。

第一节　概　述

PPT

与医学有关的节肢动物分属六个纲，即昆虫纲、蛛形纲、甲壳纲、唇足纲、倍足纲和舌形虫纲，其中以昆虫纲和蛛形纲最为重要，与许多传染病的传播有关。

一、生物学特征

节肢动物属无脊椎动物。具有以下主要特点：虫体两侧对称，躯体及附肢均分节；具有几丁质（chitin）及醌单宁蛋白（quinone tanned protein）组成的坚硬外骨骼（exoskeleton）；开放式循环系统，体腔即为血腔，其内充满血淋巴；节肢动物在发育过程中都有变态（metamorphosis）和蜕皮（ecdysis，molting）现象。

节肢动物门包括十多个纲，与医学关系密切的有以下6个纲（表6-1）。大数医学节肢动物属昆虫纲和蛛形纲。

表 6-1 与医学有关的节肢动物的分类

	形态特征	医学有关的种类
昆虫纲 (Insecta)	虫体分头、胸、腹 3 部分。头部有触角 1 对，有感觉功能；胸部有足 3 对、多有 2 对翅，有运动、飞翔功能	蚊、蝇、白蛉、蚤、虱、蟑螂、松毛虫等
蛛形纲 (Arachnida)	虫体分头胸、腹两部分或头胸腹愈合成躯体和颚体两部分，无触角，成虫有足 4 对，幼虫仅有足 3 对	蜱、螨、蝎和蜘蛛等
唇足纲 (Chilopoda)	虫体窄长，背腹稍扁，头部明显，有触角 1 对，其余各体节形状相似，每一体节有足 1 对，第一体节有毒爪 1 对	蜈蚣
倍足纲 (Diplopoda)	体呈长管形，多节，头部明显，有触角 1 对，其余各体节形状相似，每一体节有足 2 对	马陆
甲壳纲 (Crustacea)	多系水栖，用鳃呼吸。分头胸、腹两部分，触角 2 对，步足 5 对	淡水蟹、虾、剑水蚤等
舌形虫纲 (Pentastomia)	成虫呈舌形或圆柱形，头胸部腹面有口，口两侧有钩 2 对。体表具有很厚的角质层，形成环状，一般腹部生 7 ~ 105 个腹环，雌虫大于雄虫	锯齿状舌形虫、尖吻蝮蛇舌形虫、串珠蛇舌形虫等

二、生活史

以昆虫为例说明节肢动物的生活史特点。昆虫的生活史包括虫卵、幼虫（若虫）、蛹和成虫等发育阶段。从幼虫发育到成虫的过程中，其外部形态、内部结构、生理功能和生态习性等发生了重大变化，所有这些变化的总和称为变态。变态分为全变态和不完全变态。蚊、蝇、白蛉和蚤等昆虫生活史中有蛹期，即经历卵→幼虫→蛹→成虫的发育过程，幼虫形态、生活习性与成虫明显不同，称为全变态（complete metamorphosis）。虱、臭虫和蜚蠊等昆虫生活史中没有蛹期，即经历卵→幼虫（若虫）→成虫的发育过程，若虫的形态、生态、生活习性等与成虫相似，只是虫体较小，性器官未成熟，称为不完全变态（incomplete metamorphosis）。昆虫的生活史除因虫种而不同外，还受到外界因素的影响，尤其与温度、湿度和幼虫的营养状况有关。昆虫的变态受脑激素、保幼激素与蜕皮激素的控制。人们可以利用它们，从而达到防制目的。

三、生态

节肢动物生态是指节肢动物的生活状态，以及它们之间和它与环境之间的相互关系。可分为个体生态和种群生态。

（一）个体生态

个体生态是节肢动物的生长、发育、繁殖、寿命、滞育、越冬、产卵、食性和栖息等生理行为与环境因素的相互关系。影响个体生态的因素包括以下几个方面。

1. 温度 节肢动物为变温动物，温度的变化对节肢动物的个体生态影响最为明显。温度影响节肢动物的性成熟、交配活动、生殖营养周期、产卵数量、虫卵孵化率以及产卵的速度等。温度对节肢动物的摄食、吸血和寿命也有很大影响。例如，白纹伊蚊平均寿命在 20℃时约为 41 天，而在 30℃时约为 25 天。

2. 湿度 大多数种类的节肢动物都要求较高的湿度，但有一定的范围。湿度与节肢动物的关系分为适宜、有害和致死 3 种情况，如家蝇卵在湿度低于 90% 时则不能孵化。

3. 光照 主要影响节肢动物的行为，昼行性节肢动物如蝇、伊蚊和夜行性节肢动物如按蚊、库蚊，其活动和觅食时间分别在白天或夜间进行。

4. 食物 是影响节肢动物的生命活动、种群数量及分布的重要因素。根据食性，节肢动物可分为血食性和非血食性节肢动物，前者与医学关系密切，多为传病媒介，如蚊和白蛉等。

5. 生物因素　天敌、寄生物以及植物等与节肢动物的生存关系密切。如蝙蝠、鸟类、鱼类等是许多节肢动物的天敌，有的已被用于防制蚊。

（二）种群生态

节肢动物的种群生态包括季节消长、滋生习性、栖息习性、食性等种群活动及与外界环境的关系。

1. 季节消长（seasonal distribution）　是指节肢动物种群密度随季节变化的规律。温度、雨量对节肢动物的生长、发育和繁殖有重要的影响。医学节肢动物在一年内数量上的变动，与它所传播的疾病流行密切相关。掌握消长曲线的规律，才能及时制定有效的防制措施，达到预防虫媒病的目的。

2. 滋生习性（breeding habit）　是指节肢动物幼虫生活所要求的外界环境。按照滋生场所可分为水生型和陆生型。例如蚊滋生地为水生型，包括稻田型、溪流型、丛林积水型、污水型和容器型等；蜱和蝇等滋生地为陆生型。了解医学节肢动物的滋生场所，可为防治提供理论依据。

3. 栖息习性（resting habit）　是指成虫取食离开宿主后，在外界环境中对停息场所的选择。不同种类的节肢动物要求不同的栖息场所。如蚊的栖息场所可分为3类：家栖型、半家栖型和野栖型。防治野栖型节肢动物比家栖型困难。

4. 食性（feeding habit）　根据节肢动物生活史中各期幼虫和成虫对食物选择的特点，可分为五类。成虫吸血，如雌蚊吸血、雌雄蚤均吸血；幼虫、若虫和成虫均吸血，如虱、臭虫、蜱等；幼虫叮咬吸食，如恙螨只在幼虫期吸食宿主组织液和血液；杂食，如蜚蠊、蝇类，取食各种动物性或植物性食物、人和畜禽的分泌物和排泄物等，可以机械性传播病原体；成虫不食，幼虫营寄生生活，如狂蝇和皮蝇等种类。食性是判断节肢动物与疾病关系的一项重要特性。偏嗜人血的节肢动物，传播人类疾病较多；兼吸人血和动物血的节肢动物，通常传播人畜共患病，如流行性乙型脑炎。

四、与医学的关系

医学节肢动物对人体的危害可分为直接危害和间接危害两大类。一般而言，节肢动物的间接危害比直接危害对人类的危害更大。

（一）直接危害

1. 骚扰和吸血　许多节肢动物叮人吸血，如库蚊、按蚊夜间叮人吸血，伊蚊常在白天叮人，影响人们的休息和工作；在野外工作和旅行时，人们也常受蚊、蠓、蚋、蜱、恙螨的叮咬，造成对人体的骚扰。

2. 螫刺和毒害　有些节肢动物能把毒液注入宿主体内，可引起局部红、肿、热、痛，严重时出现全身症状，甚至死亡。有的节肢动物用前部的螯肢叮刺宿主，如硬蜱；有的用尾部的螫器将毒液注入人体，如黄蜂；有的用毒毛引起人体的皮炎，如松毛虫。

3. 超敏反应　节肢动物的分泌物、排泄物和皮壳均是异种蛋白质，可引起宿主的超敏反应。如尘螨和粉螨可致哮喘、过敏性鼻炎；革螨、尘螨和恙螨可致螨性皮炎。

4. 寄生　有些节肢动物可侵入人体寄生。疥螨寄生于皮肤引起疥疮（scabies）；蝇蛆寄生于腔道、皮肤及眼等处，引起蝇蛆病（myiasis）；潜蚤寄生在足趾间皮肤，引起潜蚤病（tungiasis）。

（二）间接危害

节肢动物携带病原体，传播疾病，这种危害称为间接危害，是对人类健康的主要危害。传播疾病的节肢动物称传播媒介或病媒。由节肢动物传播的疾病称为虫媒病（vector - borne disease）。虫媒病的传播可分为机械性传播和生物性传播。

1. 机械性传播　病原体通过节肢动物的体内或体外携带，从一个宿主传给另一个宿主，病原体的数目和形态不发生明显改变，称为机械性传播。体内传播比体外传播更重要。这是由于病原体受到体内消化器官的保护，而且排出缓慢，延长传播时间。如蝇、蜚蠊可传播痢疾、伤寒和霍乱等疾病。

2. 生物性传播　病原体必须在节肢动物体内经过一定时间的发育或繁殖，才具有感染力，从而引起疾病的传播，称为生物性传播。病原体在节肢动物体内大量繁殖，有利于疾病的传播。从病原体侵入节肢动物体内，到具有感染力的过程所需要的时间称为外潜伏期（extrinsic incubation period）。外潜伏期的长短受病原体、节肢动物、外界环境等因素的影响。生物性传播的方式有以下几种。

（1）发育式　病原体在节肢动物体内只有发育，而没有数量的增加。如丝虫的微丝蚴在蚊体内发育至感染期幼虫。

（2）增殖式　病原体在节肢动物体内没有发生形态改变，经过增殖，其数量大增。如鼠疫杆菌在蚤体内的大量增殖；登革病毒在伊蚊体内的繁殖。

（3）发育增殖式　病原体在节肢动物体内，不但有发育阶段形态改变，而且有大量增殖。如疟原虫配子体进入按蚊体内，经过发育与增殖，产生成千上万的子孢子。

（4）经卵传递式　病原体在节肢动物体内，不仅大量繁殖，而且侵入卵巢，经卵传递到下一代。如恙虫病东方体、乙型脑炎病毒、登革热病毒的传播。病原体经卵传递给下一代，增加了控制传染病的难度。

节肢动物对人体最大的危害是传播疾病，它们不仅可以在人群之间和在人与动物之间传播疾病，而且可以长期贮存病原体，为自然疫源性疾病的长期存在提供了条件。

第二节　蝇　蛆

PPT

蝇（fly）属于双翅目昆虫，其幼虫俗称蝇蛆（maggot），可寄生于人和脊椎动物的组织和器官中，引起蝇蛆病。以眼蝇蛆病较为常见，其次是皮肤蝇蛆病。蝇蛆病属人畜共患病。多分布于我国西北部地区，如青海、甘肃、西藏和内蒙古等牧区。常发生在夏秋季，这是由于6~10月是蝇类活动的高峰期。蝇蛆病常见于儿童，这与儿童不讲卫生有关。积极开展宣传教育，保持室内外卫生，清除蝇类滋生地和杀灭成蝇；注意个人卫生，是预防蝇蛆病的有效措施。结膜蝇蛆病可用1%地卡因滴眼麻醉，然后取出蝇蛆；眼内蝇蛆病和皮肤蝇蛆病可用手术取出蝇幼虫；消化道蝇蛆病，常用甲苯达唑、噻嘧啶等杀虫药物。

一、生物学特征

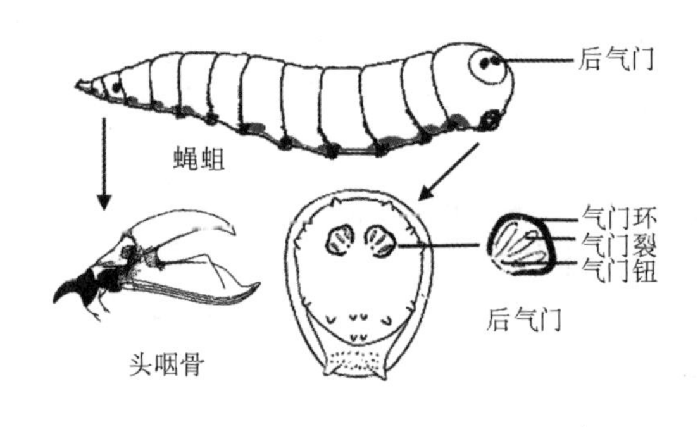

图6-1　蝇蛆（上）、头咽骨（左下）和后气门（右下）形态示意图

1. 形态特征　蝇幼虫分3个龄期，圆柱形，乳白色，无足缺眼，前尖后钝。一龄幼虫很小，家蝇的一龄幼虫长约为2mm；经2次脱皮，发育为三龄幼虫。家蝇的三龄幼虫比一龄大得多，长达8~10mm。除头部外，胸部分3节，腹部分10节。头部常缩在胸节内，仅见口钩（oral hook）1对（图6-1）。

在分类学上有重要意义的结构如下。

（1）头部　主要部分为头咽骨（cephalopharyngeal skeleton），该骨为蝇幼虫前端的内骨骼，呈戟状。

（2）胸部　第1胸节有前气门（anterior spiracle）1对，由气室和指状突起构成，前气门的形态与指状突起分支因虫种而不同。

（3）腹部　1~7节的腹面有带状腹垫，上有许多小棘，形态因种而异。小棘围绕体节呈环状分布，称为棘环。第8节后截面中央有后气门（posteriorspiracle）1对，后气门由气门环（peritreme）、气门裂（spiracular slit）和气门钮（button）构成，它的形态特征是鉴定蝇种的重要依据（图6-2）。

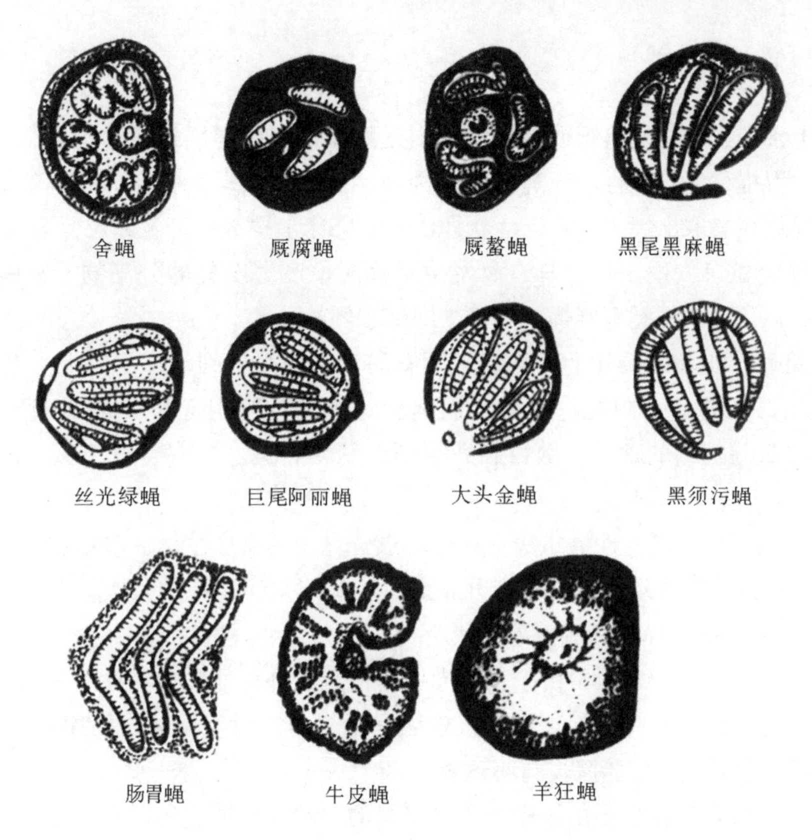

图 6-2　几种蝇幼虫后气门的形态示意图

2. 生活史与生态　蝇为全变态昆虫，生活史包括卵、幼虫、蛹和成虫四期。雌蝇在滋生地产卵，少数蝇类直接产幼虫，有的甚至将幼虫产在宿主身体上。雌蝇一次可产卵 75～150 个，一年可有 7～8 代。在夏季，卵约 1 天孵出幼虫；幼虫约经 20 小时，蜕皮为二龄幼虫，再经 24 小时发育，蜕皮为三龄幼虫。三龄幼虫经 3 天发育成熟，钻入滋生地周围泥土中化蛹（图 6-3）。

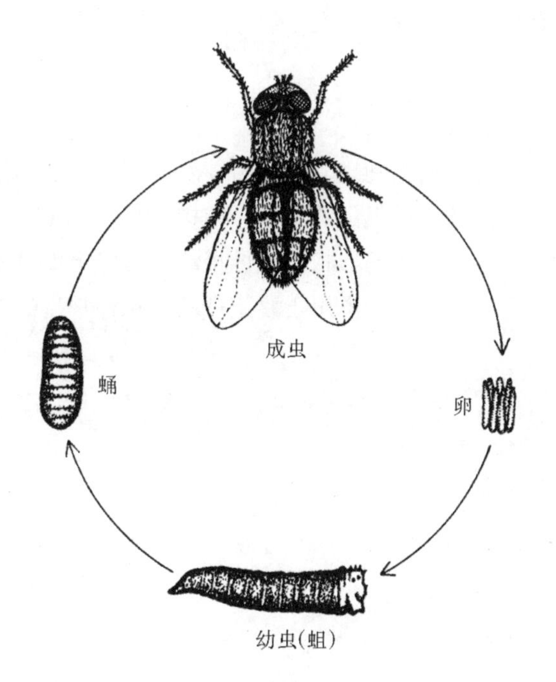

图 6-3　蝇生活史示意图

幼虫按其生活方式不同，分为自由生活和寄生生活两类。自由生活的蝇幼虫，根据滋生地性质的不同，可分为粪便类、垃圾类、植物质类和动物质类四类。不同蝇种有不同的滋生地，但居住区内的蝇种对滋生地要求不严。寄生生活的蝇幼虫，因不同种的幼虫而寄生于不同的宿主和部位。如胃蝇科的幼虫寄生于马的胃肠中；皮蝇及狂蝇幼虫寄生于马、人体的皮下及鼻腔；污蝇幼虫寄生于动物和人体的伤口。其他丽蝇、麻蝇幼虫也可寄生于人畜身上。有些蝇蛆为次寄生虫（secondary parasite），蛆症金蝇和赭颜金蝇的一龄幼虫以宿主的腐败组织为食，其二、三龄幼虫还捕食其他蝇蛆。

二、致病与临床

蝇类幼虫寄生于人、动物的组织或腔道内而引起蝇蛆病。引起蝇蛆病的蝇类很多，有麻蝇科、丽蝇科、胃蝇科、皮蝇科、狂蝇科及蝇科等。多数是狂蝇科引起的眼蝇蛆病；皮蝇科引起的皮肤蝇蛆病。取出蝇蛆后临床症状即消失。临床上按蝇蛆寄生部位分为以下几类。

1. 口、耳、鼻蝇蛆病 由于口、耳、鼻发生炎症时，产生发臭的分泌物，常引诱蝇类来产卵排蛆，而导致蝇蛆病。常见的蝇类有麻蝇、金蝇、绿蝇和厕蝇。

2. 胃肠道蝇蛆病 如果人误食了蝇卵或蛆污染的食物和水，则幼虫可在肠内生长发育，然后随大便或呕吐物排出。肠胃蝇、厕蝇、麻蝇、丽蝇和绿蝇等均可引起胃肠道蝇蛆病，属偶然性蝇蛆病，临床症状的轻重与蝇蛆的种类、数目和寄生部位密切相关。常有食欲不振、恶心、呕吐、腹痛和腹泻等。

3. 眼蝇蛆病 最常见，属专性蝇蛆病，这类幼虫营完全的寄生生活。多数由阔鼻狂蝇、紫鼻狂蝇和羊狂蝇引起，其中以羊狂蝇幼虫最常见，分布最广。蝇蛆多寄生在结膜上，曾在一个病例中发现多达52条。患者眼有异物感、痒痛和流泪等症状。

4. 肛门、尿道、阴道蝇蛆病 常由于人们赤身露宿或野外排便，蝇类在肛门附近产卵或幼虫，然后幼虫钻入肛门、阴道和尿道而引起。也有报告因马桶、内裤污染蝇幼虫而感染。常有麻蝇、绿蝇、金蝇和厕蝇等，可引起尿道炎、膀胱炎与阴道炎。

5. 皮肤蝇蛆病 较常见，主要由纹皮蝇和牛皮蝇的一龄幼虫所引起。常发生在牛，偶然也寄生于人。寄生在皮内或皮下，引起幼虫结节或皮下匐行疹。蝇蛆移行时，可有疼痛和瘙痒感。此外，皮肤若有创伤，绿蝇、金蝇等幼虫寄生在坏死组织之中，引起创伤蝇蛆病。

三、实验室诊断

在患处取出蝇蛆，95%乙醇溶液固定、脱水、透明、然后封片。经鉴定是蝇蛆，即可确诊。主要根据三龄幼虫后气门的形状、结构、2个后气门间的距离而鉴定种属。观察气门环是否完整，气门钮的位置，气门裂的形状。也可将幼虫培养至蛹和成虫，进行鉴定，这样结果更可靠。一、二龄幼虫尚未发育成熟，一般不用于鉴定种属。几种常见蝇蛆后气门的形态特征见表6-2。

表6-2 常见蝇蛆形态鉴别特征

	后气门	气门环	气门钮	气门裂
舍蝇	“D”形	完整	气门环内	弯曲明显
厩腐蝇	圆形	完整	气门环内	短小、微弯
厩螫蝇	似三角形	完整	气门环内	“S”形
丝光绿蝇	似圆形	完整	气门环上	几乎直形
巨尾阿丽蝇	似圆形	完整	气门环上	直形
大头金蝇	似圆形	不完整	气门环上	直形
尾黑麻蝇	似圆形	不完整	无气门钮	较直形
黑须污蝇	似圆形	不完整	无气门钮	直形
肠胃蝇		不明显	有	弓形弯曲

续表

	后气门	气门环	气门钮	气门裂
羊狂蝇	"D"形		气门中央	无，有小孔
牛皮蝇	"凹"形		凹处中央	无，有小孔

第三节 虱

PPT

虱（louse）属虱目，是一种鸟类和哺乳动物的永久性体外寄生虫，发育各期都不离开宿主，可致虱病（pediculosis）。寄生于人体的有人虱（*Pediculus humanus*）与耻阴虱（*Phthirus pubis*）。人虱又分人体虱（*Pediculus humanus corporis*）和人头虱（*Pediculus humanus capitis*）2个亚种。虱呈世界性分布，但寒冷地区的分布比炎热地区广，冬春季节发病率比夏季多。上述流行特点，在体虱比较明显，而头虱、耻阴虱不明显。农村体虱感染率高于城市；儿童头虱多于成人，女孩多于男孩；耻阴虱主要见于不洁性生活者。预防虱要注意个人卫生，勤换衣、勤洗澡、勤洗头、勤换被单等；预防耻阴虱要注意性生活卫生。常用灭虱的方法有物理和化学两种方法。耐高温的衣物可蒸煮、干热消毒；不耐高温的衣物可用冷冻法。常用的化学药物有敌敌畏乳剂、倍硫磷粉剂。由于人头虱、耻阴虱卵紧黏患者毛发的根部，而且杀虫剂不易杀灭虱卵，故必须将毛发剃光，然后使用灭虱灵、0.2%二氯苯醚菊酯、0.01%氯菊酯醇剂，也可用50%百部酊涂擦杀灭耻阴虱。

一、生物学特征

1. 形态特征 虱体小、无翅、背腹扁平，足末端有强劲的抓握器。

（1）人虱 呈灰白色，体狭长，胸部比腹部窄，腹部中段最宽。雌虫长约4mm，雄虫较小。成虫头呈菱形，触角分5节，眼明显。刺吸式口器，常缩在头内，吸血时伸出。胸部3节愈合，无翅，足3对。各足胫节远端内侧具指状胫突，跗节仅1节，其末端有一弯曲的爪，爪与胫突形成强有力的抓握器，因此虱能紧紧握住人的毛发或内衣，而不会脱落。腹部9节，雄性末端钝圆，似"V"字形，有交合刺伸出，雌虱体末呈"W"形（图6-4）。人头虱与人体虱形态相似，仅在于人头虱体略小，体色稍黑，触角较短。

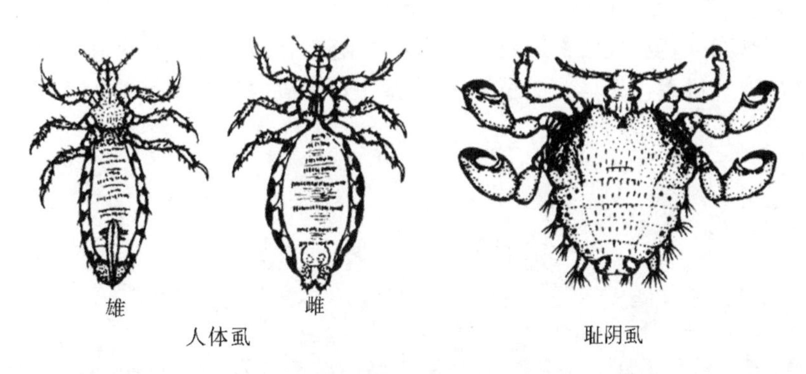

图6-4 虱成虫形态示意图

（2）耻阴虱 呈灰白色，体形似蟹，胸部比腹部宽。雌虱体长约2mm，雄虫较短，约1mm。胸腹相连难区别，足3对，前足较细小，中、后足胫节和爪则很粗大。腹部前4节融合，故前3对气门排成斜列；第5~8节侧缘有锥状突起，上有刚毛（图6-4）。

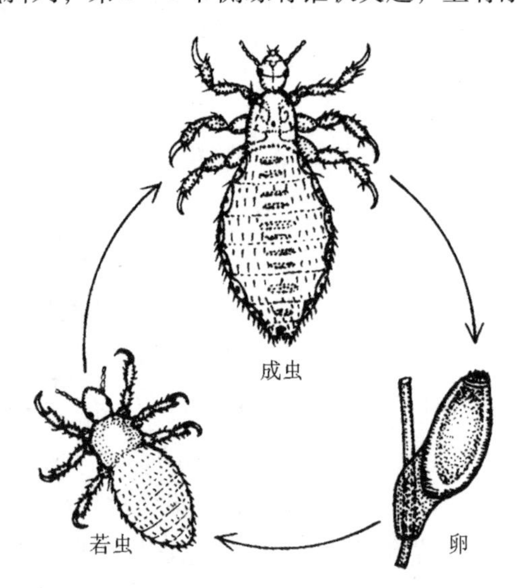

图6-5　人虱生活史示意图

2. 生活史与生态　虱的生活史属不完全变态，其生活史包括卵、若虫和成虫三期（图6-5）。卵常被称为虮子。卵黏附在毛发和纤维上，卵有盖，盖上有气孔和小室，经5~9天孵出若虫。若虫与成虫相似，但虫体小，性器官未发育成熟。若虫经3次蜕皮发育为成虫。人虱产卵较多，约300个，而耻阴虱约为30个。在适宜的温度和湿度条件下，人虱由卵发育到成虫需30天左右，耻阴虱约需40天。雌性人虱寿命较长，可达1~2个月，耻阴虱只有1个月；雄性虱寿命短。

人头虱寄生在头发，产卵于毛发根部，以耳后较多见，也可在胸毛、腋毛、阴毛等处。人体虱常见于贴身衣裤上，特别在衣领、裤腰等处，常把卵产在内衣的褶缝中。耻阴虱寄生在体毛较粗处，主要在阴毛、肛周毛上，睫毛也常见，产卵于毛的基部。眼科医生常在睫毛上发现耻阴虱。若虫、雌雄成虫都吸食人血，而且白天、晚上都可吸血。虱不耐饥饿，一天吸血数次。常一边吸血，一边排粪。虱子对温度、湿度很敏感，怕热、怕湿、又怕冷。当人发热、出汗、或死亡后，虱即离开宿主，传播疾病给新的宿主。人们可以利用高温和冰冻来防治虱。人虱的传播，可通过人体密切接触而直接传播，也可通过别人的衣帽、旅馆的被褥、汽车的坐垫而间接传播。耻阴虱的传播主要是通过性交或厕所的坐板、桑拿的毛巾与内裤等传播。

二、致病与临床

虱叮咬人后，其唾液可使皮肤产生过敏反应。人头虱产生的丘疹常见于耳后和后颈部；而体虱产生的丘疹、瘀斑可出现在身体的任何部位，同时剧痒，抓破后易继发感染；耻阴虱则常在会阴部，产生虫爬感、瘙痒，也可寄生在睫毛上，引起睑缘炎。虱叮咬人引起的皮炎反应存在很大的个体差异，有的人反应很严重，有的人反应则很轻。

三、实验室诊断

在寄生部位找到虱卵、若虫或成虫即可确诊。可根据其形态特征区分为人头虱、人体虱和耻阴虱。检查虱的取材常是头发、衬衣、内裤、阴毛和睫毛等。对于已吸血的虱，应待其胃中血液被消化后才可制作标本进行鉴定。

第四节　潜　蚤

潜蚤（*Tunga*）属于蚤目。对人畜危害最严重的是钻潜蚤（*Tunga penetrans*），寄生于人和家畜，尤其是猪，引起潜蚤病。其他潜蚤种类只寄生在除人以外的哺乳动物体上，多寄生于鼠类体表。盲潜蚤常见于我国沿海地区，如上海、浙江、福建等地区；而俊潜蚤多分布于西南地区，如云南西部；钻潜蚤分布在南美洲、非洲等热带、亚热带地区，我国尚未发现钻潜蚤分布，但要防止回国人员将该蚤带入。多数感染者预后良好。感染早期多次用碘酊涂搽，有一定的杀虫效果。治疗用针剥离虫体的角质膜，轻轻拉出虫体，或切开结节将内容物刮干净。继发感染应给予抗生素治疗。在流行区工作或旅行应穿鞋，避免赤脚行走，以防感染。儿童不要在地上爬玩，或在身体裸露处涂抹驱避剂。地板应保持清洁，也可喷洒残效长的杀虫剂。还要开展灭鼠卫生运动。

一、生物学特征

1. 形态特征　潜蚤属小型蚤，仅1mm长，但妊娠蚤腹部膨大，形如豌豆。体两侧扁，触角长在触角窝内，全身被鬃、刺和栉，均向后生长。无翅，足长而发达，善于跳跃。头呈三角形，额前突出成一锐角，刺吸式口器（图6-6）。

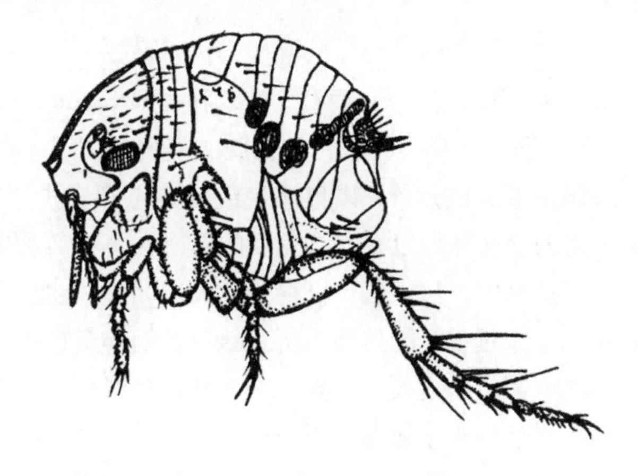

图6-6　潜蚤形态示意图

我国有两种潜蚤，即盲潜蚤（*Tungacaecigena*）和俊潜蚤（*Tunga callida*），它们寄生于鼠类，未见侵犯人体的报告。可根据眼的有无、后头鬃的数目、雄性抱器的特征、妊娠蚤的形态等进行鉴定。

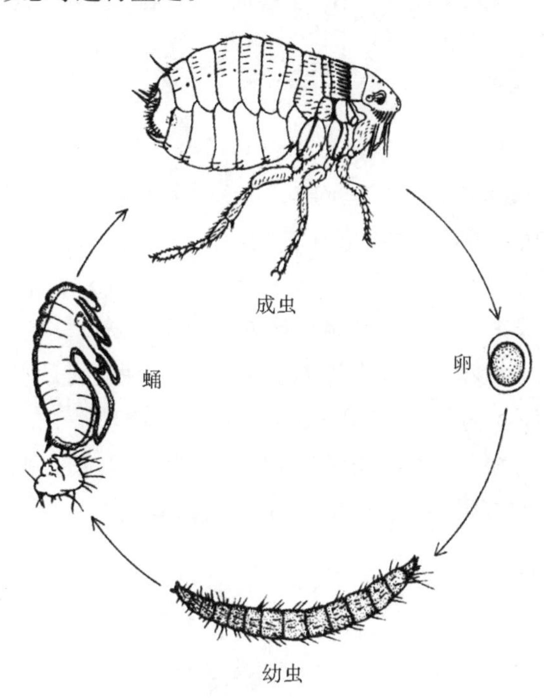

图6-7　蚤生活史示意图

2. 生活史与生态　潜蚤生活史为全变态。雄蚤吸血后离开宿主，而雌蚤则钻入宿主皮下，仅保留一孔，借以呼吸、排粪和产卵，死后仍留于皮下。虫卵孵出幼虫在干燥的尘土中发育，以有机物或动物的皮屑为食，经蛹期，羽化为成虫，时间约需3周（图6-7）。潜蚤在寄生于宿主前，十分活跃而善跳。雌蚤寄生于皮下后，其腿部各节相继萎缩。盲潜蚤多寄生在宿主身体的前端，尤其是耳朵，故称“鼠耳蚤”。而俊潜蚤多寄生在宿主的后端，特别是后腿与肛门的周围。旱季比雨季有利于潜蚤的生长。

二、致病与临床

雌蚤常侵入人体的嫩皮，多在足趾之间、甲沟等处。儿童喜欢在地上玩耍，手指、手掌常被侵犯。其他部位如肘周围、生殖器附近也常被寄生。潜蚤侵入后常引起皮肤继发性感染，形成溃疡以至败血症，甚至出现足趾坏死。患处最初为小的红斑丘疹，中间有一黑点，剧痒和疼痛，常继发淋巴结炎与脓肿。若同一部位寄生的潜蚤数量多，可形成蜂窝状溃疡。

三、实验室诊断

在流行区，患者皮肤的丘疹中央有黑色凹陷，高度提示为钻潜蚤寄生。肿块内查见虫体即可确诊。甲沟感染虫体应与细菌性的甲沟炎鉴别。

（蒋立平）

第五节 疥 螨

PPT

疥螨（itchmite）属真螨目、疥螨科（Sarcoptidae），是一类永久性寄生螨。寄生于人体的疥螨为人疥螨（*Sarcoptes scabiei*），可侵犯皮肤的表皮角质层，引起一种具剧烈瘙痒的皮肤病，即疥疮（scabies）。

疥螨呈世界性分布，以集体生活的儿童和青少年较常见。其流行与个人的卫生状况不良，旅游、与外来工的交往增加以及人群免疫的周期性下降等因素有关。主要通过直接传播，如握手、同床共枕等。由于疥螨离开宿主后仍可存活数天，因此，也可经被服、手套、鞋袜等间接传播。公共浴室的更衣间和休息床是重要的传播场所。随着人们养宠物的增加，动物疥螨传播给人已成为一个严重的问题，如美国犬疥螨传播给人的报告屡见不鲜，我国兔疥螨传给人也时有发生，但人感染动物疥螨后症状通常较轻，一旦停止接触，很快即可痊愈。

预防疥螨要加强卫生宣传教育，注意个人卫生，勤洗澡、勤换衣，避免与患者接触，不使用患者的被服等。学校、幼儿园如发现患者应及时治疗，患者的衣物、被服均需煮沸杀虫。常用治疗药物有10%～20%硫磺软膏、10%苯甲酸苄酯搽剂、10%优力肤霜、复方美曲磷酯霜剂及伊维菌素等。此外，应对密切接触者同时进行治疗，包括有症状和无症状者。

一、生物学特征

1. 形态特征 成虫近圆形，背面隆起，乳白色。雌螨大小约为0.4mm×0.3mm，雄螨略小。体表遍布波状皮纹。背面有许多圆锥形皮棘、成对的粗刺和刚毛。颚体短小，位于前端。螯肢1对，位于背面，呈钳状，有小齿，适于啮食宿主皮肤的角质层组织。须肢1对，分3节，各节均具刚毛。足4对，粗短呈圆锥形，前2对足与后2对足相距较远。雌雄螨前2对足末端均有具长柄的吸垫（ambulacra），具吸盘功能。后2对足末端雌雄则不同，雌虫均为长鬃，而雄虫第3对足末端是长鬃，第4对足则是吸垫。雌螨产卵孔位于后2对足之间中央，雄螨生殖孔位于第4对足之间略后处。肛门位于躯体后缘正中。虫卵呈长椭圆形，淡黄色，大小约80μm×180μm，卵壳薄，初产卵未完全发育，后期卵可透过卵壳见到发育中的幼虫。幼虫具足3对，2对位于体前部，末端有吸垫；1对在后端，具长鬃。前若虫形似成虫，有足4对，但生殖器官尚未发育成熟。

疥螨各期形态模式如图6-8所示。

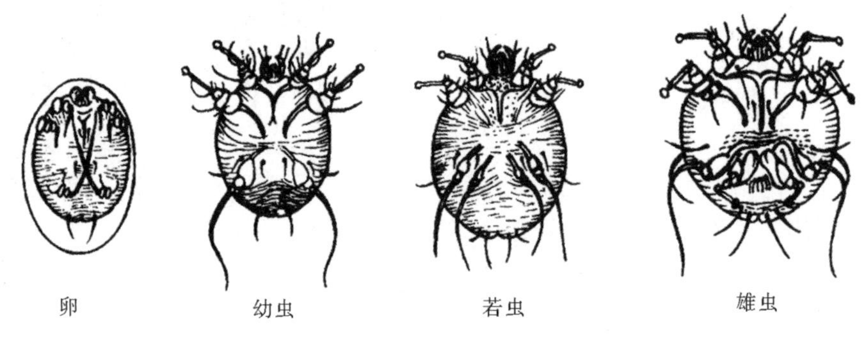

图6-8 疥螨各期的形态示意图

2. 生活史与生态 疥螨生活史包括卵、幼虫、前若虫、后若虫及成虫5个时期。整个生活史是在宿主皮肤角质层其挖掘的“隧道”内完成，需10～14天。雌螨产卵于隧道中，一生可产40～50个卵，卵经3～7天孵出幼虫，再经3～4天蜕皮为前若虫。雄性只有1个若虫期，经2～3天蜕皮为雄螨。雌性有2个若虫期，前若虫经2～3天蜕皮为后若虫，后若虫已具阴道孔，常于夜间与雄螨在宿主皮肤表面进行交配。交配后雄虫多不久死亡，而雌性后若虫则钻入皮内，蜕皮为成虫，雌虫寿命5～6周。

疥螨寄生于宿主表皮角质层深部，以角质组织和淋巴液为食，并逐渐开凿出一条与体表平行而迂曲的"隧道"，最长可达10～15mm。交配受精后的雌螨最为活跃，爬行较快，此时最易感染新宿主。雌螨的活动、寿命及感染人的能力与温度、湿度密切相关。温度较低、湿度较大时寿命较长。最适宜扩散的温度是15～31℃，有效扩散时间是1～6天。

二、致病与临床

疥螨常寄生于人体皮肤薄嫩皱褶之处，如手指缝、手腕屈面、肘窝、腋窝、脐周、腹股沟及外生殖器等。儿童则全身各部位均可寄生。

疥螨致病主要有两方面因素：①由于其挖掘隧道对皮肤产生的机械性损伤；②其分泌物、排泄物产生的化学刺激以及虫体死亡引起的超敏反应。皮损常见于隧道入口处，呈针头大小微红的丘疹或水疱，多对称分布，皮疹间皮肤正常。白天瘙痒较轻，夜晚加剧，睡后更痒，可能是被褥内温度较高，疥螨活动增强，或由于夜间啮食更甚，致使瘙痒加剧，影响睡眠。若患者抓破皮肤，可形成血痂和继发感染，严重时可导致脓疮、毛囊炎及淋巴结炎等。有些患者可并发肾炎。婴儿可呈泛发性湿疹样变。此外，临床上也有病变不典型者，症状通常较轻，皮损无隧道，易误诊。疥疮应与虱病、痒疹等相鉴别。

三、实验室诊断

根据患者的接触史、发病部位、皮损情况及夜间瘙痒剧烈，可做出初步诊断。若检出疥螨，即可确诊。常用方法如下。

1. 针挑法　在解剖镜下找到皮损部位，用消毒针挑破，在隧道中可发现疥螨卵和粪便，隧道盲端可见产卵的雌螨（图6－9）。用针尖挑出，对光细看，可见针尖大小、灰白色活动的虫体。置于滴有石蜡油的载玻片上，于显微镜下鉴定。此法阳性率可达95%以上。

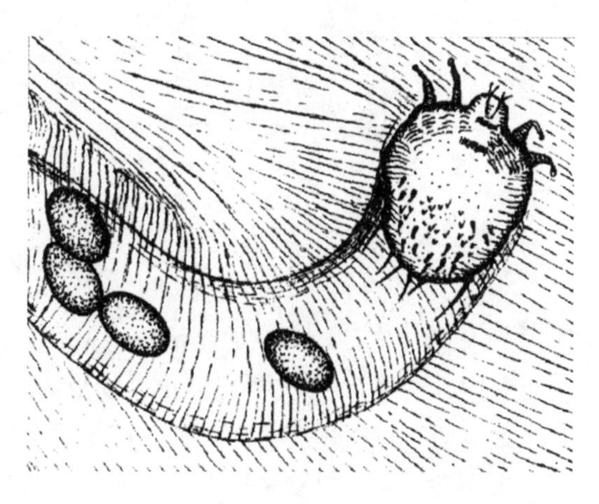

图6－9　皮肤隧道中的雌疥螨和卵示意图

2. 刮片法　选择新出的丘疹，用消毒的外科刀片，蘸少许无菌石蜡油，平刮数下。将刮取物移至载玻片上的石蜡油滴内，加盖玻片镜检，可查到疥螨和虫卵。

第六节　蠕形螨

PPT

蠕形螨（demodicid mite）俗称毛囊虫，是永久性寄生螨，寄生于人和哺乳动物的毛囊和皮脂腺内，寄生于人体的主要有毛囊蠕形螨（*Demodex folliculorum*）和皮脂蠕形螨（*D. brevis*）。

人体蠕形螨呈世界性分布，越近赤道感染率越高。我国以毛囊蠕形螨感染多见，尤以40～60岁年龄组感染率最高，部分患者可同时感染两种蠕形螨。主要通过直接接触传播。由于蠕形螨对环境的抵抗力强，日常使用的肥皂、化妆品等无法杀灭，并可在毛巾上存活几天，故亦可通过间接接触传播。婴儿主要由于与带虫母亲密切接触如吸乳、接吻等而感染。在夏季，蠕形螨寄生于人体的数量可增加。

预防感染要加强卫生宣传教育，注意个人卫生，避免与患者直接接触，切勿与患者共用脸盆、毛巾及衣被等。洗脸毛巾最好 1～2 周煮沸消毒一次。治疗可口服甲硝唑、维生素 B_2，外用药有 2% 甲硝唑霜、10% 硫磺软膏及二氯苯醚菊酯霜剂等，也可采用透明胶纸法除虫。

微课/视频 2

一、生物学特征

1. 形态特征　寄生于人体的两种蠕形螨形态相似，体细长呈蠕虫状，乳白色，半透明。成虫长 0.1～0.4mm，雌虫略大于雄虫。虫体分为颚体和躯体，躯体包括足体和末体两部分。体壁薄，表面具有明显的环形皮纹。颚体宽短，呈梯形，口器为刺吸式，内有针状螯肢 1 对，平时藏在口前腔内，取食时伸出；须肢 1 对，分 3 节，端部有倒生的须爪，须爪活动有助于攫取食物和附着。足体腹面有足 4 对，粗短呈芽突状，跗节上有 1 对锚叉形爪。雄性生殖孔位于足体背面第 2 对足之间，阳茎呈毛笔头状，可经生殖孔伸出。雌性生殖孔在腹面第 4 对足之间。毛囊蠕形螨末体较狭长，占虫体长度的 2/3～3/4，末端钝圆；皮脂蠕形螨虫体粗短，末体占躯体长度的 1/2，末端呈锥状（图 6－10）。卵无色半透明，毛囊蠕形螨卵呈蘑菇状，皮脂蠕形螨卵呈椭圆形。卵壳薄，可见卵内的幼胚。

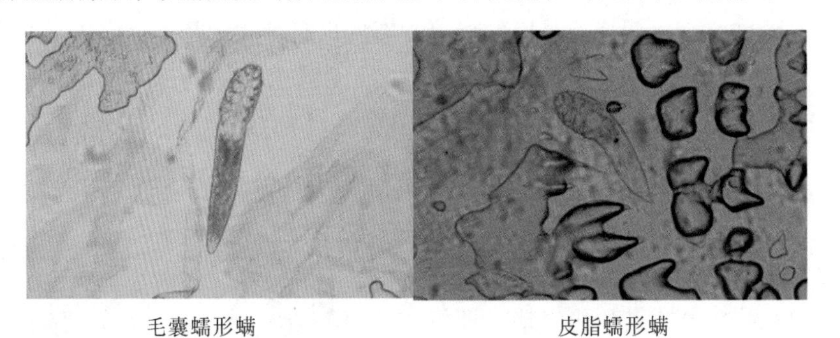

毛囊蠕形螨　　皮脂蠕形螨

图 6－10　蠕形螨成虫

2. 生活史与生态　蠕形螨的生活史包括卵、幼虫、前若虫、若虫和成虫 5 个时期。雌虫产卵于毛囊或皮脂腺内，约经 60 小时孵出幼虫。幼虫体细长，有足 3 对，以皮脂为食，经蜕皮变为前若虫。前若虫亦具足 3 对，再次蜕皮变为若虫。若虫较成虫细长，具足 4 对，形似成虫，但生殖器官尚未发育成熟，若虫不食不动，蜕皮为成虫。交配后，雄螨即死亡，而雌螨则进入毛囊或皮脂腺内产卵。完成一代生活史约需 3 周，雌螨寿命 4 个月以上。

蠕形螨属专性寄生虫，一般认为，人是人体蠕形螨唯一的宿主，主要寄生于皮脂腺发达的部位，如额、鼻、鼻沟、头皮、颧部及外耳道等，以颜面部为主，也可寄生于颈、肩背、胸部、阴茎及肛门等处。一个毛囊内常有 3～6 条甚至更多的毛囊蠕形螨群居，而皮脂蠕形螨常单个寄生于皮脂腺或毛囊中。蠕形螨以宿主上皮细胞内容物、皮脂腺分泌物和角蛋白等为食。

蠕形螨生活史各期均不需要光，但对温度较敏感，发育最适宜的温度是 37℃，其活动能力随温度上升而增强，45℃以上活动减弱，超过 54℃则死亡，且对低温和不良环境具有一定的抵抗力。

二、致病与临床

蠕形螨具有低致病性。由于虫体活动的机械刺激及其分泌物、排泄物的化学刺激可导致毛囊扩张、上皮变性、毛细血管增生、皮脂腺阻塞以及皮肤组织的炎症反应如毛囊炎、皮脂腺炎等。多数感染者无自觉症状，有时仅有皮肤轻度瘙痒和刺痛感。严重者表现为皮肤潮红、丘疹、脓疮及结痂、脱屑等。

对于有酒渣鼻、毛囊炎、痤疮、脂溢性皮炎、睑缘炎及脱发症的患者，其蠕形螨感染率和感染度均明显高于一般健康人，且症状加重，表明蠕形螨感染可能与上述疾病相关。

微课/视频3

三、实验室诊断

根据患者的临床症状和皮损情况，从毛囊或皮脂腺分泌物中检出蠕形螨即可确诊。常用的检查方法有以下2种。

1. 挤压涂片法　采用痤疮压迫器或洁齿器挤压、刮取毛囊和皮脂腺分泌物，亦可用手指挤压，然后用解剖针将压出的分泌物或刮下的皮屑置于载玻片上，滴加1滴甘油使之透明，盖上盖玻片，在低倍镜下检查，必要时可进一步用高倍镜检查。

2. 透明胶纸法　晚上睡前用温水将面部洗净，取长约7cm的透明胶纸2条，贴于额、鼻、鼻沟、颧及颏部等处，用手压平，次晨撕下，贴于载玻片上，在低倍镜下检查。该法简便，无痛苦，检出率高，常用于普查。可按胶纸面积和虫的数量测定感染度。

如为睑缘炎和脱发症患者，可取睫毛、头发置于载玻片上，滴油封片镜检。

第七节　粉　螨

PPT

粉螨（flour mite）为室内常见螨类，常滋生在贮存食品和中草药中，与人接触可引起皮炎或呼吸、消化及泌尿系统等一系列的病变。粉螨种类繁多，常见种类有腐食酪螨（*Tyrophagus putrescentiae*）、粗脚粉螨（*Acarus siro*）、奈氏粟螨（*Suidasianesbitti*）、乳果螨（*Carpoglyphus lactis*）及家甘螨（*Glycyphagus domesticus*）等。

粉螨呈世界性分布，喜湿厌干，最适宜温度为20～30℃，相对湿度为60%～80%。预防粉螨应尽量减少贮粮和食品中的水分，降低仓库的相对湿度，保持通风干燥是简单而有效的方法。此外，还要注意食品卫生，搞好个人卫生和环境卫生。杀虫剂如倍硫磷、杀螟松等对其有杀灭作用，但不能直接喷洒在谷物和食物上，以免引起人与动物中毒。粉螨皮炎的治疗药物有复方甲硝唑软膏或10%苯甲酸苄酯搽剂。人体粉螨症常用的内服药有氯喹、甲硝唑及卡巴砷等。

一、生物学特征

1. 形态特征　粉螨呈白色粉末状，近似椭圆形，长120～500μm，体表有许多长刚毛（图6－11）。体部常被围颈沟划分为前后两部分。角皮薄，半透明，前端背面有一盾板。足4对，跗节末端有一爪。雌虫有一产卵孔，中央呈纵裂状，形似倒置的“Y”字，躯体后缘有一交合囊（bursacopulatrix）。雄虫有阳茎、肛吸盘，且跗节Ⅳ背面有1对跗吸盘。

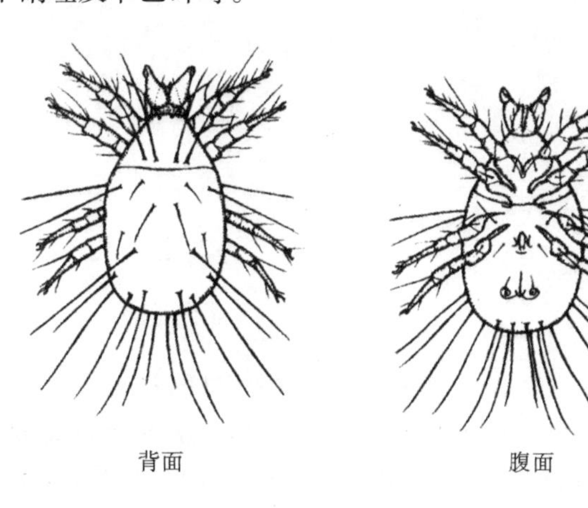

图6－11　粉螨形态示意图

2. 生活史与生态　粉螨生活史包括卵、幼虫、第一若虫（前若虫）、第二若虫、第三若虫（后若虫）及成虫，其中第二若虫在环境不利时往往静止不动成为休眠体，有时第二若虫可消失，生活史只具2期若虫。在适宜条件下，完成生活史约需25天。

粉螨常滋生于温暖、潮湿、储存食品之处，如谷类、干果、蘑菇、蜜饯和中草药材等。其繁殖迅速，不仅造成粮食和食品的损失，亦危害着人们的身体健康。

二、致病与临床

1. 螨性皮炎（acarian dermatitis） 有些粉螨可侵犯皮肤，引起螨性皮炎，即俗称的谷痒症。当人们清理粉螨生长的食品、谷物时，可遭其叮咬，或接触螨的排泄物、死螨而导致皮炎。患者皮肤可出现红斑、丘疹及脓疱等，常见于躯干、四肢等暴露部位。

2. 肠螨症（intestinal acariasis） 当粉螨污染的食品被人吞食后，其螯肢、体毛和棘刺可损伤肠壁组织，导致炎症。临床表现有腹痛、腹泻、肛门烧灼感及消瘦等。腹泻一般每日3~4次，常有黏液。直肠镜检查可见肠壁有点状溃疡，活组织检查可查见活螨或螨卵。该病以夏秋季多见，腹泻可持续数月不愈，多由腐食酪螨引起。

3. 肺螨症（pulmonary acariasis） 因粉螨体小而轻，可悬浮于空气中，若被吸入呼吸系统，可引起肺螨症。表现为支气管炎症状，如咳嗽、胸痛或咯血等，听诊可闻及干性啰音。X线可见肺纹理增粗和小结节样密度增高影。此病易误诊为肺结核、肺吸虫病等。痰液中可检出活螨。

4. 尿螨症（urinary acariasis） 粉螨偶然可侵入泌尿道，引起尿频、尿急、尿痛等尿路刺激症状和遗尿，有的患者有血尿、脓尿等，尿液检测可检出虫体。

此外，粉螨的分泌物、排泄物和皮屑可作变应原，引起哮喘，其代谢产物对人畜亦有毒性作用，粉螨也可在粮食、花生中传播黄曲霉，多见于中草药加工者、粮仓管理人员及商超售货员等。

三、实验室诊断

在粪便、痰液及尿液中检出粉螨即可确诊。粪检可采用直接涂片法、沉淀浓集法，或在直肠镜下取溃疡边缘组织做活组织检查，如查见活螨或虫卵可确诊肠螨症。肺螨症患者可收集24小时或清晨第一口痰液，加等量7.5% NaOH溶液消化，2~4小时后离心沉淀，取沉淀物镜检。尿螨症患者收取尿液标本，经离心沉淀，取沉渣镜下检查粉螨。注意收集标本的器皿必须洁净，以免污染而影响诊断结果。

（全　芯）

第八节　舌形虫

PPT

舌形虫（tongue－worm，*Linguatula* spp.）又名五口虫（pentastomid），属于节肢动物门（Arthropoda）中的舌形虫纲（Pentastomida）或舌形动物门（Pentastomida）中的五口虫纲（Pentastomida），是一类专性体内寄生的人兽共患寄生虫，共计约100余种，其中寄生人体的主要有6个属10个种。我国有记载的寄生人体的舌形虫包括锯齿舌形虫（*Linguatula serrata*）、尖吻蝮蛇舌形虫（*Armillifer agkistrodontis*）和台湾孔头舌状虫（*P. taiwana*）等。舌形虫成虫寄生于终宿主如蛇、犬、猫、狼和狐等动物的呼吸器官；幼虫和若虫可寄生人体，引起舌形虫病（linguatulosis）。人因生食被虫卵污染的水、蔬菜，以及含幼虫或若虫的野生动物肉等而被感染。自从1847年在开罗首次报道人舌形虫病以来，该病呈世界性分

布，主要在热带和亚热带地区流行。近年来，在我国台湾、浙江和广西等地都曾有舌形虫感染人体的报道。虽然舌形虫病例数较少，但由于其可寄生的宿主范围较广，加上各地独特的饮食习惯，为该病的流行提供了自然条件。尤其是舌形虫新致病性虫种的发现和致命病例的增加，其对人类健康的威胁不容忽视。

一、生物学特征

（一）形态

成虫呈舌形或圆柱形，头胸部腹面有口，口两侧有钩2对。活体呈半透明、死后呈白色，雌虫一般大于雄虫，雌虫体长为80～130mm，雄虫体长为18～20mm。虫体表面具有一层很厚的角质层，形成环状，一般腹部生7～105个轮状腹环。幼虫具有足和钩，体表光滑。若虫形态与成虫相似，死后呈乳白色，体长4～50mm，有钩2对，腹部环数较少。

锯齿舌形虫与尖吻腹蛇舌形虫在形态上区别显著。锯齿舌形虫体形略扁，腹环数个，口孔旁2对钩前后排列，若虫表面有刺（图6－12）。尖吻腹蛇舌形虫体形呈圆柱形，腹环数个，口孔旁两对钩几乎在同一平行线上，若虫表面没有刺（图6－13）。

重要的人舌形虫致病种的特征见表6－3。

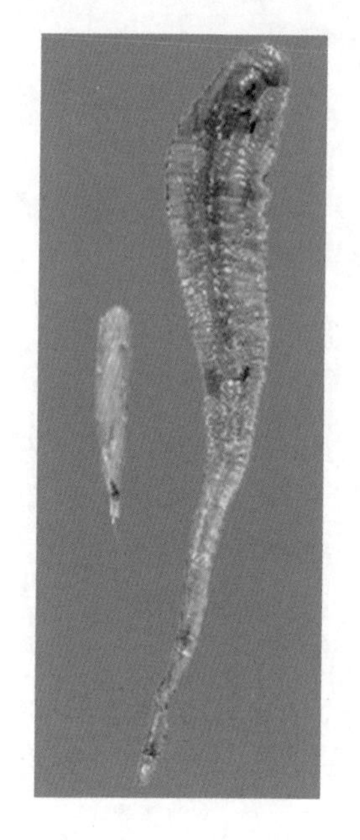

图6－12　锯齿舌形虫
若虫（左）和成虫（右）

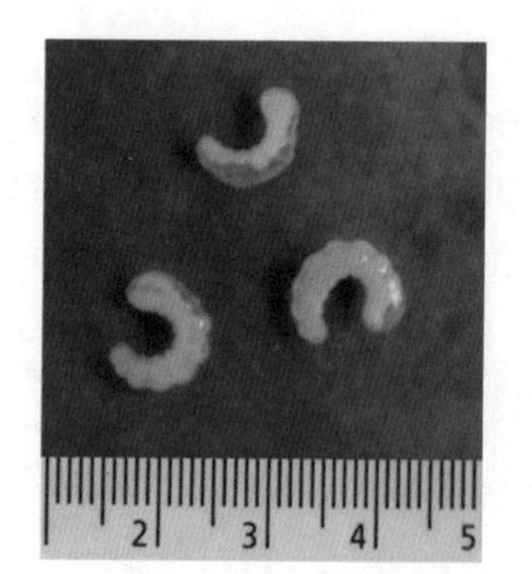

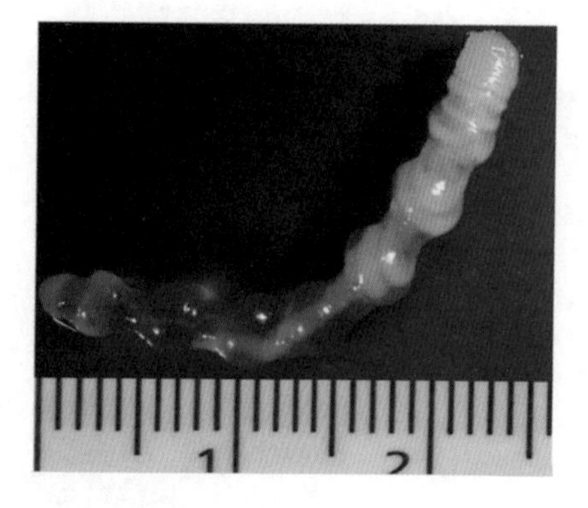

图6－13　尖吻腹蛇舌形虫
若虫（左）和 成虫（右）

表6－3　几种重要人舌形虫致病种的特征

属	种	分布	形态特征	大小/mm
舌形虫属	锯齿舌形虫	世界性分布	体型背腹扁平，背面略隆起，前端略宽后端渐狭，头胸部具有口，口两侧生有2对钩，呈梯形排列。腹环数约90个，有表皮刺	成虫 雌：（80～130）×（10～20） 雄：（18～20）×（3～7） 若虫（未分雌雄） （3.4～6.5）×（8～15.2）

续表

属	种	分布	形态特征	大小/mm
蛇舌状虫属	尖吻腹蛇舌形虫	中国	体型为圆柱形，呈螺旋状，口位于头胸腹面，椭圆形，两对口钩分布于口两侧，几乎排列在同一直线上，若虫腹环数7~8个	成虫 雌：(47~57)×(6~7.5) 雄：(26.5~35)×(4.5~5) 若虫（未分雌雄） 13×2.4
	串珠蛇舌状虫	东南亚	体型为圆柱形，呈螺旋状，若虫腹环数有20多个，无表皮刺	成虫 雌：(58~90)×(3~7) 雄：(20~35)×(2~2.5) 若虫（未分雌雄） (5~11)×(2~2.5)
	腕带蛇舌状虫	西非	体型为圆柱形，呈螺旋状，若虫腹环数近20个，有表皮刺	成虫 雌：(72~130)×(3~7) 雄：(20~35)×(2~2.5) 若虫 雌：(15~23)×(2.1~2.5) 雄：13×20
	大蛇舌状虫	中非	体型为圆柱形，呈螺旋状	成虫 雌：(58~82)×(6~10) 雄：18×20 若虫 雌：(9~15)×(1.5~3) 雄：(8~13)×(1~3)
孔头舌形虫属	台湾孔头舌形虫	中国台湾	虫体腹面弯曲成“C”形，口位于头胸腹面，口周有环口表皮棘刺带，口周含有2对大钉样钩；V期若虫腹环数10~11个	成虫 目前暂无数据 若虫（未分雌雄） (4.4~5.7)×(1.4~1.8)

虫卵呈圆形，光镜下卵壳见2层，外层呈白色透明状，内层呈黄色，成熟虫卵内为具有肢分节特征的幼虫。未成熟虫卵的内容物为卵细胞和卵黄细胞。成熟虫卵大小为（67.73~119.01）μm×（86.36~131.28）μm，未成熟虫卵大小为（54.68~119.73）μm×（86.36~126.74）μm（图6-14）。

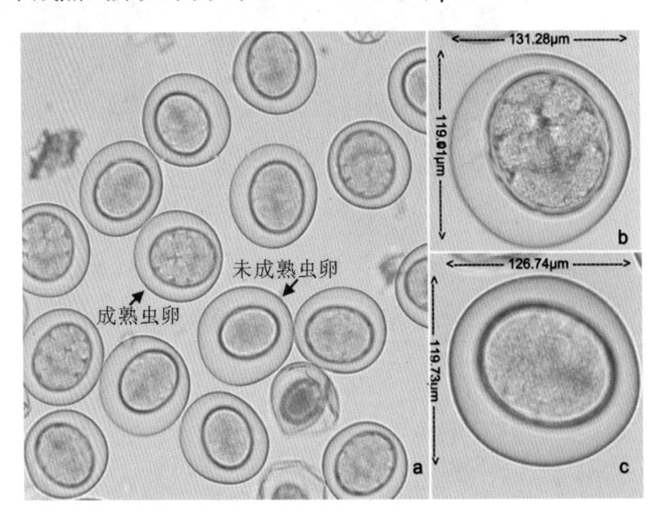

图6-14　尖吻腹蛇舌形虫卵

（二）生活史

舌形虫属（主要是锯齿舌形虫）的终宿主为犬、猫、狼和狐等食肉动物，中间宿主为牛和羊等食草动物。人和其他哺乳动物也可以作为锯齿舌形虫的中间宿主。成虫寄生在终宿主的鼻腔内。雌虫产的卵随同犬的鼻黏液流出，排至体外，污染牧草或水源，被食草动物（山羊、绵羊、兔、野兔等）食入后，卵在其胃中孵出幼虫。幼虫进入食草动物肠腔后，穿过肠壁，移行至肺、肝、肠系膜淋巴结及肾等内脏中。经两次蜕皮后，幼虫为包囊围绕，并在包囊内经过数次蜕皮，5～6个月后发育成若虫。若虫主要寄生在肝、肾、肠系膜淋巴结、支气管淋巴结等脏器，偶见于脾、肺或血流。感染后第9周出现Ⅲ期若虫，体长0.5mm，经2周后（第11周）发育为Ⅳ期若虫，3～4个月后体长增至1～2mm时性开始分化。若虫在中间宿主体内至少能存活2年。含感染性若虫的中间宿主组织被犬摄入后，若虫在犬的胃和肠内脱囊，经2.5～3.5小时直接从胃肠道逆移行至食管、喉，进入犬的鼻咽内寄生。以鼻黏液、分泌物和血液为食，约经6个月后发育到成虫阶段并产卵。每条雌虫可产卵数百万颗，产卵期可达21个月。成虫至少存活2年（图6－15）。

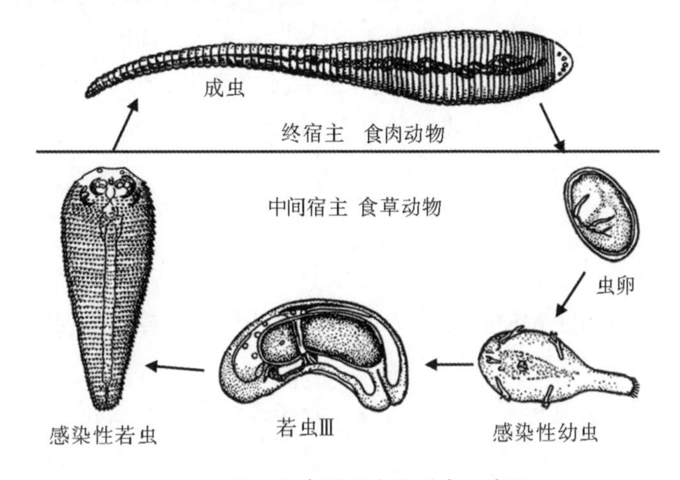

图6－15　锯齿舌形虫生活史示意图

蛇舌状虫属的终宿主为蛇等爬行动物，中间宿主是啮齿类动物、人或其他哺乳动物。蛇舌状虫属的成虫主要寄生在终宿主的上呼吸道，以钩附着寄生于呼吸道和肺，吸取血液、淋巴和黏液。雌雄虫交配后，雌虫体内的受精卵发育成感染性虫卵（内含感染性幼虫）。虫卵被雌虫产出后进入宿主的呼吸道，随痰、唾液、鼻腔分泌物或粪便排出体外。虫卵污染水源和食物，被中间宿主吞食后，感染性幼虫在30分钟内即可在宿主肠道孵出，随后穿越肠壁并在体内组织四处游走，入侵组织后成囊。成囊后的若虫以血、淋巴和淋巴细胞为食，经数次蜕皮后发育为感染性若虫。若虫被终宿主摄入后在消化道内激活脱囊，穿过肠壁及体腔，移行至呼吸道或肺，再经数次蜕皮发育为成虫。

二、致病与临床

根据舌形虫（主要为蛇舌状虫和锯齿舌形虫）在人体寄生部位和所引起的症状不同，舌形虫病的临床表现可分成内脏型和鼻咽型。

（一）内脏舌形虫病

主要由蛇舌形虫引起，病例以腕带蛇舌形虫感染居多，其次有尖吻蝮蛇舌形虫等。人作为舌形虫的偶然中间宿主，当人吞食舌形虫虫卵后，在其消化道内孵出幼虫或若虫在体内移行造成内脏幼虫移行症。滞留于十二指肠、肝、脾、肾、肠系膜、网膜或眼等器官寄生，引起单个器官或多器官舌形虫病。

轻度感染者多数无症状或有轻微症状。当大量虫体包括活若虫的重度感染或一条若虫成囊于要害部位时，可引起严重的症状及并发症，如发热、腹痛、腹泻，或伴腹腔积液、阻塞性黄疸、淋巴管梗阻、气胸、心包炎、腹膜炎等症，感染若虫数量多时还可导致生长发育障碍。有少数可引起急性虹膜炎，继发青光眼和晶状体半脱位等症状。人体内脏舌形虫病可分为 2 个新亚型。①成囊亚型内脏舌形虫病：舌形虫在内脏器官组织成囊的亚型，由感染性虫卵摄入发育成感染性若虫（Ⅵ期若虫）。②脱囊亚型内脏舌形虫病：感染性卵在消化道肠壁组织成囊，但不能蜕变成Ⅵ期若虫，Ⅴ期若虫就从肠壁脱囊落入肠腔，随粪便排出体外，生活史中断，人为偶然中间宿主（异常中间宿主），若虫成囊后可大量脱囊，临床无急腹症症状，如台湾孔头舌虫病。

（二）鼻咽舌形虫病

常见于锯齿舌形虫感染，主要由于人生食或半生食了含有包囊型若虫的中间宿主内脏而引起的。若虫以小钩附着在鼻咽组织使虫体悬浮于鼻腔中，可无全身症状。若感染重时可引起鼻、颊与咽的黏膜急性炎症，最主要症状是咽喉刺激与疼痛。表现为在食用含感染期若虫的食物后，很快出现咽部、耳部疼痛，之后口咽部、喉、咽鼓管、唇黏膜充血，呼吸困难、发音困难、咽下困难，头痛是较常见的症状，本病病程较短暂，若虫在 1～2 周内死亡，症状随之消失。但曾有一例成虫感染者，7 年期间经常流鼻血，经一次猛烈打喷嚏喷出一条成虫后，出血停止。

三、实验室诊断

1. 病原学检查

（1）检获虫体或虫卵　内脏手术能查见游离虫体；或从稀粪、鼻咽分泌物痰和呕吐物中检获虫体或虫卵。

（2）病理切片　使用肠镜或其他病变组织活检，做病理切片检查。在病灶部位可见完整的或部分成囊若虫。

（3）活虫 CT 检查　可通过 CT 扫描和 X 线平片比较观察，活的舌形虫若虫可在 CT 扫描中显影，CT 兼有诊断钙化若虫和活若虫的双重作用。

2. 免疫学检查　以舌形虫若虫可溶性抗原，做 ELISA 检测舌形虫感染者血清中的特异性抗体，可辅助诊断舌形虫病。另外，用舌形虫若虫抗原制备多克隆抗体，经纯化后可进行循环抗原的检测。

3. 分子生物学检查　以 18S rRNA COⅠ为模板，通过 PCR 方法来鉴定虫种。

（刘文权）

第九节　与卫生检验有关的其他节肢动物

PPT

一、蜱

蜱（tick）属于蛛形纲、蜱螨亚纲、寄螨目、蜱总科。全世界共发现 850 余种蜱，其中硬蜱 700 余种，软蜱 150 余种。在我国硬蜱约 107 种，软蜱 10 余种。蜱叮咬不仅可引起过敏性皮炎、导致蜱瘫痪，还能传播森林脑炎和莱姆病等多种人畜共患病。

1. 形态　成虫椭圆形，呈灰、黄、褐或黑褐色。虫体腹面扁平，背面稍隆起。未吸血时虫体长度 2～10mm，吸血后虫体可胀大到 20～30mm。虫体分颚体（gnathosoma）和躯体（idiosoma）两部分。其中，硬蜱（hard tick）和软蜱（soft tick）最显著的区别在于其成虫躯体背面是否有壳质化的盾板：有盾板的是硬蜱，无盾板的则是软蜱。

（1）硬蜱　颚体位于躯体前端，由颚基1个、口下板1个和螯肢、须肢各1对组成。颚基呈六角形、矩形或方形。雌蜱颚基背面有1对孔区，具有感觉和分泌体液的功能。口下板与螯肢合拢形成口腔，口下板腹面有倒齿，吸血时可起到固定于宿主皮肤的作用，螯肢是重要的刺割器官。须肢由4节组成，第4节短小。

躯体呈袋状，两侧对称。雄蜱体小盾板大，几乎覆盖整个躯体背面；而雌蜱体大盾板小，仅覆盖躯体背部的前1/3，有的雌蜱在盾板后缘可形成不同的花饰，称缘垛（festoon）。腹面有足4对，每足分6节，即基节、转节、股节、胫节、后跗节和跗节。在第1对足跗节近端部的背缘上有哈氏器（Haller's organ），具嗅觉功能；生殖孔位于腹面的前正中部，相当于第2、3对足基节间的水平线上；肛门位于腹面的后部；气门1对，位于第4对足基节的外侧面，气门周围有气门板（图6－16）。

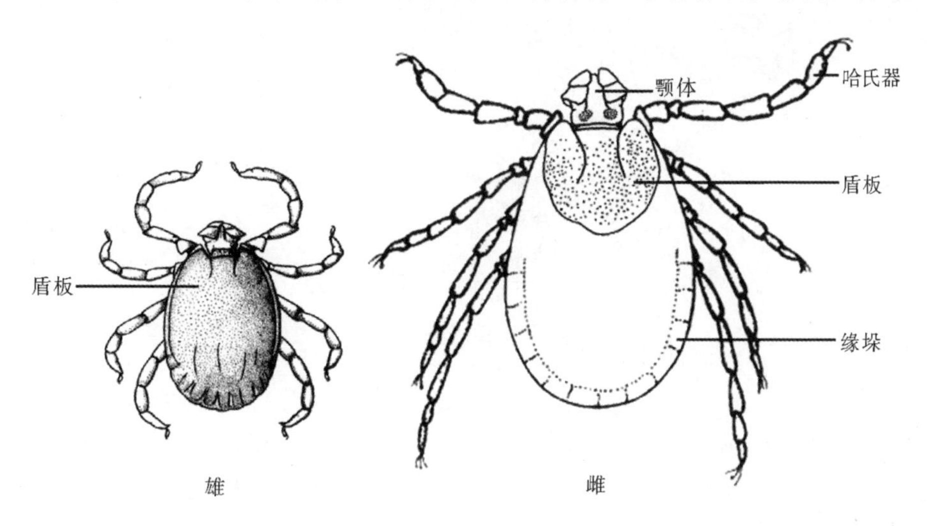

图6－16　硬蜱形态示意图

（2）软蜱　颚体位于躯体腹面前部，从背面看不见。颚基较小，近方形，雌蜱颚基背面无孔区。躯体由弹性革质表皮构成，背面无盾板，体表呈皱纹状或颗粒状，或具乳突或圆形陷窝。气门板小，位于第4对足基节的前外侧。生殖孔和肛门的位置与硬蜱大致相同。雌雄蜱外观不易区分，雌蜱生殖孔呈横沟状，雄蜱则为半月形，这是区别雌、雄蜱的主要依据（图6－17）。

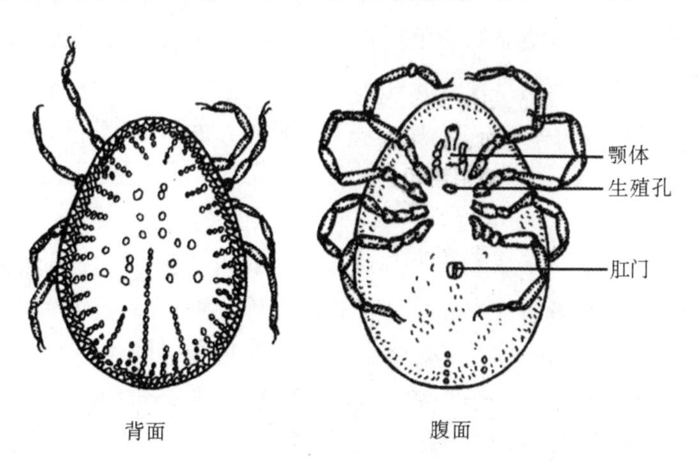

图6－17　软蜱形态示意图

2. 生活史和生态　蜱的生活史包括卵、幼虫、若虫和成虫4个发育阶段（图6－18）。蜱寄生的宿主十分广泛，包括陆生哺乳类、鸟类、爬行类和两栖类动物等。多数种类的蜱侵袭人。蜱的幼虫、若虫、成虫均吸血。硬蜱各发育阶段均吸血 1 次；软蜱幼虫和各龄若虫均吸血 1 次，成虫可多次吸血。依据蜱完成生活史需要更换宿主的次数可分为四种类型，分别为单宿主蜱、二宿主蜱、三宿主蜱和多宿主蜱。

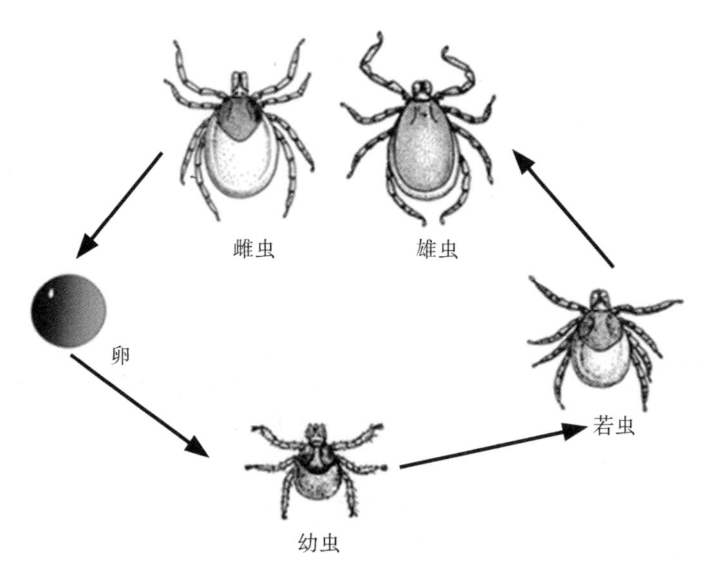

图 6－18　全沟硬蜱生活史

3. 主要种类

（1）全沟硬蜱（*Ixodes persulcatus*）　颚基的耳状突呈钝齿状，须肢细长圆筒状。盾板褐色；足Ⅰ基节有一细长内距，略超足Ⅱ基节的前缘；肛沟呈倒“U”字形，位于肛门之前；气门板呈圆形或卵圆形。全沟硬蜱多见于高纬度针阔混交林区，在我国主要分布于东北、内蒙古、甘肃、西藏和新疆等地区。

（2）草原革蜱（*Dermacentor nuttalli*）　颚基为矩形或方形，颚基的耳状突呈弯月形，须肢宽短。盾板上有珐琅斑、眼和缘垛；足Ⅰ基节内距钝短。草原革蜱多见于干旱、半荒漠的草原地带，在我国主要分布于东北、华北和西北等地。

（3）亚东璃眼蜱（*Hyalomma asiaticum kozlovi*）　颚基为三角形，须肢长圆筒状。盾板红褐色，有眼和缘垛；足淡黄色，各关节处有明显的淡色环；气门板呈烟斗状。亚东璃眼蜱多见于荒漠或半荒漠地带，在我国主要分布于吉林、内蒙古和西北等地。

（4）乳突钝缘蜱（*Ornithodoros papillipcs*）　体表颗粒状，前部及中部有几对圆形陷窝。肛后横沟和肛后中沟相交处近乎直角。乳突钝缘蜱多见于荒漠或半荒漠地带，在我国主要分布于新疆。

4. 与医学的关系

（1）直接危害　蜱叮咬宿主时，其螯肢和口下板同时刺入皮肤，宿主虽然无明显痒、痛感，但可引起叮咬部位的充血和水肿，出现急性炎症反应。有些硬蜱分泌的唾液内含神经毒素，可引起上行性肌肉麻痹，称为蜱瘫痪（tick paralysis）。其临床症状主要表现为下肢疼痛、感觉异常、行走困难。严重者可导致呼吸衰竭而死亡。此病多见于儿童，若清除叮咬的蜱，症状可消失。

（2）传播的疾病　由蜱传播的疾病有森林脑炎、莱姆病、发热伴血小板减少综合征、苏格兰脑炎、波瓦生脑炎、凯萨努尔森林病、落基山斑点热、北亚蜱媒斑点热、纽扣热、昆士兰蜱传斑疹伤寒、阵发性立克次病、Q 热、土拉伦斯菌病、蜱媒回归热、人巴贝虫病、人埃立克次体病等。

二、恙螨

恙螨（chigger mite）属于蛛形纲、蜱螨亚纲、真螨目、恙螨科。全世界约有 3000 种（亚种）恙螨，其中可侵袭人的约有 50 种（亚种）。我国有 500 余种（亚种）恙螨，多分布于东南沿海至西南边境地区。恙螨幼虫不仅可引起恙螨性皮炎还可传播恙虫病。

1. 形态　恙螨幼虫呈椭圆形，虫体呈红、橙、土黄或乳白色，体长 0.2～0.5mm，饱食后体长可达 0.5～1.0mm。虫体分颚体和躯体两部分。颚体位于躯体前端，包含螯肢与须肢各 1 对。螯肢基节呈三角形，具呼吸功能，螯肢末端为螯肢爪，可刺割皮肤。须肢圆锥形，分 5 节。躯体背面前端有盾板，呈长方形、方形、五角形、梯形或舌状等，因种类而异（图 6－19）。

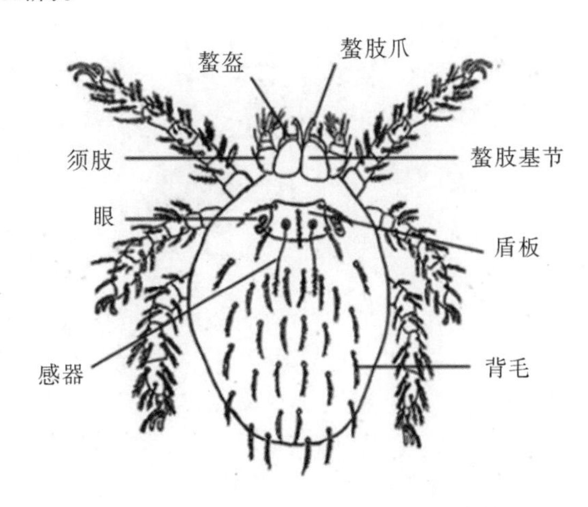

图 6－19　地里纤恙螨幼虫形态示意图

2. 生活史和生态　恙螨的发育经历卵、前幼虫、幼虫、若蛹、若虫、成蛹和成虫 7 个阶段。其中，幼虫营寄生生活，可侵袭人和动物。其他各阶段均为自由生活。

恙螨幼虫寄生的宿主范围很广泛，包括哺乳类、鸟类、爬行类和两栖类动物等，但主要寄生于鼠类，有些恙螨种类可侵袭人，多数恙螨对宿主的选择性不强。恙螨幼虫多寄生在宿主体表皮肤薄而湿润处。恙螨的活动范围很小，常聚集在一起呈点状分布，称为“螨岛”。恙螨幼虫在水中能生活 10 天以上，洪水及河水泛滥等可导致其扩散。

3. 主要种类　地里纤恙螨（*Leptotrombidium deliense*）幼虫呈橘红色，饱食后为淡红色。盾板近似长方形，上有 5 根羽状毛。盾板两侧的眼板上各有 1 对红色眼。地里纤恙螨以褐家鼠等野鼠为主要宿主，是我国南方地区恙虫病的主要传播媒介。

4. 与医学的关系

（1）恙螨皮炎　恙螨幼虫叮刺人时分泌的唾液可溶解、破坏皮肤组织，引起过敏性皮炎。

（2）恙虫病　是一种由恙螨幼虫传播的疾病，病原体为恙虫立克次体（又称为东方体），可经卵传递。

三、蚊

蚊（mosquito）属于昆虫纲、双翅目、蚊科。全世界已知 41 属 3560 余种（亚种）。我国已知有 21 属 400 余种（亚种），其中与人类疾病关系密切的为按蚊属、库蚊属和伊蚊属。

1. 形态　成蚊体长 1.6～12.6mm，呈灰褐色、棕褐色或黑色，分头、胸、腹 3 部分。头部似半球形，有复眼、触角、触须各 1 对，触角上覆盖轮毛。雌蚊的轮毛短而稀，雄蚊的轮毛长而密。蚊的口器常称为喙，属于刺吸式口器（图 6－20）。胸部分前、中和后胸 3 节，每胸节附足 1 对；中胸发达，有翅 1 对；后胸有平衡棒 1 对。蚊翅窄长，膜质，上覆有鳞片。腹部分 10 节，尾端形成外生殖器。蚊卵小，长不足 1mm，多为灰黑色。按蚊卵呈舟形，两侧有浮囊；库蚊卵呈圆锥形，无浮囊；伊蚊卵呈橄榄形，无浮囊（图 6－21）。

3 属蚊成蚊形态特征的主要区别见表 6－4。

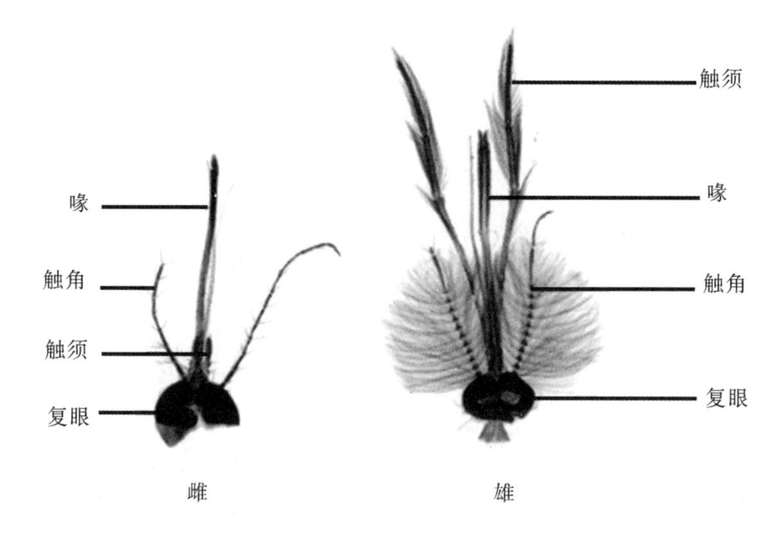

图 6-20　蚊的头部形态示意图

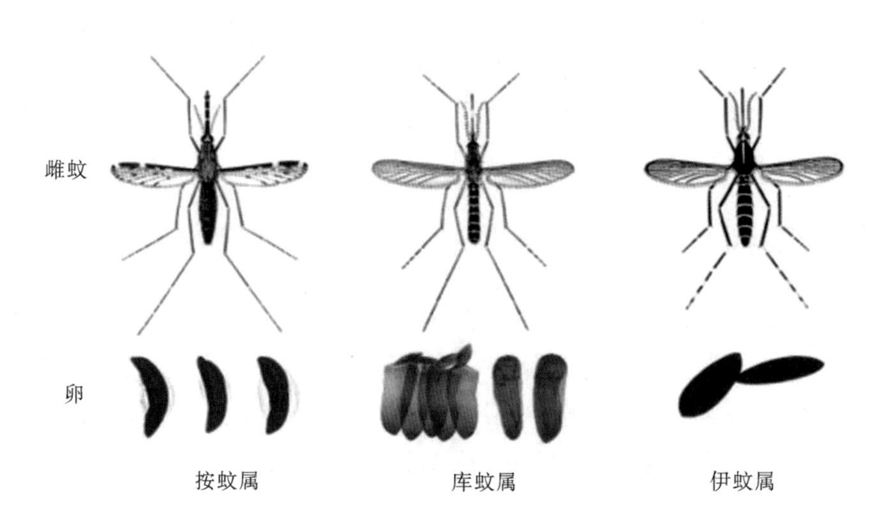

图 6-21　3 属蚊雌蚊和卵

表 6-4　3 属蚊成蚊形态主要区别

生物学特征	按蚊属	库蚊属	伊蚊属
体色	大多灰褐色	大多棕色	黑色有白斑
触须	雌雄均与喙等长，雄蚊末端膨大呈棒状	雌蚊甚短，雄蚊则比喙长	雌蚊同库蚊，雄蚊与喙等长
翅	多具黑白斑	多无黑白斑	多无黑白斑
足	有无白环不定	多无白环	有白环
停息状态	体与喙成一直线，体与停落面成一角度	体与喙成一角度，体与停落面平行	同库蚊

2. 生活史和生态　蚊的发育为全变态，生活史包括卵、幼虫、蛹和成虫 4 个时期，前 3 个时期生活在水中，而成虫羽化后脱离水面（图 6-22）。雄蚊主要吸食植物汁液及花蜜。雌蚊可吸食植物汁液以维持生命，但必须吸食人或动物的血液才能使卵巢发育、繁殖后代。雌蚊多在羽化后 2~3 天开始吸血。雌蚊吸血后即寻找阴暗、潮湿、避风的场所栖息，以消化胃血和准备产卵。各种蚊对滋生环境有一定的选择性，可分为大型清洁静水（稻田型）、清洁缓流水体（缓流型）、小型清洁积水（丛林型）、污染水体（污水型）、小型容器积水（容器型）等类型。蚊栖息习性可分为家栖型、半家栖型和野栖型 3 种。影响蚊季节消长的主要因素是温度、湿度和雨量。

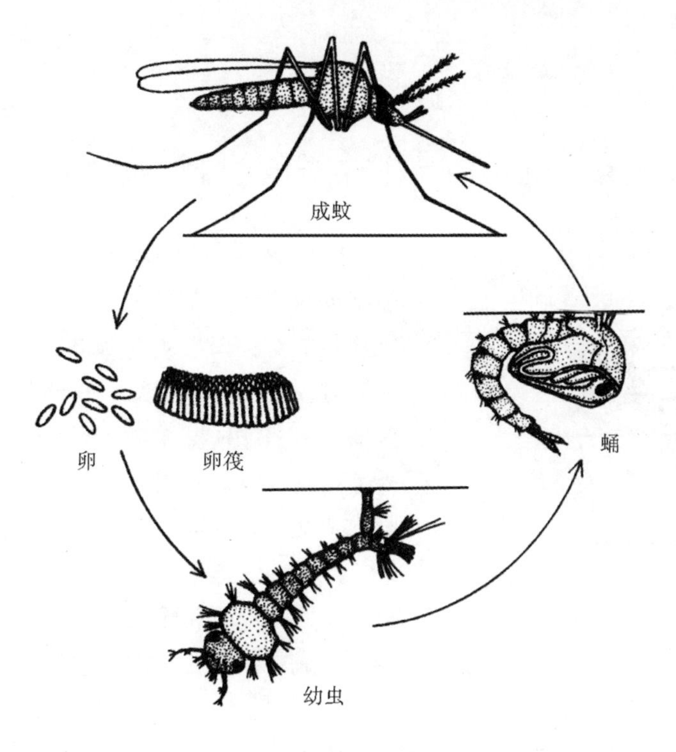

图 6－22　蚊生活史示意图

微课/视频 4

3. 主要种类

（1）中华按蚊（*Anopheles sinensis*）　成蚊呈灰褐色。雌蚊触须有 4 个白环，顶端 2 个宽，后 2 个窄；翅前缘脉具有 2 个白斑，尖端白斑大；腹侧膜上有"T"形暗斑；后足 1～4 跗节具窄端白环；卵的船面宽，占卵宽 1/3 以上。该蚊种分布于除新疆和青海以外的全国各省、自治区，是我国最常见的按蚊之一。

（2）嗜人按蚊（*Anopheles anthropophagus*）　成蚊与中华按蚊相似，但触须较细，第 4 白环很窄或缺；翅前缘脉尖端白斑小；腹侧膜上无 T 形暗斑；卵的船面窄，约占卵宽的 1/10。该蚊种主要分布于我国东经 100°以东，北纬 34°以南的广大地区。

（3）微小按蚊（*Anopheles minimus*）　成蚊呈棕褐色。雌蚊触须有 3 个白环，顶端两个白环等长，中间夹一等长的黑环；另一白环较窄，位于触须后半部。翅前缘脉有 4 个白斑。各足跗节一致暗色。该蚊种主要分布于我国北纬 33°以南的山地和丘陵地区。

（4）大劣按蚊（*Anopheles dirus*）　成蚊呈灰褐色。雌蚊触须有 4 个白环，顶端白环最宽。翅前缘脉有 6 个白斑，第六纵脉有 6 个黑斑。各足股节、胫节和第 1～2 跗节均有白斑；后足胫节与第一跗节之间有一明显的宽白环。该蚊种主要分布于我国海南省的热带丛林、山区或丘陵地区。

（5）淡色库蚊（*Culex pipiens pallens*）　与致倦库蚊（*Cx. p. quinque fasciatus*）是库蚊属尖音库蚊复组（*Culex pipiens complex*）的两个亚种。它们的共同特征：喙无白环；各足跗节无淡色环；腹部背面有基白带，淡色库蚊基白带下缘平整，而致倦库蚊基白带下缘呈弧状。淡色库蚊主要分布于我国北纬 33°以北的广大地区，而致倦库蚊则主要分布于我国北纬 33°以南的广大地区。

（6）三带喙库蚊（*Culex tritaeniorhynchus*）　成蚊呈深棕色。喙黑色，中段有一宽白环；触须尖端为白色；各足跗节基部有一细窄的白环；腹节背面基部有中间稍向下突出的淡黄色狭带。该蚊种分布于除新疆、西藏外的全国各地。

（7）白纹伊蚊（*Aedes albopictus*）　成蚊呈黑色，中胸盾板正中有一银白色纵纹；前、中足的跗节第 1、2 节与后足的第 1～4 节有基白环，末节全白；第 2～6 腹节背板有基白带。该蚊种主要分布于北纬 34°以南的广大地区，是我国最常见的伊蚊。

4. 与医学的关系　蚊除直接叮刺、吸血、骚扰外，还传播疟疾、丝虫病、流行性乙型脑炎、登革热和黄热病等多种疾病。

四、白蛉

白蛉（sandfly）属昆虫纲、双翅目、毛蛉科、白蛉亚科。全世界已发现700余种（亚种），我国已报告40余种（亚种）。

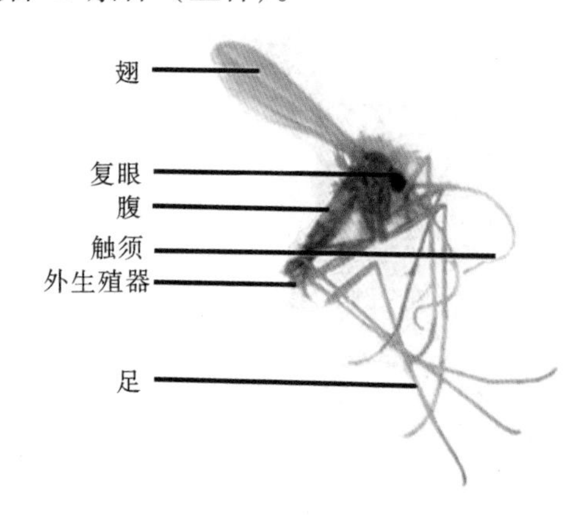

图6-23　中华白蛉成虫

1. 形态　成虫体长1.5～4.0mm，呈灰黄色，全身被密集的细毛。头部球形，有1对大而黑的复眼和触角、触须各1对；口器为刺吸式；胸部向上隆起呈驼背状；翅1对，狭长而末端尖；平衡棒1对；有3对细长的足。腹部由10节组成，前7节形状相似，第8～9节转化为外生殖器；第2～6节背面的毛有平卧毛、竖立毛和平卧竖立杂交毛3种类型（图6-23）。

2. 生活史与生态　白蛉的发育为全变态，生活史包括卵、幼虫、蛹和成虫4个时期。各期幼虫均生活在土壤中，成虫栖息在室内外阴暗、无风、安静的场所，如屋角、墙缝、畜舍、窑洞、桥洞等处。雄性白蛉不吸血，仅以植物汁液为食；雌性白蛉羽化后24小时开始吸血活动。

3. 主要种类

（1）中华白蛉指名亚种（*Phlebotomus chinensis chinensis*）　成虫淡黄色，竖立毛类。口腔内口甲不发达，无色板。咽甲的前、中部有众多尖齿，较大而疏散；基部有横脊。受精囊纺锤状，分11～13节，各节交界处为三角形；囊管长度是囊体长度的2.5倍。雄虫外生殖器的上抱器有长毫5根，2根在顶端，3根在近中部。生殖丝的长度约为注精器的5倍。

（2）中华白蛉长管亚种（*P. c. longiductus*）　形态与指名亚种相似，不同的是：受精囊管长度是囊体长度的5.8倍；生殖丝长度约为注精器的10.6倍。国内分布仅见于新疆。

4. 与医学的关系　白蛉能传播黑热病、东方疖、白蛉热等疾病。在我国仅传播黑热病。

五、蜚蠊

蜚蠊（cockroach）俗称蟑螂，属昆虫纲、蜚蠊目、蜚蠊科。全世界已知有5000余种，我国记载约250种。

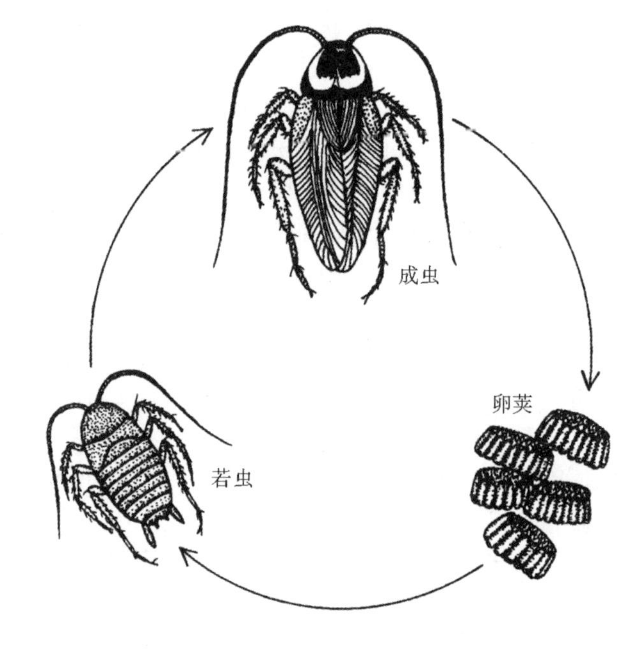

图6-24　蜚蠊生活史示意图

1. 形态　蜚蠊成虫呈椭圆形，背腹扁平，黄褐色或深褐色，体表具油亮光泽，体长为10～35mm。虫体分头、胸、腹3部分。头部小，大部分被前胸覆盖，有复眼、单眼各1对和细长触角1对，口器为咀嚼式口器。前胸发达，中、后胸较小，不易区分；前翅革质，后翅膜质，少数种类无翅，翅的有无、大小和形状是蜚蠊的分类依据之一。3对足粗大多毛。腹部分为10节，第10节背板有1对分节的尾须，尾须的节

数、长短与形状为分类的依据；雄虫的末端有 1 对腹刺，雌虫无腹刺。

2. 生活史与生态　蜚蠊的发育为不完全变态，生活史包括卵、若虫和成虫 3 个时期（图 6－24）。蜚蠊为杂食性昆虫，喜群居，昼伏夜行，白天通常栖息在靠近食物和水的温暖、黑暗处，晚 9 时至次日凌晨 2 时为其活动高峰。蜚蠊的季节消长主要受温度的影响，因地而异，我国的大部分地区，通常开始见于 4 月，7～9 月达高峰。

3. 主要种类

（1）德国小蠊（*Blattella germanica*）　成虫体长 12～14mm，呈淡褐色，前胸背板上有 2 条黑褐色纵纹。前翅狭长，淡褐色；后翅无色透明。为全球分布最广泛的室内栖息蜚蠊。

（2）美洲大蠊（*Periplaneta americana*）　成虫体长 35～40mm，呈红褐色，触角细长，前胸背板淡黄色，中部有黑褐色蝶形斑。广泛分布于全球热带和亚热带地区。

4. 与医学的关系　蜚蠊对人类的危害主要是其体内外能携带细菌、病毒、寄生虫卵、原虫包囊和真菌等多种病原体，机械性传播多种疾病。如可携带痢疾志贺菌、沙门菌、铜绿假单胞菌、蛔虫卵、蛲虫卵和阿米巴包囊等。蜚蠊还可以作为美丽筒线虫、东方筒线虫和缩小膜壳绦虫的中间宿主。此外，蜚蠊的体液、粪便和尸体粉末均可作为变应原引起变态反应。

六、蝎

蝎（scorpion）属于蛛形纲、蝎目。全世界已报道的蝎有 2800 余种，我国记载的蝎约有 54 种。

1. 形态　雌蝎体长 55～65mm，雄蝎体长 45～55mm。虫体分头胸部和腹部，其中腹部又可分成前腹和后腹部。头胸部和前腹部较宽并紧密相连，合称躯干，后腹部窄长称为尾巴。

头胸部呈梯形，前端有 1 对粗大的须肢，其末端有钳形的爪。背面有背板，多数种类在背板中央有眼 1 对，两侧又各有 3 个侧眼。在背板前缘下方有 1 对 3 节的螯肢。胸部腹面有足 4 对。前腹部分为 7 节，均宽大于长。后腹部分为 6 节，均长大于宽，细长似尾，最后 1 节是尾囊，内有 1 对毒腺，毒液通过小管至毒刺末端。当蝎用强有力的须肢抓住动物时，腹部的尾端向前方弯曲，毒刺螫刺动物，并注入毒液（图 6－25）。

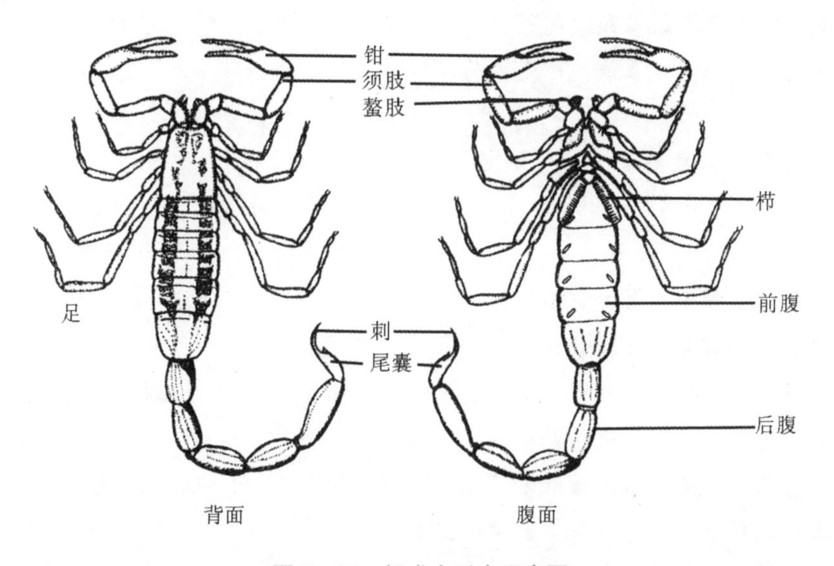

图 6－25　蝎成虫形态示意图

2. 与医学的关系　蝎刺螯人体时，毒腺分泌毒液，毒液注入人体后，轻者局部有数小时的灼痛；重者局部红、肿、痛明显，且可引起眩晕、恶心、呕吐、流汗、痉挛、呼吸困难等全身症状，甚至可导致死亡。

七、蜈蚣

蜈蚣（centipede）属于唇足纲。全世界已知有3300余种。

1. 形态　虫体体长多在10～300mm，背腹扁平，两侧对称，分头部和躯干两部分。头部有1对触角和由上唇、1对大颚和2对小颚构成的口器。躯干由15～21节体节组成，每个体节有1对步足。第1体节的足发育为颚肢（图6－26）。

2. 与医学的关系　蜈蚣种类很多，大小不一。小型蜈蚣叮咬人时，皮肤伤口很浅，仅局部存在轻微的炎症症状。而被大型蜈蚣咬伤后，局部则发生剧痛或坏死，甚至可由它分泌出的毒素而引起发热、头痛和呕吐等全身症状。

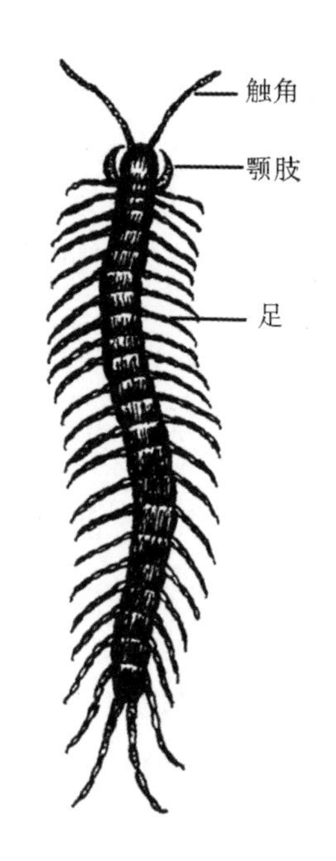

图6－26　蜈蚣成虫形态示意图

（刘文权）

答案解析

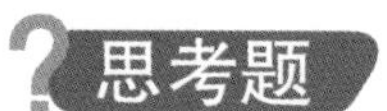

案例1　患者，男性，65岁。

主诉：患者有头痛、头晕、鼻炎和腹泻等临床表现。

现病史：患者发现其粪便中有10个寄生虫样的虫体，即携带标本到当地医院就诊。当地医院医生怀疑为某种寄生虫，联系省级医院并寄送标本进行虫种鉴定。

既往史：常有食欲不振、恶心和腹泻等。

实验室检查：虫体经光学显微镜镜检发现为蝇蛆。

问题

（1）蝇蛆的形态学特征主要是什么？

（2）如何防治蝇蛆病？

案例2　患者，男性，5岁。

主诉：臀部皮疹伴瘙痒3月余加重15天。

现病史：患者3个月前臀部出现散在红斑、丘疹，伴瘙痒，尤以夜间为甚。近半月来，皮疹逐渐增多，累及躯干、下肢，且瘙痒剧烈影响睡眠。经询问患者发病前曾接触有既往史的亲戚。

既往史：患者无外伤、手术及遗传病史。

查体：全身状态良好，浅表淋巴结未触及明显肿大，心、肺无异常，腹软，平坦。臀部、下肢及躯干可见红斑、丘疹及结节，部分皮损表面破溃结痂。

辅助检查：皮肤镜检查可见隧道，隧道一端可见棕色小三角形结构，诊断为疥疮。

问题

（1）患者的感染途径可能是什么？

（2）患者如何治疗？

（3）如何预防再感染？

书网融合……

重点小结

题库

下篇 寄生虫病实验室诊断技术

第七章 病原学检查

学习目标

1. 通过本章的学习，能够根据患者的临床表现选择合适的病原学诊断方法对疾病进行诊断。
2. 能够熟练操作常见病原学诊断方法。
3. 熟知相关病原学诊断方法的优缺点，对检查结果进行准确的判断，提高诊断的准确率，减轻患者的疾病负担。

本章主要介绍粪便及肛周检查、血液检查及其他体液检查和组织活检等病原学检查方法。

人体寄生虫感染的病原学检查，依赖于寄生虫形态特征的辨识，以寄生虫寄生人体某一阶段的虫体为靶标，阳性结果具有确定诊断价值。有关寄生虫感染的各种实验室诊断方法中，病原学检查方法也是最早建立和应用的方法。病原学检查的标本来源依各虫种在人体内的生活史阶段、寄生部位与排离部位而定。进行病原学检查时，应以尽可能地减少患者痛苦并相对便利地获取检验标本为前提。根据标本来源途径不同，寄生虫的病原学检查可分为粪便及肛周检查、血液检查及其他体液检查和组织活检等几种类型。

微课/视频 1

PPT

第一节 粪便及肛周检查

粪便检查适用于虫体或虫卵能随粪便排出体外的寄生虫感染的诊断。一般要求标本应尽量新鲜，送检时间一般不超过 24 小时，盛放容器需洁净，无消毒液、尿液等污染。肛周检查适用于在肛周产卵的寄生虫如蛲虫感染的诊断；猪带绦虫和牛带绦虫尤其是后者，其孕节可主动逸出肛门，由于孕节自身蠕动或因挤压而破裂，致虫卵散出，故也常用肛周检查进行诊断。

一、粪便检查

（一）检查原虫

1. 滋养体 系原虫生理功能活跃的时期，较多出现在急性感染期。常采用生理盐水直接涂片法和涂片铁苏木素染色法。生理盐水直接涂片法操作简便、快速，为门诊常用方法。铁苏木素染色及三色染色法能清晰显示滋养体形态特征，更适于虫种鉴定和长期保存。

（1）直接涂片法（direct smear method） 取一洁净载玻片，滴加 1 滴生理盐水，用竹签挑取米粒大小粪便标本，与生理盐水搅拌均匀，摊开呈薄膜状，厚度以透过粪膜能见到书本上的字迹为宜，加盖玻片后置显微镜下观察。

注意事项：送检时间宜在粪便排出后半小时内，或暂时保存在35~37℃条件下待查。涂片要薄而均匀。因滋养体活动度受温度影响，故在冬季为使滋养体保持活力便于观察，应注意保温。因本方法取标本量较少，易漏检，增加涂片张数可提高检出率。

（2）铁苏木素染色法（iron-hematoxylin staining method）

1）涂片 取少许粪便标本加水调稀，用棉签蘸取均匀涂抹于洁净载玻片上。若粪便标本较稀，可直接涂片。涂片晾干备检。

2）染色液的配制 1%苏木素溶液10ml，29%氯化铁溶液4ml，25%盐酸1ml，蒸馏水95ml，混合后使用。

3）染色 染色前，涂片先用甲醇固定，再用染色液染色数分钟，水洗，晾干镜检。

注意事项：铁苏木素染液不能久放，需使用前临时配制。

2. 包囊 为原虫生活史中相对静止的阶段，常见于慢性期患者和带虫者粪便中。检查阿米巴原虫和蓝氏贾第鞭毛虫包囊，常用碘液染色法，能较明显显示原虫包囊的形态特征。也可用汞碘醛离心沉淀法，既能浓集包囊，又兼具固定和染色的作用。后者也适用于蠕虫卵的检查。

（1）碘液染色法（iodine staining）

1）碘液的配制 分别称取碘化钾4g和碘2g，先将碘化钾溶于100ml蒸馏水中，再加入碘搅拌溶解即可。

2）染色 方法同生理盐水直接涂片法，仅以碘液代替生理盐水。加盖玻片后镜检。

注意事项：溶组织内阿米巴包囊处于单核和双核时，核大，糖原块明显，易于辨认；当发育到3~4个核时，核细小，糖原块多消失，此时不易辨认，可采用铁苏木素染色法，操作同前。

（2）汞碘醛离心沉淀法（merthiolate-iodine-formaldehyde centrifugation sedimentation method）

1）试剂的配制 汞醛液：1/1000硫柳汞酊200ml，甲醛25ml，甘油5ml，蒸馏水200ml，混匀。碘液配制方法同上。取汞醛液4.7ml，碘液0.3ml，混匀备用。

2）操作步骤 取1g粪便，加5ml汞碘醛混合液调匀，过两层脱脂湿纱布滤去粗渣。将粪液置试管中，加入乙醚4ml并充分摇匀，静置2分钟，1500~2000r/min离心2分钟，粪液从上至下分成乙醚、粪渣、汞碘醛液和沉淀四层，吸上面三层弃去，取沉淀涂片镜检。

3. 隐孢子虫卵囊 微小，通常需用特殊染色后方能辨别，以金胺-酚改良抗酸染色法染色效果较好。

（1）染色液的配制 所用染色液的配制方法见表7-1。

表7-1 所用染色液的配制方法

金胺-酚染色液	配制方法	改良抗酸染色液	配制方法
A液（1g/L金胺-酚）	金胺0.1g，苯酚5.0g，蒸馏水100ml	A液（苯酚复红液）	碱性复红4g，95%乙醇20ml，苯酚8ml，馏水100ml
B液（3%盐酸乙醇）		B液（10%硫酸溶液）	
C液（5g/L高锰酸钾）	高锰酸钾0.5g，蒸馏水100ml	C液（20g/L孔雀绿液）	20g/L孔雀绿原液1ml，蒸馏水10ml

（2）操作

1）涂片 方法同铁苏木素染色法。涂片晾干备用。

2）染色 先进行金胺-酚染色。滴加A液染色10分钟，水洗；滴加B液作用1分钟，水洗；滴加C液作用1分钟，水洗。再进行改良抗酸染色复染。于粪膜上滴加A液染色5分钟，水洗；滴加B

液作用5～10分钟，水洗；滴加C液作用1分钟，水洗，晾干，显微镜下观察。

（3）注意事项　隐孢子虫卵囊经染色后，其囊内子孢子被染成玫瑰红色，月牙形，结构清晰，粪便中非特异性颗粒被染成蓝黑色，两者易于鉴别。

（二）检查蠕虫卵

1. 直接涂片法　同生理盐水直接涂片查滋养体方法。此方法操作简单，门诊亦多采用，但因所取粪便标本量少，易漏检。增加涂片张数可提高检出率。

2. 改良加藤法（Kato－Katz method）　本检查方法是在厚涂片透明法（Kato′s thick smear）的基础上加用定量器材改良而成。粪膜浸渍甘油后即成透明状，虫卵因有特定形态而显现；孔雀绿液可将粪膜染成淡绿色，有助于缓解镜检者视觉疲劳；因为定量取标本，所以能计算出每克粪卵数（eggs per gram，EPG）。

（1）试剂与器材准备

1）甘油－孔雀绿透明液　甘油100ml，3%孔雀绿溶液1ml，蒸馏水100ml。

2）亲水性玻璃纸　市售亲水性玻璃纸，剪成2/3玻片大小，浸泡于甘油－孔雀绿透明液中24小时后使用。

3）尼龙绢片　孔径80目尼龙绢，裁剪成5cm×5cm大小。

4）定量板　可用塑料板（40mm×30mm×1mm），也可用硬纸板，长方形，长略短于载玻片，宽同载玻片，厚1mm。于中央开一长圆孔，定量板孔大小为8mm×4mm，两端为半圆形，可容纳约41.7mg粪便量。

5）软性塑料刮片　0.5cm×4cm×1.3mm规格，一端扁平。

（2）操作步骤　将尼龙绢片置于待检粪便标本上，用塑料刮片按压尼龙绢片并刮取细粪渣，填充于底衬载玻片的定量板（大孔面向下）的圆孔中，填满圆孔并刮平；小心移去定量板使粪样留在玻片上。于粪样上覆盖已浸泡过甘油－孔雀绿液的透明玻璃纸，另取一载玻片轻压其上使粪膜均匀铺开至边缘接近载玻片边，一手压住玻璃纸一端，另一手抽去压片。室温下放置半小时至一小时后镜检。

（3）注意事项　粪膜铺开均匀，不宜过厚。粪膜透明的时间主要受温度决定，故寒冷季节应将标本置37℃温箱中，以加速透明。对于多数蠕虫卵的检查，本方法能获得满意结果，但对钩虫卵等薄壳卵，可因透明过度失去虫卵轮廓而不易辨认，故应控制透明温度和时间，即时验看。若做定量检查，应将整张标本片看完，计数虫卵总数乘以24，再乘以粪便性状系数（成形便为1，半成形便为1.5，软便为2，粥样便为3，稀水便为4），即每克粪便虫卵数。

3. 沉淀法　利用虫卵比重大于水，经沉淀后可达到浓集虫卵的目的。对比重较小的虫卵浓集效果较差。常采用重力（自然）沉淀法、离心沉淀法、醛醚离心沉淀法和汞碘醛离心沉淀法等。醛醚离心沉淀法和汞碘醛离心沉淀法因使用乙醚具脱脂作用，更适于检查含脂肪较多的粪便。沉淀法操作均应先用孔径40～60目金属筛或2～3层脱脂湿纱布过滤粪样悬液以去除粪便粗渣。

（1）重力沉淀法　一般在1000ml量杯中进行。可取粪样20～30g，用水调成粪液，过滤入量杯内，加满水，静置15～20分钟，倾去上液，重复该过程3～4次至上液变清，取沉渣镜检。

注意事项：粪样较多，注意避免污染环境。该法操作需时较长，若夏季用于检查血吸虫卵时，应防止因水温较高而致血吸虫毛蚴孵出。

（2）离心沉淀法　基本同重力沉淀法，仅将自然沉淀改为1500～2000r/min离心2～5分钟。

（3）醛醚离心沉淀法（formalin－ether centrifugal sedimentation method）　一般在10ml容积试管中进行，取粪样量1～2g。将过滤后的粪液2000r/min离心2分钟，弃上液保留沉渣，加水重复离心1次，弃上液，加入10%甲醛7ml，5分钟后加入乙醚3ml，紧塞管口，用力摇匀，同前离心，管内液体自上而下分成乙醚、粪液、沉渣3层。取管底沉渣镜检。醛醚离心沉淀法也适用于原虫包囊的检查。

（4）汞碘醛离心沉淀法 见原虫包囊检查部分。

4. 浮聚法 利用浮聚液相对密度大于虫卵相对密度，使混悬其中的虫卵漂浮在浮聚液表面而达浓集的目的。适于相对密度较小的虫卵如钩虫卵、短膜壳绦虫卵等的检查，也可用于原虫包囊的检查。常用饱和盐水浮聚法和硫酸锌浮聚法等。

（1）饱和盐水浮聚法（saturate brine flotation method）

1）试剂与器材准备 饱和盐水，浮聚瓶（可用青霉素瓶代替），牙签，滴管，载玻片。

2）操作步骤 用牙签挑取黄豆大小粪样，置浮聚瓶中，先加入少量饱和盐水并搅拌调匀，再缓慢加入饱和盐水至接近瓶口并搅拌，弃去牙签，用滴管滴加饱和盐水至瓶中液面略高于瓶口，防止液体流出。静置15分钟，于瓶口平稳覆盖一载玻片，快速提起载玻片并翻转，镜检。

注意事项：饱和盐水浮聚法操作中也有先放置载玻片静置15分钟后再提起并翻转载玻片的方法，但对比实验显示，干载玻片吸附性更强，故后置载玻片虫卵检出效果优于先置载玻片。粪便量应适宜，翻转载玻片应轻巧、快速。

（2）硫酸锌浮聚法（zinc sulfate flotation method） 原理同饱和盐水浮聚法，仅以33%硫酸锌溶液代替饱和盐水。也可先经离心沉淀法获得粪便沉渣，再加33%硫酸锌溶液混匀，静置，取液面漂浮物检查。

注意事项：虫卵或包囊在硫酸锌高渗液中久置会发生形态改变而影响辨认。

5. 尼龙绢集卵孵化法 用于日本血吸虫感染的诊断。

（1）器材的准备

1）尼龙绢袋 将孔径260目尼龙绢裁成扇形，两边用聚胺酯黏合剂黏合而成锥形，使成上口直径8cm、下口直径1.5cm、上下口间距20cm的袋形，将上口固定在铁丝圆环上。

2）其他器材 1000ml三角烧杯、60目铜丝筛、搪瓷杯、竹筷、铁夹。

（2）操作步骤

1）取粪样约30g，置铜丝筛中，下接下口夹有铁夹的尼龙绢袋，淋水调浆至粪液全部淋洗到袋中。

2）移去铜丝筛，继续淋洗至袋内流出液变清。

3）取下铁夹，将袋中物淋洗入三角烧杯，加清洁去氯水至瓶口1cm处。25~30℃放置2~6小时，肉眼或用放大镜观察水面下水体中有无毛蚴活动。若无毛蚴，应每间隔4小时观察一次，三次阴性可判为阴性结果。

（3）注意事项 本方法要求粪便必须新鲜，无农药、化肥或化学品污染。孵化用水若为自来水，应做脱氯处理（50kg水中加入硫代硫酸钠0.2~0.4g，半小时后使用；也可放置过夜自然脱氯）。若为自然水体的水，应加热、沉淀或过滤处理，以去除水中原生动物。血吸虫毛蚴为白色点状物，多分布在水面下1~4cm处，呈直线运动，碰壁后折返，一般易与水中原生动物相区别。于孵化前，可先吸取粪渣沉淀涂片镜检，若发现血吸虫卵，则不必做孵化操作。

6. 醋酸钠-醋酸-福尔马林法（sodium acetate acetic acid - formalin solution，SAF） 为国外较常使用的、用于检测肠道寄生虫感染的一种方法。实际应用中，样本置于SAF液中，可带回实验室择期检查，此方法简便、经济。

（1）适用范围 该方法适用于肠道寄生的线虫、吸虫、绦虫及原虫等的检测，也可用于肠道寄生原虫包囊等的检查。

（2）所需材料

1）试剂 醋酸钠、冰醋酸、甲醛、去离子水、生理盐水、乙醚。

2）SAF 溶液的配制　取醋酸钠 1.5g，冰醋酸 2ml，40% 甲醛 4ml，加去离子水至 100ml。

3）器材　烧杯，离心管，试管架，漏斗，纱布，压舌板，橡皮塞，吸管，载玻片，盖玻片。

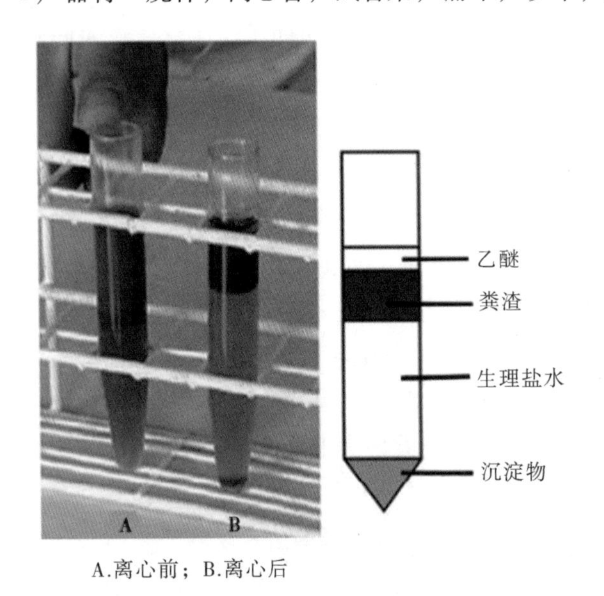

图 7－1　SAF 法离心前后液体分层对照图和示意图

（3）操作方法　挑取 1g 左右的粪便标本置于含有 10ml SAF 液的带盖塑料管中，彻底混匀，用力摇动试管，用纱布过滤粪液于离心管中，2000r/min 离心 1 分钟。用吸管移除上清液，或轻轻倒掉上清液。于沉渣中加入 7ml 生理盐水，用竹签混匀后，加入 3ml 乙醚，盖上橡皮塞，拇指按住橡皮塞摇晃离心管。小心取下橡皮塞，2000r/min 离心 5 分钟。离心后可见四层，自上而下为乙醚、粪渣、生理盐水和含虫卵或原虫的沉淀物（图 7－1）。用吸管移除上面 3 层，留取沉渣应少于 1ml，若沉渣过多应用乙醚和生理盐水再离心 1 次。混匀沉淀物，取沉渣滴于载玻片上，再加一盖片，镜检。

（4）结果观察　该法的结果判断与生理盐水直接涂片法检查寄生虫虫卵与原虫相同。先在低倍镜下（100×）检查，然后再转高倍镜（400×）察看。

（5）注意事项　盛粪便样本的容器要洁净，粪样中切勿混入尿液、药物、泥土或其他杂物。倾倒上清液时，要一次倒完，切忌反复或中断后再倒，以免使沉渣再次悬浮。留取的沉渣应少于 1ml，若剩下的沉渣过多，应当重新浓缩。

（三）检查幼虫

1. 钩蚴培养法（culture method for hookworm larvae）　用于钩虫感染的诊断，并可进行虫种鉴定。

（1）器材的准备　1cm×10cm 玻璃试管，滤纸剪成“T”形，纸条略窄于试管内径，横头标记受检者姓名和检查日期，竹签，冷开水等。

（2）操　用竹签挑取粪样约 0.4 g，均匀涂抹于滤纸条上 2/3 区域，将滤纸条插进试管，用吸管沿管壁缓缓加入冷开水 2ml，勿使水面接触粪膜。将试管放置 25～30℃温度下培养 72 小时。期间应及时补加水量。肉眼或放大镜观察试管底部有无钩蚴活动。

（3）注意事项　若未发现钩蚴，应继续培养 48 小时后再观察。本操作应避免水体受粪便污染，若在培养 24 小时内发现水体因污染变浑浊，应及时更换培养水。本法也可用透明条形塑料袋代替试管进行。

（四）检查成虫和绦虫节片

猪带绦虫和牛带绦虫等绦虫的节片，可自链体远端脱落，通过淘洗粪便，能检获虫体节片。肠道寄生的线虫和吸虫，经驱虫治疗后，也常用粪便淘洗的方法检查成虫，以确定或评价药物的疗效。

1. 操作　将待检粪便用水调稀，经 20 目铜筛淋水过滤淘洗，将阻留物置搪瓷盘内，目视下用竹签分检。

2. 注意事项　本方法用于考核药物疗效，一般应收集服药后 72 小时内全部粪便。

二、肛周检查

用于蛲虫卵和带绦虫卵的检查。常用透明胶带法和棉拭子法。

(一) 透明胶带法 (cellophane tape method)

市售2cm宽单面透明胶带，剪成6cm长，粘贴肛周皮肤后，贴于载玻片上，镜检。本法尤其适于群体检查时使用，可先将透明胶带轻贴在载玻片上，一端折叠；用时揭起胶带，粘贴肛周皮肤后再复贴在载玻片上，镜检。

(二) 棉签拭子法 (cotton swab method)

1. 操作 用棉签浸湿生理盐水后，擦拭受检者肛周围皮肤。之后，将棉签浸入盛有饱和盐水的青霉素瓶内，搅拌后提出并挤干盐水，后同饱和盐水浮聚法检查虫卵；也可用离心沉淀法检查虫卵。

2. 注意事项 在进行上两项操作时，从肛周皮肤皱褶处较易查见虫卵；用于蛲虫感染检查时，通常于清晨排便前进行。在操作过程中，应避免检验人员感染。

第二节 血液检查

微课/视频2

PPT

疟原虫生活史中多个阶段寄生在红细胞内，而淋巴丝虫的微丝蚴可出现在外周血液中，故血液检查是疟疾和淋巴丝虫病病原学诊断的常规方法。其他如巴贝虫、锥虫感染亦常通过血液检查而确诊。血液涂片染色方法常用瑞氏染色法（Wright′s stain method）和吉姆萨染色法（Giemsa′s stain method），后者不易褪色，能长久保持色泽。

一、染色液配制

1. 瑞氏染色液 称取瑞氏染粉0.2g置研钵中，加入3ml甘油充分研磨，将研磨液移入棕色试剂瓶，用总量97ml甲醇分次洗涤研钵并将洗涤液收集入试剂瓶，摇匀后室温下放置1～2周，经滤纸过滤后使用。

2. 吉姆萨染色液原液 称取吉氏染粉1g置研钵中，先加入少量甘油充分研磨，分次加入甘油并研磨至总量50ml甘油用完，将研磨液移入棕色试剂瓶内，用总量50ml甲醇分次洗涤研钵并收集洗涤液于试剂瓶内，塞紧瓶盖并充分摇匀，置室温下放置3～5天，过滤后使用。

二、检查疟原虫

常制成薄血膜和厚血膜。薄血膜中疟原虫形态可借助被寄生红细胞特征作参考，故较容易鉴定；厚血膜因所取标本量较多，能提高检出率，但红细胞已被溶解，疟原虫的形态识别应特别仔细。在实际操作时，常在一张载玻片上分别制薄血膜和厚血膜。

1. 操作

(1) 采血和涂片 受检者耳垂用75%乙醇消毒，待干后，操作者左手拇指和示指固定并绷紧耳垂皮肤，右手持一次性刺血针快速刺破耳垂皮肤，取1～1.5μl血液于一洁净载玻片1/3处，左手把握载玻片两端，右手握推片轻压血滴致其展开，当血液在载玻片与推片之间向两侧扩展至约2cm宽时，使2张玻片保持25°～35°斜角向长端均匀快速推行，制成薄血膜；另蘸取血4～5μl于同一玻片的空白部中央，用推片的一角将血滴自内向外均匀旋转展开至直径0.8～1.0cm，制成厚血膜，厚度以1个油镜视野内可见到5～10个白细胞为宜。晾干后备用。

（2）固定和溶血　用玻棒蘸取甲醇轻抹过薄血膜使血细胞固定。用蜡笔分别在薄血膜染色区两端和厚血膜周边划竖线和划圈。向厚血膜滴加数滴蒸馏水，数分钟后血膜呈灰白色，倾去血水，晾干，同前用甲醇固定。

（3）染色　瑞氏染色时，因染液中含较高浓度甲醇而不必固定血膜。分别向薄血膜和厚血膜区滴加瑞氏染色液覆盖，30 秒至 1 分钟后滴加等量蒸馏水，轻微旋转玻片使液体混匀，3～5 分钟后，倾斜玻片，流水冲洗玻片数秒，晾干待检。吉姆萨染色时，先将吉氏染液原液用磷酸盐缓冲液作 1∶20 稀释，将稀释后染色液滴加覆盖血片染色区，室温下静置 30 分钟，同上流水冲洗，晾干。若染色血片用磷酸盐缓冲液冲洗，则色泽更鲜艳。

（4）镜检　油镜下观察。

2. 注意事项　制作血涂片的载玻片应洁净，最好经酒精浸泡脱脂处理。染色过程中，应避免染液溢出使血膜干燥或呈半干状，可致染料颗粒沉淀而影响观察。厚血膜中疟原虫形态有一定改变，且失去红细胞参照，故虫种鉴别较难。鉴于疟原虫在外周血中的分布密度与疟疾发作的时间有关，一般间日疟在发作后 10 余小时内，恶性疟在发作时采血为宜。

三、检查微丝蚴

（一）厚血膜检查

可进行虫种鉴定。一般采 3 大滴血（约 60μl），其操作步骤同疟原虫厚血膜检查。载玻片处理和染色过程要求同上。根据微丝蚴的夜现周期性，采血时间于晚间 9 时至次日凌晨 2 时为宜。若在白天检查，可用海群生诱虫法，方法是嘱受检者口服 2～6mg/kg 体重海群生，于服药 30 分钟后采血。

（二）新鲜血片检查

方便快捷，但不能鉴定虫种，适于门诊使用。

1. 操作　采集外周血 1 滴，置载玻片中央，加盖玻片后低倍镜下观察。微丝蚴呈蛇形游动。

2. 注意事项　采血时间要求同上。

（三）活微丝蚴浓集法

此法常用于对住院患者的检查。

第三节　其他体液检查

PPT

一、痰液检查

主要用于检查肺吸虫虫卵，也可检查移行至肺部的线虫幼虫，如蛔虫幼虫；疑似阿米巴肺脓肿患者，在痰液中可能发现滋养体。痰液检查一般采用浓集法。

1. 操作　收集受检者 24 小时咳出的痰液。将痰液置塑料容器内，加入等体积 10% NaOH 溶液，摇动混合，37℃温箱放置 3～5 小时，期间多次用玻璃棒搅动液体，直至痰液完全消化。将消化的痰液 1500r/min 离心 5 分钟，弃上液，吸取沉渣涂片镜检。

2. 注意事项　以深咳出的痰液检出率较高。如消化处理时间过长，虫卵往往仅剩下空壳，不易辨认。

二、十二指肠液和胆汁检查

主要用于检查蓝氏贾第鞭毛虫滋养体和华支睾吸虫虫卵，检出率高于粪便检查。

1. 离心沉淀法　用十二指肠导管收集引流液，2000r/min 离心 10 分钟，取沉渣涂片镜检；若引流液较黏稠，可先经 10% NaOH 消化处理。

2. 肠检胶囊法　取约 70cm 长细尼龙线，一端连接 24cm 长棉线，消毒后装入药用胶囊，尼龙线一端留在外面。于晚上睡觉前用温开水吞服胶囊，将尼龙线端用胶布固定在嘴角外；次日晨缓慢抽出棉线，刮取黏附物涂片镜检。

三、尿液检查

用于检查丝虫微丝蚴和埃及血吸虫虫卵。受检者尿液一般需经离心浓集后取沉渣镜检。若为乳糜尿，因含大量脂肪会影响检查，应先去脂，方法是加等量乙醚混合，静置数分钟待溶解在乙醚中的脂肪随乙醚上浮，用吸管吸出上层乙醚层，再离心浓集。

四、睾丸鞘膜积液检查

用于检查班氏丝虫微丝蚴。

睾丸局部皮肤经消毒后，用注射器刺入鞘膜腔并抽取液体，离心后取沉渣镜检。

五、脑脊液检查

用于弓形虫、广州管圆线虫感染的诊断。

按内科常规采集脑脊液，离心沉淀后涂片，检查弓形虫时用吉姆萨染色后镜检，检查广州管圆线虫时则直接镜检幼虫。

六、胸腔积液、腹腔积液、羊水检查

用于急性期弓形虫病的诊断。

使用一次性注射器采集胸腔积液、腹腔积液、羊水等，离心沉淀，涂片并经吉姆萨染色后镜检。

七、阴道分泌物检查

用于检查阴道毛滴虫。受检者外阴皮肤黏膜常规消毒后，用扩阴器扩开阴道，手执消毒棉签从阴道后穹窿、宫颈及阴道壁等部位蘸取分泌物，使用生理盐水涂片或直接涂片镜检，或经瑞氏和（或）吉姆萨染色后镜检。

PPT

第四节　组织活检

一、骨髓和淋巴结穿刺活检

用于检查杜氏利什曼原虫无鞭毛体和弓形虫滋养体。

1. 操作　按内科操作常规进行，骨髓穿刺取髂前上棘处，淋巴结穿刺多选择肿大淋巴结。取少许骨髓液或淋巴结组织液，滴于洁净载玻片上，制成涂片，干燥后经甲醇固定，吉姆萨染色，油镜下观察。

2. 注意事项　结果为阴性，可做进一步的检查。如用无菌方法将穿刺物接种于 NNN 培养基，置 22～25℃温箱内培养，1 周后做杜氏利什曼原虫前鞭毛体检查；或将穿刺物接种于小白鼠腹腔内，1 周

后检查腹腔液中弓形虫滋养体，阴性需要盲目传代至少3次。

二、皮肤组织液检查

用于检查杜氏利什曼原虫无鞭毛体。

选择有明显病损处皮肤，消毒后用针或刀片刺破皮肤，吸取少许组织液，同上制片、染色和观察。

三、肌肉活检

用于检查寄生在肌肉组织里的旋毛虫幼虫。

按外科操作常规，手术夹取患者腓肠肌或肱二头肌处米粒大小组织，置载玻片上，滴加50%甘油1滴，覆以载玻片并均匀用力压平，显微镜下观察。阳性者可见呈梭形的幼虫囊包。

四、皮下结节活检

用于检查寄生于皮下的并殖吸虫童虫/成虫、猪囊尾蚴和裂头蚴。

按外科操作常规，剥开结节后，可见相应的虫体；也可将摘除的皮下结节制成病理切片后检查。对幼虫移行症引起的皮下包块，也可采用本法进行确认。

五、肠黏膜活检

用于检查日本血吸虫卵、溶组织内阿米巴滋养体和结肠小袋纤毛虫滋养体。

（一）检查日本血吸虫卵

日本血吸虫或曼氏血吸虫慢性感染者或晚期患者，粪检不易查到虫卵，可考虑进行直肠黏膜活检。

1. 操作 检查前受检者应先行排空粪便。受检者取胸膝位或左侧卧位，将前端和镜筒外涂抹甘油或液体石蜡等润滑剂的直肠镜，经肛门缓慢插入约6cm，抽出镜芯，灯光直视下选择病变部位，钳取米粒大小黏膜组织，置两张载玻片间，轻压后显微镜下观察。黏膜破损处用棉签蘸取白芨粉或次硝酸铋粉涂敷行止血处理。

2. 注意事项 检查前应询问患者有无出血史并测定出、凝血时间。有严重痔疮、肛裂和极度虚弱者不宜做此项检查。检获的虫卵因在组织中停留时间不同可分为活卵、近期变性卵和远期变性卵。因此，检获虫卵的临床意义应结合病史、临床表现和免疫诊断结果等做出综合判断。

（二）检查溶组织内阿米巴滋养体

用纤维结肠镜夹取肠黏膜溃疡边缘组织或刮拭物，经生理盐水直接涂片或涂片后染色观察，检出率高于粪便检查。

此外，纤维胃镜也可用于检查十二指肠等部位的寄生虫感染，如钩虫、鞭虫感染等。

（许　静）

书网融合……

重点小结

题库

第八章　免疫学检测

学习目标

1. 通过本章的学习，掌握免疫学检测的基本原理；熟悉各类免疫学检测在寄生虫检验中的优势；了解其应用的局限性。

2. 具有选择适宜的免疫学检测方法检查相关寄生虫感染性疾病的能力，能够结合临床表现正确分析检测结果。

3. 树立科研创新意识，探索免疫学检测的新技术和新方法。

本章节主要介绍皮内试验、抗体检测和抗原检测等免疫学检测技术。

免疫学检测是诊断寄生虫病的一种重要辅助诊断方法。免疫学检测具有快速、简便、敏感性高、特异性好等优点，已被广泛应用于寄生虫病的防治工作中。当病原学检查较困难时，或在寄生虫病疫情监测和流行病学调查中，该方法更具有较大的应用价值。根据检测原理的不同，免疫学检测方法主要有皮内试验、抗体检测和抗原检测。

第一节　皮内试验

PPT

皮内试验属速发型超敏反应，其原理与一般免疫反应相同，也是一种抗原抗体反应，但仅表现于感染宿主的局部（皮肤）。如受试者曾感染某种寄生虫，则其机体内存在相应抗体如特异性 IgE，特异性 IgE 通过其 Fc 段与肥大细胞和嗜碱粒细胞表面的 Fc 受体结合，使之处于致敏的状态。当受试者皮内注射少量该种寄生虫抗原时，抗原即与皮内肥大细胞或嗜碱粒细胞表面上的特异性 IgE 结合，导致细胞脱颗粒，释放出组胺、白三烯和激肽等生物活性物质，在宿主局部引起毛细血管扩张，血管通透性增高和细胞浸润等，呈现局部组织反应，产生局部红肿现象（丘疹），即阳性反应。如受试者未感染寄生虫，则在注射该种寄生虫抗原后不会引起局部红肿现象，即为阴性反应。

1. 操作

（1）先用 0. 5cm 直径的圆圈章在受试者前臂屈面皮肤上盖 1 个圆圈印，局部皮肤消毒。待酒精完全挥发后，再用 1ml 的结核菌素注射器将抗原液作皮内注射抗原液 0. 03ml，恰好充满圆圈印范围。

（2）15 分钟后用米尺测量丘疹的最大直径（丘疹最宽处的距离）。注射抗原后如出现的丘疹直径扩大至 0. 8cm 以上者为阳性反应，低于 0. 8cm 者为阴性。

2. 注意事项

（1）皮内试验时，不能用大的注射器和粗长针头，要注意无菌操作。

（2）抗原若未注入皮内，而是注入皮下（未呈橘皮样隆起），必须另选部位重新注射。

（3）如作皮内试验用的抗原液呈现絮状浑浊，即变质，不能再用于试验。

（4）抗原制备（以日本血吸虫病为例）：一般常用 1∶8000 日本血吸虫成虫冷浸抗原，其制备方法为：取 1g 成虫干粉溶于 100ml 硫柳汞生理盐水（1∶10000）中，于 4 ~ 8℃ 放置 7 天后，再置于 56℃ 水浴 4 小时，离心后再经蔡氏滤器或磁性过滤漏斗过滤即 1% 抗原原液，再以 1∶10000 硫柳汞生理盐水稀释 80 倍即为 1∶8000 浓度的抗原注射液。

3. 意义 皮内试验操作方便、反应快速、敏感性高且成本低廉。本方法适用于寄生虫病感染者的筛查，或对新疫区的疫情调查。由于所用抗原多为粗抗原，因此可能出现假阳性、假阴性和交叉反应。该方法不适用于疗效考核。

PPT

第二节 抗体检测

目前，抗体检测是最常用的寄生虫病辅助诊断方法。常用的技术包括环卵沉淀试验、间接血凝试验、酶联免疫吸附试验、免疫荧光法和胶体金技术等。

一、环卵沉淀试验

环卵沉淀试验（circumoval precipitin test，COPT）是血吸虫病血清学检测的经典方法，其基本原理为抗原抗体反应。当成熟的血吸虫虫卵毛蚴分泌及排泄的物质与血吸虫患者血清中相应抗体结合后，在虫卵周围形成特异性沉淀物，即阳性反应。如受试血清中无相应抗体存在，则虫卵周围不出现特异性沉淀物，即阴性反应。

（一）蜡封片法 COPT

1. 操作

（1）先用熔化的石蜡在洁净的载玻片上划两条相距约 20mm 的蜡线（其作用可增加血清容量并可避免虫卵受压），在其间滴加受试者血清 50～80μl（血清如无溶血及污染，在冰箱内保存 10 天对试验无影响）。

（2）用针尖挑取日本血吸虫干卵（100～150 个）加入血清中混匀（虫卵过多或过少都会影响结果）。

（3）覆盖 24mm×24mm 盖玻片，四周用石蜡密封（可防止蒸发及细菌繁殖），37℃孵育 48～72 小时，在显微镜下观察结果。

（4）结果判断（表 8－1）。

表 8－1 蜡封片法 COPT 结果判读

结果判读	镜下所见	结果说明
“－”	虫卵周围无沉淀物或仅出现直径小于 10μm 的泡状沉淀物者	阴性
“＋”	虫卵外周出现泡状沉淀物，累计面积小于虫卵面积的 1/2；或呈指状的细长卷曲样沉淀物，不超过虫卵的长径	阳性
“＋＋”	虫卵外周出现泡状沉淀物的面积大于虫卵面积的 1/2；或细长卷曲样沉淀物相当，或超过虫卵的长径	中度阳性
“＋＋＋”	虫卵外周出现沉淀物的面积大于虫卵本身面积；或细长卷曲样沉淀物相当，或超过虫卵长径的 2 倍	强阳性

根据以上的阳性反应记录环沉率（阳性反应虫卵数量占虫卵总数的百分比，即阳性虫卵数/虫卵总数×100%）。

2. 注意事项

（1）划蜡线时应将石蜡加热至开始冒烟时，再用棉签蘸蜡一次划成，以保持蜡线厚薄均匀，蜡不宜过厚，线间距离不宜小于20mm。

（2）在受试血清中加入干卵数不宜过多，以100～150个为宜，虫卵加入血清后必须使虫卵均匀分散，切勿成团块。

（3）应准确掌握COPT的阳性反应标准。阳性反应的特征，即在虫卵的周围呈现沉淀物，并有明显的折光。

（4）计算环沉率时，必须计数100个成熟虫卵的反应，凡不成熟虫卵或破壳虫卵，不应计数。

3. 意义 COPT为血吸虫病现场查病的重要血清学方法之一，与粪检阳性符合率可达94%～100%。在血吸虫病疫区通常以5%环沉率作为临床治疗患者的参考依据，在基本消灭血吸虫病地区则为≥3%。

（二）双面胶纸条法COPT（DGS－COPT）

1. 操作

（1）双面胶纸条制作：取国产双面胶纸条（厚度约300μm）1块，裁剪成50mm×23mm长条，用打孔器打两个相距约8mm的圆孔（直径16mm）。双面胶纸条的一面有覆盖纸，将含有50个圆孔的胶纸条卷成一卷，备用。

（2）取双面胶纸条卷，剪含有2个圆孔的胶纸条，将粘胶面紧贴在洁净的载玻片上，使它与玻片紧密粘牢。

（3）揭去双面胶纸条上的覆盖纸，在圆孔内加入干卵100～150个，然后用定量移液器加入受检者血清50μl，将血清与干卵混匀。

（4）用镊子将22mm×22mm的盖玻片小心地覆盖在圆孔上，并在盖玻片的四角稍加压力，使它与胶纸粘牢。将标本片置于37℃经48～72小时后，观察反应结果。反应标准及反应强度与蜡封片法COPT相同。

2. 注意事项 在进行双面胶纸条试验时，应注意胶纸条粘胶面保持洁净，以保持其黏性，确保其与玻片紧贴。试验时用定量移液器加50μl血清于胶纸条圆孔中央，用小针将血清与干卵混匀，加盖玻片时，应避免产生气泡，并需在盖玻片的四角稍加压力，使它黏合严密，以免血清挥发，影响试验结果。

二、间接血凝试验

间接血凝试验（indirect hemagglutination test，IHA）是一种以红细胞为载体，吸附预先制备的特异性抗原（即致敏红细胞），检测受试样本中相应抗体的血清学方法。其特点是抗原与其相应抗体之间的特异性反应，借红细胞凝集现象表现出来。该法可做定性检测，即根据凝集出现与否判定阳性或阴性结果；亦可作半定量检测，即将受试样本做一系列倍比稀释后进反应，以出现阳性反应的最高稀释度作为滴度。

（一）致敏红细胞的制备

多种动物如绵羊、兔、鸡、鼠以及人（O型）的红细胞都可成功地用于间接血凝作致敏红细胞用，但最常用的是绵羊血，因其血量多，来源方便。

由于醛化红细胞可保存较长时间而不失其原来吸附抗原的功能，故该实验多采取醛化红细胞作为抗原或抗体载体。醛化红细胞的方法有很多，醛的种类和浓度以及醛化时间和温度等条件，依据实验目的而定。本部分重点介绍甲醛化方法。

（1）将抽取的绵羊血保存于等量的Alsever溶液（含抗凝剂的红细胞保存液）中。

（2）将上述保存全血离心去上清液，红细胞用pH 7.2的PBS（整个醛化过程用此溶液）离心洗涤4～6次，然后配成10%细胞悬液。

（3）1份10%细胞悬液加入等量10%甲醛溶液（30%～40%甲醛10ml，加90ml PBS），充分摇匀后置37℃水浴，17小时左右，转入50℃水浴17小时（或37℃ 48小时），期间反复摇动。

（4）用尼龙纱320目或数层纱布过滤，除去小凝块。用PBS离心洗涤4～6次，自然沉淀1～2次。然后配成10%细胞悬液，内含0.3%甲醛或1%叠氮钠防腐，置4℃或室温保存备用。

（二）红细胞鞣化和致敏

（1）上述甲醛化红细胞用PBS（pH 7.2）洗1～2次，再用此PBS配成2.5%细胞悬液。

（2）1份2.5%细胞悬液加等量1∶20000鞣酸溶液，置37℃水浴中，10分钟，反复摇动。

（3）离心去上清液，用PBS（pH 7.2）洗涤1次。再用pH 6.4的PBS配成10%细胞悬液。

（4）1份上述细胞悬液加等量抗原溶液在一般室温条件下（4～37℃均可），15分钟，离心去上清液，用PBS（pH 7.2）洗1次，然后用含有1%正常兔血清的PBS（pH 7.2）配成2%细胞悬液，加1%叠氮钠防腐。储存于4℃或减压冻干备用。每批致敏红细胞均需用阳性血清和已知阴性血清测试。阳性滴度在1∶640以上，阴性血清不出现反应者可用。

（三）微量血凝试验

1. 操作

（1）在微量血凝板（U型）上将被试者血清用1%正常兔血清生理盐水作倍比稀释每孔最后含稀释血清0.05ml。

（2）每孔加入0.01ml致敏红细胞悬液，充分振荡摇匀后，覆以塑料板，静置2～4小时，读取结果。呈明显阳性反应（+）的最高稀释度为该血清的滴度（或效价），用该稀释度的倒数表示。

（3）结果判定：根据血细胞在孔底的沉淀形状而定（表8－2）。

表8－2 微量血凝试验结果判读

结果判读	血细胞在孔底的沉淀形状	结果说明
“－”	血细胞不凝集沉集于管底中央，形成典型的“纽扣状”或小圆环，结构紧密，外沿光滑	阴性
“±”	“纽扣状”或小圆环外沿不够光滑	可疑
“＋”	沉积范围更小，有时呈中心淡、周边浓的环状	弱阳性
“＋＋”	血细胞沉积范围较小，或毛玻璃样沉积出现淡淡的环形圈	阳性
“＋＋＋”	血细胞布满管底呈毛玻璃样	中度阳性
“＋＋＋＋”	血细胞呈片状凝集或边沿卷曲	强阳性

2. 注意事项

（1）红细胞浓度致敏红细胞浓度与试验的敏感性和特异性有密切关系，在一定范围内，致敏红细胞浓度和血凝效价成反比，若浓度过低，则假阳性增高，过高则不敏感，一般认为1%～2%为宜。

（2）血凝板类型血凝试验目前多采用微量方法，国内生产血凝板主要有U型和V型两种。血凝模型在很大程度上取决于血凝析的类型。阴性沉降模型V型板比U型板更为清晰典型；而敏感性U型板比V型板高2～3个稀释度。

（3）血清标本未完全凝固收缩而分离出的血清标本，收集血清时若吸入纤维蛋白块，明显阻止红细胞下沉，造成假阳性。

3. 意义 IHA因其方法简便快速，便于现场应用。该技术已广泛应用于寄生虫病诊断和流行病学调查，并具有较高的敏感性和特异性。IHA的缺点是所制备的红细胞不同，使敏感性和特异性不一致，需要标准化，另外还存在一定的非特异性反应。

三、酶联免疫吸附试验

常用检测抗体的酶联免疫吸附试验（enzyme linked immunosorbent assay，ELISA）的检测类型为间接法。间接法是将抗原吸附于固相载体上，然后加入待测血清，如有抗体，则与抗原在载体上形成复合物。洗涤后加酶标记的抗人免疫球蛋白第二抗体与之反应。洗涤后添加底物显色，有色产物的量与抗体的量成正比。

1. 操作

（1）将抗原包被于酶标板 96 微孔内，即在每孔中滴加 100μl 已用 0.05mol/L 碳酸钠缓冲液（pH 9.6）稀释的抗原，用封片封板，置 37℃包被 1 小时。

（2）用含有 0.05%吐温 - 20 的 0.1mol/L 的 PBS - 吐温（pH 7.4）洗涤 3 次后甩干孔内余液。

（3）每孔加入 150μl 含 5%牛血清白蛋白的 0.1mol/L 的 PBS（pH 7.4），用封片封板，置 4℃封闭过夜，如上法洗涤。

（4）每孔中加入 100μl 已用 PBS 稀释的血清，用封片封板，置 37℃孵育 30 分钟如上法洗涤。

（5）每孔加 100μl 已用 PBS 稀释的酶标记物，用封片封板，置 37℃孵育 30 分钟后如上法洗涤。

（6）每孔分别加入 A 液及 B 液底物各 50μl（如为 HRP 标记物常用底物则为四甲基联苯胺），避光置于 37℃孵育 15 分钟。

（7）每孔内再加入 50μl 的 2mol/L H_2SO_4，终止酶反应。

（8）结果判断：用 ELISA 酶标检测仪测定，读取 450nm 波长的 OD 值。

2. 注意事项

（1）检测试剂与待检样本使用前必须平衡至室温。

（2）进行 ELISA 检测时，应以阳性血清和阴性血清做对比测定，以确定阳性和阴性反应结果的阈值，如阴、阳性对照测值不在预期范围内，则该次实验无效，应重复实验。

（3）在用 ELISA 检测大批标本时，每块反应板都应设置标准阳性血清及阴性血清对照。

（4）加底物前，反应板经洗涤、甩干后，应快速加入底物，不能在空气中放置过久，以免酶活力下降影响反应结果。

（5）如使用洗板机进行洗涤则应进行校正注液量和残留量，注意管道是否通畅。洗涤时，确认每孔中洗液都注满微孔。每次洗涤后都需在无尘吸水纸上拍干微孔中的液滴。

（6）如用酶标仪进行测定，因各种型号的酶标仪性能不一致，检测时需根据各自的仪器，确定阳性和阴性反应阈值。

3. 意义 ELISA 因其应用了酶标记技术，提高了血清学试验的敏感性，已成为寄生虫病免疫诊断中应用最多、最广泛的方法之一。

四、免疫荧光法

在不影响抗体免疫活性和特性的情况下，通过化学偶联的方式将荧光素与特异性抗体结合制备成荧光抗体。当荧光抗体与相应抗原（直接法）或抗原 - 抗体复合物（间接法）相结合时，即形成免疫荧光复合物，可用荧光显微镜观察反应结果，若显示亮绿色荧光，即表示存在有相应的抗原或抗原 - 抗体复合物。目前最常用荧光素为异硫氰酸荧光黄和罗丹明。检测抗体可用间接免疫荧光法。间接法是将抗原与未标记的特异性抗体（如患者血清）结合，然后再使之与荧光标记的抗人免疫球蛋白抗体（第二抗体）结合，三者的复合物可发出荧光。本法的优点是制备一种荧光标记的抗体，可以用于多种抗原、抗体系统的检查，即可用以测定抗原，也可用来测定抗体。现以日本血吸虫特异性抗体检测为例介绍间接法的具体操作方法。

1. 操作

（1）将日本血吸虫成虫冰冻切片置室温30分钟后，用滤纸小片盖于抗原片上。

（2）然后滴加已用0.01mol/ml的PBS（pH 7.0）做1∶20~1∶10稀释的试验血清50μl，置于湿盒，在37℃温箱孵育30~45分钟。

（3）洗涤3次，每次3~5分钟，然后滴加适宜稀释度的荧光抗体，同上法孵育、洗涤。

（4）最后加0.02%伊文思蓝染色5分钟，经洗涤后，滴加20%缓冲甘油，封片后，在荧光显微镜下观察反应结果。

结果判断标准：阴性反应，组织内和虫体表面不呈现亮绿色荧光；"+"反应，呈现亮绿色荧光；"++"反应，呈现清晰的亮绿色荧光；"+++"反应，呈现非常清晰的黄绿色荧光。

2. 注意事项　在进行免疫荧光抗体试验时，要注意充分洗涤以避免非特异性荧光；经免疫荧光抗体试验后，应及时在荧光显微镜下观察结果。如不能及时观察应注意避光保存，以免荧光消退影响结果。

3. 意义　免疫荧光技术具有快速、敏感、应用范围广等优点，但其不足之处是荧光易消退，难以得到永久性标本，非特异荧光干扰较多，结果判断的客观性差。此外，该法需使用荧光显微镜观察结果，故其应用受到一定限制。

五、胶体金技术

胶体金技术是一种常用的免疫标记技术，已广泛用于生物医学各个领域，特别是在医学检验中得到了更广泛的应用。

（一）胶体金标记物的制备

一般以第二抗体（如兔抗人、羊抗人或鼠抗人IgG）或金黄色葡萄球菌蛋白A等为目标标记物，金颗粒大小在3~20nm，适用于光镜和扫描电镜观察。

（1）取10ml胶体金置烧杯中，磁力搅拌下加入66μg第二抗体，约10分钟后加5%牛血清白蛋白（BSA）溶液2ml，然后对标记物进行纯化。

（2）标记物的纯化，取制备的标记物溶液，8000r/min低速离心弃沉渣，取上清后高速离心收集金颗粒标记物，60000r/min离心小时收集5nm大小金颗粒标记物，14000r/min离心1小时收集20~40nm大小的金颗粒标记物。将收集的标记物用1% BSA-TBS缓冲液作1∶20稀释后在520nm波长测定金颗粒大小。OD值是0.25、0.35和0.5时，对应金颗粒的大小分别为5nm、20nm和40nm。

（二）胶体金免疫层析法

1. 原理　胶体金免疫层析法（gold immunochromatography）是将抗原先固定于硝酸纤维素膜的某一区域（检测线），胶体金标记的第二抗体沉积在结合垫上。当样品（尿、血浆、全血等）加到样品垫后，由于毛细管作用，样品迅速浸透结合垫，金标抗体被溶解，并随着样品沿硝酸纤维素膜向吸水滤纸移动。若样品中存在待测抗体，它就会和检测试剂中的第二抗体结合形成待测抗体-金标抗体复合物。随后，样品通过固化有抗原的检测线时待测抗体-金标抗体复合物被捕获形成抗原-待测抗体-金标抗体复合物，使该区域显示出肉眼可识别的红色来判定结果。

2. 层析测试条的制备　测试条由吸水玻璃纤维、硝酸纤维素膜（NC膜）和吸水滤纸3部分组成。吸水玻璃纤维部分点金标记抗特定抗原的特异性抗体（金标抗体）；NC膜上用0.02mol/L的PBS（pH 7.4）稀释成100μg/ml的上述抗特定抗原的特异性抗体（检测线）和非特异性抗IgG抗体（质控线）

包被成两条约1mm宽的线条，晾干后用含10%新生牛血清的PBS封闭。干燥后依次粘于PVC底板，切成测试条后加干燥剂密封保存备用。

3. 操作 取待检患者血清100μl置洁净小试管中；将点有金标抗体测试条的一端插入试管中；判读结果，以NC膜上出现两条红色线条者为阳性。仅在质控线上出现红色线条者为阴性，而无任何红色线条出现则视作无效结果。

4. 注意事项 结果出现时间：强阳性标本在2分钟内即可得出结果，而弱阳性标本约需20分钟时间。

5. 意义 本检测技术方法简便易行、无须特殊仪器，适于现场应用。现已用于血吸虫病、疟疾、丝虫病、黑热病的实验诊断和流行病学调查。

（三）快速斑点免疫金渗滤试验

1. 原理 快速斑点渗滤法（dot－immunogold filtration assay）分间接法或夹心法。

（1）间接法测抗体 固定于硝酸纤维素膜（NC膜）抗原＋标本中的相应抗体＋金标记的抗抗体显色。

（2）夹心法测抗原 固定于NC膜上的多克隆抗体＋标本中待测抗原＋金标记的特异性单克隆抗体显色。

2. 实验材料

（1）检测装置 由三部分组成，塑料小盒（4cm×3cm×0.6cm）、吸水垫料及硝酸纤维素膜（NC膜）。塑料小盒分底、盖两部分，盖部中央有直径0.5～1cm的小孔。盒内充满吸水垫料。盖孔下垫料之上，放置NC膜一片，紧闭盒盖。

（2）试剂

1）金标结合物 胶体金标记金黄色葡萄球菌蛋白A或特异性抗体（IgG）。

2）封闭液 0.02mol/L的PBS（pH 7.2），含0.05% Tween 20（v/v）及1% BSA（w/v）。

3）洗涤液 0.02mol/L的PBS（pH 7.2）。

3. 操作 以间接法检测循环抗体为例。

1）抗原包被 以2mg/ml浓度的诊断抗原1μl滴于NC膜中央，室温待干。

2）封闭 通过小盒中央孔滴加封闭液2滴（约100μl）于NC膜上，待渗入。

3）加待测血清1滴 待渗入。

4）加结合物 于小盒中央孔滴加1滴金标金黄色葡萄球菌蛋白A，待渗入。

5）洗涤 于中央孔滴加2滴洗涤液，待渗入。

6）判断结果 如在膜中央呈现红色斑点，则判为阳性，否则为阴性。

4. 注意事项 以0.45μm或0.65μm孔径的NC膜载体支持物较好。抗原包被浓度以2mg/ml为佳。待测血清量以50μl优于100μl，血清不需稀释。而50μl的金标金黄色葡萄球菌蛋白A即可达到预期效果，100μl金标记金黄色葡萄球菌蛋白A有可能会产生假阳性反应。

5. 意义 本法具有敏感性高、特异性强，简便、快速、不需特殊仪器设备等特点。其敏感性及特异性与单克隆抗体斑点酶联免疫试验（Dot－ELISA）相近，整个测试过程2～5分钟，肉眼判读结果。该试验可用于血吸虫病、疟疾、黑热病及丝虫病等的免疫诊断。

第三节 抗原检测

PPT

寄生虫循环抗原的检测，可反映现症或活动性感染。因此，检测循环抗原可用于治疗效果评价。

20世纪80～90年代随着单克隆抗体技术的发展，国内上已研制出一些针对不同靶抗原的单克隆抗体或多克隆抗体探针的斑点ELISA或夹心ELISA检测试剂盒，具有一定敏感性和特异性。但循环抗原检测研究历史较短，特别是有关寄生虫循环抗原的生化性质、在宿主体内消长及转归、免疫复合物及抗独特型抗体对循环抗原的干扰等，以及抗原检测方法的敏感性均需进一步深入研究。目前应用较多并且效果较好的抗原检测方法主要为Dot－ELISA和双抗体测定抗原法（夹心法）。

一、Dot－ELISA

1. 原理与操作 将抗寄生虫抗原的特异性单克隆抗体固定在载体膜上，然后滴加受检者血清。血清中的寄生虫排泄物或分泌物，即寄生虫循环抗原能与单克隆抗体结合，形成抗原－抗体结合物，洗涤后加入酶标记的特异性抗体形成抗体－抗原－酶标抗体，洗涤后加入相应的底物后出现显色反应，即为阳性反应，反之为阴性反应。

2. 注意事项 需要确保特异性单克隆抗体在载体膜上固定的准确性和一致性，以保证结果的可重复性；在检测前需要对膜进行适当的封闭处理，以减少非特异性结合；显色反应的条件（如时间、温度）需要严格控制，以确保结果的准确性。

3. 意义 本法可用于寄生虫病的辅助诊断并可试用于寄生虫病的疗效考核。

二、双抗体测定抗原法（夹心法）

1. 原理 以单克隆抗体固定于固相载体表面，然后将含有抗原的待测血清与已经固定抗体的载体孵育，洗去过多的待测血清，加入含有酶标记特异性抗体的结合物，结合物即与载体表面的抗原－抗体复合物相结合，最后加底物，通过测定OD值来估算抗原的含量。

2. 操作

（1）在微孔中加入100μl含有3μg/ml特异性抗体的0.05mol/L碳酸钠缓冲液（pH 9.6），置于37℃包被1小时。

（2）洗涤甩干后，加入150μl含5%牛血清白蛋白的0.1mol/L的PBS（pH 7.4），用封片封板，置4℃封闭过夜。

（3）洗涤甩干后，加100μl适当稀释的抗原样品，置于37℃孵育1小时。

（4）洗涤甩干后，加100μl酶标记抗体，于37℃孵育1小时。

（5）洗涤甩干后，加底物显色反应15分钟后添加终止液，随后用酶标仪测定结果。

3. 注意事项 需要选择高特异性和亲和力的捕获抗体和检测抗体，抗体的纯度和活性直接影响检测的灵敏度和特异性；设置好阳性和阴性对照，以确保结果的准确性。

4. 意义 双抗体测定抗原法能够提供高灵敏度和特异性的检测结果，有助于早期诊断和治疗。

（林冠峰）

书网融合……

重点小结

题库

第九章　分子生物学检测

学习目标

1. 通过本章学习，掌握适用于寄生虫鉴定和分类的分子标记物类别；熟悉分子标记物用于寄生虫流行病学研究和疾病诊断的基本原理；了解当前分子生物学检测技术的最新进展及应用时面临的挑战

2. 具有选择适配的分子生物学检测方法进行寄生虫病检查及研究的能力。

3. 树立正确的科技创新价值观，认识技术发展对公共卫生安全的重要作用。

20 世纪 70 年代初，Sanger、Maxam 和 Gilbert 等提出了酶法和化学降解法，序列测定技术在此基础上发展并应用起来。DNA/RNA 序列测定技术可获得最为准确的遗传信息，可探索寄生虫起源，推断类群间进化、演化关系，因而成为寄生虫分子鉴定应用的热点。目前，分子生物学方法主要用于科学研究。然而随着科学技术的进步，分子生物学检测方法日趋成熟，并且检测成本显著降低，已有从实验室研究进入临床实用的趋势。目前较为常见的是以核糖体基因（16S rDNA、18S rDNA、内转录间隔区 rDNA－ITS 等）和线粒体基因组（COⅠ、COⅡ等）为分子靶标对吸虫、线虫、原虫等寄生虫进行种类鉴定和遗传进化分析的研究。

第一节　核糖体序列检测

PPT

核糖体基因（ribosomal DNA，rDNA）在生物体蛋白合成过程中扮演着重要角色，它由一系列串联重复单元组成，其中单个重复单位包括转录单元（18S rDNA、5.8S rDNA 和 28S rDNA）和非转录单元（ITS1、ITS2 和基因间隔区），其中 ITS1 位于 18S 和 5.8S 之间，而 ITS2 位于 5.8S 和 28S 之间。一般将 ITS1、5.8S 和 ITS2 统称为 ITS，即内部转录间隔区（internal transcribed spacer，ITS）。核糖体基因组包括保守序列基因和可变基因，其转录单元和非转录单元的进化速率不同，转录单元在亲缘关系密切的种间高度保守，而非转录单元则存在种间差异。利用这个特性，可以设计特定序列引物，进行寄生虫分子生物学诊断和研究。

一、种类

1. 18S rDNA　是真核生物染色体上编码核糖体小亚基 RNA 的基因，糖体小亚基 RNA 通过与多种核糖体蛋白共同构成真核生物核糖体 40S 小亚基，在蛋白质合成中发挥重要的功能。因此，18S rDNA 是 rDNA 中保守性最高的区域，一半以上长度均是保守区，但其中还存在一些变化区域，特别是 V4 可变区，能够提供足够信息。因此，一般认为它是目间或更高阶元间系统发育的良好标记。

2. 28S rDNA　是真核生物染色体上编码核糖体大亚基的基因，同 18S rDNA 一样，28S rDNA 由于其重要的生物学功能，在进化过程中比较保守，但与 18S rDNA 相比，28S rDNA 变异性较大，其序列中包含 12 个可变区（D1～D12），主要用于科级以上水平系统发生关系研究。

3. ITS　是核糖体 RNA 编码基因上一段不参与蛋白质合成的非编码区。因其物种进化时所受选择压力较小，进化速度相对较快，相对变化较大，在属间具有相当的保守性，种间又保存着不同程度地

变异，能很好地显示物种的进化特征。此外，与ITS区相邻的基因序列高度保守，据此能较方便地设计引物来扩增目的片段。因此，ITS序列被广泛地应用于寄生虫属内、种间或种内群体之间的系统发育研究。

二、应用

18S rDNA的核苷酸替换率较低，适合于研究高级阶元的系统发育，被认为最有希望成为解决早期动物进化形式的工具。将18S rDNA序列作为寄生虫种鉴定的依据已逐渐成为一种趋势，如疟原虫、组织滴虫、隐孢子虫、旋毛虫、绦虫等。28S rDNA含有大量高度保守基因序列，是探讨寄生虫高阶分类类群系统演化的有效分子标记，在许多吸虫、线虫、原虫等鉴定与分析得到了广泛的应用。ITS具有环境因素的影响较小，进化速度快，片段小，易于分析，具有种内差异小而种间差异大的特点，是较为理想和可靠的寄生虫种类鉴定以及种系发育研究的工具，被认为是寄生线虫理想的分类标记。在寄生虫病的诊断方面，绦虫病等已有研究报道。

第二节　线粒体DNA检测

PPT

线粒体DNA（mitochondrial DNA，mtDNA）是一个双链（H链和L链）超螺旋封闭环状分子，由37个编码基因和一段可变非编码AT富集区组成。其中36个编码基因（扁形动物门物种37个基因，较高等动物具有的ATP8基因）分别为：12个与氧化磷酸化有关的蛋白质编码基因（CO Ⅰ、CO Ⅱ、CO Ⅲ、Cytb、ATP合成酶亚基6、NADH脱氢酶ND1～ND6及ND4L），2个线粒体核糖体RNA基因（12S rDNA、16S rDNA），22个翻译线粒体自身编码的蛋白质所必需的tRNA基因（transfer RNA gene）。线粒体DNA作为核外遗传物质，具有结构简单、母系遗传、进化速率更快等特点，适合作为寄生虫遗传学研究的标记，常用的线粒体基因有CO Ⅰ、CO Ⅱ、12S rDNA等。

一、种类

1. CO Ⅰ　是编码细胞色素C氧化酶（CO）亚基1的基因，具有与血红素和铜离子配位的组氨酸亚基1分子量较亚基2和3大，进化速度较快，CO Ⅰ基因不仅变异程度较大，能准确区分不同种间寄生虫序列差异，而且其保守区域可用于精确设计PCR引物，适合于种间和种内近缘种的系统发生研究。

2. CO Ⅱ　是编码细胞色素氧化酶亚基2的基因，在mtDNA中位置相对保守，是理想的遗传标记基因。线粒体细胞色素c氧化酶基因已被证实具有种属特异性，且是物种属间变化最高的区域，进化快，在保证足够变异的同时又容易被扩增，适合于亚种、种级水平的系统分析。

3. 12S rDNA　作为线粒体DNA中编码核糖体RNA的基因，其与16S rDNA呈串联排列，中间被tRNA基因隔开，12S rDNA比16S rDNA更加保守，是线粒体DNA中高度保守的基因序列，4个结构域中第3结构域相当保守，因此常用于分类水平较高的寄生虫虫种鉴定，可在多种寄生虫混合感染、多变且复杂的环境中鉴定虫种。

二、检测方法

微课/视频

以CO Ⅰ基因检测为例，其他基因检测步骤与此类似，只是所测靶标分子有所变化。

（1）总DNA提取。称取寄生虫样品2～25mg置于预冷的研钵中，加入少许液氮，快速研磨成粉末。加入等体积的抽提缓冲液：50mmol/L Tris－HCl（pH 8.0），50mmol/L EDTA（pH 8.0），100mmol/L NaCl，1%SDS和50～200μg/ml Proteinase K，分装于EP管中，置于37℃水浴锅3～4小时，变澄清后室温3000r/min离心3分钟，除去细胞碎片，将上清转移至新EP管中。

（2）用常规苯酚、三氯甲烷、异戊醇抽提2次，转移水相至新EP管后，加入RNA酶至终浓度为100μg/ml，37度水浴1小时。

（3）用常规苯酚、三氯甲烷、异戊醇抽提1次后，加入1/10体积3M NaAc（pH 5.2）和2.5倍体积无水乙醇，轻轻混匀，－20℃沉淀30分钟。

（4）4℃，12000r/min离心5分钟，小心弃去上清，加入200μl预冷的70%乙醇洗两次，小心弃去上清，室温晾干后加入适量的TE（pH 8.0）溶解沉淀。

（5）使用DNA分析仪分别测定样品在260nm与280nm波长下的OD值及DNA样品浓度，再依据此OD比值对DNA样品纯度进行评估，一般$OD_{260/280}$值在1.8左右时为较纯的DNA，大于1.8表明样品中混杂有RNA；小于1.6表明样品具有蛋白污染。

（6）根据鉴定需要设计引物，将以下成分依次加入0.2ml PCR管内混合。

试剂成分	体积/μl
灭菌去离子水	30
10×扩增缓冲液	5
4种dNTP混合物	4
引物1（10μmol/L）	
引物2（10μmol/L）	
TAQ DNA聚合酶	0.5
模板DNA（50～100ng）	
加水至终体积	50

（7）按以下反应参数进行扩增实验（不同物种、不同基因参数有变动）。CO Ⅰ基因PCR反应条件：94℃预变性3分钟；94℃变性30秒，51.7℃退火30秒，72℃延伸1分钟，35个循环；72℃再延伸10分钟。

（8）在PCR反应后，配制1.0%琼脂糖凝胶电泳（3.0g琼脂，30ml 1×TAE，3μl EB替代物），取25μl PCR扩增产物与6×loading buffer，按5∶1的比例混匀，加到琼脂糖凝胶点样孔中，120V电压下电泳25～30分钟；电泳结束后将凝胶置于凝胶成像系统观察拍照。目的条带割胶回收后送相关公司测序分析。

（9）测定的核酸序列经DNA Star和DNAMAN分析，在NCBI网站上经BLAST程序进行同源性比较，找到其相似序列，确认是否为目标片段，并从GenBank上获得其他已报道的对应寄生虫的CO Ⅰ序列，与所得序列进行比较分析。应用分子进化遗传分析软件MEGA6.0对所得序列进行比对，去掉两端引物及不整齐的序列，计算不同序列间的保守位点、可变位点、简约信息位点、ATGC各碱基含量。对CO Ⅰ基因拓扑树结构之间的系统发育程度进行分析与评估，鉴别虫种。

三、应用

寄生虫线粒体基因应用已普及，成为研究寄生虫物种起源及其分化、近缘种、亚种以及不同地理种群之间亲缘关系，群体遗传结构及分化分析等问题的重要手段。已有mtDNA应用于诊断吸虫、线虫、绦虫、蜱类等的报道。

PPT

第三节 高通量测序

与传统Sanger测序技术相比，高通量测序技术具有高通量、高分辨率、低成本等优点。与其他常规分子生物学检测技术（需要预判可疑寄生虫感染，事先设计PCR引物或者DNA微阵列探针）不同的是，高通量测序技术无须临床预判可疑寄生虫感染，可以诊断几乎所有类型寄生虫的感染。在过去的十多年里，高通量测序技术在临床寄生虫诊断领域成为一个强有力的研究工具，为寄生虫疾病的精准诊断及其治疗情况监测提供了强有力的帮助。

一、原理、研究方向

1. 原理 不同的平台的高通量测序技术工作原理各有不同，但核心都是通过特定的化学或物理方法将DNA或RNA序列转化为可检测的信号。原理大致可分为三种：①基于边合成边测序的原理，通过合成DNA链时加入的荧光标记来识别碱基；②基于单碱基添加的测序原理，通过检测DNA聚合酶合成DNA时释放的焦磷酸或氢离子来识别碱基；③无须模板扩增，对核酸单分子直接进行序列测定，通过DNA或RNA分子穿过纳米孔时产生的电流信号变化来识别碱基。不同技术平台测序完成后都需要对获取的原始数据进行质量控制、序列比对、变异检测等生物信息学分析，以获得有意义的生物学信息。

2. 研究方向

（1）基因组学 高通量测序技术具有高通量、高分辨率等优点，使大样本的快速全基因组测序和全面精细比对成为可能。通过高通量测序比较寄生虫基因组的种间和种内差异，可以获得其进化、毒力、耐药位点及免疫逃避等方面的信息；亦可用于基因分型、等位基因发现、大规模遗传变异分析等方面，促进了寄生虫学相关领域的研究。此外，当其与遗传进化实验相结合时，可在不了解相关生物学知识和分子机制的情况下，快速识别筛选与表型有关的突变，为耐药基因的发现及相关耐药突变位点的确定提供新的分析方法。对寄生虫来说，这些基因标记可促进其耐药性的研究以及寄生虫病的防治。

（2）宏基因组学 基于高通量测序的病原体检测技术，与传统方法及其他辅助检测方法相比，具有明显的优势。近些年高通量测序技术发展迅猛，多种测序原理产品在市场上出现，接受市场的检验。测序读长不断加长、通量不断提升、时间不断缩短，促进测序成本快速下降，测序质量不断提高，大量基因组序列被破译，测序物种数量和物种多样性与日俱增。而高通量测序技术在病原微生物领域主要涉及病原微生物分类领域、人类微生物组相关分析、病原微生物耐药性研究及传染病检测领域。在病原微生物分类领域，高通量测序技术对明确感染源、指导防控与治疗及发现新的致病物种或亚型具有重要贡献。在病原筛查鉴定方面，高通量测序技术的优势体现在：信号清晰；特异性高，>100bp的序列即可确定一个物种；通量大，一次可获得上千万条序列；检测能力强，可检测定量的结果，同时可以通过基因序列判断耐药等情况。在不能获得寄生虫培养虫体或者虫卵等样本的时候，宏基因组学方法将在鉴定层面发挥巨大优势。

（3）转录组学 转录组水平上进行全转录组测序（whole transcriptome resequencing），从而开展可变剪接、编码序列单核苷酸多态性（cSNP）等研究；或者进行小分子RNA测序（small RNA sequencing），通过分离特定大小的RNA分子进行测序，从而发现新的microR-NA分子（miRNAs）。miRNAs长度为21～25nt，是进化上保守的小非编码RNA，可以通过化学修饰的方式特异有效地抑制反义寡核苷酸。成熟的miRNA通过与mRNA相互作用影响目标mRNA的稳定性及翻译，最终诱导基因沉默，调控基因表达、细胞生长、发育等生物学过程，参与寄生虫免疫防御、性成熟和产卵等。利用高通量测序技术进行RNA测序，由于其高通量与高分辨率，可以在不依赖参考序列的情况下，解决个体差异问题，全面、特异地分析寄生虫在任何生活史阶段的转录组，不仅可对寄生虫原有基因组注释信息进行全面补充和精确纠正，使绘制高精确度的转录组图谱成为可能，也可快速、准确、完整地分析其基因表达谱，为寄生虫防治药物作用靶点及疫苗研究提供有力依据。

二、检测步骤

（1）纯化后的虫体全基因组经雾化破碎数分钟，破碎后的片段为3′或5′末端突出的双链，末端修复使得小片段形成平末端，在3′末端加A，以便于片段与接头上的相连接。

（2）将接头与修复后的片段连接，连接产物经凝胶电泳纯化，去除未连接或自连接片段，取500bp左右的片段进行测序文库的构建。

（3）将制备好的文库利用高通量测序仪进行测序，并用仪器供应商提供的配套软件对测序的光电信号转化为序列信息。

（4）分析思路1：测序获得的序列经质量控制后进行生物信息学分析，利用短序列比较软件与宿主和寄生虫等基因组数据库进行比对，进行严格过滤和质控，从而甄别样品中可能包含的寄生虫，甚至包括其他潜在的致病微生物等。

（5）分析思路2：利用短序列组装软件，对测序数据进行组装，从而有可能获得样品中寄生虫的基因组序列，再跟已知的基因组数据库进行比对分析，从而判断样品中包含的寄生虫信息。通过该方式得到的组装结果，还可以用于鉴定株系和预测毒性基因等。

（6）对于未能纯化的寄生虫，可采取宏基因组方法进行高通量测序，进一步进行生物信息学的分析，获得上述重复结果。

三、应用

目前高通量测序在寄生虫学中的应用主要集中在疟原虫、吸虫和线虫，其他如布氏锥虫、微孢子虫、蓝氏贾第鞭毛虫、阴道毛滴虫和刚地弓形虫也有涉及，研究方向包括基因组测序、基因表达分析、非编码小分子RNA鉴定、转录因子靶基因筛选等，为人们研究寄生虫提供了一种新的方法。该方法不仅能够应用于实验室里可纯化的寄生虫样品（寄生虫基因组测序）和可用于未能纯化的寄生虫样品（寄生虫宏基因组测序），通过该技术手段，能够从多组学角度全面解析寄生虫的遗传信息、表达调控、与宿主的相互作用，同时也能够筛选出更多的可用于特定寄生虫鉴定的标记物和潜在药物靶点等，为科研人员和临床诊断提供了一个强有力的工具手段。

（林冠峰）

书网融合……

重点小结

题库

附　录

附录一　医学节肢动物的防制

一、病媒节肢动物的判定

如果一个地区出现了虫媒病的流行，需判断何种节肢动物是其传播媒介，从而制定出有针对性的防制措施来阻断该虫媒病的传播。以下证据可作为判断病媒节肢动物的依据。

（一）生物学证据

疑为传播媒介的节肢动物，应具备以下生物学特征。

1. 与人类关系密切　节肢动物可通过吸血或污染食物等方式来传播病原体，从而导致人体感染。

2. 在流行区的种群数量大　是当地的优势种或常见种。如平原地区的中华按蚊。但也有例外，如大劣按蚊数量虽少，但其是热带丛林的主要传疟蚊媒。

3. 寿命较长　以保证病原体能够在其体内完成发育和增殖，如传疟按蚊的寿命长于疟原虫在蚊体内的发育增殖周期。

（二）流行病学证据

病媒节肢动物的地理分布和季节消长应与虫媒病的流行地区及流行季节相一致。媒介活跃期与其传播虫媒病的高峰期重叠。

（三）自然感染证据

在流行季节从流行地区采集可疑的病媒节肢动物，可经实验室检查、分离到自然感染的病原体，某些病原体必须查到其感染期。例如，在库蚊胸肌中找到丝虫的腊肠期幼虫；在按蚊唾液腺中查到疟原虫的子孢子。当节肢动物体内病原体数量较少，人工检查不易分离到病原体时，可采用分子生物学方法进行检测。

（四）实验室证据

应用人工感染的方法，证明病原体能在节肢动物体内发育与增殖，并能感染易感的实验动物。通过实验可证明节肢动物对病原体的易感程度。

具备上述的证据可初步判断节肢动物与传病有关，四方面证据缺一不可。不同的虫媒病流行区，可能有不同的传播媒介；同一流行区，可能有多种媒介，应找出主要的传播媒介。通过分析这种媒介的生态特点，从而制定出合适的防制方法。

二、医学节肢动物的防制

医学节肢动物的防制是预防和控制虫媒传染病的重要手段。要做好病媒的防制，必须掌握其生态特点，根据当地实际，选择适当的防制方法。

综合防制（integrated control）是防控虫媒传染病的基本策略。实践证明，长期单一地使用化学杀虫剂不能从根本上解决节肢动物的防制问题，特别是容易造成蚊虫耐药和环境污染，使人们不得不寻求更好的药物、更新的防制措施。综合防制是应用适当的技术和管理方法，以经济、简便的方式，因地制宜地进行有效的媒介防制策略。综合防制所采用的手段包括环境防制、物理防制、化学防制、生物防制、遗传防制和法规防制等。

（一）环境防制

环境防制是利用节肢动物的生态学特点，改变其滋生和栖息环境，使之不利于节肢动物的生存。环境防制包括环境改造（environmental modification）、环境治理（environmental manipulation），以及改善人们的居住条件和生活环境等。环境改造是指改造排水沟、填平洼地、建无害化厕所等，以达到消除蚊蝇滋生地的目的；环境治理是指翻缸倒罐、间歇排灌、垃圾无害化处理等，从而破坏蚊蝇的滋生地，需根据节肢动物生活史的特点对其滋生环境进行定期治理才能达到理想的效果；改善居住条件和生活环境包括搞好卫生、改善人居条件，如房屋远离蚊蝇滋生地、装纱窗、挂蚊帐等，从而减少病原体－人－媒介三者接触的机会，防止虫媒病的传播。

（二）化学防制

化学防制是使用天然或合成的化合物，以不同的剂型（粉剂、乳剂、缓释剂等），不同的途径（胃毒、触杀、熏杀、内吸等），来毒杀、驱避和引诱节肢动物。化学防制是目前应用最广的杀虫方式。它的优点是见效快、范围广、使用方便，但存在抗药性和环境污染的问题。

理想的杀虫剂应是高效速杀、广谱多用、低毒无害、价廉且不易诱导蚊虫耐药。但完全符合上述要求的化学药剂非常少，所以合理规范使用杀虫剂非常重要。

驱避剂是具有挥发性的化学物质，可涂在身上、墙壁上，或浸泡衣服、蚊帐，使昆虫避而不近。常用的驱避剂有避蚊胺、驱蚊油等。

常用的化学杀虫剂有以下几类。

1. 有机氯杀虫剂 如三氯杀虫酯、甲氧杀虫酯等药物。

2. 有机磷杀虫剂 如应用于室内滞留喷洒的药物有马拉硫磷（malathion）、辛硫磷（phoxim）、杀螟松（sumithion）和甲嘧硫磷（pirimiphos methyl），双硫磷（abate）、倍硫磷（baytex）是良好的杀蚊幼虫剂，敌敌畏（dichlorvos，O，O－di－methyl－O－2，2－dichlo rovinylphosphate，DDVP）常用于熏杀成蚊。美曲膦酯常用作毒饵来毒杀蝇类。

3. 氨基甲酸酯杀虫剂 如残杀威（arprocarb or propoxur）、混杀威（trimethacarb）等。

4. 拟除虫菊酯类杀虫剂 如丙烯菊酯（allethrin）、溴氰菊酯（deltamethrin）。

5. 昆虫生长调节剂 如烯虫酯（methoprene）、灭幼脲1号（TH6040）。

6. 植物杀虫剂 如除虫菊、万寿菊、百部、闹羊花、鸡血藤等。

化学防制是目前病媒节肢动物综合防制中的重要手段，能够及时有效地控制节肢动物种群密度，但存在抗药性（insecticide resistance）和环境污染问题。因此，使用化学杀虫剂前必须了解有关病媒节肢动物的食性、栖性、活动和对杀虫剂的敏感性，以选择最佳的种类和剂型。

（三）物理防制

利用机械、热、光、声和电等物理方法，捕杀、隔离或驱走害虫。常用的有捕蝇笼、高温灭虱、紫外线灯、粘蚤纸等多种方法。物理防制方法经济、简单、无抗药性，但对节肢动物杀灭范围较窄。

（四）生物防制

利用某种生物（如捕食性天敌、寄生虫或病原微生物等）及其代谢产物（如昆虫信息素等）来消灭和控制医学节肢动物的防制措施。近年来，由于杀虫剂的抗药性问题越来越严重，生物防制的方法越来越受人们重视。现在用于媒介节肢动物生物防制的生物主要如下。

1. 捕食性生物 如养鱼以捕食蚊幼虫等。

2. 致病性生物 种类较多，包括寄生性生物和病原微生物，主要有病毒、细菌、真菌、原虫、线虫、寄生蜂等。生物防制的优点是对人畜安全，不污染环境，成为目前医学节肢动物防制研究的热点。

（五）遗传防制

通过不同方法处理来改变或移换节肢动物的遗传物质，降低其繁殖能力或生存竞争力，从而达到控制或消灭种群的目的。它具有不污染环境、不易产生抗性、效果迅速等优点。主要有以下两种方法。

1. 释放大量绝育的雄虫 大量饲养经照射、化学剂、杂交处理的绝育雄虫，使其数量大大超过防制种群的雄虫，与雌虫交配，产出未受精卵，从而达到降低自然种群的目的。缺点是防制范围小，反复大量释放雄虫，费用昂贵。

2. 释放遗传变异的能育昆虫 释放胞质不育、染色体易位和性畸变等昆虫，与目标种群交配。

近年来，遗传防制的研究取得了很大进展，但多尚处于实验阶段，实际应用中还存在许多亟待解决的问题，包括种群的动态变化问题以及由此可能引发的生态问题等。

（六）法规防制

法规防制是利用国家法律或条例规定，进行病媒的监测和强制性防制，以防止国外媒介昆虫的传入或疫区传病媒介的扩散。例如，为防制登革热的流行，某国政府曾采取强制措施，规定每户人家不准有埃及伊蚊的滋生地，违者重罚。又如我国针对其他国家发生的蚊媒传染病疫情，发出通告要求加强对港口、机场的交通工具和集装箱可能携带的医学节肢动物进行检验检疫，防止蚊媒传染病的输入。

（刘文权）

附录二 寄生虫保种/接种及虫体培养技术

一、动物保种与接种

寄生虫的动物保种，是将其感染期接种于实验动物，使虫体在动物体内存活，并得到长期的保存，对于研究寄生虫的生物学特征、致病机制以及寄生虫病的诊断和防治等方面具有重要的意义。

（一）杜氏利什曼原虫

田鼠接种是诊断黑热病十分有价值的方法。取患者骨髓或淋巴结穿刺物，用0.5ml生理盐水稀释后，注射于田鼠、金黄地鼠或长爪沙鼠等动物腹腔内，分笼内饲养。在感染接种1个月后，处死相关实验动物，取其脾或肝组织作涂片，染色，镜检。

转种时将感染利什曼原虫的田鼠解剖，取其脾、肝组织置于消毒的组织研磨器中或研钵中，加入少量生理盐水研磨成匀浆后，再加适量生理盐水稀释，用消毒注射器吸取稀释液，注射健康田鼠腹腔内，每只鼠注入0.2~0.5ml，继续饲养。在接种感染3~4周后，按前述方法进行检查。原虫在动物体内可生存数月。

（二）刚地弓形虫

刚地弓形虫的宿主特异性不强，所有实验动物均可感染，但通常使用大鼠和小鼠构建模型。大鼠一般出现慢性感染，适于保存虫株；而在小鼠感染后，其腹腔液中弓形虫大量增殖，感染小鼠多在几天内死亡。小鼠腹腔液中富含弓形虫滋养体。

取患者体液0.5～1ml，注射于体重18～25g的健康小鼠腹腔内。3周后抽取小鼠腹腔液做涂片检查（查滋养体）。如为阴性，再取肝、脾、脑组织研磨为匀浆，按1∶10量加入无菌生理盐水稀释，进行第二次接种。如仍为阴性，可用同法进行2～3次，再观察结果。阳性者可接种传代，每2周一次，以保种。

接种小鼠，每只注射0.3～0.5ml匀浆。感染后每天观察，即抽取腹腔液涂片，染色后观察。一般感染第4天可见到弓形虫滋养体。

抽取病鼠腹腔液方法：在其腹部作一切口，用镊子夹提腹部的皮肤和腹膜，用1ml注射器吸取1ml生理盐水，迅速注入腹腔，轻揉腹壁，使生理盐水和腹腔液混匀，然后再抽出腹腔液检查。

（三）旋毛虫

常用的实验动物为大鼠和小鼠，可用口饲法或腹腔注入法接种。取含有旋毛虫囊包的猪肉或其他动物的肉，剪成米粒大小，取1小块肉置在载玻片上压片检查，以含有100～200个囊包幼虫量的肌肉，口饲健康小鼠，喂前应饥饿小鼠24小时；或将含有囊包幼虫的肌肉剪碎，置于含有胃蛋白酶（或胰酶）等消化液的三角瓶内，一般每1g肌肉加入60ml的消化液，置37～40℃温箱中，经10～18小时（此间经常摇动或搅拌烧瓶），去掉上层液，然后以水洗沉淀法或离心沉淀法收集幼虫。以生理盐水洗涤2～3次，用1ml的注射器和8号针头吸取100～200条幼虫，经腹腔注射或口饲健康小鼠（或大鼠）。感染5周后，鼠肌肉中（以膈肌、腿部肌多见）可找到囊包幼虫。幼虫在动物体内可生存3个月或半年。如长期保种，可用此法连续转种。

检查时将鼠肉剪碎并加入消化液混合，置三角烧瓶内，在37～40℃温箱中孵育10～18小时，待肌肉完全被消化后，弃去上清液，将沉渣在37～40℃温水中反复清洗，将沉渣倒至大平皿内，在解剖镜下用吸管从沉渣中收集幼虫，并计数。

（四）日本血吸虫

常用实验动物一般为18～22g体重的健康小鼠或2～4kg家兔。将阳性钉螺10～20只放入玻璃试管（30mm×100mm）中，加入去氯水或冷开水至管口。于25℃室温放置1～2小时，尾蚴可陆续逸出，浮于水面。将小鼠或家兔仰卧固定在木板上，剪去腹毛，用棉球湿润腹部皮肤。用接种环蘸取液面的尾蚴置于盖玻片上，在光学显微镜下计数尾蚴。通常每只小鼠感染40条尾蚴，家兔感染500～800条尾蚴。将含有尾蚴的盖玻片，翻转覆贴在动物腹部，使其与皮肤充分接触，保持腹部皮肤湿润，15～20分钟后取下盖玻片。感染后35～40天，即能在动物粪便中查到虫卵。操作中应防止感染，用过器材应消毒。

（五）华支睾吸虫

常用实验动物有猫、犬、豚鼠、大鼠和兔等。取含有华支睾吸虫囊蚴的鱼肉，用人工消化液消化后，收集纯净的囊蚴。将囊蚴拌入饲料喂食或直接经灌胃法注入动物胃内。感染囊蚴的数量，因动物大小而异，以200～400个为宜。感染后1个月，即可自粪便内检获虫卵。

（六）卫氏并殖吸虫

常用实验动物有犬、猫。将感染该种吸虫囊蚴的溪蟹或蝲蛄，放入清水洗净后，用研钵或绞肉机捣碎，过滤去除粗壳渣，以沉淀法反复清洗至水清。吸出沉渣放在双筒解剖镜下检查，用滴管吸取囊蚴并计数，将定量囊蚴拌入饲料喂食动物。也可将囊蚴放入含有2%胆酸盐溶液中，于40℃孵育1小时，使后尾蚴脱囊。用无菌生理盐水洗涤后，给猫或犬进行腹腔注射。猫、犬的感染量一般以100～300个囊蚴为宜。如作为长期保种，可小于100个囊蚴。约2个月后可在粪便中检出虫卵。

（七）鼠疟原虫

鼠疟原虫每5～6天接种1次。转种前，先自感染小鼠尾端取血涂片，经染色后计数各鼠疟原虫感染度。取其中感染度较高的2只小鼠，经小鼠眼眶静脉丛取血或断尾取血，置于抗凝管中。使用PBS按照1∶5的比例稀释抗凝全血，经腹腔接种感染小鼠，每只小鼠注射0.2ml。

接种时要注意：保种转种时宜取2只感染小鼠血液分别转种，不能将2只动物血混用。每天至少观察小鼠1次，发现情况异常或死亡时，应及时检查登记，并及时处理死亡鼠。

（八）马来布鲁线虫

实验动物为长爪沙鼠。将可疑的含有微丝蚴的人血或混有人（或兔）血的阳性长爪沙鼠腹腔液（每20μl血含100～140条微丝蚴为宜），经饲血器喂饲中华按蚊。感染后的中华按蚊用10%葡萄糖水喂饲。在27～30℃环境中饲养7～10天后，解剖按蚊或经贝氏分离法，收集感染性幼虫，置于0.5ml生理盐水中，供接种使用。将感染性幼虫经腹腔注射至长爪沙鼠体内，每只沙鼠感染200～300条感染性幼虫。接种后的沙鼠饲养于有防蚊设备的鼠笼内，约3个月抽取腹腔液，可查到微丝蚴，如需要收集成虫可解剖沙鼠，从腹腔挑取成虫。

（九）广州管圆线虫

将感染螺（Ⅰ期幼虫感染后15天以上）去壳、剁碎后，用人工消化液（HCl 7ml，胃蛋白酶1.5g，加水至1000ml）37℃消化1～2小时，用40～100目筛网过滤，滤液加蒸馏水自然沉淀2～3次（每次15～30分钟），直至上层液体较清亮，取沉渣在解剖镜下分离第三期幼虫并计数。经灌胃或腹腔注射感染动物，BALB/c小鼠以20条/只为宜，SD大鼠以60条/只为宜。

二、人工培养

人工培养方法适用于多种寄生原虫感染的进一步确诊，如溶组织内阿米巴、杜氏利什曼原虫和阴道毛滴虫感染等。

（一）寄生虫体外培养条件和要求

（1）配制培养液所用的化学试剂须是分析纯及以上级别，无潮解、发霉、变质或过期，且称量要准确。

（2）盛装培养基的容器要绝对洁净，宜用硬质玻璃器皿，不能使用钢质、铁质或铝制容器，否则影响其配方成分及培养结果。

（3）配制培养基时，根据所需培养基的配方，准确称量各种成分，将称量好的成分加入适量的蒸馏水中，搅拌至完全溶解，调节溶液的pH值至所需范围。将配制好的培养基溶液进行高压灭菌处理，通常在121℃下灭菌15～20分钟。将培养基冷却至适宜的温度后，分装保存。

（4）培养基贮存的时间不宜过长，时间过长会降低培养基的营养价值。此外，空气中的二氧化碳可使培养基变为酸性。

（5）培养基如发生细菌污染，应立即弃掉。

（6）培养基内的虫体，置于温箱内培养48～72小时后，取出置于显微镜下观察，如果被细菌污染严重时，应立即更换培养液或者弃掉。

（7）对蠕虫培养，在取材时要选择虫体活跃、无损伤虫体为培养对象。

（8）寄生于肠道内的原虫培养，还必须用消毒米粉。米粉的作用：一方面供给肠道内原虫所吞噬的营养物质；另一方面又可以抑制人酵母菌的生长。

（9）温度。寄生虫体外培养，对于温度的要求是比较严格的，温度过高或者过低对于虫体的培养都有很大影响。根据各虫种的要求，有的需要18～30℃，有的需要30～40℃，而最适宜温度则为35～37℃。

（10）pH。由于不同虫种的生理、生化特点各异，因而虫种所要求的酸碱度各不相同。如溶组织内阿米巴所需要的pH为7.2～7.6，而阴道毛滴虫所要求的pH为6.4～6.8为宜。因此，在配制培养基时，需要用4%的氢氧化钠溶液或盐酸调整酸碱度。

（11）氧气。绝大部分的寄生虫置于培养基内培养，氧气是必要的。一个玻璃管中的培养基，它所含的氧气只能维持一周的时间，因为氧气在营养液中的溶解不仅很少，而且扩散很慢。所以较大的培养基，各方面都有营养液掩盖着，而培养基中央的氧气是不足的，故往往易于坏死。如果在培养阶段给予一定的氧气，就不会产生这种现象。

（12）水。普通水或一次蒸馏水不适宜做培养用。因此，在配制试剂时，应该选用双蒸水或三蒸水较为合适，双蒸水或三蒸水内含杂质少，配制的培养液较为安全。

（13）生理盐水。是培养液中的主要成分之一，它可以供给虫体能量，维持一定的渗透压，同时也是一种良好的溶媒。它能溶解胰蛋白酶、乳蛋白水解物及其他水溶性药物，并且有稀释、冲洗和缓冲的作用。

（14）糖。尤其是葡萄糖，对于一些寄生虫的培养很重要。它的功能是供给虫体能量和促进虫体新陈代谢，是促进虫体活动的能量来源。同时，也是虫体内不可少的重要成分，对维持虫体渗透压也起到一定的作用。一般用于虫体在发育阶段的培养基，这种培养基常含有葡萄糖、蔗糖、果糖、麦芽糖和醛糖。

（15）抗生素。青霉素、链霉素加入培养基中，其浓度既要对培养基内的培养物无害，又要能够抑制培养基中偶然污染的细菌生长。一般使用浓度为100μg/ml青霉素，它对抑制革兰氏阳性细菌有效。所用链霉素为100μg/ml，其对抑制革兰阴性细菌有效。庆大霉素在200μg/ml时，对革兰阳性细菌和革兰阴性细菌都有效，而且在以下两点上优于青霉素和链霉素：庆大霉素比青霉素和链霉素稳定；而且庆大霉素能够抑制某些支原体的生长。

（16）培养液内几种离子的作用。

Na^{+}：能增强虫体的渗透性，降低虫体表面的黏度，对于维持渗透压的恒定有决定性作用。故Na^{+}在培养液中占有相当大的比例。

K^{+}：激活虫体内某些酶所必需的离子。

Ca^{2+}：对维持虫体表面的坚固性与渗透性有很大作用。

Mg^{2+}：在虫体内参与糖类的酵解，它能提供给虫体能量，促进虫体在培养液内生长和发育。

（二）溶组织内阿米巴培养

1. 洛克（Locke）液-鸡蛋-血清培养基 氯化钠9.0g、氯化钙0.2g，氯化钾0.4g，碳酸氢钠0.2g，葡萄糖2.5g，蒸馏水加至1000ml。

取鸡蛋4个，用肥皂水洗刷干净，再以70%乙醇消毒，破壳将蛋黄、蛋清倾入含70ml洛克氏液的三角烧瓶内，加玻璃珠充分摇动，使其内含物充分混合，之后分装消毒试管内，每管约5ml，70℃下置斜位放置1小时，凝固成斜面，翌日再置121℃高压消毒15分钟。接种前每管加洛克液4.5ml、灭活马血清0.5ml、无菌米粉20mg。

2. 培养方法 取含溶组织内阿米巴滋养体或包囊的粪便约0.5g，接种于培养基，置37℃温箱培养，24～48小时取沉淀物镜检。如保种，可每隔3～4天转种1次。

（三）阴道毛滴虫培养

滴虫培养是目前检查阴道毛滴虫最敏感的诊断方法，阳性率可达95%，明显高于直接涂片法

(60%)。

1. 肝浸汤培养基 新鲜猪肝15.0g、蛋白胨2.0g、氯化钠0.5g、半胱氨酸盐酸盐0.2g、麦芽糖1.0g、双蒸水100ml。

取猪肝15.0g，洗净，研碎后浸入100ml双蒸水中，置4℃冰箱冷浸过夜，次日加热煮沸半小时，用4层纱布过滤除去沉渣，并补充蒸馏水至100ml，即成15%肝浸液。然后加入蛋白胨2g，氯化钠0.5g，半胱氨酸盐酸盐0.2g，麦芽糖1.0g，并加热使试剂溶解，调pH为5.6，过滤，每试管分装5ml，塞好棉塞，高压灭菌2后置37℃温箱中24小时，保存于4℃冰箱备用。接种前每管加灭活无菌马血清1ml，青霉素和链霉素浓度各达1500U/ml即可用。

2. 培养方法 以无菌棉拭子从阴道后穹窿处取分泌物，无菌接种入上述培养基中。为抑制细菌的繁殖，每管按每毫升加入10万单位青霉素，置35~38℃温箱培养，24~48小时取培养基内的沉渣镜检，并转种。操作过程必须保持无菌。

（四）杜氏利氏曼原虫培养

1. NNN培养基 琼脂14.0g，氯化钠6.0g，蒸馏水900ml。

将以上成分煮沸溶解后，分装试管，每管6ml。将试管塞紧，高压灭菌（121℃，20分钟），置4℃冰箱内贮存。用时置热水浴中，加热至48℃，使其溶化，每管加2ml无菌去纤维蛋白的兔血（将新鲜取出的兔血，立即放入盛有玻璃珠的无菌烧瓶内，摇动20分钟，即可去掉纤维蛋白），充分混匀，置冰上使之冷却成斜面。为了使前鞭毛体生长良好，可在管内加0.2~0.3ml洛克液。置37℃温箱内培养24小时，证明无菌即可使用。

2. 培养方法 以无菌手术抽取患者骨髓、肝、脾、淋巴结或皮肤溃疡刮取物。抽取前针筒内先放入洛克液约0.2ml，抽取标本后与洛克液充分混合，接种于培养基内，用无菌胶塞将管口塞紧。置20~25℃温箱中培养，一般在10~20天后抽取试管底部混合液，涂片镜检。但有时需时较长，故在10天检查为阴性时，仍应继续培养，至1个月后如仍未找到前鞭毛体者方可视为阴性。为保种每10天转种一次。以上步骤均需无菌，否则影响前鞭毛体的生长。

（刘俊琴）

附录三 生物安全与寄生虫学检验

目前，临床实验室的生物安全问题日益受到重视，我国近年制定的关于临床实验室生物安全管理的标准和法规，对有效进行临床实验室生物安全管理以及保证实验室生物安全给予了保障。

临床寄生虫学检验实验室的工作主要是通过常规检查（如血液常规检查等）、寄生虫病原学检查、免疫学检测及分子生物学检测等实验诊断方法为寄生虫感染或寄生虫病诊断提供依据。在工作过程中，实验室人员常需近距离接触患者血液、排泄物、分泌物及其他标本，为避免危险生物因子造成实验室人员感染和向实验室外扩散，根据国家相关标准和法规建立实验室生物安全管理制度，制定生物安全防护方法和安全操作规程是保证实验室生物安全的必要措施。

一、实验室生物安全

1. 实验室生物危害（laboratory biohazard） 是指在实验室进行感染性致病因子实验检测及科学

研究过程中，对实验室人员造成的危害和对环境的污染。

2. 实验室生物安全（laboratory biosafety） 是指以实验室为科研和工作场所，避免危险生物因子造成实验室人员感染、向实验室外扩散并导致危害的综合措施。生物安全贯穿整个实验过程，包括从取样开始到所有潜在危险材料被处理的全部过程，保证实验操作对象、实验者及身边人员和环境安全。

3. 实验室感染来源

（1）标本 包括实验室保存标本、临床标本、菌种、寄生虫（感染阶段虫体）等。

（2）仪器设备 离心机、组织匀浆器、振荡器、冷冻切片机等。这些仪器设备工作过程中，可能产生造成实验室感染的气溶胶、飞溅物、溢漏和容器破碎等。

（3）操作过程 包括可产生微生物气溶胶的操作如吸管操作、接种环操作等，可引起危害性物质泄漏的操作，可造成意外注射、切割伤或擦伤的操作。

（4）实验动物 实验动物管理不科学，防护或操作不当可引起实验室污染及对实验室工作人员造成危害。

4. 实验室生物安全防护 生物安全防护（biosafety containment）是指为避免实验室中有害的或有潜在危害的生物因子对人、环境和社会造成危害和潜在危害，通过规范实验室设计建造、使用个人防护设施、严格遵守标准化操作程序和规程等综合措施，达到对人、环境和社会的安全防护。其目的是当检测和研究各种对人或动物有致病或生命危险的病原生物或有害生物因子时，将可能产生的危险降至最低，最大限度保护人类健康和生态环境。

（1）实验室物理防护 分为一级屏障和二级屏障。

1）一级屏障 在操作危险病原生物的场所，把危险病原生物隔离在一定空间内的措施，也就是危险病原生物和操作者之间的隔离，以防止操作人员被感染。包括安全设备和实验室个体防护。

2）二级屏障 物理防护的第二道防线，是一级屏障的外围设施，是实验室与外部的隔离，以防止实验室外人员被感染为目的。其涉及的范围为实验室的建筑和装修、电气和自控、通风和净化、给水排水与气体供应、消防、消毒和灭菌等。

（2）实验室管理的规范化 根据实验室的生物安全防护水平分级。

1）建立实验室的生物安全管理体系。

2）制定实验室生物安全管理规章制度，包括实验室的准入制度、人员培训制度、仪器设备管理制度等。

3）制定标准化的操作规程（standard operating procedures，SOP），从采样开始至所有潜在危险材料处理的整个过程以及实验室清洁、消毒、废弃物处理和质量控制，均须按标准操作规程进行操作。

5. 生物安全实验室分级 按照世界卫生组织（world health organization，WHO）《实验室生物安全手册》（laboratory biological safety manual）和我国卫生部颁布实施的《微生物和生物医学实验室生物安全通用准则》（general Biosafety standard for microbiological and biomedical laboratories）（WS 233—2002），根据操作不同危险度等级微生物所需的实验室设计特点、建筑构造、防护设施、仪器设备及操作程序决定实验室生物安全水平（biosafety level）。实验室据此可以分为基础实验室一级生物安全水平（biosafety level 1，BSL－1）、二级生物安全水平（biosafety level 2，BSL－2）、三级生物安全水平（biosafety level 3，BSL－3）和四级生物安全水平（biosafety level 4，BSL－4）。绝大多数临床实验室属于一般生物安全防护实验室（biological safety laboratory，BSL），医疗机构中的临床实验室一般应按 BSL－2 的标准构建和管理（附表 3－1）。

附表3-1 与微生物危险度等级相对应的生物安全水平、操作和设备

危险度等级	生物安全水平	实验室类型	实验室操作	安全设施
1级	基础实验室——一级生物安全水平	基础的教学、研究	GMT	不需要；开放实验台
2级	基础实验室——二级生物安全水平	初级卫生服务；诊断、研究	GMT加防护服、生物危害标志	开放实验台，此外需BSC用于防护可能生成的气溶胶
3级	防护实验室——三级生物安全水平	特殊的诊断、研究	在二级生物安全防护水平上增加特殊防护服、进入制度、定向气流	BSC和（或）其他所有实验室工作所需要的基本设备
4级	最高防护实验室——四级生物安全水平	危险病原体研究	在三级生物安全防护水平上增加气锁入口、出口淋浴、污染物品的特殊处理	Ⅲ级BSC或Ⅱ级BSC并穿着正压服、双开门 高压灭菌器（穿过墙体）、经过滤的空气

注：BSC：生物安全柜；GMT：微生物学操作技术规范（见世界卫生组织《实验室生物安全手册》第4部分）。

二、临床寄生虫检验实验室生物安全

临床寄生虫学检验实验室所接收的各种患者标本包括血液、尿液、粪便和其他病理标本，因其可能含有各种已知和其他未知致病因子，给医务人员健康带来极大威胁。秉承“安全第一”的原则，将来自患者的所有标本均视为具有传染性的标本。根据世界卫生组织《实验室生物安全手册》和卫生部行业标准《微生物和生物医学实验室生物安全通用准则》，医院临床实验室和检验科最低应达到二级生物安全防护标准。因此，临床寄生虫学检验实验室也至少应按照二级生物安全防护标准，从实验室管理、设计建造、使用个人防护设施、制定标准化操作程序和规程等方面进行设置、建设、管理及严格遵守。

（一）安全操作技术和要求

1. 标本采集 必须由掌握相关专业知识和操作技能的工作人员遵循生物安全操作规范进行采集。采集标本时严防污染容器外表或随标本的检验单。如果存在潜在或实际污染因素，则应再增加一层包装；可疑传染性标本应置于加盖无泄漏一次性容器中，外加一层包装。标本容器应当坚固，正确使用盖子或塞子，盖好后应无泄漏且容器外不能有残留物。标本采集人员和实验室检测人员应进行有效且适时的沟通。

2. 标本运送 应使用金属或塑料材质的第二层容器加以包裹，并将其固定在架子上，使装有样品的容器保持直立。

3. 标本接收 应在专用区域或房间内接收，操作人员应穿工作服，戴手套。

4. 标本包装打开 应在打开包装前仔细检查每个容器的外观是否完好、标签是否完整，标签、送检报告与内容物是否相符，是否有污染。必要时在生物安全柜中打开包装。

5. 离心机使用 带盖离心管离心标本必须加盖离心，严禁无盖离心。无盖离心管离心标本应在生物安全柜或其他物理抑制设备（如通风橱）中进行离心。带密封盖离心管离心标本可在开放实验室内进行。离心机未停止时，严禁打开离心机盖。带盖非急诊标本，应在离心机中静置30分钟后打开取出。带盖急诊标本，整支取出离心机后必须在生物安全柜或其他物理抑制设备中打开。无盖标本必须在生物安全柜或其他物理抑制设备中打开。

6. 标本检查 根据检测项目和实验设备标准操作规程（SOP）进行检查。

7. 实验后实验室消毒及废物处理

（1）实验室设备和用具消毒　70%～75%乙醇清洁30分钟。冰箱、冷冻柜、水浴箱和离心机应该定期清洗和消毒，在发生严重污染后应立即进行清洗和消毒。清洗、消毒时要戴上手套，穿上工作服或其他合适的防护服（如后开襟防水围裙、防水胶鞋）。

（2）环境消毒与监测　实验室每日进行紫外灯照射60分钟以上或过夜。每月进行1次空气监测，空气监测标准：实验室≤500cfu/m^3；生物安全柜≤1cfu/皿。

（3）污水处理　经污水处理系统净化后排入下水道。

（4）废弃物处理和消毒　检查后一般废弃物应置于专用密封防漏容器中，高压消毒后再进行处理或废弃。对粪便、尿液、血液等不能高压的废弃物也应放置专用的密封防漏容器中，统一按医疗废物处理。

8. 锐器使用及处理

（1）使用及处理锐器必须戴手套和穿工作服，禁止用手直接接触使用后的锐器。

（2）所有锐器都必须放置在指定的硬质、防漏、防刺破、内有黄色塑料袋的利器收集盒内，当盛装的锐器废物达到容器容量的3/4时，应进行密封包装。

（3）所有锐器都必须单独存放，不能与其他医疗废物混合存放，并统一按医疗废物处理。

（4）处理针具应注意以下几点：①废弃针具必须丢入指定的硬质、防刺破容器内（容器上须贴有“感染性医疗废物”及“生物危险”标志），不能直接丢入医疗垃圾袋中，也不能与其他废物混合丢弃；②不要试图用手去改变针具外形及破坏其与附属物的联接，注射器使用完毕后应直接弃置于锐器收集容器内，不要再套上针套；③如果联针的附属物（如注射器、血袋）内有传染性液体，应在处理前将液体排净置于装有2000mg/L含氯消毒液的容器内；④尽量减少对针具的操作。

（5）收集的锐器废物应每天由运送工人运送至指定医疗废物暂存处，并登记其来源、种类、重量（注射器及针具必须称重）或数量、交接时间、去向及经办人，登记资料至少保存3年。严禁买卖锐器废物尤其是注射器及针具。

（二）实验室意外事故应急处理

在操作过程中发生意外，如针刺、切割伤、皮肤污染、感染性标本溅及体表或口鼻眼内、衣物污染、实验台面污染等均视为安全事故。实验室突发事件应急处理原则为先救治、后处理，先制止、后教育，先处理、后报告。

（1）实验室应有紧急求助和专业性保护治疗措施，具体措施必须形成书面文件并严格遵守执行。

（2）根据事故类型不同，立即进行紧急处理，同时告知生物安全负责人、科主任及上级管理机构，并详细记录事故经过和损伤的具体部位及程度等，填写正式事故登记表。

（3）实验室应常备处理意外事故的物资，如灭火器、防火毯、冲水龙头、消毒清洗剂和急救箱等。

（魏　洁）

附录四　重要人体寄生虫分子检测靶序列及PCR引物

为了开展重要人体寄生虫学的基因诊断，我们也总结了常见人体寄生虫分子检测的靶序列及相关PCR引物（附表4-1），以供相关的诊断检测使用。

附表 4－1　常见人体寄生虫分子检测靶基因及 PCR 产物

常见寄生虫	引物序列	靶基因
似蚓蛔线虫	F：5′－GTAATAGCAGTCGGCGGTTTCTT－3′	TTS1
	R：5′－GCCCAACATGCCACCTATTC－3′	
	ROX－5′－TTG GCG GAC AAT TGC ATG CGA T－3′－black hole	
毛首鞭形线虫	F：5′－TCAAGTCGCCAAGGACACTC－3′	UGTR
	R：5′－CGACTCCTGCTTAGGACGAC－3′	
十二指肠钩口线虫	F：5′－GCTTTTGGTATTGTAAGACAG－3′	AceyCOX
	R：5′－CTAACAACATAATAAGTATCATG－3′	
美洲板口线虫	F：5′－CTGTTTGTCGAACGGTACTTGC－3′	ITS2
	R：5′－ATAACAGCGTGCACATGTTGC－3′	
蠕形住肠线虫	F：5′－TGGTTTTTTGTGCATCCTGAGGTTTA－3′	cox1
	R：5′－AGAAAGAACGTAATGAAAATGAGCAAC－3′	
旋毛形线虫	F：5′－CTTGTAAAGCGGTGGTGCGTA－3′	*T. spiralis*
	R：5′－CATAGAGAGGCAACATTACCT－3′	
马来丝虫	F：5′－GCG CATAAATTCATCAGC－3′	Hhal
	R：5′－GCG CAA AACTTAATTACAAAAGC－3′	
班氏丝虫	F：5′－CGT GATGGCATCAAAGTAGCG－3′	Ssp
	R：5′－CCC TCACTTACCATAAGACAAC－3′	
粪类圆线虫	F：5′CTC AGC TCCAGTAAAGCAACAG3′	SSC
	R：5′AGC TGA ATCTGGAGAGTGAAGA3′	
结膜吸吮线虫	F：5′－TGATTGGTGGTTTTGGTAA－3′	coxl
	R：5′－ATAAGTACGAGTATCAATATC－3′	
广州管圆线虫	F：5′－TTCATGGATGGCGAACTGATAG－3′	18s
	R：5′－GCGCCCATTGAAACATTATACTT－3′	
华支睾吸虫	F：5′－CCGCTCAGAGTTGTACTCAT－3′	ITS1
	R：5′－CGATTCTAGTTCCGTCATCT－3′	
卫氏并殖吸虫	F：5′－CTATCGCGACGCCCAAAAA－3′	ITS2
	R：biotin－5′－GATTCCGTTGCCACATCCC－3′	
布氏姜片吸虫	5′－GTC GTAACAAGGTTTCCGTA－3′	ITS
	5′－ATG CTTAAATTCAGCGGGT－3′	
肝片形吸虫	F：5′－ATCATTACCTGAAAATCTACTCTCACA－3′	ITS－1
	R：GTACGTATGGTCAAAGACCAGGTT－3′	
日本血吸虫	F：5′－ATTGTGCAGCAGTCAGATCC－3′	SjR2
	R：5′－ATGCATTGCTTACTCGGTTG－3	
曼氏迭宫绦虫	F：5′－CGG CTT TTTTTGATCCTTTGGGTGG－3′	COX1
	R：5′－GTA TCA TATGAACAACCTAATTTAC－3′	
链状带绦虫	F：5′－TTGTTATAAATTTTTGATTACTAAC－3′（Asian）/5′－GGTAGATTTTT-TAATGTTTTCTTTA－3′（Americandafrica）	COX1
肥胖带绦虫	F：5′－TTGATTCCTTCGATGGCTTTTCTTTTG－3′	
亚洲带绦虫	F：5′－ACGGTTGGATTAGATGTTAAGACTA－3′	
	通用下游 5′－GACATAACATAATGAAAATG－3′	

续表

常见寄生虫	引物序列	靶基因
细粒棘球绦虫	F：5′－GTCTGTGTTTCTTACCATTG－3′	COX1
多房棘球绦虫	R：5′－GACCCGTACAAACATATATCAAC－3′	
	F：5′－TTGTTCTTTGTGTTACTGTAGG－3′	
	R：5′－CTATACAGACATTGATTACCATAA－3′	
溶组织内阿米巴	F：5′－ATCTGGTTGATCCTGCCAGT－3′	X65163. 1
	R：5′－CCTCCTACTCATTCCTTCAAGA－3′	
蓝氏贾第鞭毛虫	F：5′－TTCCGGTCGATCCTGCC－3′	18s
	R：5′－GTTGTCCTGAGCCGTCC－3′	
	56－FAM/ACGAAGCCATGCATGCCCGCT/3IABkFQ	
隐孢子虫	F：5′－TCTGGAAAACAATGTGTTC－3′	cowp
	R：5′－GGCATGTCGATTCTAATTC－3′	
	5TexRd－XN/CCTCCTAATCCAGAATGTCCTCCAG/3IAbRQSp	
阴道毛滴虫	F：5′－ATTGTCGAACATTGGTCTTACCCTC－3′	Tvk
	R：5′－TCTGTGCCGTCTTCAAGTATGC－3′	
杜氏利什曼原虫	outer：F：5′－GGTTCCTTTCCTGATTTACG－3′ R：5′－GGCCGGTAAAGGCCGAATAG－3′	X07773. 1
	inner：F：5′－TCCCATCGCAACCTCGGTT－3′ R：5′－AAGCGGGCGCGGTGCTG－3′	
布氏锥虫	F：5′－CCGGAAGTTCACCGATATTG－3′	18S gene
	R：5′－TTGCTGCGTTCTTCAACGAA－3′	
枯氏锥虫	F：5′－AAATAATGTACGGGKGAGATGCATGA－3′	kinetoplas
	R：5′－GGTTCGATTGGGGTTGGGTAATATA－3	
恶性疟原虫	F：5′－CCG ACT AGG TGTTGGATGAAAGTGTTAA－3′	18S gene
	R：5′－AACCCAAAGACTTTGATTTCTCATAA－3′	
	Faleprobe：Quasar 670－AGC AAT CTA AAA CTC ACC TCG AAAGAT GAC T－BHQ－2	
间日疟原虫	F：5′－CCG ACT AGG CTTTGGATGAAAGATTTTA－3′	
	R：5′－AACCCAAAGACTTTGATTTCTCATAA－3′	
	Vivprobe：TAMRA－AGC AAT CTA AGA ATA AAC TCC GAA GAGAAA ATT CT－BHQ－2	
卵形疟原虫	F：5′－CCG ACT AGG TTTTGGATGAAAGATTTTT－3′	
	R：5′－AACCCAAAGACTTTGATTTCTCATAA－3′	
	Ovaprobe：VIC－CGA AAG GAA TTT TCT TAT T－MGBNFQ	
三日疟原虫	Forward：5′－CCG ACT AGG TGTTGGATGATAGAGTAAA－3′	
	Reverse：5′－AACCCAAAGACTTTGATTTCTCATAA－3′	
	Malaprobe：FAM－CTA TCT AAA AGA AAC ACT CAT－MGBNFQ	
刚地弓形虫	F：5′－CCAATATGTAACATTTTAGTTCCAGTATCA－3′	ycf24
	R：5′－GGTCAGTAATAACTTGGAAATATCCTTCTAC－3′	
巴贝虫	F：5′－GTTTCTGMCCCATCAGCTTGAC－3′	EU1
	R：5′－AGACAAGAGTCAATAACTCGATAAC－3′	

（林冠峰）

参考文献

[1] 苏川，刘文琪．人体寄生虫学［M］. 10 版，北京：人民卫生出版社，2024.

[2] 吴忠道，刘佩梅．人体寄生虫学［M］. 4 版，北京：人民卫生出版社，2023.

[3] 李朝品，高兴政．医学寄生虫图鉴［M］. 北京：人民卫生出版社，2012.

[4] 陈颖丹，周长海，朱慧慧，等 . 2015 年全国人体重点寄生虫病现状调查分析［J］. 中国寄生虫学与寄生虫病杂志，2020，38（01）：5 – 16.

[5] World Health Organization. World malaria report 2023［R］. Geneva：WHO，2023.

[6] World Health Organization. Assessing schistosomiasis and soil – transmitted helminthiases control programmes：monitoring and evaluation framework［R］. Geneva：WHO，2024.

[7] Pan American Health Organization. Guidelines for the diagnosis and treatment of Chagas disease［R］. Washington，D. C：PAHO，2019.

[8] World Health Organization. Ending the neglect to attain the Sustainable Development Goals：a road map for neglected tropical diseases 2021 – 2030［R］. Geneva：WHO，2020.